T0245395

Schmerzmanagement in der Pflege

Monika Thomm

(Hrsg.)

Schmerzmanagement in der Pflege

2., aktualisierte und erweiterte Auflage

Mit 55 Abbildungen

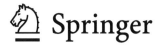 Springer

Herausgeber
Monika Thomm
Köln

ISBN 978-3-662-45413-8   ISBN 978-3-662-45414-5 (eBook)
DOI 10.1007/978-3-662-45414-5

Die Deutsche Nationalbibliothek verzeichnet diese Publikation in der Deutschen Nationalbibliografie;
detaillierte bibliografische Daten sind im Internet über ► http://dnb.d-nb.de abrufbar.

Springer Medizin
© Springer-Verlag Berlin Heidelberg 2011, 2016
Das Werk einschließlich aller seiner Teile ist urheberrechtlich geschützt. Jede Verwertung, die nicht
ausdrücklich vom Urheberrechtsgesetz zugelassen ist, bedarf der vorherigen Zustimmung des Verlags.
Das gilt insbesondere für Vervielfältigungen, Bearbeitungen, Übersetzungen, Mikroverfilmungen und
die Einspeicherung und Verarbeitung in elektronischen Systemen.
Die Wiedergabe von Gebrauchsnamen, Handelsnamen, Warenbezeichnungen usw. in diesem Werk
berechtigt auch ohne besondere Kennzeichnung nicht zu der Annahme, dass solche Namen im Sinne
der Warenzeichen- und Markenschutz-Gesetzgebung als frei zu betrachten wären und daher von
jedermann benutzt werden dürften.
Der Verlag, die Autoren und die Herausgeber gehen davon aus, dass die Angaben und Informationen
in diesem Werk zum Zeitpunkt der Veröffentlichung vollständig und korrekt sind. Weder der Verlag
noch die Autoren oder die Herausgeber übernehmen, ausdrücklich oder implizit, Gewähr für den
Inhalt des Werkes, etwaige Fehler oder Äußerungen.

Umschlaggestaltung: deblik Berlin
Fotonachweis Umschlag: © Monkey Business / Fotolia
Satz: Crest Premedia Solutions (P) Ltd., Pune, India

Gedruckt auf säurefreiem und chlorfrei gebleichtem Papier

Springer-Verlag ist Teil der Fachverlagsgruppe Springer Science+Business Media
www.springer.com

Geleitwort

Schmerz und eine gute Schmerztherapie, das sind äußerst wichtige Themen in der Patientenversorgung – und eine gute Schmerztherapie zu erhalten ist ein Menschenrecht. Wie in kaum einem anderen Feld sind hierbei ein ganz besonderes Verständnis für die Patienten und Interdisziplinarität gefragt – Interdisziplinarität zwischen verschiedenen Fachgebieten und Interdisziplinarität zwischen verschiedenen Berufsgruppen. Ohne die Pflege geht hier nichts.

Nur durch ein breites und in diesem Sinne interdisziplinär aufgestelltes Konzept kann in der Schmerztherapie das erreicht werden, was die Patienten von uns brauchen und von uns erwarten. Viele Partner in der Schmerztherapie haben wichtige Dinge anzubieten, die sich gegenseitig ergänzen. Und ein Patient, der erfolgreich schmerztherapiert ist und nicht mehr unter Schmerzen leidet, ist ein unmittelbar erlebbarer Erfolg und eine ganz besondere Form der direkten persönlichen Zuwendung – die auch zurückstrahlt.

Die gute Kooperation zwischen Pflegenden und Ärzten ist überall in der Medizin wichtig, und sie ist besonders essenziell in der akuten und in der chronischen Schmerztherapie sowie in der Palliativmedizin. In der heutigen Zeit, die geprägt ist von einem ungeheuren Kostendruck in einem System, in dem wir alle in Gefahr sind, nur noch unseren »Job« zu machen – und dabei unsere eigentliche Aufgabe und damit das, wovon wir selbst auch das Meiste haben, zu vergessen –, ist dies ganz besonders wichtig.

Das einzige – und in vielerlei Hinsicht einzigartige – deutschsprachige Buch zum Schmerzmanagement in der Pflege von Monika Thomm hat eine große Resonanz aus dem Leserkreis erfahren, so dass nach 4 Jahren eine 2. überarbeitete Auflage, die um 3 Kapitel erweitert wurde, notwendig erschien. Das Buch »liefert« alle Inhalte des schmerztherapeutischen Curriculums der Deutschen Schmerzgesellschaft zur integrierten Aus-, Weiter- und Fortbildung in der Pflege. Dieses Curriculum ist vom Arbeitskreis Krankenpflege und medizinische Assistenzberufe der Deutschen Schmerzgesellschaft – unter der Leitung der Herausgeberin und Autorin – bereits vor 14 Jahren entwickelt und seither stetig weiterentwickelt worden. Mehr als 5000 Pflegende wurden auf dieser Basis bisher ausgebildet.

Das vorliegende Buch umfasst 22 Kapitel. Die Inhalte des Buches stützen sich auf aktuelle deutsche und angloamerikanische Literatur sowie auf die aktuellen Leitlinien mit praxisrelevanten Empfehlungen. Das Buch ist auch ein Nachschlagewerk – nicht nur für Pflegende –, um im multiprofessionellen Team das erforderliche Schmerzmanagement bei akuten und/oder chronischen tumor- und nichttumorbedingten Schmerzpatienten zu individualisieren.

Frau Thomm hat sich seit vielen Jahren unglaublich intensiv für die Rolle der Pflege in der Schmerztherapie engagiert. Sie war im Vorstand und im Beirat der Deutschen Schmerzgesellschaft und ist jetzt Mitglied der Aus-, Weiter- und Fortbildungskommission und Mitglied in der Deutschen Schmerzstiftung. Sie hat maßgeblich und unmittelbar an der Erstellung der S3-Leitlinie zur Behandlung akuter peri- und postoperativer Schmerzen und der nationalen Schmerzexpertenstandards akuter und chronischer Schmerz in der Pflege mitgearbeitet. Physiologie, naturheilkundliche Verfahren, akute postoperative Schmerztherapie, professioneller Umgang mit Schmerzpatienten, Schmerz im Alter und bei demenziell Erkrankten, Palliativmedizin, Schmerztherapie für Kinder und Jugendliche, Fibromyalgie, Kopfschmerzen, somatoforme Schmerzstörungen, Sucht und Abhängigkeit und viele weitere Themen sind in diesem Buch hochaktuell, spannend und effektiv aufbereitet und dargestellt – zusammengetragen von einem internationalen Autorenteam ausgewiesener Experten aus der Pflege, aus der Ärzteschaft und aus der Psychologie. Viele der Autoren haben in den vergangenen Jahren gemeinsam mit Frau Thomm am Schmerzzentrum der Klinik für Anästhesiologie und Operative Intensivmedizin der Uniklinik Köln gearbeitet bzw. haben sich hier habilitiert. Hieraus ergibt sich eine ganz besondere Energie und Motivationslage, die Sie spüren werden, wenn Sie sich in dieses faszinierende Buch vertiefen.

Ich danke Frau Thomm sehr herzlich für ihr unglaubliches Engagement in der Schmerzmedizin, die in diesem Buch einen weiteren Höhepunkt findet, und ich wünsche Ihnen viel Vergnügen und reiche Ernte bei Ihrer Lektüre.

Köln, im Juni 2015

Univ.-Prof. Dr. med. Bernd W. Böttiger, D.E.A.A., F.E.S.C., F.E.R.C.
Direktor der Klinik für Anästhesiologie und Operative Intensivmedizin Uniklinik Köln

Vorwort zur 1. Auflage

Vor drei Jahren ist die Idee zu diesem Buch geboren und gemeinsam mit dem Springer-Verlag habe ich das Projekt nun verwirklicht. Die Schmerzmedizin hat in den letzten Jahren bedeutende Fortschritte erzielt, so dass mein Ehrgeiz mich unterstützt hat, die aktuellen und neuesten Forschungsergebnisse mit einfließen zu lassen. Ich möchte mich bei Ihnen, als hochmotivierte, schmerztherapeutisch interessierte Pflegende, die sich jeden Tag um das Wohl der Schmerzpatienten bemühen, herzlich bedanken. Ihr Anspruch und Engagement sowie die vielen konstruktiven Gespräche mit Kollegen und anderen Gesundheitsprofessionen bestärkten und ermunterten mich, dieses Praxisbuch zu schreiben.

Schmerz ist ein multidimensionales Geschehen und muss folglich multiprofessionell behandelt werden. Dabei hat gerade die Pflege durch den kontinuierlichen Patientenkontakt die Möglichkeit, das Schmerzmanagement im multiprofessionellen Team maßgeblich zu beeinflussen. Mit dem Ziel, dass unsere Patienten nach erfolgreicher Schmerzbehandlung so empfinden können wie Wilhelm Busch es in *Abenteuer eines Junggesellen* (1875) formulierte: »Gehabte Schmerzen, die hab' ich gern«.

Ich hoffe, dass es mir gelungen ist, praxisnahe Informationen und Handlungsanweisungen für den Pflegealltag bei der Betreuung und Behandlung von tumor- und nichttumorbedingten Schmerzpatienten zusammenzutragen. Schmerzpatienten, ob chronisch oder akut, sind für das Betreuungsteam oft eine alltägliche Herausforderung. Dieses Buch unterstützt Sie, Handlungsstrategien zu entwickeln, die Ihnen weiterhelfen, wenn der nächste Rücken-, Kopf- oder Tumorschmerzpatient in Ihre Betreuung kommt.

Mein Anliegen ist es, die Unsicherheit im Umgang mit akuten und chronischen Schmerzpatienten zu nehmen und zum pflegerischen Handeln zu ermutigen.

Dank sagen möchte ich den ärztlichen und nichtärztlichen Kolleginnen und Kollegen, die mich in meinem Berufsleben in freundschaftlicher Verbundenheit begleitet haben. Die es gewagt und keine Mühen gescheut haben, neben der täglichen Arbeit und ihren Verpflichtungen, mit ihren fachspezifischen Kapiteln zur Entstehung dieses Buches beizutragen.

Mein Dank gilt auch dem Springer-Verlag, insbesondere der Lektorin Frau Barbara Lengricht, der Initiatorin dieser Buchveröffentlichung, und der Arbeitsgruppe um Frau Susanne Moritz für die Geduld und Sorgfalt bei der Erstellung des Manuskripts und Buches.

Ganz herzlich möchte ich meinen Kolleginnen und Kollegen des Schmerzzentrums der Uniklinik Köln für Ihre moralische Unterstützung danken, insbesondere Frau Nathalie Schlegel.

Meinen größten Dank möchte ich meinem Lebensbegleiter Herrn Norbert Schmidt aussprechen. Ohne sein kritisches Korrekturlesen und seine verständnisvolle Geduld und Nachsicht wäre die Entstehung des Buches nicht möglich gewesen.

Monika Thomm
Im Mai 2011

Vorwort zur 2. Auflage

Ich möchte mich herzlich bei meinen Lesern, insbesondere bei den schmerztherapeutisch interessierten Pflegenden für das große Interesse an meinem Praxisbuch bedanken. Die vielen positiven Rückmeldungen haben mich motiviert, eine 2. Auflage zu erstellen. Alle Kapitel sind komplett nach neuesten wissenschaftlichen Erkenntnissen unter Berücksichtigung der pflegerelevanten Aspekte überarbeitet und erweitert worden. Zusätzlich ist die 2. Auflage um das Thema Sucht und Abhängigkeit in der Schmerzmedizin ergänzt worden, und im Ausblick werden zukunftsweisende Methoden für die Akutschmerztherapie aufgezeigt. Im Anhang finden sich neben dem Ausbildungskonzept zur »Algesiologischen Fachassistenz« der Deutschen Schmerzgesellschaft die Präambeln des aktualisierten Schmerzexpertenstandards für akute Schmerzen (2011) und des Schmerzexpertenstandards für chronische Schmerzen (2014).

Mein Wunsch für diese 2. Auflage ist es, dass die mehr als 2000 Jahre alte Klage von Hiob, die erahnen lässt, in welchem Ausmaß Schmerz die Lebensqualität des Menschen beeinträchtigen kann, immer mehr an Bedeutung verliert:

> » Des Nachts durchbohrt es mir die Knochen, mein nagender Schmerz kommt nicht zur Ruh. Mit Allgewalt packt er mich am Kleid, schnürt wie der Gürtel des Rocks mich ein (Hiob 30.18f.).

Den ärztlichen und nichtärztlichen Kolleginnen und Kollegen danke ich in freundschaftlicher Verbundenheit für die Überarbeitung und Aktualisierung ihrer Kapitel.

Mein Dank gilt auch dem Springer-Verlag, insbesondere der Lektorin Frau Annette Allée und der Arbeitsgruppe um Frau Sarah Busch, für die Sorgfalt bei der Erstellung der 2. Auflage des Buches.

Herzlichen Dank an meine Kollegin Frau Nathalie Schlegel – Schmerzzentrum der Uniklinik Köln – für Ihre stetige moralische und praktische Unterstützung.

Mein größter Dank gilt, wie schon in der 1. Auflage dieses Buches, meinem Lebensbegleiter Herrn Norbert Schmidt für seine kontinuierliche Hilfestellung und sein kritisches Korrekturlesen.

Monika Thomm
Im Juli 2015

Inhaltsverzeichnis

Autorenverzeichnis

Prof. Dr. Josef Beuth
Institut für wissenschaftliche Evaluation natur-
heilkundlicher Verfahren
Uniklinik Köln
Kerpener Str. 62
50937 Köln
E-mail: hans.beuth@uk-koeln.de

Tanja Hechler
Vodafone Stiftungsinstitut für Kinderschmerzthe-
rapie und pädiatrische Palliativversorgung
Vestrische Kinder-/Jugendklinik
Dr. Friedrich Steiner Str. 5
45711 Datteln
E-mail: T.Hechler@kinderklinik-datteln.de

Dr. med. Christian Homuth
Klinik für Allgemeine, Viszeral- und Unfallchirur-
gie
Klinikum Bremen-Ost
Züricher Str. 40
28325 Bremen

Andrea Menke
Vodafone Stiftungsinstitut für Kinderschmerzthe-
rapie und pädiatrische Palliativversorgung
Vestrische Kinder-/Jugendklinik
Dr. Friedrich Steiner Str. 5
45711 Datteln
E-mail: A.Menke@kinderklinik-datteln.de

PD Dr. Thomas Meuser
Klinik für Anästhesiologie und Intensivmedizin
Marien-Krankenhaus gGmbH
Dr. Robert-Koch-Str. 18
51465 Bergisch-Gladbach
E-mail: thomas.meuser@mkh-bgl.de

Thomas Montag
Zentrum für Palliativmedizin
Uniklinik Köln
Kerpener Str. 62
50937 Köln
E-mail: thomas.montag@uk-koeln.de

PD Dr. Frank Petzke
Schmerz-Tagesklinik und -Ambulanz
Universitätsmedizin Göttingen
Robert-Koch-Str. 40
37075 Göttingen
E-mail: frank.petzke@med.uni-goettingen.de

Petra Paul
Klinik für Schmerz- und Palliativmedizin
St.-Marien-Hospital GmbH
Altstadtring 23
44534 Lünen
E-mail: paul.petra@klinikum-luenen.de

Prof. Dr. Stephan A. Schug
UWA Anaesthesiology
Royal Perth Hospital
GPO Box X2213
6847 Perth, WA, Australia
E-mail: stephan.schug@uwa.edu.au

Dr. Dorothee Spohn
Klinik für Anästhesiologie und Operative Intensiv-
medizin – Schmerzzentrum
Uniklinik Köln
Kerpener Str. 62
50937 Köln
E-mail: dorothee.spohn@uk-koeln.de

Monika Thomm
Klinik für Anästhesiologie und Operative Intensiv-
medizin – Schmerzzentrum
Uniklinik Köln
Kerpener Str. 62
50937 Köln
E-mail: monika.thomm@uk-koeln.de

Dipl.-Psych. Dr. Ralf Wetzel
Monumentenstr. 31a
10829 Berlin
E-mail: r.m.wetzel@googlemail.com

Prof. Dr. Boris Zernikow
Vodafone Stiftungsinstitut für Kinderschmerzthe-
rapie und pädiatrische Palliativversorgung
Vestrische Kinder-/Jugendklinik
Dr. Friedrich Steiner Str. 5
45711 Datteln
E-mail: B.Zernikow@kinderklinik-datteln.de

Anatomie, Physiologie und Pathophysiologie des Schmerzes und Schmerzarten

Thomas Meuser

M. Thomm (Hrsg.), *Schmerzmanagement in der Pflege*,
DOI 10.1007/978 3 662 45414 5_1, © Springer Verlag Berlin Heidelberg 2016

Zum Einstieg

Schmerz besteht aus Nozizeption, Reizweiterleitung, zentraler Verarbeitung und letztendlich aus Wahrnehmung. Durch die Nozizeption wird ein schädigender, später schmerzhafter Reiz von Nervenzellen des peripheren Nervensystems aufgenommen. Dieser Reiz wird entlang der zur Nervenzelle gehörenden Nervenfaser von der Peripherie in Richtung des Rückenmarks transportiert und dort auf das zentrale Nervensystem übertragen. Über aufsteigende Nervenbahnen wird der Reiz weiter in Richtung des Gehirns transportiert, dort verarbeitet und schließlich in der Großhirnrinde wahrgenommen. Für die Nozizeption, die Aufnahme eines schädigenden Reizes, sind spezielle Nervenzellen verantwortlich, die Nozizeptoren. Die Reizung dieser Nozizeptoren wird durch Neurotransmitter bzw. Schmerzmediatoren verursacht, die am Ort einer Gewebeschädigung freigesetzt werden.

Bestimmte Schmerzmittel (ASS, Coxibe) wirken, indem sie die Produktion von Neurotransmittern (z. B. Prostaglandine) hemmen. Außerdem kann die Reizung der Nozizeptoren durch die Wirkung von Opioiden oder durch die Blockade von Natriumkanälen durch Lokalanästhetika gehemmt werden. Diese Substanzen wirken auch bei der Übertragung des Reizes von den peripheren Nozizeptoren auf die Nervenzellen im Hinterhorn des Rückenmarks. Darüber hinaus gibt es absteigende antinozizeptive Nervenbahnen, die vom Gehirn zum Rückenmark führen und als absteigende Hemmbahnen bezeichnet werden. Diese werden durch die zentrale Wirkung von Opioiden stimuliert und haben einen hemmenden Einfluss auf die Reizung der Hinterhornzellen im Rückenmark.

1.1 Anatomie, Physiologie und Pathophysiologie des Schmerzes

Schmerz ist eine komplexe Sinneswahrnehmung. Der **akute Schmerz** hat eine Warnfunktion vor einer akuten Gefahr, um den Organismus vor weiterer Schädigung zu schützen. Ein **chronischer Schmerz** hat diese Warnfunktion durch seine Dauerhaftigkeit verloren und wird daher als eigenständiges Krankheitsbild gesehen und behandelt. Chronische Schmerzen überdauern einen zu erwartenden Zeitraum (bis zu 6 Monaten), in dem üblicherweise eine Heilung zu erwarten wäre.

1.1.1 Begrifflichkeit »Schmerz«

Vermutlich hat sich aus dem griechischen Wort »smerdnos« (schrecklich, furchtbar) das althochdeutsche Wort »smerzo« entwickelt. Aus »smerzo« entwickelte sich das Wort Schmerz. Ein veralteter Begriff ist Pein (englisch: pain) vom lateinischen Wort »poena« (Strafe, Rache). In der Medizin wird eher das Wort Algesie vom griechischen Wort »algos« (Schmerz) verwendet, das Gegenwort hierzu ist Analgesie (Schmerzfreiheit), wodurch Begriffe wie Analgetika (Schmerzmedikamente) entstanden sind.

Die international anerkannte Schmerzdefinition stammt von der Internationalen Gesellschaft zum Studium des Schmerzes (IASP, International Association for the Study of Pain).

> **Schmerz**
>
> Schmerz ist ein unangenehmes Sinnes- oder Gefühlserlebnis, das mit tatsächlicher oder drohender Gewebeschädigung einhergeht oder von betroffenen Personen so beschrieben wird, als wäre eine solche Gewebeschädigung die Ursache.

Diese Definition gilt zweifelsfrei für den akuten Schmerz, beim chronischen Schmerz muss zusätzlich eine komplexe Wechselwirkung zwischen biologischem, psychischem, sozialem und spirituellem Schmerz (biopsychosozialer Schmerz) berücksichtigt und mit eingerechnet werden.

1.1.2 Schmerzentstehung

Schmerz ist ein komplexes Sinnesgefühl, das aus den Komponenten Nozizeption, Reizweiterleitung, zentraler multidimensionaler Verarbeitung und letztendlich Wahrnehmung besteht. Erst mit Erreichen der letzten Stufe »Wahrnehmung« wird dem Menschen das Sinnesgefühl Schmerz bewusst. Die zeitlich vorauslaufenden Komponenten alleine sind nicht schmerzhaft. Voraussetzung für das Empfinden ist die Wahrnehmung. Schmerz ist daher, bei allen Definitionen, das, was der Mensch als solchen empfindet. Schmerzwahrnehmung ist ein individuelles Bewusstsein.

1.1.3 Nozizeption

Unter Nozizeption (lateinisch »nocere« = schädigen) versteht man den rein physiologischen Prozess, einen schädigenden Reiz, der im weiteren Verlauf zur Sinnesempfindung Schmerz werden kann, aufzunehmen. Dieser Vorgang findet im peripheren Nervensystem, also außerhalb des Gehirns und des Rückenmarks, statt.

Hierzu bedient sich das periphere Nervensystem spezieller Nervenzellen mit ihren Nervenfasern, die in der Lage sind, auf solche schädigenden Reize zu reagieren. Da diese Nervenfasern in der Lage sind, Reize aufzunehmen, die später – nach der Wahrnehmung – als schmerzhaft empfunden werden, werden sie als Schmerzrezeptoren oder Nozizeptoren beschrieben.

1.1.4 Nozizeptor

Nozizeptoren bzw. Schmerzrezeptoren sind Nervenzellen des peripheren Nervensystems. Das Besondere an Nervenzellen ist, dass sie Zellausläufer, sog. Axone, besitzen, die vom Zellkörper ausgehen. Die Zellkörper aller (!) Nervenzellen des peripheren Nervensystems befinden sich im Spinalganglion, einer millimetergroßen Zellanhäufung in der Nähe der Wirbelsäule bzw. Rückenmark, so dass sie durch die Querfortsätze der Wirbelkörper anatomisch geschützt sind. Auf jeder Segmenthöhe der Wirbelsäule befindet sich jeweils ein Spinalganglion auf der rechten und linken Seite. Von den Nervenzellkörpern im Spinalganglion gehen wenigstens 2 Zellausläufer aus, weswegen diese Nervenzellen als bipolar bezeichnet werden.

Einer dieser Zellausläufer legt eine relativ kurze Strecke zurück, indem er die Informationen dieser Nervenzelle über die Hinterwurzel ins Hinterhorn des Rückenmarks überträgt. Der zweite Zellausläufer, das längere Axon, transportiert die Infomationen/Reize – von zum Teil weit aus der Peripherie – zum Zellkörper im Spinalganglion. Dieses lange Axon kann durchaus 1 m Länge erreichen, wenn es von der Haut der Großzehe bis hin zum Spinalganglion reicht. Das periphere Ende einer solchen Nervenfaser vom Typ eines Nozizeptors liegt als freie Nervenendigung – aufgezweigt wie ein Flussdelta – in der Peripherie, z. B. der Haut (Dermis), aber auch der Knochenhaut (Periost), Gelenkhaut (Synovia), der Muskulatur und einiger Eingeweideorgane (Darm, Leberkapsel, Pleura).

Da die schädigenden, später schmerzhaften Reize von den freien Nervenendigungen des Nozizeptors aufgenommen werden und von dort in Richtung des zentralen Nervensystems (ZNS) transportiert werden, bezeichnet man die Richtung der Informationen als **afferent** (lateinisch »afere« = hintragen, zuführen, hier: dem ZNS zuführen). Der Charakter der übertragenen Reize ist nicht motorisch, nicht sekretorisch/vegetativ, sondern sensibel/sensorisch, weswegen Nozizeptoren zu den primär sensorischen Afferenzen gehören.

Bei dem umgekehrten Weg, wenn Nervenfasern Informationen vom ZNS an die peripheren Bereiche, z. B. Muskulatur, Drüsen, Blutgefäße, weiterleiten, werden sie als **efferente** Nervenfasern bezeichnet (zusammengesetzt aus lateinisch »ex« = (hin)aus und »fere« = tragen, hier: aus dem ZNS hinaustragen). Der Charakter der übertragenen Reize ist diesmal nicht sensibel/sensorisch, sondern motorisch (über Aα-Motoneurone) oder sekretorisch/vegetativ (über vegetative B-Fasern).

Die freie Nervenendigung des Nozizeptors kann mechanische, thermische und chemische Reize und das Vorhandensein bestimmter Moleküle registrieren und in ein Aktionspotenzial umwandeln. Mit dem Auslösen eines Aktionspotenzials ist der Nozizeptor »geweckt« und sensibilisiert und transportiert den Reiz durch Fortleitung des Aktionspotenzials über das zum Teil lange Axon afferent in Richtung Rückenmark bzw. ZNS.

1.1.5 Primär sensorische Afferenzen

Zu den primär sensorischen Afferenzen gehören drei Arten von Nervenzellen/-fasern: Aβ-Fasern (gesprochen: A-beta), Aδ-Fasern (gesprochen: A-delta) und C-Fasern. Die beiden letzteren Fasern (Aδ und C) gehören zum nozizeptiven System und werden als Nozizeptoren bezeichnet, da sie eine hohe Reizschwelle haben und somit erst auf stärkere, schädigende Reize aktiviert und sensibilisiert werden. Aβ-Fasern hingegen haben eine niedrige Reizschwelle und werden bereits durch geringe, nichtschädigende Reize sensbilisiert, z. B. normale Berührung der Haut oder physiologische Temperaturen. Aβ-Fasern sind keine Nozizeptoren, obgleich sie wie die Nozizeptoren zu den primär-sensorischen Afferenzen zählen.

Aβ-Fasern sind relativ dicke Axone mit einem Durchmesser von 10–15 μm, da sie myelinisiert sind, die Nervenfaser ist von einer schützenden und isolierenden Myelinscheide umgeben und dadurch dicker. Die Nervenleitgeschwindigkeit einer Aβ-Faser ist sehr schnell und kann bis zu 100 m/s betragen.

Die Schmerzfasern des nozizeptiven Systems sind deutlich dünnere Axone und in der Nervenleitgeschwindigkeit entsprechend langsamer. Nozizeptoren vom C-Faser-Typ sind nicht myelinisiert, ca. 1 μm dick und leiten mit maximal 1 m/s.

1.1.6   Aktionspotenzial

Die Körperzellen sind nicht alle immer in einem Wachzustand, sondern vielmehr im Ruhe- bzw. Bereitschaftszustand. Viele Körperzellen werden erst durch einen spezifischen Reiz geweckt und erregt und nehmen dann ihre spezifische Aufgabe wahr.

Ist an einer Nervenzelle ein Aktionspotenzial ausgelöst worden, ist diese Nervenzelle erregt, sie ist sensibilisiert. Das Aktionspotenzial wird entlang der Nervenzelle bis hin zu benachbarten Nervenzellenweitergeleitet, auf die das Aktionspotenzial übertragen wird. Auf diese Weise wird der das Aktionspotenzial auslösende Reiz weitergeleitet.

1.1.7   Natriumkanal

In der Zellmembran einer Nervenzelle befinden sich Proteinstrukturen, Makromoleküle, die Poren bilden. Solche Poren können als Kanäle dienen, die es Elektrolyten (Natrium, Kalium, Kalzium etc.) er-

lauben, sich bei geöffnetem Zustand zwischen intrazellulär und extrazellulär auszutauschen. Solche Poren sind mitunter so klein, dass sie lediglich und selektiv den Austausch von kleinen Ionen und Elektrolyten zulassen und daher als Ionenkanäle oder Selektivitätsfilter bezeichnet werden. Ein solcher Ionenkanal in der Nervenzellmembran ist der Natriumkanal, der normalerweise geschlossen ist. Auf einen Reiz hin wird dieser Natriumkanal geöffnet und Natrium (Na^+), das vor der Zelle (extrazellulär) in größeren Konzentrationen, in der Zelle (intrazellulär) in geringer Konzentration vorliegt, strömt durch den Ionenkanal in die Zelle hinein. Hierdurch verändert sich die elektrische Ladung in der Zelle, die zuvor polarisierte (großer elektrischer Spannungsunterschied an der Zellmembran zwischen außen/positiv und innen/negativ) Zelle wird hierdurch depolarisiert. Die Depolarisation entspricht dem Aktionspotenzial, was somit ausgelöst ist.

1.1.8   Sensibilisierung bzw. Erregung des Nozizeptors

Wenn auf einen bestimmten Reiz hin Natriumkanäle an der freien Nervenendigung eines Nozizeptors geöffnet werden, strömt auch dort Natrium in großen Mengen durch die Nervenzellmembran in die Nervenfaser des Nozizeptors, Aktionspotenziale werden ausgelöst, und der Nozizeptor ist erregt/sensibilisiert. Diese Aktionspotenziale, diese Erregung wird entlang der Nervenzellmembran des Nozizeptors afferent weitergeleitet, bis sie zunächst auf die nächste Nervenzelle im Hinterhorn des Rückenmarks übertragen werden. Wie eingangs beschrieben, wird dieser nozizeptive Reiz im ZNS zu höheren Zentren weitergeleitet, multidimensional verarbeitet und gelangt schließlich in der Großhirnrinde zu Bewusstsein. Es entsteht die Sinnesempfindung Schmerz aus der ursprünglichen Sensibilisierung eines oder mehrerer Nozizeptoren.

Ohne die Sensibilisierung, ohne die Auslösung eines Aktionspotenzials, ohne den Einstrom von Natrium durch den geöffneten Natriumkanal kommt es in letzter Konsequenz nicht zur Sinneswahrnehmung Schmerz. Es gibt Medikamente, mit denen das Öffnen der Natriumkanäle trotz des zugrunde liegenden Reizes verhindert wird. Solche

Medikamente sind Lokalanästhetika, die den Natriumkanal blockieren. Trotz des zugrunde liegenden nozizeptiven Reizes können die durch ein Lokalanästhetikum blockierten Natriumkanäle nicht geöffnet werden, Natrium kann nicht durch die Zellmembran nach intrazellulär strömen, es wird kein Aktionspotenzial ausgelöst, der Nozizeptor wird nicht sensibilisiert, und das Sinnesphänomen Schmerz bleibt aus. Auf diese Weise entfalten Lokalanästhetika ihre analgetische Potenz.

1.1.9 Der nozizeptive Reiz

Ein nozizeptiver Reiz entsteht z. B. durch eine Entzündung, Verbrennung oder jede andere Form von Gewebeverletzung. Die Entzündung kann hierbei sowohl bakteriell oder viral sein, aber auch nichtbakteriell wie bei einer rheumatischen Erkrankung der Gelenke. Eine Verbrennung kann sowohl durch übermäßige Hitze auf der Haut – selbst durch zu heißes Duschwasser – entstehen, aber auch durch ein zu heißes Getränk in der Speiseröhre. Das gleiche gilt für extreme Kälte (z. B. barfuß im Schnee oder ein Eiswürfel in der Speiseröhre). Eine Gewebeverletzung kann sowohl durch eine chirurgische Operation, eine Nadelstichverletzung oder übermäßigen Druck auf die Haut entstehen, als auch durch eine krankheitsbedingte Gewebezerstörung, wie bei einer Tumorerkrankung.

Unabhängig ob Entzündung, Verbrennung oder sonstige Gewebeverletzung werden hierbei Körperzellen zerstört und sterben ab. Aus diesen zerstörten Körperzellen und darüber hinaus aus dem körpereigenen Rettungssystem (weiße Blutkörperchen, Reparaturzellen) werden Substanzen freigesetzt, die als Neurotransmitter bezeichnet werden. Da diese Neurotransmitter auf direkte und indirekte Weise Nozizeptoren sensibilisieren können, werden sie auch als Schmerzmediatoren bezeichnet.

1.1.10 Neurotransmitter/Schmerzmediatoren

Neurotransmitter sind kleine chemische Moleküle, die an ihren für sie vorgesehenen spezifischen Rezeptoren wirken und die Nozizeptoren direkt oder indirekt aktivieren, also sensibilisieren. Solche Neurotransmitter sind z. B. Prostaglandine und Leukotriene, Produkte aus dem Fettsäurestoffwechsel, die bei der Zerstörung einer Körperzelle ins Gewebe ausgeschüttet werden. Ebenso können Bradykinine, Serotonin oder Histamin aus Mastzellen freigesetzt werden. Am Beispiel der Neurotransmitter als Produkte aus dem Fettsäurestoffwechsel lässt sich die pharmakologische Intervention zur Antinozizeption und Analgesie beschreiben.

Die Arachidonsäure ist eine Fettsäure aus dem Fettsäurestoffwechsel, die durch Enzyme weiter aufgespalten wird. So entstehen aus ihr durch das Enzym Cyclooxygenase (COX) die Neurotransmitter Prostaglandine, durch das Enzym Lipooxygenase die Neurotransmitter Leukotriene.

Das Medikament Acetylsalicylsäure (ASS) hemmt das Enzym Cyclooxygenase und somit die Produktion der Neurotransmitter Prostaglandine; diese stehen als Schmerzmediatoren am Nozizeptor nicht mehr zur Verfügung. Eine andere Medikamentengruppe, die sog. Coxibe blockieren nur eines der beiden Isoenzyme der Cyclooxygenase, die Cyclooxygenase-2, weswegen die Coxibe auch COX-2-Hemmer (z. B. Parecoxib, Celecoxib) genannt werden. Der Coxib-Mechanismus ist über die eingeschränkte Produktion der Schmerzmediatoren ähnlich wie bei ASS.

Diese Neurotransmitter treffen auf ihre spezifischen Rezeptoren (Prostaglandinrezeptor, Serotoninrezeptor, Bradykininrezeptor, etc.), die als kleine Proteingebilde aus der Nervenzellmembran ragen, und an die die Neurotransmitter binden können. Hierbei wird eine intrazelluläre Kaskade durch »second messenger« (2. Botenstoff, hier: cyclisches AMP) ausgelöst. Über mehrere intrazelluläre Schritte führt dies am Ende zur Öffnung der Natriumkanäle. So können Neurotransmitter über ihre Rezeptoren den Natriumeinstrom in die Zelle bewirken, und es kommt zum Auslösen von Aktionspotenzialen, der Nozizeptor ist aktiviert und sensibilisiert. Diese Sensibilisierung breitet sich afferent zum Rückenmark hin aus, wobei vom sensibilisierten Nozizeptor selber ebenfalls Neurotransmitter freigesetzt werden, die die umliegenden Nozizeptoren mit aktivieren. Dieses Phänomen wird als Axonreflex oder neurogene Entzündung bezeichnet und bedeutet eine radikale Ausweitung des sensibilisierten Bereichs.

Klinisch führt dies zum Phänomen der Hyperalgesie, da nun ein weiterer, erneuter nozizeptiver Reiz in dieser Umgebung zu einer gesteigerten Schmerzempfindung führt. Hyperalgesie ist demnach klinisch die übermäßige Schmerzempfindlichkeit auf einen sonst »normalen« nozizeptiven Reiz. Vermutlich führt dies dazu, dass der Mensch, wie jedes andere Säugetier, versucht, den nunmehr übersensibilisierten nozizeptiven Bereich zu entziehen und vor weiteren nozizeptiven Reizen zu schützen.

1.1.11 Reizweiterleitung zum zentralen Nervensystem

Der nozizeptive Reiz wird als Aktionspotenzial codiert von der Peripherie afferent über die Nervenzellmembran bis zum zweiten nozizeptiven Neuron im Hinterhorn des Rückenmarks weitergeleitet. Am zentralen Ende des Nozizeptors gelangt das Aktionspotenzial an einen Spalt zwischen erstem und zweitem Neuron, den synaptischen Spalt, und muss von der präsynaptischen Membran über diesen Spalt auf die postsynaptische Membran übertragen werden.

An der präsynaptischen Membran (gehört zur primär sensorischen Afferenz) sind zelluläre Neurotransmitter in großer Menge in Vesikeln (Speicherbläschen) gespeichert. Erreicht nun das Aktionspotenzial die präsynaptische Membran, kommt es an dieser Stelle zum Einstrom von Kalziumionen in die Zelle. Die mit Neurotransmittern gefüllten Vesikel setzen sich in Bewegung und verschmelzen mit der präsynaptischen Membran und schütten auf diese Art und Weise die Neurotransmitter in den synaptischen Spalt. Neben anderen spezifischen Neurotransmittern für die Übertragung des Aktionspotenzials (Substanz P, Neurokinin A) ist der wichtigste Neurotransmitter an dieser Stelle Glutamat.

An der postsynaptischen Membran (gehört zum ZNS, sog. zweites nozizeptives Neuron, zentrales Neuron bzw. Hinterhornneuron) befinden sich Glutamatrezeptoren vom AMPA- aber auch NMDA-Typ, so dass Glutamat an seine spezifischen Rezeptoren an der postsynaptischen Membran des Hinterhornneurons binden kann. Hier-

durch kommt es – analog zur Sensibilisierung des Nozizeptors in der Peripherie – zur Öffnung der Natriumkanäle, zum Einstrom von Natrium in das zweite Neuron und zum Auslösen des Aktionspotenzials. Das zweite Neuron ist sensibilisiert und der nozizeptive Reiz ist aus dem peripheren Nervensystem auf das zentrale Nervensystem übertragen.

1.1.12 Hinterhorn des Rückenmarks und zentrale Schmerzbahn

Das Hinterhorn des Rückenmarks ist der dorsal (zum Rücken hin liegende, hinten liegende) Teil des Rückenmarks und beinhaltet Neurone, die die afferenten Informationen empfangen. Diese Neurone sind in verschiedenen Schichten angeordnet, die äußere, ganz dorsal gelegene Schicht wird als Lamina 1, die nächste weiter innen liegende Schicht als Lamina 2 usw. bezeichnet. Lamina 1 und 2 werden als Substantia gelatinosa bezeichnet. Dies ist der Bereich des Hinterhorns, in dem v. a. Nozizeptoren vom Aδ- und C-Faser-Typ auf das zweite sensorische Neuron übergeleitet werden. Die primär sensorischen Afferenzen vom Aβ-Typ hingegen werden überwiegend in Lamina 5 auf sog. »wide dynamic range«-Neurone (WDR-Neurone) umgeschaltet. Diese Neurone in Lamina 5 des Hinterhorns werden als WDR-Neurone bezeichnet, weil sie einem breiten Einfluss unterliegen. Sie empfangen sowohl sensorische Reize aus der Peripherie, nozizeptiv und nichtnozizeptiv, als auch hemmende Einflüsse aus höheren Zentren des Gehirns. Von allen Bereichen des Hinterhorns gehen aufsteigende Fasern, Bahnen zu höheren Zentren des ZNS und von dort in eine weitere Verarbeitung.

Nozizeptive Reize von Nozizeptoren, die in der Substantia gelatinosa umgeschaltet werden, und nichtnozizeptive Reize, die auf WDR-Neurone übergeleitet werden, bedienen sich unterschiedlicher aufsteigender Bahnen zum Gehirn. Sie werden daher in unterschiedlichen Bereichen des Gehirns weitergeleitet und verarbeitet. Dies mag eine Erklärung dafür sein, dass nozizeptive Reize und nichtnozizeptive Reize in unterschiedlichen Arealen des Gehirns verarbeitet werden und somit voneinander unterschieden, also diskriminiert werden können.

Nozizeptive Reize aus der »Substantia gelatinosa« werden über den Tractus spinothalamicus lateralis (Vorderseitenstrang) vom Rückenmark zum Hirnstamm (Formatio reticularis, periaquäductales Grau (zentrales Höhlengrau) und Raphe-Kerne) und weiter zum Zwischenhirn (Hypothalamus und unspezifischen Thalamuskernen) geleitet und von dort in das limbische System zur multidimensionalen Verarbeitung (z. B. emotionale Bewertung), bevor sie in der Großhirnrinde (somatosensibler Kortex, hier: Gyrus postcentralis) zur Wahrnehmung gelangen.

1.1.13 Dauerhafte Sensibilisierung, Langzeitpotenzierung der postsynaptischen Membran

Pathophysiologisch wird vermutet, dass ein sehr starker, womöglich dauerhafter nozizeptiver Reiz zu einer Veränderung der postsynaptischen Membran des Hinterhornneurons führt. Erreicht ein nozizeptiver Reiz die postsynaptische Membran, werden durch Glutamat am AMPA-Rezeptor die Natriumkanäle geöffnet und die Hinterhornzelle sensibilisiert. Durch besonders starke oder dauerhafte Reize werden nicht nur die Natriumkanäle geöffnet und die Hinterhornzelle durch Aktionspotenziale sensibilisiert, sondern es werden zusätzlich durch die Aktivierung des NMDA-Rezeptors und durch Glutamat die Kanäle des NMDA-Rezeptors geöffnet, wodurch Kalziumionen in die Hinterhornzelle einströmen können. Diese Kalziumionen führen zu einer intrazellulären Veränderung, die ihrerseits das Öffnen und Offenhalten der Natriumkanäle begünstigt. Hierdurch strömt noch mehr Natrium als zuvor in die nozizeptive Hinterhornzelle ein, die Öffnung der Kalziumkanäle wird begünstigt, und ein »Teufelskreis« wird in Gang gesetzt. Dies führt zu einer langanhaltenden, dauerhaften Sensibilisierung der postsynaptischen Region, die Hinterhornzelle ist dauerhaft sensibilisiert und dies führt zu einer sog. Langzeitpotenzierung des zentralen Neurons, was zu einer Verselbständigung des schmerzhaften Reizes und damit des Schmerzes führen kann.

1.1.14 Antinozizeptive Beeinflussung der Hinterhornzelle

Die nozizeptive Hinterhornzelle kann durch verschiedene körpereigene Wirkmechanismen als auch durch externe therapeutische Interventionen antinozizeptiv beeinflusst werden.

Körpereigene Abwehr durch körpereigene (endogene) Opioide

Der menschliche Körper produziert chemische Moleküle, die eine große Ähnlichkeit mit Morphin haben, sog. endogene Opioidpeptide. Hierzu gehören Enkephaline, Endorphine und Dynorphine. Diese endogenen Opioide binden wie von außen (exogen) zugeführtes Morphin an den μ-Opioidrezeptor. Wird der Opioidrezeptor durch endogene Opioide oder von außen therapeutisch zugeführte Opioide (z. B. Morphin) aktiviert, nimmt er durch intrazelluläre Prozesse einen hemmenden Einfluss auf den erwähnten »second messenger« cAMP (▶ Abschn. 1.1.10). Hierdurch haben endogene und exogene Opioide einen hemmenden Einfluss auf die Nozizeptoren, desensibilisieren und entfalten so ihre antinozizeptive (analgetische) Wirkung.

Opioidrezeptoren befinden sich auf der Zellmembran der primär sensorischen Afferenzen, also auch der Nozizeptoren und hemmen bei ihrer Aktivierung die Sensibilisierung des Nozizeptors bereits am Ort der Nozizeption. Darüber hinaus finden sich Opioidrezeptoren im Hinterhorn des Rückenmarks sowohl prä- als auch postsynaptisch.

Präsynaptisch hemmen Opioide den Kalziumeinstrom in die präsynaptische Region des Nozizeptors und verhindern so die Freisetzung der übertragenden Neurotransmitter aus ihren präsynaptischen Vesikeln.

Postsynaptisch hemmen die Opioidrezeptoren die Öffnung der postsynaptischen Natriumkanäle analog zu ihren Hemmeigenschaften in der Peripherie am Ort der Nozizeption, so dass die Übertragung des Aktionspotenzials, des nozizeptiven Reizes auf das zweite Neuron im Hinterhorn des Rückenmarks gehemmt ist. Auf diese Art und Weise können körpereigene Opioide genauso wie therapeutisch von außen systemisch wirkende Opioide die Nozizeption hemmen und auf

Rückenmarkebene die Reizübertragung blockieren und somit analgetisch wirksam werden.

Ebenso antinozizeptiv wirken Opioide, die auf Rückenmarkebene direkt appliziert werden, wie z. B. intrathekal appliziertes Morphin bei einer Spinalanästhesie.

Absteigende Hemmbahnen (deszendierende Kontrollbahnen)

Darüber hinaus befinden sich Opioidrezeptoren im zentralen Nervensystem, hier besonders im Hirnstamm im Bereich der Raphe-Kerne und dem periaquäduktalem Grau. Endogene und exogene Opioide stimulieren diese Hirnzentren und aktivieren hierdurch absteigende Hemmbahnen (deszendierende Kontrollbahnen), die rückläufig zum Rückenmark ziehen und auf Rückenmarkebene, hier v. a. an den WDR-Neuronen (s. o.) einen hemmenden Einfluss auf die Übertragung nozizeptiver Reize auf das zweite Neuron haben. Überträgerstoffe, Neurotransmitter sind an dieser Stelle Serotonin und NOR-Adrenalin. Diese beiden Neurotransmitter werden in den synaptischen Spalt an der Kontaktstelle zur nozizeptiven Hinterhornzelle ausgeschüttet und entfalten hier ihren schmerzhemmenden Einfluss. Anschließend werden Serotonin und NOR-Adrenalin in die präsynaptische Region wieder aufgenommen, um für weitere Schmerzhemmung zur Verfügung zu stehen.

Es gibt Medikamente, die die Wiederaufnahme dieser Neurotransmitter in die präsynaptische Region blockieren und so deren Einwirkzeit auf die nozizeptive Hinterhornzelle verlängern. Solche Serotonin- und NOR-Adrenalin-Wiederaufnahmehemmer sind z. B. Antidepressiva vom Amitriptylin-Typ. Diese Antidepressiva werden in der Schmerztherapie nicht wegen ihrer antidepressiven Wirkung und nicht in antidepressiver Dosierung eingesetzt, sondern wegen ihrer unterstützenden Wirkung in dem absteigenden schmerzhemmenden System (antinozizeptives System). Da diese Medikamente die Analgesie unterstützen, obwohl sie pharmakologisch nicht zu den Analgetika gehören, werden sie als Koanalgetika bezeichnet. Neben den Antidepressiva vom Amitriptylin-Typ gibt es eine pharmakologische Gruppe, die genauso wirkt und als selektive Serotonin-[NOR-Adrenalin]-Wiederaufnahmehemmer (SS[N]RI) bezeichnet werden.

Darüber hinaus hat Tapentadol einen NOR-Adrenalin-Wiederaufnahmehemmer-Mechanismus.

Antinozizeptiver Einfluss von primär sensorischen Afferenzen vom Nichtnozizeptortyp

Primär sensorische Afferenzen vom Nichtnozizeptortyp, die physiologische, nichtnozizeptive Reize weiterleiten (Aβ-Fasern), übertragen ihre Reize auch auf WDR-Neurone in Lamina 5 des Rückenmarkhinterhorns. Es ist bekannt, dass Aβ-Fasern sowohl einen direkten hemmenden Einfluss auf WDR-Neurone haben, als auch sog. Interneurone im Rückenmark aktivieren, die ihrerseits einen hemmenden Einfluss auf die nozizeptiven Hinterhornzellen haben. Es ist möglich, durch die Stimulation, Reizung von nichtnozizeptiven Afferenzen eine hemmende Wirkung auf den nozizeptiven Einfluss im Hinterhorn des Rückenmarks zu nehmen. Es ist daher nachvollziehbar, dass man ein schmerzhaftes Areal, z. B. der Haut, durch Reiben oder Kneten oder Massieren (alles physiologischerweise nicht schmerzhafte Reize, die Aβ-Fasern aktivieren) schmerzhemmend beeinflussen kann. Dieses Phänomen macht sich die Schmerztherapie zunutze, indem im schmerzhaften Gebiet durch die elektrische, nicht schmerzhafte Stimulation durch elektrische Impulse (TENS = transkutane elektrische Nervenstimulation) Aβ-Fasern aktiviert werden, die ihrerseits auf Rückenmarkebene einen hemmenden, inhibitorischen Einfluss auf die schmerzhaften Reize nehmen.

Fazit
- Verhinderung der Sensibilisierung der Nozizeptoren durch Hemmung der Prostaglandinsynthese mit Nicht-Opioid-Analgetika, z. B. ASS oder Coxibe
- Periphere Analgesie mit Opioiden
- Periphere Bockade der Natriumkanäle (Blockade des Aktionspotenzials) durch Lokalanästhetika
- Zentrale (zentrale Synapse im Hinterhorn des Rückenmarks) Blockade durch Lokalanästhetika, wie bei einer Epiduralanästhesie oder Spinalanästhesie
- Opioidwirkung (endogen und exogen) an der präsynaptischen Region durch Verhinderung

des Kalziumeinstroms und Hemmung der Freisetzung übertragender Neurotransmitter
- Opioidwirkung an den postsynaptischen Opioidrezeptoren mit hemmendem Einfluss auf die Öffnung der Natriumkanäle und Übertragung des Aktionspotenzials auf die nozizeptive Hinterhornzelle
- Opioidwirkung im Zwischenhirn mit Aktivierung des absteigenden antinozizeptiven Systems mit Hemmung nozizeptiver Hinterhornzellen (WDR-Neurone)
- Aktivierung von primär sensorischen Afferenzen vom Nichtnozizeptortyp (Aβ-Fasern) mit direktem und über Interneurone indirektem hemmenden Einfluss auf nozizeptive Hinterhornzellen
- Pharmakologischer Einfluss mit Koanalgetika (Antidepressiva vom Amitriptylin-Typ, SSNRI, Tapentadol) zur Verstärkung des absteigenden Hemmsystems

1.2 Schmerzarten

Schmerzen stellen sich durch verschiedene Schmerzarten dar. Es kann zwischen Nozizeptorschmerzen, neuropathischen Schmerzen, Mischschmerzen, übertragenen Schmerzen, Deafferenzierungsschmerzen und zentralen Schmerzen unterschieden werden.

1.2.1 Nozizeptorschmerzen

Nozizeptorschmerzen werden üblicherweise als physiologische Schmerzen beschrieben, da sie sowohl akut als auch chronisch durch die Sensibilisierung von Nozizeptoren hervorgerufen werden. Die schmerzleitenden Nervenfasern sind intakt. Der Schmerzcharakter ist eher dumpf, drückend, diffus. Nozizeptorschmerzen lassen sich z. B. durch ASS, Coxibe, Lokalanästhestika und Opioide günstig beeinflussen.

1.2.2 Neuropathische Schmerzen

Neuropathische Schmerzen sind Ausdruck einer Schädigung einzelner Nerven oder des Nervensystems, z. B. durch Amputation, Querschnittsläh-mung, virale Infektionen (Herpes zoster, postzosterische Neuralgie), toxisch durch Chemotherapie, Alkohol, Vitamin-B-Mangel oder Polyneuropathie und werden bedingt durch die fortdauernde Generierung von Aktionspotenzialen am Ort einer Nervenläsion bzw. Schädigung des Nervensystems. Der Schmerzcharakter neuropathischer Schmerzen ist typischerweise einschießend, elektrisierend, schlagartig, stechend, schneidend, brennend, kribbelnd, ausstrahlend. Neuropathische Schmerzen lassen sich z. B. durch Tapentadol, Antidepressiva vom Amitriptylin-Typ, SSNRI, Antikonvulsiva, Gabapentin oder Pregabalin günstig beeinflussen.

1.2.3 Mischschmerzen (»mixed pain«)

Gemischte Schmerzen (»mixed pain«) ist eine Schmerzart, bei der sowohl Nozizeptorschmerzen als auch neuropathische Schmerzen vorliegen. Diese Art kommt häufig bei chronischen Rückenschmerzen vor, wo nozizeptive Schmerzen (lokale, meist muskulär bedingte Schmerzen) mit neuropathischen (Wurzelreizung, Radikulopathie) kombiniert sind. Beim gemischten Schmerz müssen alle Schmerzarten mit den entsprechenden Analgetika einzeln behandelt werden.

1.2.4 Übertragene Schmerzen

Übertragene Schmerzen lokalisieren sich nicht am tatsächlichen Schmerzort (z. B. der Gallenblase) sondern an den anatomisch zugeordneten Hautarealen (Dermatomen) oder der anatomisch zugeordneten Muskulatur (Myotomen), die das Gehirn gelernt hat. Somit können sie sich im Bereich der Oberfläche, auch als Head-Zone bezeichnet, bemerkbar machen. Es können z. B. Schmerzen der Gallenblase oder Leberkapsel in der dazugehörigen Oberfläche, der Head-Zone der rechten Schulterregion auftreten. Übertragene Schmerzen werden am ehesten wie Nozizeptorschmerzen behandelt.

1.2.5 Deafferenzierungsschmerzen

Als Deafferenzierungsschmerz bezeichnet man Schmerzen, die auftreten, obwohl der den Schmerzimpuls übertragende Nerv eigentlich ausgeschaltet bzw. durchtrennt ist. Werden z. B. durch eine Operation die Nerven eines Fingers durchtrennt und verursacht dieser Finger später trotzdem Schmerzen, so liegt ein Deafferenzierungsschmerz vor. Im Prinzip könnte man hier auch von einem Phantomschmerz sprechen, dieser Begriff wird aber eigentlich nur im Zusammenhang mit dem Verlust eines Körperteils verwendet. Deafferenzierungsschmerzen werden am ehesten wie neuropathische Schmerzen behandelt.

1.2.6   Zentrale Schmerzen

Zentrale (neuropathische) Schmerzen werden durch eine Schädigung des zentralen Nervensystems hervorgerufen, z. B. bei Läsionen des zentralen Nervensystems durch Rückenmarkverletzung oder multipler Sklerose oder nach Schlaganfällen (Thalamusschmerzen).

Literatur

1.   Basbaum AI, Fields HL (1978) Endogenous pain control mechanisms: Review and hypothesis. Ann Neurol 4: 451–462
2.   Denk F, McMahon SB (2012) Chronic pain: emerging evidence for the involvement of epigenetics. Neuron 73: 435–444
3.   Hucho T, Suckow V, Joseph EK, Kuhn J, Schmoranzer J, Dina OA et al. (2012) Ca++/CaMKII switches nociceptor-sensitizing stimuli into desensitizing stimuli. Neurochem 123: 589–601
4.   Julius D, Basbaum AI (2001) Molecular mechanisms of nociception. Nature 413: 203–210
5.   Schmidt RF, Lang F (2007) Physiologie des Menschen.30. Auflage. Springer, Heidelberg Berlin
6.   Weiß T, Schaible HG (2003) Physiologie des Schmerzes und der Nozizeption. In: van den Berg F (Hrsg.) Angewandte Physiologie. Georg Thieme, Stuttgart
7.   Zimmermann M (2007) Physiologie von Nozizeption und Schmerz. In: Kröner-Herwig B, Frettlöh J, Klinger R, Nilges P (Hrsg.) Schmerzpsychotherapie.6. Auflage. Springer, Berlin Heidelberg

Schmerzanamnese, Methoden zur Schmerzerfassung und Dokumentation

Monika Thomm

M. Thomm (Hrsg.), *Schmerzmanagement in der Pflege*,
DOI 10.1007/978-3-662-45414-5_2, © Springer-Verlag Berlin Heidelberg 2016

Zum Einstieg

Begibt sich ein Patient in schmerztherapeutische Behandlung, wird zunächst eine sorgfältige Schmerzanamnese erhoben. Diese sollte strukturiert verlaufen, um möglichst alle Details der Schmerzerkrankung zu erfassen. Die Beschreibung der Schmerzqualität durch den Patienten ist neben der regelmäßigen Erfassung der Schmerzintensität dringend notwendig, um ein individuelles Therapiekonzept zu erstellen. Die Schmerzdokumentation ist für die Überprüfung der Effektivität und Verlaufskontrolle schmerzdiagnostischer und -therapeutischer Verfahren unerlässlich.

2.1   Schmerzanamnese

Die Alltagserfahrung legt die Vermutung nahe, dass Schmerz ein rein körperliches Problem darstellt. Dass dem aber nicht so ist, ist uns heute bekannt. Schmerz ist ein subjektives, komplexes und mehrdimensionales Phänomen, dessen Erfassung nicht wirklich objektivierbar ist. Um einen Patienten richtig behandeln zu können, ist es notwendig, so viel wie möglich vom Schmerz zu verstehen.

Bei Vorliegen einer chronischen Schmerzerkrankung ist es notwendig, dass die Pflegenden beurteilen, ob die Schmerzsituation des Patienten/Bewohners stabil oder instabil ist [5].

Der chronische Schmerzpatient befindet sich in einer stabilen Schmerzsituation, wenn

- seine Schmerzsituation subjektiv als akzeptabel und nicht veränderungswürdig erlebt wird.
- Zielkriterien für Stabilität sich konkret an der Lebenswelt des Patienten/Bewohners orientieren und mit dem Patienten/Bewohner ausgehandelt wurden.
- Kriterien der Stabilität mit dem Patienten/Bewohner unter fachlicher Beratung mit der Bezugspflegekraft ermittelt wurden. Für mögliche Krisen und Komplikationen liegen gemeinsam entwickelte Strategien zur Prävention vor.

Der chronische Schmerzpatient befindet sich in einer instabilen Schmerzsituation, wenn

- die Schmerzsituation und -linderung dauerhaft nicht einer akzeptablen Situation entspricht.

- gesundheitsbezogene oder alltagsbezogene Krisen auftreten oder noch nicht wieder durch eine akzeptable Situation abgelöst wurden.
- Versorgungsbrüche entstehen, die nicht mit Hilfe von Selbstmanagementkompetenz, familiärer oder professioneller Unterstützung überbrückt werden können.
- Komplikationen mit der oder durch die Therapie oder deren Nebenwirkungen auftreten.
- durch die Schmerzsituation eine Einbuße an Lebensqualität, Funktionalität oder sozialer Teilhabe entstanden ist, die nicht mehr dem direkt geäußerten oder mutmaßlichen Willen des Patienten/Bewohners entspricht. Besonders der Prozess der langsamen Verschlechterung des Gesundheitszustandes fordert von den Pflegekräften, eine regelmäßige kritische Reflexion der Schmerzsituation vorzunehmen [5].

Eine umfangreiche Erhebung der Schmerzanamnese dient als Grundlage der Diagnostik und Zuordnung eines bestimmten Schmerztyps und des Schmerzmechanismus. Sie ist wichtiger als die körperliche Untersuchung und noch wichtiger als zusätzliche apparative Untersuchungen.

Für das Erstgespräch sollte mindestens eine halbe bis eine Zeitstunde eingeplant werden. Dabei sollte der Patient beobachtet werden, z. B. ob Schmerzschilderung, Mimik und Gestik oder Körperhaltung kongruent sind oder nicht. Während des Gesprächs sollte der Patient sich frei und möglichst ohne Unterbrechungen oder Zwischenfragen äußern können. Hierbei können wichtige Nebeninformationen wie Ängste, Erfahrungen, Abneigungen z. B. gegenüber Analgetika gewonnen werden.

Kardinalfragen in der Schmerzanamnese sind:

- »Wo tut es weh?« (Lokalisation)
- »Wann tut es weh?« (andauernd, in Ruhe- oder/und bei Belastung, plötzliches oder schleichendes Auftreten)
- »Wie ist der Schmerz?« (Schmerzcharakter, z. B. dumpf, drückend, einschießend)
- »Welche Therapien sind schon durchgeführt worden?« (medikamentöse, nichtmedikamentöse, Erfolg, Misserfolg). Bei Misserfolg ist es besonders wichtig zu eruieren, ob die Unwirksamkeit der Therapie oder die Nebenwirkungen maßgeblich für den Abbruch waren.

━ »Was tritt zusätzlich zu den Schmerzen auf?«
(Begleitsymptome, z. B. Übelkeit, Lichtscheu
bei Migräne, bei muskulären Schmerzen
Störungen von Statik und komplexen Bewe-
gungsabläufen als Folge der schmerzbedingten
Schon- und Ausweichhaltung)
━ »Was kann den Schmerz beeinflussen?« (Wär-
me, Kälte, Sport, Entspannungsverfahren)

Es sollten die genauen Modalitäten der Therapie erfragt werden. Häufig finden sich dann Fehler wie
eine zu hohe Anfangsdosierung der Analgetika,
keine einschleichende Dosierung oder unzureichende Aufklärung über Behandlung von Nebenwirkungen.

Es ist auch notwendig, nach Außenseiterme-
thoden, Phytotherapie (Johanniskraut!) und nach
Selbstmedikation zu fragen.

Weiterhin sollte genau eruiert werden, welche
Vorstellung der Patient von der Entstehung seiner
Schmerzen hat und wie er mögliche Therapiekonzepte einschätzt. Die Fortführung einer Therapie
bei einem chronifizierten Schmerzpatienten, der
eine völlige Heilung erwartet oder unrealistische
Therapieziele hat, ist meist nicht erfolgverspre-
chend und für das Behandlungsteam oftmals frus-
trierend.

> **Zur Vermeidung von Interaktionen müssen
> auch die Substanzen erfasst werden, die aus
> anderen Gründen eingenommen werden,
> z. B. Marcumar, ACE-Hemmer, Antikonzeptiva.**

2.2 Schmerzmessung (Algesimetrie)

Die Erfassung der Schmerzintensität ist wesentlicher Bestandteil einer effektiven Schmerztherapie. Viele Patienten können oftmals aus Angst vor
einem Zusammenhang von Schmerzzunahme und
Fortschreiten ihrer Erkrankung nicht über ihre
Schmerzen reden. Besonders Krebspatienten befürchten, dass ihre Klagen über Schmerzen die Behandler von der Tumorbehandlung ablenken.

Eine Fremdbeurteilung von Schmerzen ist
schwierig und setzt sehr große Erfahrung voraus.

Meistens wird der tatsächliche Schmerz des Betroffenen unterschätzt. Gerade durch diese Fehlermög-
lichkeit kommt der subjektiven Schmerzeinschätzung durch den Patienten eine große Bedeutung
zu, da Schmerz eine individuelle psychophysische
Erfahrung und somit schwer objektivierbar ist.

Die Algesimetrie erleichtert aber nicht nur die
Kommunikation mit dem Patienten. Es wird im
Rahmen einer differenzierten Schmerzdiagnose ein
Ausgangswert bestimmt. Anhand der Schmerzintensität kann der Behandlungsbedarf eingeschätzt
werden. Regelmäßig wiederholte Messungen führen darüber hinaus zu einer Erfolgskontrolle der
eingeleiteten Therapie und bestimmen den Zeitpunkt, an dem eine Änderung des Therapiekonzepts notwendig wird.

2.2.1 Messmethoden

In den letzten Jahren wurden viele Methoden zur
Schmerzmessung entwickelt. In diesem Kapitel
wird auf die etablierten klinischen Methoden eingegangen. Auf experimentelle Methoden wird hier
verzichtet. Die klinischen Methoden sind in zwei
Blöcke eingeteilt – in eindimensionale und mehrdimensionale Methoden; die nachfolgende Aufzäh-
lung erhebt keinen Anspruch auf Vollständigkeit.

Schmerzerfassung bei alten Menschen ▶ Kap. 11,
bei dementen Menschen ▶ Kap. 12 und bei Kindern
▶ Kap. 13.

Eindimensionale Methoden
Schmerzmessinstrumente werden als eindimensional bezeichnet, wenn sie nur die vom Patienten an-
gegebene Schmerzstärke erfassen.

Für den klinischen Alltag sind diese Skalen sehr
gut anwendbar (◻ Abb. 2.1). Bei der VAS kann es
manchmal zu Verständnisproblemen führen.

- **Visuelle Analogskala (VAS)**
Auf dieser Skala markiert der Patient seine
Schmerzintensität auf einer 10 cm langen Linie,
deren eines Ende mit »kein Schmerz«, das andere mit »unerträglichen Schmerzen« bezeichnet ist.
Der Patient setzt nach individueller Einschätzung
der Schmerzintensität einen Strich oder ein Kreuz

2

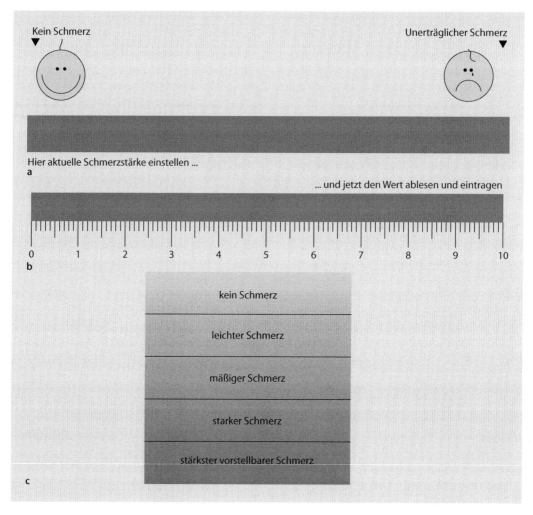

■ **Abb. 2.1 a–c**   Beispiele für eindimensionale Schmerzerfassungsinstrumente. **a** Visuelle Analogskala (VAS). **b** Numerische Rangskala (NRS). **c** Verbale Rangskala (VRS)

zwischen die beiden Endpunkte. Die Auswertung erfolgt durch Abmessen der angegebenen Streckenlänge in Millimetern. Es liegen auch Schmerzmessinstrumente vor, auf denen der Patient keinen Strich oder Kreuz setzen muss, sondern er kann einen Schieber verstellen; auf der Rückseite des Instruments ist ein Zahlenwert der Schmerzstärke abzulesen.

■ **Numerische Rangskala (NRS)**

Auf dieser Skala ordnet der Patient seine Schmerzintensität einer Zahl zwischen 0–10 zu. Als »Anker-

worte« werden an den Enden der Skala »keine Schmerzen« und »unerträgliche Schmerzen« bevorzugt.

■ **Verbale Rangskala (VRS)**

Diese Skala ist fünfteilig (0–5). Der Patient wird nach seiner momentanen Schmerzstärke gefragt. Die VRS verwendet Schmerz beschreibende Adjektive in Stufen zunehmender Schmerzintensität: kein Schmerz – leichter – mäßiger – starker – stärkster vorstellbarer Schmerz.

Tipps für den Umgang mit Schmerzpatienten
- Bewusstmachen des Symptoms Schmerz
- Differenzierung zwischen akutem und chronischem Schmerz
- Kommunikation mit dem Patienten über seine Schmerzen: er fühlt sich ernst genommen
- Kritisches Hinterfragen: Messen die Skalen wirklich das, was sie vorgeben zu messen
- Krankenbeobachtung, Mimik, Gestik
- Ein Schmerzmessinstrument benutzen, das der Patient versteht
- Immer die gleiche Skala beim gleichen Patienten verwenden
- Wenn notwendig, bei jeder Messung die Skalierung aufs Neue erklären
- Beurteilung – idealerweise gemeinsam mit dem Patienten, der unter chronischem Schmerz leidet –, ob die Schmerzsituation stabil oder instabil ist
- Bei Aufnahme und vor Therapiebeginn Schmerzersteinschätzung durchführen
- Verlaufskontrollmessungen durchführen, im stationären Bereich bei akuten Schmerzen 2-mal pro Schicht, bei chronischen Schmerzen in individuell festzulegenden Zeitabständen, im ambulanten Bereich bei Erstvorstellungs- und Wiedervorstellungstermin und/oder telefonisch
- Langfristige Kontrolle der eingeleiteten Therapie
- Kurzfristige Beurteilung des Therapieerfolgs
- Beurteilung der Effektivität von Therapieänderungen
- Kurzfristige Beurteilung von invasiven, z. B. Nervenblockaden (► Kap. 3) oder nichtmedikamentösen Maßnahmen, z. B. Entspannungsverfahren
- Vergleich der verbalen und nonverbalen Schmerzäußerung

Mehrdimensionale Methoden

Diese Skalen haben zum Ziel, komplexere Verarbeitungsmuster auf der subjektiv-verbalen Ebene zu erheben und bestimmte Erwartungen, Überzeugungen und Einstellungen zum Schmerz zu erfassen [12]. Zum Herausarbeiten unterschiedlicher Schmerzdimensionen werden dem Patienten Fragebögen mit Adjektiven vorgelegt, die spontan beschrieben werden sollen.

- **Schmerzempfindungsskala (SES)**

Der am häufigsten eingesetzte Bogen im deutschsprachigen Raum ist die SES.

Diese Skala enthält 24 Items, die sowohl den affektiven als auch den sensorischen Anteil des Schmerzes erfasst.
- Beispiele für **affektive** Adjektive: Empfinden Sie Ihren Schmerz als mörderisch, lähmend, grausam?
- Beispiele für **sensorische** Adjektive: Empfinden Sie Ihren Schmerz als schneidend, drückend, einschießend?

Die SES-Skala ist auch Teil des Deutschen Schmerzfragebogens der Deutschen Schmerzgesellschaft e. V.

- **Schmerzfragebögen**

Vor Behandlungsbeginn wird dem chronischen Schmerzpatienten ein standardisierter Schmerzfragebogen, z. B. der Deutschen Schmerzgesellschaft – eine modifizierte Form des Brief Pain Inventory Fragebogens – zugeschickt, so dass der Patient in aller Ruhe diesen umfangreichen Bogen ausfüllen kann (◘ Abb. 2.2). Mithilfe des standardisierten Schmerzfragebogens kann das strukturierte Anamnesegespräch noch untermauert werden. Neben persönlichen Daten werden auch Informationen bezüglich Erkrankung und Vorbehandlungen, Aufklärungsstand, häuslicher, familiärer und beruflicher Situation, Schmerzen und anderer Krankheitsbeschwerden, Krankenhaus- und Rehabilitationsaufenthalte, der bisherigen Therapie und Symptomkontrolle sowie deren Effektivität erhoben. Aktivitäten, momentane Stimmung, belastende Ereignisse und Lebensumstände können ebenfalls dokumentiert werden. Der Patient sollte nach Möglichkeit den Fragebogen selbst ausfüllen. Ist dies jedoch aufgrund seiner körperlichen oder psychischen Verfassung nicht möglich, bedarf es der Unterstützung des Pflegepersonals oder der Angehörigen.

18. Malen Sie bitte in den nachfolgenden Körperschemata ein, wo Sie überall Schmerzen haben.

Bitte kennzeichnen Sie das ganze Schmerzgebiet (durch Schraffierung mit Bleistift oder Kugelschreiber bzw. durch Malen mit Farbstiften oder Textmarkern etc.), damit wir wirklich wissen, wo Sie überall Schmerzen haben.

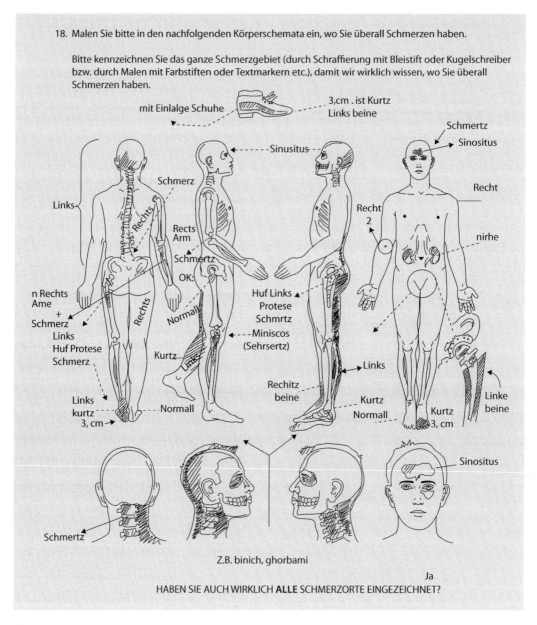

HABEN SIE AUCH WIRKLICH **ALLE** SCHMERZORTE EINGEZEICHNET?

□ **Abb. 2.2**   Topogramm: Patient mit Ganzkörperschmerz. (Auszug aus dem Deutschen Schmerzfragebogen der Deutschen Schmerzgesellschaft, mit freundl. Genehmigung)

❯ Der Schmerzfragebogen dient als Instrument der Schmerzanamnese und -dokumention, ersetzt jedoch nicht das ärztliche und pflegerische Erstgespräch!

■ **Schmerztagebuch**

Das Führen eines Schmerztagebuches kann vor Beginn und während einer Behandlung sowohl für den Patienten und Familienangehörige als auch für die Behandler ein gutes Hilfsmittel sein. Tagebücher sind sowohl für die Diagnostik als auch für die Effektivität der eingeleiteten Therapie sehr nützlich. Der Patient wird nicht nur in die Handhabung des Tagebuchs eingewiesen, sondern auch über die Wichtigkeit des Führens aufgeklärt. Denn das Tagebuch liefert auch einen umfassenden Beitrag zur Erfassung des Schmerzgeschehens und den daraus folgenden Konsequenzen. Der Patient wird gebeten, 14 Tage lang täglich seine Schmerzstärke, evtl. auftretende Nebenwirkungen, Schmerzqualität, -dauer sowie Art und Umfang der Beeinträchtigung zu erheben. Aktivitäten, Medikamenteneinnahme und die allgemeine Befindlichkeit können ebenfalls dokumentiert werden.

- **Aktivitätentagebuch**
Aktuelle Studienergebnisse weisen darauf hin, dass im Schmerzgedächtnis gespeicherte schmerzhafte Erfahrungen mit positiven Eindrücken »überschrieben« werden können. Deshalb hat die DFNS (Deutscher Forschungsverbund Neuropathischer Schmerz) in Kooperation mit Lilly Deutschland ein Aktivitätentagebuch konzipiert, das sich ausschließlich auf positive und lebensbejahende Perspektiven konzentriert, z. B. »Wie erholsam habe ich heute geschlafen?« und nicht: »Wie stark war mein Schlaf beeinträchtigt?« Die Beurteilung der Aussagen zu der jeweiligen Tagesverfassung erfolgt vom Patienten auf einer Skala von 0 (trifft gar nicht zu) bis 10 (trifft voll zu). Die grafische Erfassung der Werte als Wochensumme unterstützt das multiprofessionelle Team bei der Dokumentation des Therapieerfolges und führt zu einer verbesserten Krankheitsbewältigung des Patienten. Das Aktivitätentagebuch sollte dem Patienten jedoch nicht bei der Erstvorstellung vorgelegt werden. Er würde die positiven Fragen nicht nachvollziehen können und hätte möglicherweise Zweifel, ob die Behandler »es ernst mit ihm meinen«. Im Laufe des Behandlungsprozesses versteht der Patient, dass die positiv gestellten Fragen dazu beitragen, sich aus dem immer schneller drehenden Karussell des Katastrophisierens um Beschwerden, um Schlaf, um Tag und Nacht lösen zu können. Wenn der Patient die andere Sichtweise zulässt, ist er auch bereit, diese zu dokumentieren. Wenn er dies reflektiert – begleitet vom multiprofessionellen Team – beginnt der Patient sukzessiv umzudenken. Er richtet den Fokus nicht auf »Wie schlecht geht es mir?«, sondern auf »Wo geht es mir besser?« Dieser Umdenkungsprozess ist der Erfolg des Aktivitätentagebuchs und sollte jedem Patienten ab einer individuellen Therapiestufe ausgehändigt werden.

- **Verlaufsbogen für Tumorschmerzpatienten**
Eine Arbeitsgruppe der Deutschen Gesellschaft für Palliativmedizin hat im Jahre 2000 ein Instrument zur Schmerzmessung und Dokumentation speziell für Tumorpatienten erarbeitet. Das minimale Dokumentationssystem (MIDOS) bildet neben der Schmerzintensität und des Allgemeinbefindens eine Symptomcheckliste ab, wie z. B. Übelkeit, Erbrechen, Verstopfung, Angst, Luftnot. Dieses Instrument hat den Vorteil, dass es einfach, übersichtlich und wenig zeitaufwändig ist. Darüber hinaus ist auch eine Fremdbeurteilung möglich [13].

Im Jahre 2006 ist eine überarbeitete Version zur Basisdokumentation der Schmerz- und Symptomerfassung bei Tumorpatienten veröffentlicht worden (HOPE: Hospiz und Palliativerhebung; ◘ Abb. 2.3).

- **Fragebögen zur Erfassung des psychischen Zustands**
Chronische Schmerzpatienten leiden häufig unter Angstzuständen und depressiven Verstimmungen.

Die wichtigsten und am häufigsten eingesetzten psychometrischen Testmethoden werden im Folgenden dargestellt.
- Hospital Anxiety and Depression Scale – Deutsche Version (HADS-D; [12])
    - Ein Verfahren zur Selbstbeurteilung von Angst und Depressivität bei Erwachsenen mit körperlichen Beschwerden bzw. körperlichen Erkrankungen. Dieses Verfahren verzichtet auf körperliche Indikatoren psychischen Befindens.
- Allgemeine Depressionsskala (ADS; [10])
    - Selbstbeurteilungsinstrument, das das Auftreten und die Dauer der Beeinträchtigung durch depressive Affekte, körperliche Beschwerden und negative Denkmuster erfragt.
- Beck-Depressions-Inventar (BDI; [11])
    - Selbstbeurteilungsverfahren zur Erfassung des Schweregrades einer depressiven Symptomatik, anzuwenden bei erhöhten Depressionswerten in der HADS-D-Skala.

HOPE ©2006   MIDOS   **M**   **Basisbogennr:**

Sehr geehrte Patientin, sehr geehrter Patient,

Sie kennen Ihre Situation selber am Besten. Darum bitten wir Sie, diesen Bogen sorgfältig auszufüllen und die Aussagen so anzukreuzen, wie Sie sie im Augenblick bei sich selber wahrnehmen.

Vielen Dank für Ihre Mitarbeit!

1. IDNR

13. Datum.

M1. Bitte kreuzen Sie Ihre **durchschnittliche** Schmerzstärke an.

| [0] | [1] | [2] | [3] | [4] | [5] | [6] | [7] | [8] | [9] | [10] |

Kein Schmerz   stärkster vorstellbarer Schmerz

M2. Bitte kreuzen Sie an, wie **stark** heute **Ihre stärksten Schmerzen** waren.

| [0] | [1] | [2] | [3] | [4] | [5] | [6] | [7] | [8] | [9] | [10] |

Kein Schmerz   stärkster vorstellbarer Schmerz

M3. Bitte kreuzen Sie an, wie **stark** heute **Ihre Beschwerden** sind.

Müdigkeit	❑ keine	❑ leichte	❑ mittlere	❑ starke Müdigkeit
Übelkeit	❑ keine	❑ leichte	❑ mittlere	❑ starke Übelkeit
Verstopfung	❑ keine	❑ leichte	❑ mittlere	❑ starke Verstopfung
Luftnot	❑ keine	❑ leichte	❑ mittlere	❑ starke Luftnot
Schwäche	❑ keine	❑ leichte	❑ mittlere	❑ starke Schwäche
Angst	❑ keine	❑ leichte	❑ mittlere	❑ starke Angst
Andere:	❑ keine	❑ leichte	❑ mittlere	❑ starke
Andere:	❑ keine	❑ leichte	❑ mittlere	❑ starke

M4. Bitte kreuzen Sie an, wie Sie sich heute **fühlen:**

| **Befinden** | ❑ sehr schlecht | ❑ schlecht | ❑ mittel | ❑ gut | ❑ sehr gut |

M5. Bemerkungen:

M6. Selbsterfassung **nicht möglich** wegen:
❑ Sprachproblemen   ❑ Schwäche   ❑ Kognitiven Störungen   ❑ Patient lehnt ab   ❑ keine Zeit

◻ **Abb. 2.3**   HOPE-Verlaufsbogen für Tumorschmerzpatienten. (Mit freundl. Genehmigung von Prof. Dr. L. Radbruch, Universität Aachen)

- **Fragebogen zur Erfassung der Behinderung durch Schmerzen**
  - Pain-Disability-Index - Deutsche Version (PDI; [4])
    - Selbstbeurteilungsverfahren über das Ausmaß der subjektiv erlebten körperlichen Immobilität, Aufmerksamkeits- und Konzentrationseinbußen, Einschränkungen in den alltäglichen Rollenfunktionen wie Beruf, Freizeit, Sexualität und das Ausmaß des sozialen Rückzugs. Eine differenzierte Diagnostik der Beeinträchtigungen in den einzelnen Lebensbereichen ist von großer Bedeutung, da die Veränderung von Schmerzverhalten das Hauptziel in der multimodalen Schmerztherapie darstellt (▶ Kap. 3)

- **Fragebogen zum Gesundheitszustand und zur Lebensqualität**

Der am häufigsten eingesetzte Fragebogen ist der **SF-36** [2], ein krankheitsübergreifendes Messinstrument zur Erfassung von 8 Dimensionen der gesundheitsbezogenen Lebensqualität:

1. Körperliche Funktionsfähigkeit
2. Körperliche Rollenfunktion
3. Körperliche Schmerzen
4. Allgemeine Gesundheitswahrnehmung
5. Vitalität
6. Soziale Funktionsfähigkeit
7. Emotionale Rollenfunktion
8. Psychisches Wohlbefinden

- **Fragebogen zur Identifizierung von neuropathischen Schmerzen**
  - PainDETECT [7] ist ein validiertes Screeninginstrument, das ausschließlich vom Patienten ausgefüllt wird, es ersetzt nicht die ärztliche Anamnese und Diagnostik.
  - Es ist sehr wahrscheinlich, dass bei einem entsprechenden Score neuropathische Schmerzen als Ursache für die vom Patienten geäußerten Schmerzen in Frage kommen (◘ Abb. 2.4).

- **ZOPA – Das Zürich Observation Pain Assessment**

Dieses Fremdeinschätzungsinstrument ist für beatmete, sedierte und temporär kognitiv beeinträch-

tigte Patienten geeignet. Das Schmerzassessment bei diesen Patientengruppen stellt eine große Herausforderung für die Pflegenden dar. Diese Patienten sind auf die Pflegenden angewiesen, die ihre Schmerzsituation erfassen und somit lindern können. Oftmals erfassen die Pflegenden die Schmerzen »intuitiv«, ohne sich auf systematische, objektiv nachvollziehbare Kriterien stützen zu können. Das Schmerzassessment ZOPA bietet für diese problematische Situation Lösungen an. Dieses Instrument ist von Pflegewissenschaftlerinnen des Zentrums für Entwicklung und Forschung in der Pflege am Universitätsspital Zürich (ZEFP) zusammen mit zwei Pflegewissenschaftlerinnen der Universität Witten/Herdecke und in enger Zusammenarbeit mit Pflegenden aus der Praxis entwickelt worden. Ihr Ziel war es, sicherzustellen, dass Menschen mit einer kognitiven und/oder Bewusstseinsbeeinträchtigung keinen unerkannten und unbehandelten Schmerzen ausgesetzt sind.

Die Verwendung eines strukturierten Assessmentinstruments unterstützt die sonst rein subjektive Einschätzung des Gesundheitspersonals durch systematische Objektivierung von Verhaltensmerkmalen und erhöht somit die Wahrscheinlichkeit einer adäquaten Beurteilung.

Das Fremdeinschätzungsinstrument ZOPA erfasst den Schmerz in 4 Verhaltenskategorien:

- Lautäußerungen,
- Gesichtsausdruck,
- Körpersprache,
- physiologische Indikatoren.

Diese 4 Kategorien beinhalten 13 genau definierte Verhaltensmerkmale. Stöhnende Laute, ein verzerrter, gequälter Gesichtsausdruck, Ruhelosigkeit oder Veränderungen in den Vitalzeichen gelten beispielsweise als Hinweise auf Schmerzen.

Das Instrument erhebt eindimensional, ob Schmerz vorhanden ist. Es nimmt keine Gewichtung der Verhaltensmerkmale vor. Auch wenn mehrere Verhaltensmerkmale beobachtet werden, ist dadurch eine Aussage zur Schmerzintensität nicht möglich. Die NRS (Numerische Rating-Skala) und die VRS (Verbale Rating-Skala) geben Hinweise auf die Schmerzintensität. Mit dem ZOPA können Anzeichen von Schmerzen erfasst, aber keine Aussagen über die Schmerzintensität abgeleitet werden.

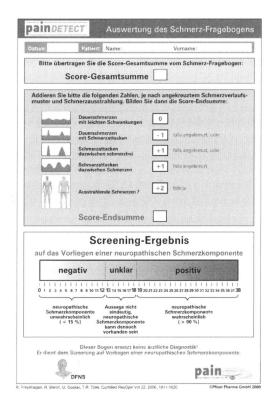

◼ Abb. 2.4   Screeninginstrument zur Erfassung von neuropathischen Schmerzen (painDETECT). (Mit freundl. Genehmigung der Fa. Pfizer)

Bevor ZOPA als Fremdeinschätzungsinstrument eingesetzt wird, muss geklärt werden, ob der Patient zur Selbstauskunft nicht mehr in der Lage ist. Mithilfe eines Algorithmus können die Pflegenden anschaulich Schritt für Schritt nachvollziehen, für welchen Patienten ZOPA das geeignete Instrument ist. Ob ein Patient kognitiv und/oder bewusstseinsbeeinträchtigt ist, lässt sich mithilfe folgender Assessments überprüfen: Zur Einschätzung der Kognition dient der Mini Mental State-Test (MMST), das Bewusstsein wird durch die Glasgow Coma Scale für Erwachsene (GCS) erfasst. Eine quantitative Beurteilung der Bewusstseinslage oder Sedierungstiefe leistet die Richmond Agitation-Sedation Scale (RASS).

» Zur Schmerzdokumentation wurde ein standardisiertes Schmerzprotokoll mit einem Leitfaden entwickelt. Mindestens einmal pro Schicht bestimmen und dokumentieren die Pflegenden mittels ZOPA© den akuten Schmerz anhand der 13 Verhaltensmerkmale. Spätestens 45 Minuten nach Schmerzmittelgabe prüfen sie, ob die Dosis wirksam war. Sie schätzen den Schmerz des Patienten erneut ein und notieren das Ergebnis im Schmerzprotokoll. So sorgen sie für ein ständig aktualisiertes und individuelles Schmerzmanagement. Mindestens 72 Stunden lang führen sie das Schmerzprotokoll. Alle 24 Stunden werten sie seinen Verlauf aus und beraten, wie die Basismedikation optimal angepasst werden kann [9].

❯ Die Entscheidung zur Fremdeinschätzung von Schmerz kann jedoch auch durch die pflegerische Expertise – Algesiologische Fachassistenz oder Pain Nurse – begründet sein, ohne dass eine der Diagnosen gestellt wird.

Beobachtungsinstrumente für kognitiv/demenziell Erkrankte ▶ Kap. 12.

Tipps für den Umgang mit Schmerzpatienten

- Schulung und Beratung des Patienten in die Handhabung der verschiedenen Instrumente.
- Hilfe bei der Bearbeitung von Schmerzfragebögen und psychologischen Testverfahren.
- Fragebögen auf Vollständigkeit prüfen.
- Dem Patienten aktiv zuhören und Wachsamkeit für »life events« im Leben des Patienten.

2.3 Schmerzdokumentation

Dokumentationssysteme für chronische Schmerzen erleichtern organisatorische Abläufe bei der Schmerzdiagnostik und -behandlung, sowohl in einer ambulanten oder stationären Behandlungseinheit als auch bei Überweisung zu anderen Fachdisziplinen, die für die Schmerzdiagnostik herangezogen werden. Die Schmerzdokumentation ist in Bezug auf die Überprüfung der Effektivität schmerzdiagnostischer und -therapeutischer Verfahren unerlässlich, um nicht nur den Aspekt in der schmerztherapeutischen Versorgung, sondern auch der Qualitätssicherung in der klinischen Schmerzforschung hervorzuheben.

Für die tägliche Praxis können o. g. Schmerzfragebögen, Schmerztagebücher Verlaufskontrollbögen als Dokumentationshilfen genutzt werden, die die aktuellen Schmerzen, die Befindlichkeit und die Begleitsymptome widerspiegeln.

Fazit
- Die ein- und mehrdimensionalen Verfahren zur Schmerzmessung sollen einen Überblick über die Möglichkeiten der aktuellen Diagnostik des Schmerzes geben.
- Individuelles Einsetzen der möglichen Verfahren!
- Keine Überforderung des Patienten!

- Jede Spezialeinrichtung wie Schmerzzentren, Tageskliniken, Schmerzkliniken soll eine mehrdimensionale Diagnostik verwenden, um eine adäquate Schmerztherapie zu erreichen.
- Schmerzerfassung ist Grundlage für die Formulierung pflegerelevanter Diagnosen und die daraus abzuleitende Pflegeplanung.
- Die Dokumentation ist für den Effektivitätsnachweis der verschiedenen Therapieverfahren unerlässlich.
- Die Dokumentation ist – richtig genutzt – unverzichtbar für das Wohl der betreuten Menschen.
- Dokumentationssysteme erleichtern die tägliche Arbeit und liefern die notwendige Transparenz für das Pflegeteam.
- Schwierige Situationen lassen sich besser nachvollziehen und ermöglichen zielgerichtete Maßnahmen.

Literatur

1. Basler HD et al. (2003) Psychologische Schmerztherapie: Grundlagen, Diagnostik, Krankheitsbilder, Behandlung. 5. Auflage. Springer, Berlin Heidelberg
2. Bullinger M, Kirchberger I (1998) SF-36-Fragebogen zum Gesundheitszustand. Hogrefe, Göttingen
3. Diener HC, Maier C (2003) Das Schmerz-Therapie-Buch. 2. Auflage, Urban & Schwarzenberg, München Wien
4. Dillman U, Nilges P, Saile H, Gerbershagen HU (1994) Behinderungseinschätzung bei chronischen Schmerzen. Schmerz 8: 100–110
5. DNQP (Deutsches Netzwerk für Qualitätssicherung in der Pflege) (Hrsg) (2014) Expertenstandard Schmerzmanagement in der Pflege bei chronischen Schmerzen. DNQP, Osnabrück
6. Flohr H (2003) Chronische Schmerzsyndrome. In: Ehlert U (Hrsg) Verhaltensmedizin. Springer, Berlin Heidelberg
7. Freynhagen R, Baron R, Gockel U, Töllr TR (2006) painDETECT a new screening questionnaire to identify neuropathic components in patients with back pain. Curr Med Res Opin 22 (10): 1911–1920
8. Geissner E (1995) The pain perception scale – a differentiated and change-sensitive scale for assessing chronic and acute pain. Rehabilitation 34: 35–43
9. Handel E (2009) Praxishandbuch ZOPA©. Schmerzeinschätzung bei Patienten mit kognitiven und/oder Bewusstseinsbeeinträchtigungen. Huber, Bern
10. Hautzinger M, Bailer M (1993) Allgemeine Depressionsskala. 1. Auflage. Weinheim Beltz
11. Hautzinger M, Bailer M, Worall H, Keller F (1995) Beck-Depressions-Inventar (BDI). Hogrefe, Göttingen

12. Herrmann C, Buss U, Naith RP (1995) HADS-D Hospital Anxiety and Depression Scale – Deutsche Version. Huber, Bern
13. Likar R, Bernatzky G, Märkert D, Ilias W (2009) Schmerztherapie in der Pflege. Springer, Wien New York
14. Radbruch L, Loick G, Kiencke P et al. (1999) Validation of the German version of the Brief Pain Inventory. J Pain Symptom Manage 18: 180–187
15. Testzentrale Göttingen (2006) Testkatalog 2006/2007 der Testzentrale Göttingen. Hogrefe, Göttingen
16. Thomm M (2005) Schmerzpatienten in der Pflege. 5. Auflage. Kohlhammer, Stuttgart
17. Zenz M, Jurna I (2001) Lehrbuch der Schmerztherapie. Wissenschaftliche Verlagsgesellschaft mbH, Stuttgart

Schmerztherapeutische Möglichkeiten

Monika Thomm

M. Thomm (Hrsg.), *Schmerzmanagement in der Pflege*,
DOI 10.1007/978-3-662-45414-5_3, © Springer-Verlag Berlin Heidelberg 2016

Zum Einstieg

Die schmerztherapeutischen Möglichkeiten umfassen sowohl multimodale schmerztherapeutische Konzepte (▶ Abschn. 3.1) als auch die Pharmakotherapie (▶ Abschn. 3.2), nichtmedikamentöse Verfahren wie z. B. die Transkutane elektrische Nervenstimulation (▶ Abschn. 3.3), physikalische Methoden (▶ Abschn. 3.4) sowie invasive Verfahren (▶ Abschn. 3.5).

3.1 Multimodale Schmerztherapie: Interdisziplinäre Teamarbeit bei der Schmerzbekämpfung

Der Begriff »multimodal« leitet sich aus dem Lateinischen ab: viele (multi) Arten (modi) der Behandlung. Die Therapie chronischer nichttumorbedingter Schmerzpatienten sollte interdisziplinär mit einem multimodalen Therapiekonzept erfolgen. Das bedeutet körperliches, gedankliches und verhaltenbezogenes Üben unter Kontrolle des gesamten Teams. Ziel dieses Konzepts ist die Verlagerung des Behandlungsschwerpunkts von der symptomatischen Schmerzbehandlung zur Behandlung gestörter körperlicher, psychischer und sozialer Funktionen.

Multimodale Programme stehen unter ärztlicher Leitung und Koordination. Sie werden ambulant, tagesklinisch oder auch stationär durchgeführt. Sie enthalten medizinische, psychologische (verhaltenstherapeutische), physiotherapeutische und sporttherapeutische Behandlungseinheiten. Die Therapien werden in der Gruppe, aber auch als Einzeltherapie durchgeführt. Regelmäßige Teambesprechungen bezüglich der Patienten unter Teilnahme aller Therapeuten und Kotherapeuten (z. B. der Pflege) sind obligat.

- **Indikationen**

Die Indikation wird interdisziplinär nach einer medizinischen und psychologischen Untersuchung sowie nach einem physikalischen Funktionstest gestellt.

- **Voraussetzungen**
  - Das Vorliegen einer chronischen Schmerzerkrankung, bei der kausale Therapieansätze,

z. B. Operationen (Bandscheibenoperationen, Wirbelsäulenversteifungen) nicht mehr möglich sind.
  - Vorheriges Scheitern einer monodisziplinären Schmerztherapie.
  - Zunehmender Schmerzmittelgebrauch ohne ausreichende Wirkung.
  - Schmerzbedingte Einschränkung der Lebensqualität des Patienten und/oder schmerzbedingte, über mindestens 4 Wochen anhaltende Arbeitslosigkeit.

Die häufigsten Krankheitsbilder sind chronisch rezidivierende lumbosakrale und zervikale Wirbelsäulenschmerzen, chronische Kopfschmerzen, Fibromyalgie und chronische myofasziale Schmerzsyndrome.

- **Kontraindikationen**
  - Schwere psychiatrische Störungen, z. B. Borderline-Erkrankung, Psychosen
  - Gruppenunfähigkeit des Patienten
  - Sprachprobleme
  - Kausale Therapieformen sind nicht ausgeschöpft
  - Der Patient ist nicht veränderungsmotiviert
  - Laufende Renten- oder Schmerzensgeldverfahren

> Die Patienten benötigen eine hohe Therapiemotivation für die körperliche Behandlung und die Psychotherapie, sowie die Akzeptanz des Konzepts der aktiven Übungs- und Bewältigungstherapie. Wichtig ist der Verzicht auf passive Verfahren wie z. B. Massagen, und die Bereitschaft zum Schmerzmittelentzug.

3.1.1 Durchführung

Zur Durchführung der multimodalen Therapie sollten personelle Voraussetzungen gegeben sein. Der Leiter der Abteilung muss die Bezeichnung »Spezielle Schmerztherapie« haben. Die ärztlichen Schmerztherapeuten können aus unterschiedlichen Fachrichtungen wie z. B. Anästhesie, Orthopädie und/oder Neurologie sein. Die Pflege-

kräfte sind als Kotherapeuten z. B. mit Zusatz-
bezeichnung »Algesiologische Fachassistenz« in
das Konzept integriert ebenso wie die psychologischen Schmerztherapeuten, die Physio-, Ergo-
und Sporttherapeuten und die Musik- und Kunst-
therapeuten (fakultativ).

In die Behandlung sind – unter einem standardisierten Behandlungskonzept – folgende Maßnahmen integriert:

- **Medizinisch**
  - Überprüfung und Optimierung der
    medikamentösen Schmerztherapie
  - Vermittlung medizinischen Wissens über phy-
    siologische Vorgänge der Chronifizierung von
    Schmerzen
  - Aufzeigen von Wissen über Wirkung und Ne-
    benwirkungen der eingesetzten Analgetika
  - Schulung und Beratung über Prinzipien der
    medikamentösen Schmerztherapie
  - Vermittlung eines psychosozialen Krankheits-
    modells

- **Psychologisch**
  - Vermittlung von Stressbewältigungsstrategien.
    Mögliche Inhalte des Schmerzbewältigungs-
    trainings sind die Edukation, Problemlösungs-
    training, Förderung der Genussfähigkeit und
    Entspannungstraining.
  - Erlernen von Entspannungsverfahren, z. B.
    progressive Muskelentspannung nach Jacob-
    son (positive Körperwahrnehmung) oder
    Biofeedback.
  - Erlernen von Imaginations- und Visualisie-
    rungsverfahren; diese Verfahren wirken über
    die Erzeugung von Vorstellungsbildern und
    innerer Wahrnehmung unter Einbeziehung
    aller Sinne. Vorstellungsbilder können z. B.
    Orte oder Situationen sein, die mit einem
    körperlichen und psychischen Wohlgefühl
    assoziiert sind.

- **Physiotherapeutische und
  sportmedizinische Inhalte**
  - Körperliche Aktivierung (medizinische
    Trainingstherapie, MTT), Ausdauertraining,
    gezielter Muskelaufbau, Dehnungsübungen,
    Atemtherapie und Körperwahrnehmung

- Transkutane elektrische Nervenstimulation
  (TENS)

Die Behandlungsziele des Schmerzbewältigungs-
trainings sind nicht das Erreichen der Schmerzfreiheit, sondern das Erreichen einer verbesserten körperlichen Funktion im Alltag (»functional restoration«), ein rationaler Umgang mit Analgetika, eine
Schmerzreduktion und die Wiederherstellung der
Arbeitsfähigkeit. Das Erreichen dieser Ziele bedeutet für den Patienten einen verbesserten Umgang
mit dem Schmerz und somit eine deutliche Verbesserung der Lebensqualität. Die bisher konsequen-
teste Umsetzung dieses Ansatzes stellt das Göttinger Rücken-Intensiv-Programm (GRIP) dar [27].

3.1.2   Stressbewältigungstraining

Das   Stressbewältigungstraining   beinhaltet
standardisierte Programme zur Förderung des
körperlichen und seelischen Wohlbefindens durch
die Reduktion alltäglicher Belastungserfahrungen.
Stress als Alarmzustand des Körpers (Stressmodel
nach Lazarus) entsteht immer dann, wenn äußere
oder innere Anforderungen die Anpassungs-
mechanismen eines Menschen beanspruchen bzw.
überfordern. Das Stressbewältigungstraining ist ein
Baustein der multimodalen Therapie.

Stress hat mehrere Ebenen:
- Kognitive Ebene: Einschätzung und Bewer-
  tung eines Ereignisses als Bedrohung, Heraus-
  forderung, Schaden oder Verlust
- Behaviorale Ebene: Umfang und Qualität der
  vorhandenen Bewältigungsmöglichkeiten
- Psychologische Ebene: schnell ansteigende
  Anspannung des gesamten Körpers

> **Bei nicht gelungener Stressbewältigung
> bleibt eine dysfunktionale Hyperaktivierung
> des Körpers bestehen. Ihr wird eine schmerz-
> auslösende bzw. -verstärkende Rolle zu-
> geschrieben.**

Die speziellen Ziele sind der Aufbau von Bewältigungsstrategien,   von   eigenen   stress-
induzierenden   Kognitionen   und   stressaus-
gleichenden Verhaltensweisen [28].

- **Aufbau und mögliche Inhalte eines Stressbewältigungstrainings**
  - Edukation
    - Definition von Stress
    - Unterscheidung zwischen Stressoren und Stressreaktionen (Emotionen, Verhalten)
  - Problemlösungstraining
    - Erfassung von Stresssituationen
    - Selbstbeobachtung in Stresssituationen (Emotionen, Verhalten)
    - Analyse, Überprüfung der beobachteten Verhaltensmuster
    - Sammlung von Handlungsalternativen mithilfe der Gruppe
    - Umsetzung und Üben im Alltag
  - Entspannungsverfahren (▶ Abschn. 7.4.2)
  - Förderung der Genussfähigkeit (Genusstraining als Teil der Psychotherapie)
    - Das Erfassen angenehmer Aktivitäten, die der Patient vernachlässigt hat
    - Angebote neuen genussvollen Erlebens unter Einbeziehung aller Sinne

- **Genusstraining**

Das Programm beim Genusstraining hat zum Ziel, konkretes Erleben im Bereich der fünf Sinne wieder zu schärfen: Riechen, Schmecken, Sehen, Hören und Tasten. Durch die Art, wie wir heute leben, und durch die Umwelt, in der wir leben müssen, werden unsere einzelnen Sinne sehr wenig gefordert. Um gut genießen zu können, sind jedoch fein ausgeprägte und sensibel reagierende Sinne notwendig.

Beispiel: Genusstraining zum Thema Riechen
Die Teilnehmer sollten sich z. B. auf den Duft eines Rosmarinzweigs einlassen, der Sinneseindrücke und Erinnerungen auslösen kann, die ihr Leben schon früher positiv beeinflusst haben. Die Teilnehmer können im Rahmen der Gruppe solche Erfahrungen austauschen, miteinander teilen und voneinander lernen. Das Genusstraining verbindet sich zwischen den einzelnen Stunden mit kleinen Alltagsaufgaben für die Teilnehmer, die dann über ihre gewonnenen Erfahrungen berichten. In der Verbindlichkeit des gemeinsamen Gruppenerlebens gelingt es den Patienten, Hemmungen zu überwinden und sich zunehmend zu öffnen. Da

Genusstraining Zeit benötigt, um sich ausreichend und intensiv mit den einzelnen Sinnen auseinanderzusetzen zu können und sich auszutauschen, sind ca. 6 Termine erforderlich [9].

- **Organisationsmodelle**
  - Tagesklinisch:
    - mindestens 5 h täglich über 3–5 Wochen (Blockprogramm)
    - mindestens 5 h täglich, einmal wöchentlich über 10–12 Wochen (berufsbegleitend)
  - Stationär:
    - nach Grenzverweildauer im Rahmen der DRG's (»diagnosis related groups« = diagnosebezogene Fallgruppen, medizinisch-ökonomische Klassifizierung)
    - Therapie als Gruppenangebote (max. 8 Personen)

Die multimodale Schmerztherapie ist im Rahmen der DRG's (OPS-Katalog = Operationen- und Prozedurenschlüssel) abrechnungsfähig, z. B.:

Mindestens 7-tägige interdisziplinäre Behandlung von Patienten mit chronischen Schmerzzuständen unter Einbeziehung von mindestens zwei Fachdisziplinen, davon eine psychiatrische, psychosomatische oder psychologische Disziplin. Gleichzeitig müssen drei der folgenden aktiven Therapieverfahren Anwendung finden (eine Therapieeinheit umfasst 30 min):

- Physiotherapie,
- Psychotherapie,
- Entspannungsverfahren,
- Ergotherapie,
- medizinische Trainingstherapie (MTT).

Der Behandlungsablauf sollte durch ein standardisiertes Assessment regelmäßig überprüft werden. Weiterhin sind tägliche ärztliche Visiten und wöchentliche interdisziplinäre (mindestens 2 medizinische Fachdisziplinen) Teambesprechungen durchzuführen. Einen exemplarischen Tagesablauf zeigt ◻ Tab. 3.1.

Die Effektivität der Einzelbausteine der multimodalen Therapie zeigt, dass z. B. die physikalische Therapie und Psychotherapie (behaviorale Verfahren) allein keine bzw. nur geringe langfristige Schmerzlinderung bewirken. Es spricht vieles

❏ **Tab. 3.1** Exemplarischer Tagesplan für chronische Schmerzpatienten	
08.00 Uhr	Visite
09.00–10.30 Uhr	Physiotherapie, Bewegungsbad
11.00–12.30 Uhr	Edukation, Stress- und Schmerzbewältigungsgruppe
12.30–13.30 Uhr	Mittagspause
13.30–14.30 Uhr	Entspannungsverfahren, z. B. Muskelrelaxation nach Jacobson
15.00–16.00 Uhr	Medizinische Trainingstherapie (MTT), z. B. Physiotherapie an Geräten, Sporttherapie
16.15 Uhr	Visite

dafür, dass die einzelnen Verfahren wie Trainingstherapie, physikalische Therapie, Arbeitstraining, psychologische Therapie nur in Kombination zum Erfolg bzw. zur Wiederherstellung der Funktionalität führen. Bei der notwendigen Standardisierung der Behandlungsprogramme dürfen in Bezug auf Zielsetzung und therapeutische Vorgehensweisen individuelle Faktoren nicht vernachlässigt werden.

In der Literatur wird die Nachhaltigkeit multimodaler Programme als sehr groß eingestuft, d. h. nach Therapieende sind weitere Verbesserungen zu erwarten [44]. Das gilt insbesondere für die multimodale **Schmerztherapie** [60].

Selbst bei langer Krankheitsdauer und Arbeitslosigkeit ist ein »Zurück zur Arbeit« bei etwa zwei Drittel der Patienten zu erwarten, deutlich mehr als bei Patienten mit rein medizinischem Behandlungsansatz [49].

3.2   Pharmakologie

Analgetika sind Arzneimittel, die Schmerzen verhindern können. Entsprechend der Schmerzentstehung und der -verarbeitung sind die pharmakologischen Wirkmechanismen sehr unterschiedlich. Nicht jedes Schmerzmittel wirkt bei jeder Schmerzart und mit der Chronifizierung der Schmerzen können Analgetika, die zuvor eine gute Wirkung hervorgerufen haben, unwirksam werden.

3.2.1   WHO-Stufenschema

Die Weltgesundheitsorganisation (WHO) hat 1986 Grundregeln zur Therapie von Tumorschmerzen erarbeitet [66, 67]. Ziel dieses Stufenplans ist das Erreichen einer guten Schmerzlinderung für den Patienten. Wegen des großen Erfolgs wird dieses Schema – bei strenger Indikationsstellung – auch zur Behandlung chronischer Schmerzen eingesetzt. Die systemische Pharmakotherapie gilt als wichtiges Behandlungsverfahren beim chronischen Schmerz. Ihre Effektivität hängt jedoch von der Einhaltung einiger elementarer Regeln ab:

- Einsatz der Medikamente »nach der Uhr«.
- Möglichst orale oder transdermale Applikation.
- Jede invasive Maßnahme – wie parenteral oder rückenmarknah – bedarf der besonderen Indikation.
- Einnahme nach Stufenplan.
- Individuelle Anpassung für den Patienten bzw. Steigerung der Dosis bis zum Erreichen einer zufriedenstellenden Schmerzlinderung.
- Retardierte Analgetika bevorzugen.
- Auf jeder Stufe des WHO-Stufenplans sind Koanalgetika entsprechend dem Schmerztyp sinnvoll.
- Die gleichzeitige Verordnung von Nicht-Opioid-Analgetika und Opioiden kann sinnvoll sein.
- Therapie von Nebenwirkungen (Begleitmedikation mit Laxanzien und Antiemetika).
- Der Therapieerfolg sollte kontrolliert werden; bei nicht ausreichender Wirkung muss eine Anpassung der Therapie erfolgen.

Der Einsatz der Medikamente »nach der Uhr« bedeutet eine regelmäßige Medikamentenapplikation nach festem Zeitschema. Der Applikationsrhythmus wird der Wirkdauer der eingesetzten Pharmaka angepasst. Üblicherweise erhält ein Patient mit akuten Schmerzen sein Analgetikum nach Bedarf, d. h. bei Wiederauftreten seiner Schmerzen. Diese Verfahrensweise ist gerade bei chronischen nichttumorbedingten Schmerzpatienten abzulehnen, da sie keine dauerhafte Schmerzfreiheit bewirkt und zu einem suchtähnlichen Verhalten führen kann. Die nichtinvasive (orale

☐ Tab. 3.2 WHO-Stufenschema zur Therapie chronischer Schmerzen

Stufe	Maßnahmen
Stufe I	Nicht-Opioid-Analgetika, z. B. Metamizol oder Paracetamol oder tNSAR (z. B. Naproxen) oder Coxibe (NSAR) (z. B. Celebrex) ± Adjuvanzien
Stufe II	Schwache Opioide + Nicht-Opioid-Analgetika, z. B. Tramadol oder Tilidin-Naloxon + Metamizol oder Paracetamol oder tNSAR oder Coxibe (NSAR) (z. B. Arcoxia) ± Adjuvanzien
Stufe III	Starke Opioide + Nicht-Opioid-Analgetika, z. B. Morphin oder Fentanyl-TTS + Metamizol oder Paracetamol oder tNSAR oder Coxibe (NSAR) ± Adjuvanzien

oder transdermale) Medikamenteneinnahme als Applikationsmodus der Wahl bewahrt die Selbstständigkeit und Unabhängigkeit des Patienten. Zweck eines Stufenplans ist es, systematisch mit dem geeigneten Analgetikum vorzugehen. Der Stufenplan umfasst 3 Stufen (☐ Tab. 3.2)

❯ **Das WHO-Stufenschema orientiert sich nur an der Schmerzstärke, nicht an der Ätiologie der Schmerzen!**

— Erstellen eines individuellen Therapieplans unter Beachtung der Einschlaf- und Aufwachzeit des Patienten.
— Schulung und Beratung des Patienten und dessen Angehörige über Wirkung und Nebenwirkungen der eingesetzten Medikamente.
— Zeitlicher Vermerk der Medikamenteneinnahme.
— Nach Möglichkeit retardierte Analgetika zur Verringerung der Einnahmefrequenz.
— Die Aufklärung über schmerztherapeutische oder andere adjuvante Maßnahmen – wenn möglich – in Gegenwart eines Partners durchführen.
— Bei Tumorschmerzpatienten immer eine nichtretardierte Zusatzmedikation des verordneten Opioids für den Bedarfsfall rezeptieren (1/6–1/10 des Basisopioids).

— Bei nichttumorbedingten Schmerzpatienten sollte auf eine nichtretardierte Zusatzmedikation verzichtet werden. Im Einzelfall kann in der Titrationsphase unter engmaschiger Kontrolle und regelmäßiger Schmerzmessung eine Zusatzmedikation verordnet werden.

3.2.2 WHO-Stufe I: Analgetika mit antiphlogistischer (entzündungshemmender) und antipyretischer (fiebersenkender) Wirkung

Nichtsteroidale Antirheumatika (tNSAR) und selektive Cyclooxygenase-2-Inhibitoren (Coxibe) (NSAR)
Nichtsteroidale Antirheumatika (»nonsteroidal antiinflammatory drugs«, NSAID, syn: nichtsteroidale Antirheumatika (NSAR) werden in 2 Gruppen eingeteilt: tNSAR (traditionelle NSAR), z. B. Ibuprofen und Coxibe (selektive Cyclooxygenase-2-Inhibitoren), z. B. Celebrex. tNSAR und Coxibe sind analgetisch, antipyretisch und antiinflammatorisch wirksam. Die antiinflammatorische Wirkung macht sie in der Therapie **entzündlicher** Schmerzen unverzichtbar [25, 55]. Somit können tNSAR und Coxibe auf allen 3 Stufen des WHO-Stufenschemas eingesetzt werden. tNSAR hemmen die Thrombozytenaggregation reversibel und verlängern die Blutungszeit (hämatologische Wirkung). Im Gegensatz zu den tNSAR hemmt die Acetylsalicylsäure (ASS) die Thrombozytenaggregation irreversibel, sodass eine Dosis von 100 mg/Tag nach 2–3 Tagen für eine vollständige Thrombozytenaggregation ausreichend ist (☐ Tab. 3.3). Coxibe unterscheiden sich grundlegend von tNSAR, denn sie haben keinen Effekt auf die Thrombozytenaggregation [9].

■ **Dosierungen der tNSAR und Coxibe (NSAR)**
Gemäß den Zulassungsbehörden ist die niedrigste wirksame Dosis zu wählen und die Therapiedauer so kurz wie möglich zu halten und bei längerem Einsatz unbedingt Therapiepausen einlegen.
— Diclofenac
  — Kinder ab 6. Lebensjahr: 2 mg/kgKG/Tag verteilt auf 2–3 Einzelgaben

◻ Tab. 3.3 Nicht-Opioid-Analgetika

Substanz	Applikation	Wirkeintritt	HWZ	Maximale Tagesdosis	Kommentar
Acetylsalicyl-säure (ASS, Aspisol)	p.o., i.m., i.v.	30 min	20 min	4-mal 1.000 mg	Metabolisierung zu Salicyl-säure mit dosisabhängiger HWZ 3–22 h
Diclofenac[a] (Voltaren, Diclo-phlogont Ret.)	p.o., i.v., rektal	30 min	2 h	3-mal 50 mg Retard: 1-mal 150 mg 2-mal 75 mg	**Cave:** bei Magenulzera und Niereninsuffizienz! Häufiger Diarrhöen und Trans-aminasenerhöhungen als bei Ibuprofen und Naproxen
Ibuprofen (Tabalon)	p.o., rektal	15–20 min	1,5–2 h	3-mal 400–600 mg	**Cave:** bei Magenulzera, Niereninsuffizienz, Herz-insuffizienz!
Naproxen (Proxen)	p.o., rektal	2 h	12 h	2-mal 500 mg	**Cave:** bei Magenulzera, Niereninsuffizienz, Herz-insuffizienz!
Etoricoxib (Arcoxia)	p.o.	ca. 1 h	22 h	30–120 mg/Tag	**Cave:** bei eingeschränk-ter Nierenfunktion, Leberzirrhose, kompensierter Herzinsuffizienz! 50%iger Sicherheitsvorteil im Gastrointestinaltrakt
Celecoxib (Celebrex)	p.o.	45 min	11–15 h	2-mal 200 mg	**Cave:** bei eingeschränkter Nierenfunktion, Leber-zirrhose, kompensierter Herzinsuffizienz! 50%iger Sicherheitsvorteil im Gastrointestinaltrakt
Paracetamol (Ben-u-ron, Perfalgan)	p.o., i.v.	30 min	4–6 h	4-mal 500–1000 mg	Mögliche Hepatotoxizität bei >6 g/Tag
Metamizol (Novalgin, Novaminsulfon)	p.o., i.v.	30–60 min	4 h	4- bis 6-mal 750–1000 mg	Bei kolikartigen, viszeralen Schmerzen Selten aber schwerwiegend: Agranulozytose

[a] Anaphylaktoide Reaktionen bei parenteraler Gabe möglich.

━ Erwachsene: 50–150 mg/Tag, Langzeit-therapie 1-mal 100 mg/Tag
━ Ibuprofen
  ━ Kinder 20–29 kgKG bis zu 600 mg/Tag
  ━ Kinder 30–43 kgKG bis zu 800 mg/Tag
  ━ Kinder 44–52 kgKG 600–1000 mg/Tag
  ━ Jugendliche ab 15 Jahre und Erwachsene 800–1800 mg/Tag
━ Naproxen
  ━ Jugendliche ab 12 Jahre und Erwachsene 250–1000 mg/Tag verteilt auf 3 Einzelgaben
  ━ Ältere Patienten nicht mehr als 1–2 mal 200 mg/Tag
━ Celecoxib (Celebrex)
  ━ Dosis für Osteoarthrose 200 mg/Tag verteilt auf 2 Einzelgaben

- Rheumatoide Arthritis 200 mg/Tag verteilt auf 2 Einzelgaben
- Etoricoxib (Arcoxia)
  - Dosis für Osteoarthrose 30–60 mg/Tag
  - Rheumatoide Arthritis 90 mg/Tag
  - Ankylosierende Spondylitis (syn. M. Bechterew) 90 mg/Tag
  - Akuter Gichtanfall 120 mg/Tag

- **Unerwünschte gastrointestinale Wirkungen**

Im Gastrointestinaltrakt ist das Prostaglandin E_2 (PGE_2) protektiv wirksam, in dem es die Magen- und Darmschleimhautdurchblutung und die Schleimproduktion erhöht und die Magensäure-produktion vermindert. Es wird nahezu ausschließlich durch die in der Schleimhaut lokalisierte COX-1 synthetisiert.

Der wesentliche Unterschied bezüglich der gastrointestinalen Sicherheit zwischen den klassischen traditionellen NSAR und den Coxiben besteht darin, dass die klassischen NSAR beide Isoenzyme hemmen, während die hochselektiven Coxibe nur die COX-2 hemmen, sodass die protektive PGE_2-Synthese im Magen-Darm-Trakt nur durch die klassischen NSAR, nicht jedoch durch die Coxibe vermindert wird.

- Bei 15–30% der mit NSAR behandelten Patienten → Magen- und Darmulzerationen
- Bei 3–4,5% → klinisch relevante Ereignisse im oberen Gastrointestinaltrakt
- Bei 0,2–1,25% → Ulkuskomplikationen wie Blutungen und Perforation, die zu 0,2% letal enden

Eine Aussage darüber, welche Patienten ein blutendes Magenulkus entwickeln, ist bisher nicht möglich. Auch der Zeitpunkt des Auftretens einer Magen-Darm-Blutung ist nicht vorhersehbar. Risikofaktoren für gastrointestinale Ulzerationen und Blutungen sind:

- anamnestisch kompliziertes als auch ein un-kompliziertes Ulkus
- SSRI-Antidepressiva (selektive Serotonin-wiederaufnahmehemmer), z. B. Citalopram
- Kombinationen verschiedener oder hoch-dosierte tNSAR
- Steroide

- Vitamin-K-Antagonisten, z. B. Phenprocoumon (Marcumar)
- Alter >70 Jahre

> **50% der Magen-Darm-Ulzerationen ver-ursachen keine Schmerzen!**

Die gastrointestinale Sicherheit von Coxiben mit der von klassischen tNSAR wurde in 3 großen Studien verglichen. Diese kontrollierten Studien zeigen, dass es nur wenige Pharmaka gibt, die hinsichtlich der Sicherheit so gut untersucht sind wie die Coxibe und die zum Vergleich untersuchten klassischen tNSAR. Die Ergebnisse belegen eine 50%ige Reduktion gastrointestinaler Ulzerationen und Ulkuskomplikationen unter der Behandlung mit Coxiben im Vergleich zu Naproxen, Diclofenac und Ibuprofen. Die Behandlungsdauer betrug in allen 3 Studien etwas über 1 Jahr. Es wurden chronische Schmerzpatienten, insbesondere Patienten mit Osteoarthrose und rheumatoider Arthritis untersucht.

- **Unerwünschte renale Wirkungen**

In der Niere sind Prostaglandine an der Regulation der Nierendurchblutung und der glomulären Filtration beteiligt. Darüber hinaus beeinflussen sie die Salz- und Wasserretention. In der Niere werden beide Isoenzyme unter physiologischen Bedingungen exprimiert. Relevant ist die renale Prostaglandinsynthese bei Volumenmangel, z. B. bei alten, dehydrierten Patienten.

Alle NSAR und auch die Coxibe erhöhen den Blutdruck um 5–10 mmHg. Bei einigen Patienten können sogar Schwankungen von 30–40 mmHg auftreten. Deshalb muss zu Beginn der Therapie der Blutdruck regelmäßig kontrolliert werden.

Die Volumenbelastung, die durch die Salz- und Wasserretention auftritt, kann bei Patienten mit erhöhtem Blutdruck zu peripheren Ödemen und in seltenen Fällen zu einer Herzinsuffizienz führen. Zu berücksichtigen ist die im Alter abnehmende Nierenfunktion, sodass Coxibe und tNSAR bei ausgeprägter Niereninsuffizienz (Kreatininclearance <30 ml/min) nicht oder nur mit größter Sorgfalt und Vorsicht angewandt werden sollen.

Unerwünschte kardiale Wirkungen

Das MEDAL-Studienprogramm (Multinationales Etoricoxib- und Diclofenac-Arthritis-Langzeitprogramm) über 3 Jahre zeigte in einem randomisierten Vergleich, dass das kardiovaskuläre Risiko von Arcoxia mit Diclofenac vergleichbar ist. Eine Vielzahl von Metaanalysen belegt ein um 30–40% höheres kardiovaskuläres Risiko der klassischen NSAR und der Coxibe im Vergleich zu Placebo, hauptsächlich Myokardinfarkte und Schlaganfälle betreffend [13].

Bei der Nutzen-Risiko-Abwägung ist zu bedenken, dass es für die Behandlung entzündlicher Schmerzzustände, die bei Osteoarthrose und rheumatoider Arthritis vorhanden sind, keine Alternative zu den tNSAR bzw. Coxiben gibt!

Unerwünschte pulmonale Wirkungen

Aspirinsensitives Asthma, das in einer Häufigkeit von 3–10% auftritt, ist eine Kontraindikation für die Anwendung von Aspirin, aber auch für alle NSAR. Diese können auch bei diesen Patienten einen Asthmaanfall auslösen. Coxibe sind für diese Indikation nicht zugelassen.

Unerwünschte hepatotoxische Wirkungen

Leberzellschädigungen sind unter allen tNSAR und Coxiben nur in Einzelfällen beschrieben worden.

Unerwünschte dermatologische Wirkungen

In einzelnen Fällen wurden Hautausschläge, Ekzeme, Erytheme, Photosensibilisierung bis hin zum Lyell-Syndrom (ganz selten) unter der Therapie mit tNSAR und Coxiben berichtet.

Unerwünschte zentralnervöse Wirkungen

Gelegentlich können unter der Therapie mit tNSAR und Coxiben Kopfschmerzen, Reizbarkeit, Müdigkeit, Benommenheit und Schwindel beobachtet werden.

Kontraindikationen

Kontraindikationen sind z. Zt. floride Magen-Darm-Ulzerationen, eine eingeschränkte Nierenfunktion (Kreatininclearance <30 ml/min) und gleichzeitige Gabe von Phenprocoumon (Marcumar).

Beachte!
- Coxibe verursachen signifikant weniger gastrointestinale Ulzerationen und Blutungen als traditionelle NSAR (Nachweis in großen kontrollierten Studien).
- Schwere gastrointestinale Komplikationen sind unter Coxiben um 50% seltener als unter tNSAR.
- Auftreten von Blutungen ist durch die fehlende Wirkung auf die Thrombozytenaggregation seltener zu beobachten.
- Erhöhtes kardiovaskuläres Risiko (Myokardinfarkte, Apoplex bei Dauereinnahme von tNSAR oder Coxiben).
- Die einzelnen tNSAR und Coxibe haben z. T. unterschiedliche Zulassungen, deshalb sollte der Behandler vor Anwendung den Zulassungsstatus überprüfen.

tNSAR sind nicht, wie der Name sagt, antirheumatisch wirksam, sie vermindern die Entzündungsreaktion, haben jedoch keinen Einfluss auf das Fortschreiten der Gelenkzerstörung!

Analgetika mit antipyretischer Wirkung

Ben-u-ron (Paracetamol)

Paracetamol ist mäßig analgetisch, aber gut antipyretisch wirksam. Es besitzt jedoch keine antiphlogistische Wirkung. Der Wirkmechanismus ist bis heute nicht vollständig geklärt (◘ Tab. 3.3).

Dosierung
- Säuglinge 2- bis 3-mal 100–150 mg/Tag
- Kleinkinder 2- bis 3-mal 200–250 mg/Tag
- Schulkinder 2- bis 3-mal 250–400 mg/Tag
- Kinder 50 mg/kgKG auf 2–3 Einzelgaben verteilen
- Erwachsene 500–1000 mg alle 6–8 h, Tageshöchstdosierung 4 g

Unerwünschte Wirkungen

Durch chronischen Alkoholgenuss kommt es zu einer Zunahme der Hepatotoxizität. In hohen Dosierungen und bei dauerhafter Anwendung führt es zu Gastritiden und Ulzerationen.

- **Kontraindikationen**
- Wegen der Lebertoxizität darf Paracetamol bei eingeschränkter Leberfunktion nicht eingenommen werden.
- Obwohl in der Schwangerschaft Paracetamol aufgrund bisheriger Erfahrungen in korrekter Dosierung bezüglich des Risikos von Funktions- und Organschädigungen und Missbildungen eingenommen werden kann, ist Vorsicht geboten.

- **Dosisanpassung**
- Dosisanpassung bei Kindern wegen Lebertoxizität.
- Bei eingeschränkter Nierenfunktion sollte die Dosis von Paracetamol reduziert und das Dosisintervall verlängert werden.

Beachte!

- Bei dauerhafter Einnahme von >2 g/Tag regelmäßige Überwachung der Leberfunktion.
- Da Paracetamol frei verkäuflich und in einer Vielzahl von Kombinationen mit anderen Arzneimitteln vorkommt, könnte es unwissentlich vom Patienten eingenommen werden.
- Für die Therapie chronischer Schmerzen sind Kombinationen von Paracetamol mit anderen Analgetika aufgrund unerwünschter Wirkungen wie Magen-Darm-Blutungen (bei Kombination mit ASS), analgetikainduziertem Kopfschmerz und Niereninsuffizienz ungeeignet.

Novalgin (Metamizol)

Metamizol ist gut analgetisch, antipyretisch und spasmolytisch wirksam. Es hat nur eine geringe antiphlogistische Wirkung. Der Wirkmechanismus ist, ähnlich wie bei Paracetamol, nicht vollständig geklärt. Durch die Einnahme von Metamizol wird die Thrombozytenaggregation gehemmt (◘ Tab. 3.3).

- **Dosierung**
- Säuglinge 5–8 kg (ca. 3–11 Monate): Einzeldosis 2–5 Tropfen
- Kinder 9–15 kg (ca. 1–3 Jahre): Einzeldosis 3–10 Tropfen
- Kinder 16–23 kg (ca. 4–6 Jahre): Einzeldosis 5–15 Tropfen
- Kinder 24–30 kg (ca. 7–9 Jahre): Einzeldosis 8–20 Tropfen
- Kinder 31–45 kg (ca. 10–12 Jahre): Einzeldosis 10–30 Tropfen
- Kinder 46–53 kg (ca. 13–14 Jahre): Einzeldosis 13–35 Tropfen
- Erwachsene und Jugendliche ab 15 Jahre:
  - Einzeldosis 20–40 Tropfen (500–1000 mg)
  - Die maximale Tagesdosis beträgt 5-mal 20–40 Tropfen (5 g).

- **Unerwünschte Wirkungen**

Metamizol kann zu einer dosisunabhängigen Agranulozytose führen, die jedoch bei sofortigem Absetzen reversibel ist. Bei i.v.-Applikation sind allergische Reaktionen bis hin zum allergischen Schock möglich. Unter schneller i.v.-Applikation sind Blutdruckabfälle oder sogar ein kardiogener Schock (dosisabhängig) möglich. Agranulozytose tritt z. B. in Norwegen häufiger als in Deutschland auf. Dieses Phänomen lässt den Schluss zu, dass eine genetische Determinante vorliegt.

- **Kontraindikationen**

Bei aspirinsensitivem Asthma, Analgetikaintoleranz vom Urtikariatyp, akuter intermittierender Porphyrie, Störungen der Knochenmarkfunktion oder hämatologische Erkrankungen sowie im letzten Schwangerschaftsdrittel sollte Metamizol nicht eingesetzt werden.

- Bei Säuglingen unter 5 kgKG oder jünger als 3 Monaten ist Metamizol kontraindiziert.
- Keine hohen Dosierungen bei älteren Menschen, da sich die Bioverfügbarkeit um das 2- bis 3-fache erhöht
- In der Schwangerschaft darf es im 1. Trimenon nicht eingesetzt werden, im 2. Trimenon nur nach strenger Nutzen-Risiko-Abwägung. Im 3. Trimenon ist es wegen einer möglichen Thrombozytenaggregationshemmung sowie einem vorzeitigen Verschluss des Ductus arteriosus (Botalli) kontraindiziert.
- Bei Patienten mit eingeschränkter Nierenfunktion sollten hohe Dosen vermieden werden.

— Bei Patienten mit bestehender Leberzirrhose sollten hohe Dosen vermieden werden.

Beachte!
- Wegen des hohen Risikos einer letal verlaufenden Agranulozytose darf Metamizol nur angewandt werden, wenn die Therapie mit anderen Analgetika nicht ausreichend wirksam ist.
- Eine i.v.-Applikation, die zu einem kardiogenen Schockzustand führen kann, sollte nur am liegenden Patienten und unter Monitoring appliziert werden.
- Vor Beginn der Therapie sollte zum Ausschluss einer Agranulozytose eine Blutbildkontrolle und ein Differenzialblutbild erstellt werden.

Analgetika ohne inflammatorische und antipyretische Wirkung

Katadolon (Flupirtin)
Flupirtin (Katadolon) ist mittelstark analgetisch und muskelrelaxierend wirksam. Der Wirkmechanismus unterscheidet sich grundsätzlich von anderen zentralwirksamen Analgetika. Es bindet sich nicht an Opiatrezeptoren, sondern öffnet selektiv neuronal einwärtsgerichtete Kaliumkanäle und führt somit zu einer Hyperpolarisierung des Membranpotenzials. Dadurch wird die Aktivierung der NMDA-Rezeptoren herabgesetzt, da die physiologische Blockierung des NMDA-Rezeptors durch Mg^{2+} nur durch eine Depolarisation aufgehoben werden kann. Es wird angenommen, dass Flupirtin über diesen Mechanismus afferente nozizeptive Signale abschwächt (▶ Kap. 1). Atemdepression, Obstipation sowie psychische und physische Abhängigkeiten, die unter Opioiden auftreten können, werden unter Flupirtin nicht beobachtet [19].

■ **Dosierung**
— Schulkinder 2- bis 4-mal 1 Supp./Tag (5 mg)
— Erwachsene 3- bis 4-mal 100 mg/Tag oder
— Einmalgabe als Retardtablette 400 mg (Katadolon S)

■ **Unerwünschte Wirkungen**
Zu Beginn der Therapie wird sehr häufig Müdigkeit beobachtet. Im Verlauf kann es zu Schwindel, Übelkeit, Erbrechen, Dyspepsie, Obstipation, Schlafstörungen, Schweißausbrüchen, Appetitlosigkeit, Depressionen, Mundtrockenheit, Unruhe, Blähungen und Diarrhö kommen.

■ **Kontraindikationen**
Bei Patienten mit dem Risiko für eine hepatische Enzephalopathie und mit einer Cholestase darf Flupirtin nicht angewandt werden, da es zu einer Verschlechterung kommen kann. Wegen der muskelrelaxierenden Wirkung ist die Anwendung bei Myasthenia gravis kontraindiziert.

Die Kontraindikationen umfassen auch Patienten mit vorbestehenden Lebererkrankungen oder Alkoholmissbrauch sowie die gleichzeitige Anwendung von Flupirtin mit anderen Medikamenten mit bekannter, klinisch relevanter Hepatotoxizität.
— Für Kinder <6 Jahre ist Flupirtin nicht zugelassen.
— Alte Menschen >65 Jahre 2-mal 100 mg/Tag, bei Bedarf langsame Dosissteigerung.
— Während der Schwangerschaft und Stillzeit nicht anwenden.
— Bei eingeschränkter Nierenfunktion sollte eine Tagesdosis von 300 mg nicht überschritten werden.
— Patienten mit Lebererkrankungen oder Alkoholabusus sollten nicht mit Flupirtin behandelt werden.

Beachte!
- Rote-Hand-Brief: Eine Beurteilung der Spontanberichte zu Lebererkrankungen unter der Anwendung von Flupirtin, die von einem asymptomatischen Anstieg der Leberenzyme bis zu Leberversagen reichten, hat zu einer Aktualisierung der Fachinformation für flupirtinhaltige Arzneimittel geführt.
- Flupirtin ist nun für die Behandlung von akuten Schmerzen bei Erwachsenen indiziert und darf nur angewendet

werden, wenn eine Behandlung mit anderen Analgetika (z. B. nichtsteroidale Antirheumatika, schwache Opioide) kontraindiziert ist.

- Die Dauer der Behandlung für orale Darreichungsformen und Zäpfchen darf **2 Wochen** – unter Kontrolle der Leberparameter – nicht überschreiten
- Keine Anwendung der retardierten Form bei Patienten >65 Jahre mit Nierenfunktionsstörungen, für diese Darreichungsform liegen für diese Patientengruppe bisher keine klinischen Studien vor.
- Bei höheren Dosierungen ist eine Grünfärbung des Urins möglich und kann somit zu falsch positiven Befunden für Bilirubin und Urobilinogen in Harnteststreifen kommen.
- Durch Benzodiazepine kann die sedierende und muskelrelaxierende Wirkung von Flupirtin verstärkt werden. **Cave:** Sturzgefahr bei alten Menschen!

Prialt (Ziconotid)

Mit Ziconotid kommt erstmals ein Giftstoff aus der marinen Kegelschnecke Conus magus als Arzneimittel auf den europäischen Markt. Das Peptid, ein synthetisches Analogon des ω-Conopeptids MVIIA, wird zur Bekämpfung starker chronischer Schmerzen bei Erwachsenen eingesetzt, die eine intrathekale Analgesie benötigen. Ziconotid ist kein Opioid und interagiert nicht mit Opiatrezeptoren. Vielmehr wirkt das 25-Aminosäuren-Peptid als Antagonist an spannungsabhängigen Kalziumkanälen vom N-Typ (NCCB), die in bestimmten neuronalen Zellen und in höchster Dichte im Hinterhorn des Rückenmarks vorkommen. Dort regulieren NCCB-Kanäle die Freisetzung von Neurotransmittern, die an der Schmerzverarbeitung beteiligt sind. Durch Bindung an die Kalziumkanäle verhindert der Arzneistoff den Kalziumeinstrom in die primären nozizeptiven afferenten Nervenzellen, in der Folge die Freisetzung von Neurotransmittern und letztlich die Weiterleitung des Schmerzsignals ins Gehirn.

- **Anwendung und Dosierung**

Das Arzneimittel wird als Dauerinfusion über einen intrathekalen Katheter appliziert, der von einer externen oder intern implantierten Infusionspumpe gespeist wird. Man beginnt mit einer Startdosis von 1,2–2,4 µg/Tag und titriert langsam bis zur erforderlichen Dosis auf, in der Regel Dosiserhöhungen um 0,6 µg im 48-h-Rhythmus. Bei Patienten, die besonders sensitiv auf Medikamente reagieren, sollte die Startdosis reduziert werden. Die maximal empfohlene Tagesdosis liegt bei 21,6 µg/Tag. Die Analgesie ist reversibel und dosisabhängig.

- **Unerwünschte Wirkungen in klinischen Langzeitstudien**
- Schwindel
- Übelkeit, Erbrechen, Somnolenz
- Nystagmus
- Verwirrtheit
- Ataktische Gangstörung
- Psychotische Zustände
- Angstzustände
- Gedächtnis- und Sehstörungen

Die aufgetretenen Nebenwirkungen bei Neueinführung des Medikaments führten zu einer hohen Abbruchrate, sodass nach klinischer Erfahrung in Iserlohn und Wien (Erfahrungen bis heute – Erkenntnisse für morgen. Workshop, 21. Deutscher interdisziplinärer Schmerz- und Palliativkongress, Frankfurt, März 2010) ein neues schmerztherapeutisches Konzept zur intrathekalen Ziconotidtherapie entwickelt wurde.

- Sehr streng ausgewähltes Patientengut.
- Patienten vor Behandlung psychiatrisch-psychologisch begutachten.
- Mit niedriger Startdosis beginnen (◘ Tab. 3.4).
- Langsames Aufdosieren (48-h-Rhythmus) mit niedrigen Dosen.
- Bei Auftreten von Nebenwirkungen während der Titrationsphase, Tagesdosis auf vorherige Titrationsdosis reduzieren.
- Nach Abklingen der Symptome kann ein erneuter Therapieversuch mit niedriger Konzentration erfolgen.
- Patienten können sowohl ambulant als auch stationär auf Ziconotid eingestellt werden;

◘ Tab. 3.4 Dosierung und Verdünnung von Prialt

Dosier-schritte	Maximal empfohlene Dosiserhöhung/48 Std.	Maximale Tagesdosis
Beginn	Initialdosis	1,2–2,4 µg/Tag
nach 48 h	0,6 µg	1,8–3,0 µg/Tag
nach 48 h	0,6 µg	2,4–3,6 µg/Tag
nach 48 h	0,6 µg	3,0–4,2 µg/Tag
nach 48 h	0,6 µg	3,6–4,8 µg/Tag
nach 48 h	0,6 µg	4,2–5,4 µg/Tag

Voraussetzung ist jedoch die Gewährleistung einer 24-h-Bereitschaft des einstellenden Schmerzzentrums.

❗ Cave
Höhere Dosissteigerungen erhöhen die Nebenwirkungsrate ohne nennenswerte Schmerzreduktion!

3.2.3 Opioide

Die Wirksamkeit von Opioiden ist sowohl bei tumorbedingten als auch bei nichttumorbedingten Schmerzen in klinischen Studien belegt. Opioide stellen eine wichtige Medikamentengruppe in der Therapie chronischer Schmerzen dar. Es sollten jedoch insbesondere für die Behandlung nichttumorbedingter Schmerzen Retardtabletten nach festem Zeitschema angewandt werden.

In den für nichttumorbedingte Schmerzsyndrome entwickelten S3-Leitlinien (2014) ist die Wirksamkeit der Opioide in der Langzeitanwendung belegt worden [16].

Praxistipp

Retardtabletten dürfen nicht zerbrochen werden, da sonst die verzögerte Freisetzung nicht mehr garantiert werden kann!

Die Abbruchrate unter Opioiden ist wegen unerwünschter Wirkungen oder Nebenwirkungen sehr hoch. Obwohl Opioide mit langer Wirkdauer nicht wirksamer als solche mit kurzer Wirkdauer sind, werden sie jedoch besser toleriert. Sie verursachen eine geringere Euphorie, das Abhängigkeitspotenzial ist geringer und die Compliance ist besser. Zu Beginn der Therapie ist eine Titration zur individuellen Dosisfindung notwendig. Die Titration kann sowohl mit retardierten als auch mit nichtretardierten Opioiden erfolgen. Der Vorteil der nichtretardierten Gabe in der Einstellungsphase liegt darin, dass ein Steady-State deutlich schneller erreicht wird als mit der Gabe von retardierten Opioiden. Neben der analgetischen Wirksamkeit sollte auch die Beeinflussung der Bewegungsfähigkeit, von Schlafstörungen und der sozialen Aktivität des Patienten mittels Befragung (► Kap. 2) berücksichtigt werden.

▪ Opioidrotation/Therapieabbruch
Wenn nach einer Titration von ca. 4 Wochen kein ausreichender analgetischer Effekt eingetreten ist, sollte eine **Opioidrotation** erwogen werden [9]. Es kann sein, dass ein Patient auf ein Opioid nur eine geringe Schmerzlinderung erfährt, während mit einem anderen ein guter analgetischer Effekt erreicht wird. Bleibt die gewünschte Wirkung jedoch aus, sollte die Opioidtherapie abgebrochen werden. Eine Opioidrotation ist auch dann angezeigt, wenn nach einer wirksamen Langzeittherapie die Wirkung des Opioids nachlässt. Auch hier kann ein anderes Opioid effektiv sein. Zu beachten ist, dass bei einem Wechsel die Dosis neu angepasst werden muss. Eine kontinuierliche Dosissteigerung zur Schmerzreduktion ist auch ein Abbruchkriterium der Opioidtherapie. In diesem Fall ist von einem »Nonresponder« auszugehen.

Praxistipp

Um ein Entzugssyndrom zu vermeiden, muss die Opioiddosis langsam und schrittweise ausgeschlichen werden.

Bei Überdosierung sind notfallmedizinische Maßnahmen angezeigt. Hier kommen Opioidantago-

◘ Tab. 3.5 Schwach wirksame Opioide (WHO-Stufe II). Mod. nach [64]

Substanz	Applikationsweg: Wirkstärken (mg) bzw. Lösungsmenge (ml)	Dosierung (primär nach Wirkung)	Halbwertzeit	Besonderes
Dihydrocodein (DHC)	Retardiert: Tbl. 60/90/120 mg	2-mal 60 mg bis 2-mal 120 mg WD: 8–12 h Höchstdosierung/Tag: 240 mg	3–6 h BV: 20%	analgetische Wirkung durch Umwandlung in Dihydromorphin, Antitussivum
Tramadol (Tramal)	Retardiert: Tbl. 50/100/150/200 mg	2- bis 3-mal 50–200 mg retard WD: 8–12 h Höchstdosierung/Tag: 600 mg	6 h BV: 70–90%	Stimuliert Serotoninfreisetzung, hemmt Noradrenalinwiederaufnahme
Tramal Tropfen	Nichtretardiert: 50 mg /1 ml, 100 mg/2 ml	5- bis 6-mal 50–100 mg/Tag (20 Trpf.=50 mg) WD: 3–4 h Höchstdosierung/Tag: 600 mg		**Cave:** Trizyklika: Konvulsionen bei hoher Dosierung
Pethidin (Dolantin) [a]	Nichtretardiert: Amp. 50 mg/1 ml, 100 mg/2 ml, Supp. 50 mg	4-mal 50 mg 0,5–1,5 mg/kgKG WD: 3–4 h Höchstdosierung/Tag: max. 500 mg	2–3(–4) h BV: 40–60%	Norpethidin, ein Metabolit, hat konvulsive Wirkung; zur Behandlung chronischer Schmerzen ungeeignet; Interaktionen mit anderen serotoninergen Substanzen möglich (Serotonin-Syndrom)
Tilidin-Naloxon (Valoron N)	Retardiert: Tbl. 50/4 mg, 100/8 mg, 150/12 mg, 200/16 mg	3-mal 100 mg 2-mal 50 mg bis 3-mal 200 mg retard, WD: 8–12 h Höchstdosierung/Tag: 600 mg	6–8 h Nortilidin, 30 min, BV: 7–8%	Tilidin ist ein Prodrug. Nicht mit anderen Opioiden kombinieren. Konkurrenz um den gleichen Rezeptor, Inaktivierung durch Naloxon
	Nichtretardiert: Lsg. 69,5/5,56 mg Naloxon/100 ml	WD: 3–4 h, 5- bis 6-mal 50– 100 mg/Tag (20 Trpf.=50 mg) Höchstdosierung/Tag: 600 mg	3–5 h Naloxon	

WD Wirkdosis, *BV* Bioverfügbarkeit.
[a] Die analgetische Potenz von Pethidin liegt zwischen der von Kodein und der von Morphin. Es hemmt die Noradrenalinaufnahme an den Nervenendigungen und zeigt neben parasympatholytischer (Mydriasis, Tachykardie) auch lokalanästhetische und spasmolytische Wirkung.

nisten zum Einsatz. Bevor Naloxon eingesetzt wird, sind die Atemwege zu sichern, da Naloxon Erbrechen auslösen kann.

WHO-Stufe II: Niederpotente Opioide

In der Medikamentengruppe der niederpotenten Opioide herrscht ein breites Angebot, doch sind viele dieser Substanzen für die Therapie chroni-scher Schmerzen ungeeignet. Die wichtigsten Substanzen sind Tramadol und Tilidin-Naloxon und evtl. Dihydrocodein (◘ Tab. 3.5).

DHC (Dihydrocodein)

Dihydrocodein ist ein μ-Rezeptoragonist und analgetisch ca. 3-fach stärker wirksam als Codein.

■ **Dosierung**

— Erwachsene 2-mal 60 mg/Tag bis maximal 240 mg/Tag als Retardtablette, für höhere Dosen liegen keine Erfahrungswerte vor.

■ **Unerwünschte Wirkungen, Kontraindikationen**

▶ Abschn. »Hochpotente Opioide«: Morphin

— Bei Kindern darf Dihydrocodein nicht angewandt werden.

— Bei alten Menschen sollte eine Dosisanpassung entweder durch Dosisreduktion oder durch Verlängerung des Dosisintervalls vorgenommen werden.

— In der Schwangerschaft ist Dihydrocodein kontraindiziert. Es darf unter der Geburt aufgrund von beobachteten Atemdepressionen bei Neugeborenen nicht angewandt werden.

— Bei eingeschränkter Nieren- oder Leberfunktion sollte eine Dosisanpassung entweder durch Dosisreduktion oder durch Verlängerung des Dosisintervalls vorgenommen werden.

Beachte!

— Dihydrocodein unterliegt nicht der Betäubungsmittelverschreibungsverordnung, d. h. es ist nicht BtMVV-pflichtig.

— Bei etwa 10% der Patienten ist die analgetische Wirkung sehr gering. Diese Patienten sind nicht in der Lage, das Prodrug Dihydrocodein zu dem analgetisch wirksamen Dihydromorphon zu metabolisieren. Der antitussive Effekt von Dihydrocodein ist in geringer analgetischer Dosierung sehr ausgeprägt.

— Dihydrocodein wird der Vollständigkeit halber hier erwähnt, in der Schmerzmedizin ist der Einsatz dieser Substanz jedoch rückläufig.

Tramal (Tramadol)

Tramadol ist ein schwacher Agonist am µ-Rezeptor. Durch die Hemmung der Wiederaufnahme von Serotonin und Noradrenalin im ZNS erklärt sich ein Teil der analgetischen Wirkung von Tramadol. Es zeigt bei leichten bis mittelstarken Schmerzen einen guten analgetischen Effekt. Zur Behandlung von chronischen Schmerzen ist die Retardformulierung zu bevorzugen, da es im Gegensatz zu den nichtretardierten Tropfen die Einnahmefrequenz für den Patienten und das Suchtpotenzial reduziert.

■ **Dosierung**

— ▶ Kap. 13.

— Jugendliche >12 Jahre und Erwachsene 100 mg/12 h als Anfangsdosis. Die maximale Dosis von 300 mg/12 h sollte nicht überschritten werden. Das Zeitintervall kann – abhängig von der Schmerzempfindung des Patienten – auf 3 Gaben Tramadol/Tag verteilt werden (alle 8 h).

■ **Unerwünschte Wirkungen**

Es können psychische Veränderungen einschließlich Verwirrtheit und Halluzinationen sowie Schockzustände nach parenteraler Gabe auftreten. Gastrointestinale Nebenwirkungen sind auch zu verzeichnen.

■ **Kontraindikationen**

Es können Intoxikationen mit Alkohol, Hypnotika, Analgetika, Opioiden oder Psychopharmaka auftreten.

— Bei alten Menschen >75 Jahre verlängert sich die Halbwertzeit (HWZ). Hier sollte das Dosisintervall verlängert werden.

— In der Schwangerschaft ist Tramadol kontraindiziert.

— Bei schwerer Einschränkung der Leber- und Nierenfunktion sollte Tramadol nicht angewandt werden.

Beachte!

— Tramadol liegt in retardierter (Tabletten) und nichtretardierter Form vor (Tropfen).

— 20 Tropfen ≈ 50 mg Tramadol.

— Die Höchstdosierung von Tramadol beträgt 600 mg/Tag. Bei nichtausreichender Schmerzlinderung sollte auf WHO-Stufe III umgestellt werden.

- — Tramadol unterliegt nicht der Betäubungsmittelverschreibungsverordnung, d. h. es
  ist nicht BtMVV-pflichtig.
- — Tramadol hemmt die Wiederaufnahme von
  Serotonin, sodass es bei der Kombination
  mit Psychopharmaka/Antidepressiva wie
  den SSRI (z. B. Citalopram, Fluoxetin) zur
  Auslösung eines potenziell lebensbedrohlichen Serotoninsyndroms kommen kann.
  Bei Patienten mit Krampfneigung sollte auf
  Tramadol verzichtet werden.
- — Bei Behandlungsende sollte die Dosis langsam reduziert werden.

Valoron-Naloxon (Tilidin-Naloxon)

Tilidin ist ein schwach wirksames Analgetikum,
das in der Leber zu Nortilidin metabolisiert wird.
Nortilidin ist ein mittelstarker Agonist am μ-Rezeptor. Naloxon ist ein Antagonist am μ-Rezeptor.
Nortilidin wirkt analgetisch, wenn Tilidin-Naloxon
nicht in exzessiven Dosierungen eingenommen
wird. Naloxon übt durch die nahezu vollständige
Metabolisierung keine antagonistische Wirkung
aus. Tilidin findet seinen Einsatz bei mittelstarken
Schmerzen.

❗ Cave
Bei Dosierungen über 600 mg/Tag wird
nicht das gesamte Naloxon in der Leber
metabolisiert, sodass wirksames Naloxon in
den Organismus gelangt und ein Entzugssyndrom auslösen kann.

- ■ **Dosierung**
- = Anfangsdosierung (opioidnaive Patienten)
  50 mg/12 h
- = Jugendliche und Erwachsene 2-mal 300 mg/
  Tag als Tageshöchstdosierung oder 3-mal
  200 mg/Tag

- ■ **Unerwünschte Wirkungen**
Obstipation tritt seltener als unter Morphin auf.
Weitere Nebenwirkungen: ▶ Abschn. »Hochpotente
Opioide«: Morphin.

- ■ **Kontraindikationen**
- ▶ Abschn. »Hochpotente Opioide«: Morphin.
- = Für Kinder <14 Jahren nicht zugelassen.
- = Bei älteren Patienten ist eine Dosisanpassung
  nicht erforderlich.
- = In der Schwangerschaft ist Tilidin/Naloxon
  kontraindiziert.
- = Bei eingeschränkter Nierenfunktion ist eine
  Dosisanpassung nicht erforderlich.
- = Bei erheblicher Leberfunktionseinschränkung
  sollte Tilidin/Naloxon nicht eingesetzt werden,
  da Tilidin nicht aktiviert wird und Naloxon in
  hohen Konzentrationen in den Organismus
  gelangen kann, sodass Valoron N retard analgetisch nicht ausreichend wirksam ist.

Beachte!
- — Tilidin/Naloxon liegt in retardierter
  (Tabletten) und nichtretardierter Form vor
  (Tropfen).
- — 20 Tropfen ≈ 50 mg Tilidin/Naloxon.
- — Die **Höchstdosierung** von Tilidin/Naloxon
  beträgt **600 mg/Tag**. Bei nicht ausreichender Schmerzlinderung sollte auf
  WHO-Stufe III umgestellt werden.
- — Tilidin/Naloxon Retardtabletten unterliegen nicht der Betäubungsmittelverschreibungsverordnung, d. h. retardiertes
  Tilidin/Naloxon ist nicht BtMVV-pflichtig.
- — Tilidin/Naloxon Tropfen unterliegen
  der Betäubungsmittelverschreibungsverordnung, d. h. Tilidin/Naloxon Tropfen
  sind BtMVV-pflichtig!
- — Bei Behandlungsende sollte die Dosis langsam reduziert werden.

❗ Cave
Umrechnung von Tramdol/Tilidin-Naloxon
auf Morphin: 100:1. Beispiel: 600mg Tramdol/
Tilidin-Naloxon entsprechen ca. 60 mg
Morphin.

◻ Tab. 3.6 Umrechnungsfaktoren verschiedener Morphinapplikationsarten (Schmerzzentrum Uniklinik Köln 2009)

Applikationsarten	Umrechnungfaktor
Morphin s.c zu oral	1 : 1,5–2
Morphin i.v. zu oral	1 : 2–3
Morphin i.v. zu epidural	10 : 1
Morphin oral zu epidural	30 : 1

◻ Tab. 3.7 Umrechnung »anderes« Opioid auf Morphin

Opioid	Morphin-applikation	
Tramadol	oral	10 : 1
Tilidin-Naloxon	oral	10 : 1
Buprenorphin	oral	1 : 50–70
Oxycodon	oral	1 : 1,5–2
Hydromorphon	oral	1 : 5–7,5
Fentanyl TTS (transdermal)	oral	1 : 100
Piritramid (i.v.)	i.v.	1,5 : 1
Buprenorphin TTS (transdermal)	oral	1 : 50–70
Tapentadol	oral	2,5 : 1

Die Richtung des Wechsels ist zu beachten. Ein Wechsel von Morphin auf ein anderes Opioid kann bedeuten, dass ein anderer Umrechnungsfaktor gewählt werden muss!

Hochpotente Opioide (WHO-Stufe III; BtM-pflichtig!)

MST (Morphin)

Morphin ist ein reiner μ-Antagonist und bildet den Goldstandard unter den Opioiden (◻ Tab. 3.11). Die Wirksamkeit von Morphin ist in vielen klinischen Studien belegt. Morphin dient als Referenzsubstanz für die Berechnung von äquianalgetischen Dosen, die beim Wechsel zwischen 2 Opioiden aufgrund der unterschiedlichen Wirksamkeit notwendig ist (◻ Tab. 3.7; ◻ Tab. 3.8); z. B. Oxycodon ist 1,5- bis 2-fach stärker als Morphin. Soll ein Patient, der 120 mg Morphin/Tag erhält, auf Oxycodon umgestellt werden, beträgt die äquianalgetische Dosierung 60 mg Oxycodon/Tag.

- ■ Äquivalenzdosen

◻ Tab. 3.8 Umrechnung zwischen Methadon, L-Methadon und Morphin

Morphin	L-Methadon	3–4 : 1
L-Methadon	Methadon	1 : 2

🛈 **Cave**
Bei diesen Umrechnungswerten handelt es sich nur um Anhaltswerte. In einzelnen Fällen können diese unter- oder überschritten werden!

Beispiel: Morphinumrechnung von i.v.-Gabe auf eine orale Gabe (◻ Tab. 3.6)
- ▬ 12 mg Morphin i.v./4 h, 4 h ×6 = 24 h
- ▬ 12 mg ×6 = 72 mg/24 h
- ▬ 72 mg ×3 = 216 mg oral/24 h

- ■ Dosierung
- ▬ Erwachsene und Kinder ≥12 Jahre erhalten je nach Schmerzstärke 2-mal/Tag 10, 30, 60 oder 100 mg Morphin als Retardtablette; die Dosierung kann auch auf eine 3-malige Gabe/Tag verteilt werden.
- ▬ Die 200 mg Morphinretardtablette darf nur bei Erwachsenen verabreicht werden.

- ■ Unerwünschte Wirkungen
Übelkeit und Erbrechen können sowohl in der Anfangsphase (ca. 20%) als auch bei Dosiserhöhung auftreten.

Um die Compliance des Patienten zu erhalten, sollte in den ersten 10–14 Tagen eine prophylaktische Gabe eines Antiemetikums fest mitverordnet werden (z. B. Metoclopramid oder Haloperidol). Nach ca. 10 Tagen entwickelt sich eine Toleranz, sodass das Antiemetikum wieder abgesetzt werden kann.

Obstipation ist die häufigste unerwünschte Wirkung der Opioide. Die Darmpassage wird sowohl zentral als auch peripher verlangsamt, was zur Folge hat, dass sich die Wasserrückresorption verstärkt und der Stuhl eindickt. Darüber hinaus erhöhen die Opioide den Tonus des intestinalen Sphinkters und senken den Defäkationsreiz.

> **Praxistipp**
>
> Die Obstipation unterliegt keiner Toleranzentwicklung und muss während der gesamten Dauer der Opioidbehandlung konsequent mit Laxanzien behandelt werden!

Die Atemdepression ist die gefürchtetste Nebenwirkung einer Opioidtherapie. Sie kann bis zum Atemstillstand führen. Verursacht wird sie durch eine direkte Hemmung des Atemzentrums. Der Schmerz ist jedoch ein physiologischer Antagonist von opioidbedingter Atemdepression. Die mittlere Inzidenz für eine Atemdepression liegt bei 0,7% und die Mortalität bei 0,02%.

> **⊘ Cave**
>
> **Wenn ohne Ermittlung des individuellen Opioidbedarfs, d. h. ohne individuelle Schmerzeinschätzung, eine Festdosis verabreicht wird, besteht die Gefahr der Atemdepression. Ebenso bei der zusätzlichen Verordnung von sedierenden Medikamenten wie Benzodiazepinen.**

Infolge einer Erhöhung des Blasensphinktertonus können passager Blasenentleerungsstörungen auftreten.

> **Praxistipp**
>
> Bei Männern mit Prostatahypertrophie kann für die Dauer der Therapie ein Blasenkatheter nötig sein.

Eine psychische Abhängigkeit tritt bei Patienten mit starken Schmerzen, die die Anwendung von Opioiden notwendig machen, praktisch nicht auf. Hier stehen die Linderung der Schmerzen und nicht die psychischen Effekte der Opioide im Vordergrund: »Der Schmerz frisst das Opioid auf« (Anm. der Verfasserin).

Das abrupte Absetzen von Opioiden kann eine Entzugssymptomatik auslösen, die durch eine schrittweise Dosisreduktion zu verhindern ist.

Eine Sedierung ist zu Beginn der Opioidtherapie sehr häufig und ausgeprägt. Da jedoch nach ca. 8–10 Tagen eine Toleranz eintritt, verschwindet sie fast vollständig. Nach Dosiserhöhung oder Opioidrotation kann die Sedierung erneut auftreten.

- Unter einer Dauertherapie mit Opioiden entwickelt sich nach 8–10 Tagen eine Toleranz gegen Übelkeit, Erbrechen und Atemdepression.
- Diese unerwünschten Nebenwirkungen haben klinisch keine Bedeutung mehr.
- Gegen die Obstipation entwickelt sich keine Toleranz, sodass die Patienten während der Opioidtherapie dauerhaft ein Laxans einnehmen müssen.

- **Kontraindikationen**
- Kein Einsatz von Opioiden bei Ileus oder akutem Abdomen.
- Ohne gesicherte Diagnose bei chronischen Schmerzen.
- Bei bestehender Atemdepression oder chronisch obstruktiver Lungenerkrankung.
- Bei stark eingeschränkter Nieren- oder Leberfunktion.
- Für Kinder <12 Jahre liegen keine Erfahrungen mit Retardtabletten vor (Kontraindikation).
- Bei alten Menschen Anfangsdosis reduzieren und Dosis langsamer als bei jüngeren Patienten erhöhen.
- Während der Schwangerschaft können Opioide unter strenger Überwachung und bei richtiger Indikationsstellung angewendet werden. Sie dürfen jedoch nicht kurz vor oder während der Geburt wegen einer verminderten Uteruskontraktion und einer Atemdepression des Neugeborenen eingesetzt werden. Eine Ausnahme bildet Pethidin (Dolantin). Falls doch eine Atemdepression eintritt, sollte das Neugeborene mindestens für 6 h überwacht werden und wenn notwendig mit Naloxon behandelt werden.

3

- Während der Stillzeit ist die Einnahme von Opioiden kontraindiziert, da alle Opioide und auch deren aktive Metaboliten in die Muttermilch gelangen.
- Bei eingeschränkter Nieren- und Leberfunktion sollte die Dosis reduziert und das Dosisintervall verlängert werden.

- **Warnzeichen einer Opioidintoxikation**
- **Akut:** Sedierung und Miosis (Engstellung der Pupille).
- Atemdepression, Bradypnoe, Koma, Muskelrigidität bei i.v. Gabe.
- **Chronisch:** Verwirrtheit, Halluzinationen, delirante Symptome, Myoklonien, Hyperalgesie.
- Erstes Zeichen einer Opioidüberdosierung ist die Müdigkeit und extreme Miosis – nicht die Atemdepression!

> **Beachte!**
> - Patienten schulen und beraten, dass bei Einnahme von Opioiden kein Alkohol konsumiert oder Beruhigungsmittel eingenommen werden sollen. Die sedierende Wirkung von Opioiden kann dadurch verstärkt werden.
> - Bei Einschränkung der Vigilanz (reduzierte Wachheit/Aufmerksamkeit) ist der Patient darüber aufzuklären, dass seine Fahrtüchtigkeit eingeschränkt ist.
> - Morphin steht in einer Vielzahl von Applikationsformen zur Verfügung (◘ Tab. 3.11, ◘ Tab. 3.12).
> - Morphin ist wie alle hochpotenten Opioide BtMVV-pflichtig.

Palladon (Hydromorphon)

Hydromorphon ist ca. 5- bis 7,5-fach stärker als Morphin. Retardiertes Hydromorphon ist in seiner analgetischen Wirkung mit Morphin vergleichbar. Aufgrund der guten Wasserlöslichkeit ist diese Substanz sehr gut zur s.c.-Applikation einsetzbar. Hydromorphon ist bei Patienten mit Niereninsuffizienz Morphin vorzuziehen, da es zu keiner Akkumulation toxischer Metaboliten kommt.

- **Dosierung**
- Kinder und Erwachsene >12 Jahre 2-mal 1 Retardkapsel/Tag je nach Schmerzstärke
- Hydromorphon liegt mit 4, 8, 16, 24 mg als Retardkapsel und mit 1,3 und 2,6 mg als nichtretardierte Tablette vor (Hartkapsel), eignet sich sehr gut zur Kupierung von Schmerzattacken/Durchbruchschmerzen.
- Hydromorphon liegt mit 2, 10 und 100 mg als Lösung zur i.v.-/s.c.-Injektion (Palladon injekt) vor.
- Hydromorphon liegt als 24-h-Kapsel mit 4,8,16,32 und 64 mg (Jurnista) vor als einmalige Gabe/Tag.

- **Unerwünschte Wirkungen, Kontraindikationen**
- ▶ Abschn. »MST (Morphin)«.
- Keine Zulassung weder der Retardkapsel noch der nichtretardierten Tablette für Kinder <12 Jahre.
- Bei alten Menschen sollte die Dosisanpassung langsam und schrittweise erfolgen.
- Wegen mangelnder Erfahrung ist die Substanz in der Schwangerschaft kontraindiziert.
- Atemdepression während der Geburt kann wie bei Morphin auftreten und ist deshalb kontraindiziert.
- Bei eingeschränkter Nierenfunktion sollte mit der niedrigsten Dosierung begonnen werden.
- Da Hydromorphon einem sehr hohen Firstpass-Metabolismus unterliegt, müsste bei eingeschränkter Leberfunktion mit höheren Konzentrationen gerechnet werden. Nähere Untersuchungen dazu liegen nicht vor.

> **Beachte!**
> - Hydromorphon ist BtMVV-pflichtig.

Jurnista (Hydromorphon)

Jurnista ist ein osmotisch aktives System der WHO-Stufe III. Der enthaltene Wirkstoff Hydromorphon bindet als Opioidagonist spezifisch an die analgetisch wirksamen Opioidrezeptoren. Jurnista ermöglicht durch seine innovative Galenik dem osmotisch aktiven System erstmals eine gleichmä-

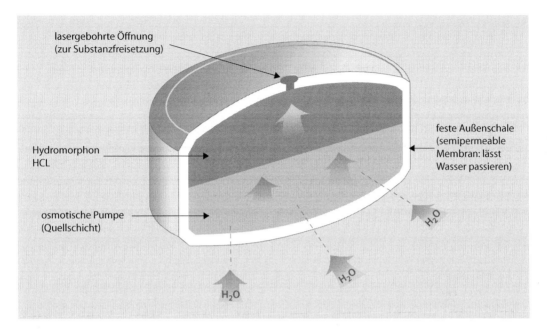

lasergebohrte Öffnung
(zur Substanzfreisetzung)

feste Außenschale
(semipermeable
Membran: lässt
Wasser passieren)

Hydromorphon
HCL

osmotische Pumpe
(Quellschicht)

H_2O

H_2O

H_2O

⬛ Abb. 3.1 Schnittschema Jurnista. (Mit freundl. Genehmigung der Fa. Janssen-Cilag)

ßige und zuverlässige 24-stündige Schmerzlinderung. Die Kapsel hat eine feste Außenschale (semipermeable Membran), die im Magen das Wasser eindringen lässt. Der Quellkörper im Inneren der Kapsel saugt sich mit Wasser voll und dehnt sich sukzessive aus. Dadurch wird eine Freisetzung des Medikaments durch die lasergebohrte Öffnung ermöglicht. Eine schmerzlindernde Wirkung tritt nach ca. 4–6 h bei Ersteinnahme ein. Diese Substanz verbindet somit die bisherigen Vorteile der transdermalen mit denen der oralen Therapie und stellt eine neue therapeutische Klasse dar.

Jurnista liegt in den Wirkstärken 4, 8, 16, 32 und 64 mg vor und die Wirkungsdauer beträgt 24 h und wird folglich einmal am Tag eingenommen. Es hat eine hohe analgetische Potenz, d. h. es ist 5-fach stärker als Morphin. Auch für Patienten mit eingeschränkter Nierenfunktion ist Jurnista geeignet. Anders als z. B. bei Morphin entstehen keine aktiven Metabolite in klinisch relevanten Mengen, die bei einer eingeschränkten Nierenfunktion kumulieren und zu einer Zunahme von Nebenwirkungen führen können.

Das Interaktionspotenzial mit anderen Medikamenten ist gering. Die niedrige Plasmaeiweißbindung und die weitgehend Cytochrom-P_{450}-neutrale Metabolisierung erleichtern die Kombinierbarkeit mit anderen Medikamenten, was v. a. bei älteren Patienten und solchen, die mehrere Medikamente einnehmen, eine große praktische Relevanz hat.

■ **Unerwünschte Wirkungen,**
  Kontraindikationen
▶ Abschn. »MST (Morphin)«.
▬ Die Kapsel (⬛ Abb. 3.1) wird nicht resorbiert, sondern über den Magen-Darm-Trakt ausgeschieden.
▬ Bei auftretenden Diarrhöen kann die Kapsel vorzeitig ausgeschieden werden und eine evtl. Entzugssymptomatik zur Folge haben.
▬ Patienten, die auf Jurnista eingestellt werden, sollte eine kleine Packung nichtretardierte Palladon-Hartkapseln für den »Notfall« (s. o.) rezeptiert werden.

Oxygesic (Oxycodon)

Oxycodon ist ein reiner Agonist am μ- und κ-Rezeptor. Es liegt in retardierter und nichtretardierter Form vor.

- **Dosierung**
  - Kinder, Jugendliche ≥12 Jahre und erwachsene Patienten, die noch nicht opioidgewöhnt bzw. opioidnaiv sind, erhalten eine Anfangsdosis von 2-mal 10 mg/Tag als Retardtablette.
  - Steigerung der Dosis nach Schmerzstärke.
  - Oxycodon steht mit 5, 10, 20, 40, 80 mg als Retardtablette und mit 5, 10, 20 mg als nichtretardierte Kapsel und als Sublingualtablette zur Verfügung.

- **Unerwünschte Wirkungen**
  ▶ Abschn. »MST (Morphin)«.

- **Kontraindikationen**
  - Oxycodon ist während der Schwangerschaft kontraindiziert.
  - Oxycodon ist für Kinder <12 Jahre nicht zugelassen.
  - Ältere Patienten haben ca. 15% höhere Plasmaspiegel als jüngere.
  - Bei eingeschränkter Nierenfunktion ist eine Dosisanpassung notwendig (Verlängerung der Halbwertszeit um 1 h).
  - Bei eingeschränkter Leberfunktion ist eine Reduzierung der Anfangsdosis erforderlich (Verlängerung der Halbwertszeit um 2 h).

> **Beachte!**
> ━ Oxycodon ist BtMVV-pflichtig.

Targin (Oxycodon-Naloxon)

Oxycodon ist ein reiner Agonist am μ- und κ-Rezeptor und Naloxon ein Antagonist am μ-Rezeptor.

Mit Targinretardtabletten ist das Auftreten der für eine Behandlung mit Opioiden typischen Darmfunktionsstörungen deutlich reduziert. Das Ausmaß und die Schwere einer bestehenden Obstipation können vermindert werden. Diese besonderen Eigenschaften basieren auf der lokalen antagonistischen Wirkung von Naloxon an den Opioidrezeptoren im Darm. Naloxon wird in der Leber zu nahezu 100% abgebaut und hat somit keine klinisch relevante systemische Wirkung.

Targin (Oxycodon-Naloxon) liegt in den Wirkstärken 5/2,5, 10/5, 20/10 und 40/20 mg vor.

- **Unerwünschte Wirkungen und Kontraindikationen**
  ▶ Abschn. »MST (Morphin)«.

Palexia (Tapentadol)

Tapentadol ist ein neues zentralwirksames Analgetikum mit einem 2-fachen Wirkmechanismus, der μ-Opioidrezeptor- (MOR-)Agonismus und Noradrenalinwiederaufnahmehemmung in einem einzigen Molekül kombiniert. μ-Rezeptoragonisten sind Substanzen, die an μ-Opioidrezeptoren im zentralen Nervensystem binden. Dies verändert die sensorischen und emotionalen Aspekte des Schmerzes, hemmt die Übertragung von Schmerzen innerhalb des Rückenmarks und beeinflusst Aktivitäten in Teilen des Gehirns, die für die Schmerzwahrnehmung verantwortlich sind. Noradrenalinwiederaufnahmehemmer im zentralen Nervensystem steigern den Anteil an Noradrenalin im ZNS, indem sie dessen Wiederaufnahme in die Nervenzellen verhindern. Diese Substanzen haben analgetische Eigenschaften. Die Effektivität von Tapentadol ist mit Oxycodon und Morphin vergleichbar. In klinischen Studien konnte die Wirksamkeit bei nozizeptiven und neuropathischen Schmerzen gezeigt werden.

- **Indikationen**
  - Patienten mit chronischen nichttumorbedingten opioidpflichtigen Schmerzen, z. B. spezifische Rückenschmerzen
  - Patienten mit chronischen opioidpflichtigen Tumorschmerzen

- **Dosierung**
  - Erwachsene, die opioidnaiv sind, erhalten eine Anfangsdosis von 2-mal 50 mg/Tag.
  - Bei Erwachsenen, die schon opioidpflichtig sind, kann eine höhere Initialdosis als 2-mal 50 mg/Tag erforderlich sein.
  - Steigerung der Dosis nach Schmerzstärke.
  - Maximaldosis: 2-mal 250 mg/Tag.
  - Tapentadol steht in den Dosierungen von 50, 100, 150, 200, 250 mg als Retardtablette zur Verfügung.

Tapentadol steht in der Dosierung von 50 mg als nichtretardierte Filmtablette und in der Dosierung von 20 mg/ml als Lösung zum Einnehmen zur Verfügung.

In der doppelblinden placebokontrollierten Phase-III-Studie waren 981 Patienten mit lumbalen Rückenschmerzen eingeschlossen. Sie erhielten entweder 2-mal/Tag 100–250 mg Tapentadol in Retardform oder 2-mal/Tag 20–50 mg Oxycodon bzw. Placebo. Nach einer 3-wöchigen Titrationsphase folgte eine 12-wöchige Behandlungsphase unter stabiler Dosis. Bei vergleichbarer analgetischer Wirksamkeit waren unter Tapentadol die opioidtypischen Nebenwirkungen wie Übelkeit und Erbrechen, Obstipation deutlich geringer als unter Oxycodon. Abbruchraten aufgrund von gastrointestinalen Nebenwirkungen betrugen unter Tapentadol 5,3% und unter Oxycodon 18,3% [12].

- **Unerwünschte Wirkungen/ Wechselwirkungen**
- Keine Anwendung bei Patienten mit einer Überempfindlichkeit gegen Tapentadol oder einen der sonstigen Bestandteile.
- Keine Anwendung bei Patienten mit ausgeprägter Atemdepression (▶ Abschn. »MST (Morphin)«).
- Keine Anwendung bei erhöhter Missbrauchs-, Sucht-, Abhängigkeits- oder Entwendungsgefahr (▶ Abschn. »MST (Morphin)«).
- Vorsichtige Anwendung bei Gallenwegerkrankung einschließlich akuter Pankreatitis.
- Keine gleichzeitige Behandlung mit Enzyminduktoren, z. B. Johanniskraut.
- Für Kinder <18 Jahren ist Tapentadol nicht zugelassen.
- Bei älteren Patienten vorsichtige Initialdosis. **Cave**: bei stark eingeschränkter Nierenfunktion und mittelstark bis stark eingeschränkter Leberfunktion!
- Tapentadol während der Stillzeit nicht anwenden.
- Tapentadol kann mit und ohne Nahrung eingenommen werden.
- Um Symptome eines Entzugssyndroms zu vermeiden ist ein schrittweises Ausschleichen der

Dosis – wie bei allen hochpotenten Analgetika – notwendig.

Beachte!
- Tapentadol ist BtMVV-pflichtig!

Transdermale Opioide (WHO-Stufe III)

Durogesic-SMAT (Matrixsystem; Fentanyl)
Fentanyl ist ein reiner µ-Agonist und etwa 100-fach stärker als Morphin. Die Abgabe erfolgt nicht in mg, sondern in µg. In klinischen Studien ist die gute Wirksamkeit von Fentanyl belegt.

- **Dosierung**
- Kinder, die mit 30–45 mg oralem Morphin behandelt wurden, sollten auf ein 12 µg/h Durogesic-SMAT-System eingestellt werden.
- Kinder, die mit 45–90 mg oralem Morphin behandelt wurden, sollten auf zwei 12 µg/h Durogesic-SMAT-Systeme eingestellt werden. Für höhere Dosierungen liegen für Kinder keine Hinweise vor.
- Bei Erstapplikation des Fentanylpflasters – am besten in den Morgenstunden – vorherige Dosierung des zuvor eingenommenen Opioids in den ersten 12 h weiterführen, da stabile Plasmaspiegel erst nach 12–16 h verzeichnet werden, d. h. bei Applikation des ersten Pflasters gleichzeitig letztmalige Gabe des vorher eingenommenen Opioids. Bei Schmerzspitzen ein schnellfreisetzendes (nichtretardiertes) Opioid als Zusatzmedikation verabreichen.
- Bei Patienten, die mit retardiertem Tramadol oder Tilidin gemäß WHO-Stufe-II vorbehandelt wurden, sollte mit einer kleinen Pflastergröße begonnen werden.
- Bei Patienten, die mit retardiertem Morphin gemäß WHO-Stufe-III vorbehandelt wurden, wird der Fentanyltagesbedarf anhand der Umrechnungstabelle errechnet.
- Fentanylpflaster liegen in den Wirkstärken 12, 25, 50, 75, 100 µg/h vor.

■ **Unerwünschte Wirkungen**

— Juckreiz, Exantheme und Schwitzen können auftreten.

— Verzögerte lokale allergische Reaktionen, Ödeme

— Atemdepression, Obstipation: beide Symptome treten jedoch im Vergleich zu Morphin geringer auf.

■ **Kontraindikationen**

— Allergie gegen Fentanyl oder einen der Inhaltsstoffe.

— Weitere Kontraindikationen: ▶ Abschn. »MST (Morphin)«.

— Für Kinder ist nur das 12-µg/h-Pflaster zugelassen.

— Bei alten Menschen sollte die Dosierung in niedrigeren Dosierungen erfolgen, da diese Patientengruppe sehr unterschiedlich reagiert.

— Während der Schwangerschaft kontraindiziert, da es keine gesicherten Daten dazu gibt. Wie bei allen hochpotenten Opioide sollte Fentanyl während der Geburt wegen der Gefahr der Atemdepression nicht eingesetzt werden. Während der Stillzeit darf Fentanyl auch nicht eingesetzt werden, da es in die Muttermilch übertritt.

— Auch unter unterschiedlich ausgeprägter Einschränkung der Nierenfunktion konnten bisher noch keine klinisch relevanten Veränderungen der Fentanylkonzentrationen nachgewiesen werden.

— Bei Leberinsuffizienz kann ein Anstieg der Konzentrationen hervorgerufen werden, da Fentanyl in der Leber extensiv metabolisiert wird.

Beachte!
- Äußere Wärmeeinwirkung, z. B. ein Heizkissen und Fieber kann die Resorptionsrate erhöhen. Deshalb sollte kein Heizkissen über dem Pflaster platziert werden. Bei fiebernden Patienten ist Vorsicht geboten. Die Patienten beobachten, evtl. Dosis reduzieren oder vorübergehend Pflastersystem entfernen und den Patienten mit oralen Opioiden behandeln.

- Pflaster auf eine unbehaarte Hautstelle kleben. Ist das nicht möglich, die Haare mit der Schere entfernen und nicht abrasieren. Durch eine Rasur kann das Stratum corneum zerstört werden und der Wirkstoff zu schnell in die Blutzirkulation gelangen.
- Das zu beklebende Hautareal sollte nicht mit Ölen, Salben, Lotionen behandelt worden sein, da sonst die Klebeeigenschaft nachlässt.
- Die Wirkungsdauer des Fentanylpflasters beträgt 72 h. In Ausnahmefällen kann das Zeitintervall auf 48 h verkürzt werden.
- Das Pflaster im Bereich des Oberkörpers bzw. der Oberarme platzieren.
- Bei Wechsel des Pflasters eine andere Hautstelle nutzen, da durch eine Okklusion Hautveränderungen auftreten können.
- Pflasterrückstände auf der Haut vorsichtig nur mit Wasser, aber niemals mit Alkohol oder ähnlichen Lösungsmittel entfernen, da das subkutan gespeicherte Fentanyl freigesetzt werden kann.
- Auf dem Pflaster sollte das Datum des Aufklebens vermerkt sein.
- In der Titrationsphase nicht retardierte Opioide wie z. B. Sevredol- (Morphin-) Tabletten oder Oramorph (Morphin-Lsg.) bereitstellen.
- Ist ein Patient nicht mit Morphin, sondern mit einem anderen hochpotenten Opioid vorbehandelt, muss zunächst die äquianalgetische Potenz von Morphin errechnet werden und dann die entsprechende Pflasterdosierung ausgewählt werden.
- Fentanylpflaster sind BtMVV-pflichtig.

Beispiel: Umstellung von Jurnista auf Fentanylpflaster

Der Patient ist mit einer Tagesdosis von 24 mg Jurnista eingestellt.

Jurnista ist 5-fach stärker als Morphin!

$24 \times 5 = 120$ mg Morphin/Tag

120 mg Morphin : 100 = 1,2 mg Fentanyl (Fentanyl ist 100-fach stärker als Morphin)

◘ Tab. 3.9 Fentanyldosisfindung anhand des Morphintagesbedarfs

Morphin p.o. (mg/Tag)	Fentanyldosis (mg/Tag)	Pflaster: Fentanylfreisetzung (µg/h)
Bis **30** mg	0,3 mg	12,5
60 mg (31–90)	0,6 mg	25
120 mg (91–150)	1,2 mg	50
180 mg (151–210)	1,8 mg	75
240 mg (211–270)	2,4 mg	100

Rechnerische Erklärung der Tabelle
Beispiel: wie viel mg Morphin entsprechen einem 25 µg/h-Fentanylpflaster? 25 µg/h × 24 h = 600 µg Fentanyl/24 h
Abgaberate = 0,6 mg Fentanyl/24 h. Fentanyl ist 100-fach stärker als Morphin: 0,6 mg Fentanyl ×100 = 60 mg Morphin.

Somit entsprechen 120 mg Morphin/Tag einer Fentanylabgaberate/Tagesdosis von 1,2 mg, die wiederum einem 50-µg/h-Fentanylpflaster (z. B. Durogesic-SMAT-Pflaster) entspricht (◘ Tab. 3.9).

Transtec PRO, Norspan (Buprenorphin)

Buprenorphin ist ein spezieller Agonist am µ-Rezeptoragonist und ein Antagonist am κ-Rezeptor. In einigen tierexperimentellen Studien und in hohen Dosierungen wirkt es wie ein partieller Agonist am µ-Rezeptor, d. h. die analgetische Wirkung kann durch weitere Steigerung der Dosierung nicht erhöht werden. Beim Menschen konnte jedoch dieser Ceiling-Effekt in Bezug auf die analgetische Wirkung nicht beobachtet werden.

Buprenorphin ist 50- bis 70-fach stärker als Morphin. Die Abgabe erfolgt wie bei Fentanylpflastern in µg/h.

Zur Dauertherapie chronischer Schmerzen hat sich die transdermale Applikation (Transtec PRO, Norspan) bewährt und etabliert. Durchbruchschmerzen können effektiv mit der sublingualen Darreichungsform (Temgesic) behandelt werden.

- **Dosierung**
  - Für Kinder und Jugendliche <18 Jahre ist das Pflastersystem nicht zugelassen.
  - Erwachsene erhalten als Initialdosis ein 35 µg/h Buprenorphinpflaster.
  - Transtec PRO hat eine Wirkdauer von 3,5 Tagen, d. h. die Patienten haben 2 feste Wechseltage in der Woche.
  - Transtec PRO liegt in den Wirkungsstärken 35, 52,5, 70 µg/h vor.
  - Norspan wird nach 7 Tagen gewechselt.
  - Norspan liegt in den Wirkungsstärken 5, 10, 20 µg/h vor.
  - Die Sublingualtablette steht mit 0,2 mg (Temgesic) und 0,4 mg (Temgesic forte) bei Schmerzspitzen zur Verfügung.

- **Unerwünschte Wirkungen**
  - Juckreiz, Exantheme und Schwitzen können auftreten.
  - Verzögerte lokale allergische Reaktionen, Ödeme.
  - Atemdepression, Obstipation: beide Symptome treten jedoch im Vergleich zu Morphin geringer auf.

- **Kontraindikationen**
  - Allergie gegen Buprenorphin oder einen der Inhaltsstoffe.
  - Weitere Kontraindikationen: ▶ Abschn. »MST (Morphin)«.
  - Transdermales Buprenorphin ist für Kinder nicht zugelassen.
  - Für alte Menschen wegen der geringen atemdepressiven und geringen obstipierenden Wirkung günstig.
  - Buprenorphin ist während der Schwangerschaft nicht zugelassen. Wegen der geringeren Atemdepression ist Buprenorphin während der Schwangerschaft jedoch günstiger zu bewerten.

◘ Tab. 3.10	Dosierungen von Transtec PRO		
Transtec PRO	35 µg/h	52,5 µg/h	70 µg/h
Tagesdosis Buprenorphin (Abgaberate)	0,8 mg/24 h	1,2 mg/24 h	1,6 mg/24 h

- Auch bei höhergradigen Einschränkungen der Nierenfunktion ist keine Dosisanpassung nötig.
- Bei starker Einschränkung der Leberfunktion muss Buprenorphin vorsichtig dosiert werden.

Beachte!
- Besonderheit: Im Gegensatz zu Fentanylpflastern erfolgt der Wechsel des Transtec PRO Pflasters an 2 festen Wechseltagen in der Woche, d. h. nach 3,5 Tagen und nicht nach 3 Tagen.
- Norspan-Pflaster wird nach 7 Tagen gewechselt, es liegt in 5, 10 und 20 µg/h vor.
- Weitere Hinweise: ▶ Abschn. »Durogesic-SMAT (Matrixsystem; Fentanyl)«.
- Ist ein Patient nicht mit Morphin, sondern mit einem anderen hochpotenten Opioid vorbehandelt, muss zunächst die äquianalgetische Potenz von Morphin errechnet werden und dann die entsprechende Pflasterdosierung ausgewählt werden.
- Buprenorphin ist 50 bis 70-fach stärker als Morphin, Abgaberate erfolgt wie bei Fentanyl in µg, Umrechnungsfaktor: 50–70 : 1, ◘ Tab. 3.10.
- Bei Schmerzspitzen und/ oder in der Titrationsphase, Buprenorphinsublingualtabletten bereitstellen.
- Buprenorphin ist BtMVV-pflichtig.

Nichtretardierte Opioide gegen Durchbruchschmerzen bei Tumorschmerzpatienten

Für die schnelle Behandlung von Durchbruchschmerzen ausschließlich bei Tumorschmerzpatienten steht seit einigen Jahren als schnell wirksames Opioid oral transmukosales Fentanylcitrat (OTFC, Actiq) zur Verfügung. Diese Opioidklasse wurde um Fentanyl buccal/s.l. (Effentora) und sublingual (Abstral) erweitert. Seit Herbst 2009 steht zudem ein Fentanylnasenspray (Instanyl) zur Verfügung. Fentanyl wird unter Umgehung des First-Pass-Effekts über die Schleimhaut aufgenommen, nach ca. 5–15 min tritt die analgetische Wirkung ein [14, 51]. Ein weiteres Nasenspray PecFent (Fentanylpektin) steht seit Oktober 2010 zur Verfügung [56].

- Actiq-Lutschtablette, Dosisstärken von 200, 400, 600, 800, 1200 und 1600 µg. Wirkungseintritt: nach ca. 15–20 min, Inhaltsstoff: Fentanyl
- Effentora-Buccaltablette, Sublingualtablette, Dosisstärken von 100, 200, 400, 600 und 800 µg erhältlich. Wirkungseintritt: nach ca.10–20 min, Inhaltsstoff: Fentanyl
- Abstral-Sublingualtablette, Dosisstärken von 100, 200, 300, 400, 600 und 800 µg erhältlich. Wirkungseintritt: nach ca.10–20 min, Inhaltsstoff: Fentanyl
- Instanyl-Nasenspray, Dosisstärken von 50, 100 und 200 µg/Sprühstoß erhältlich. Wirkungseintritt: nach ca. 5–15 min. Inhaltsstoff: Fentanyl
- PecFent-Nasenspray (Fentanylpektin), Dosisstärken von 100 und 400 µg/Sprühstoß erhältlich. Wirkungseintritt: nach ca. 5–10 min. Inhaltsstoff: Fentanyl

Indikationen und wichtige Informationen für alle kurzwirksamen Fentanylapplikationen:
- Durchbruchschmerzen bei Erwachsenen, die bereits mit einer Opioidbasismedikation gegen ihren Tumorschmerz eingestellt sind.
- Patienten überwachen, bis eine geeignete Dosis erreicht ist, die eine ausreichende Analgesie für jede Durchbruchschmerzepisode bei akzeptablen Nebenwirkungen ermöglicht.
- Die Dosisfindung erfolgt bei allen schnell wirksamen Opioiden durch Titration.

- Pro Tag kann es zu mehreren Durchbruch-schmerzepisoden kommen. Falls allerdings mehr als 4 Episoden an einem Tag auftreten, sollte die kontinuierliche Basistherapie über-prüft werden [15].
- Kurz wirksame orale Opioide (z. B. nicht-retardiertes Morphin, Hydromorphon oder Oxycodon) sind nur bedingt für die Be-handlung von Durchbruchschmerzen ge-eignet. Hier tritt die Wirkung erst nach etwa 30 min ein, zu diesem Zeitpunkt ist der Groß-teil der Durchbruchschmerzen bereits von alleine abgeklungen.

- **Unerwünschte Wirkungen**
▶ Abschn. »MST (Morphin)«.

PecFent-Nasenspray (Fentanyl)
Bei PecFent-Nasenspray handelt es sich um ein patentgeschütztes Verabreichungssystem auf Pek-tinbasis. Pektin ist ein Polysaccharid, das ein nor-maler Bestandteil der Nahrung ist, kommt z. B. in Äpfeln vor. Das Fentanylpektinnasenspray bildet beim Auftreffen auf Schleimhautoberflächen, z. B. der Nasenhöhle, die Kalziumionen enthält, ein Gel. Diese Gelbildung verhindert, dass die verabreichte Dosis heruntertropft und ermöglicht bei leicht re-sorbierbaren, lipophilen Substanzen wie Fentanyl:
- die Regulierung/Steuerung der systemischen Aufnahme,
- die Modifizierung der maximalen Plasma-konzentration (C_{max}) zur Erhaltung des ge-wünschten therapeutischen Bereichs,
- einen raschen Wirkungseintritt (T_{max}),
- die spezielle Sprayflasche von PecFent ver-fügt über ein kontrolliertes Aktivieren der Sprayflasche, ein exaktes Zählwerk für die Compliancekontrolle, eine sichere sichtbare, hörbare und fühlbare Dosisabgabe und eine
- automatische Blockade nach der letzten Dosis.

Effentora (Fentanyl)
Bei Effentora handelt es sich um eine Fentanylbuc-caltablette, die mit Hilfe einer neuartigen Techno-logie (OraVescent-Technologie) eine schnelle und effektive Wirkstoffaufnahme ermöglicht. Bei Bedarf kann Effentora auch sublingual appliziert werden.

Eine einfache chemische Reaktion von Zitronen-säure und Bikarbonat führt zu dynamischen pH-Wert Veränderungen an der Applikationsstelle. Da-durch wird zunächst die Auflösung der Tablette und anschließend die Resorption des Fentanyls über die Schleimhaut begünstigt. In klinischen Studien konnte nach 10 min eine signifikante Schmerzlinde-rung gezeigt werden [40].

Nichtretardierte Opioide, die für Tumor- und Nichttumorschmerzpatienten zugelassen sind
Eine Zusammenfassung der retardierten hoch-potenten Opioide zeigt ◘ Tab. 3.11, für Tumor- und Nichttumorschmerzpatienten zugelassene nicht-retardierte hochpotente Opioide sind in ◘ Tab. 3.12 aufgelistet.

Oxygesic (Oxycodon)
- Oxygesic AKUT 5,10, 20 mg Kapsel, nicht-retardiert
- Oxygesic DISPERSA 5, 10, 20 mg Schmelz-tabletten, nichtretardiert
- Oxygesic injekt 10 und 20 mg, Injektionslö-sung, nichtretardiert als i.v.-/s.c.-Gabe

> **Praxistipp**
>
> Oxygesic-DISPERSA-Schmelztablette löst sich im Mund auf und ist daher für Patienten mit eingeschränkter Schluckfähigkeit geeignet.

Morphin
- Sevredol 10, 20 mg Tabletten nichtretardiert
- Oramorph 10, 30, 100 mg nichtretardiert (Trinkampulle, EDB= Eindosisbehälter)
- Morphin Lösung 0,5%, 2% nichtretardiert
- MSR Mundipharma Suppositorien 10, 20, 30 mg rektal nichtretardiert
- Capros akut 5, 10, 20, 30 mg nichtretardiert

Hydromorphon
- Palladon-Hartkapseln 1,3 und 2,6 mg, nicht-retardiert
- Palladon-Injektionslösung 2, 10, 100 mg, nicht-retardiert

◘ Tab. 3.11   Retardierte hochpotente Opioide (WHO-Stufe III). Mod nach [64]

Substanz	Applikationsweg: Wirkstärken (mg/μg) bzw. Lösungsmenge (ml)	Dosierung (primär nach Wirkung)	Halbwertzeit
Morphinsulfate	p.o.: 10/30/60/100/200 mg	Nach Titration: Beginn 2-mal 10 mg, WD: (8–)12 h	2–4 h, BV: 30–40%
MST Retard Granulat	p.o.: 20/30/60/100/200 mg	WD: (8–)12 h 2-mal 20–30 mg	
MST Continus Retardtbl.	p.o.: 30/60/100/200 mg	WD: 12–24 h	BV p.o.: 20–40%
Oxycodon (Oxygesic) Retardtbl.	p.o.: 5/10/20/40/80 mg	30–50 mg, WD: (8–)12 h	4–6 h, BV: 75%
Oxycodon + Naloxon (Targin) Retardtbl.	p.o.: 5 + 2,5/10 + 5/20 + 10/40 + 20/ 80 + 40		
Oxycodon- HCL beta-1-mal täglich Retardkps.	p.o.: 10/20/40 mg	WD: 24 h	
Hydromorphon (Palladon, Jurnista) Retardtbl.	p.o.: 4/8/16/24 mg, 4/8/16/32/64 mg	WD: (8–)12 h, WD: 24 h	BV: 40–60%
Fentanylpflaster (Durogesic SMAT)	transdermal: 12,5/25/50/75/100 μg/h alle 3 Tage auf verschiedene Hautareale kleben 12,5 μg/h = 0,3 mg/24 h 25 μg/h = 0,6 mg/24 h 50 μg/h = 1,2 mg/24 h 75 μg/h = 1,8 mg/24 h 100 μg/h = 2,4 mg/24 h	Max. Wirkung nach 12 h/24 h WD: 48–72 h	BV: 90%
Buprenorphinpflaster (Transtec PRO)	transdermal: 35 μg/h = 800 μg/24 h 52,5 μg/h = 1.200 μg/24 h 70 μg/h = 1.600 μg/24 h alle 3,5 Tage auf verschiedene Hautareale kleben	WD: 72–96 h	
Norspan	transdermal: 5,10 und 20 μg/h alle 7 Tage	WD: 7 Tage	
Tapentadol (Palexia) Retardtbl.	50/100/150/200/250 mg	WD: 12h	

WD Wirkdosis, *BV* Bioverfügbarkeit.

Tapentadol

- Tapentadol-Filmtabletten 50 mg, nichtretardiert
- Tapentadol-Lösung 20 mg/ml, nichtretardiert

3.2.4   Koanalgetika

Als Koanalgetika werden Medikamente bezeichnet, deren Wirkung nicht primär bei Schmerzen nach-gewiesen wurde. Sie beeinflussen jedoch die Wahrnehmung von Schmerzen auf verschiedenen Ebenen des peripheren und zentralen Nervensystems.

Bei speziellen Erkrankungen, die mit chronischen Schmerzen einhergehen wie z. B. die Trigeminusneuralgie, können Koanalgetika eine bessere Schmerzlinderung erzielen als die klassischen Analgetika. Während die Behandlung der Trigeminusneuralgie mit Morphin als klassischem Analgetikum keine ausreichende Schmerzkontrolle erzielt, kann

◻ Tab. 3.12 Nichtretardierte hochpotente Opioide (WHO-Stufe III). (Mod. nach [64])

Substanz	Applikationsweg: Wirkstärken (mg) bzw. Lösungsmenge (ml)	Dosierung (primär nach Wirkung)
Piritramid (Dipidolor Amp.)	Nur i.v.: 15 mg/2 ml	init. 0,05–0,1 mg/kgKG kont. 0,1 mg/kgKG/h, WD: 5–6 h
Morphinsulfat (Morphin Amp,)	i.v./s.c.: 10 bzw. 20 mg/1 ml 100 mg/5 ml 200 mg/10 ml	init. 0,05–0,1 mg/kgKG kont. 5–10 mg/h, WD: 4–6 h i.v.
Sevredol Tbl.	p.o.: 10/20 mg	WD: 4 h p.o.: So oft wie nötig bei Tumor-patienten bei Schmerzspitzen
Oramorph Trinkamp., EDB (Eindosisbehälter)	p.o.: 10/30/100 mg	
MSR Mundipharma Supp.	rektal 10/20/30 mg	
Capros akut Kps.	p.o.: 5/10/20/30 mg	
Oxycodon (Oxygesic injekt)	i.v./s.c.: 10 mg/1 ml, 20 mg/2 ml	0,05–0,1 mg/kgKG kont. 5–10 mg/h WD: 4 h i.v./s.c./p.o.
OXYGESIC AKUT Kps.	p.o.: 5/10/20 mg	WD: 4 h
Oxygesic DISPERSA Schmelztbl.	p.o.: 5/10/20 mg; WD: 4–6 h	So oft wie nötig bei Tumorpatienten bei Schmerzspitzen, kann auch bei Nicht-tumorschmerzpatienten Anwendung finden
Buprenorphin-HCI (Temgesic Amp)	i.v., i.m.: 0,3 mg/1 ml	init. 0,005 mg/kgKG, kont. keine Angabe WD: 4–6 h i.v.
Temgesic s.l. Tbl.	p.o.: 0,2 mg	WD: 6–8 h s.l.
Temgesic s.l. forte	p.o.: 0,4 mg	
Palexia Tbl. (Tapentadol)	p.o. 50 mg	init. 50 mg, am 1. Tag Steigerung nach 1 h möglich WD: 4–6 h
Palexia Lösung	p.o. 20 mg/ml	init. 25 mg (1,25 ml) WD: 4–6 h
Hydromorphon (Palladon injekt.)	i.v.; s.c.: 2 mg/1 ml, 10 mg/1 ml, 100 mg/10 ml	init. 0,01–0,02 mg/kgKG WD: 3–4 h
Palladon Hartkps.	p.o.: 1,3/2,6 mg	WD: 3–4 h
Levomethadon HCI, L-Polamidon Amp. Lsg.	i.v., s.c., i.m. 2,5 mg/1 ml p.o.: 10 mg/2 ml	init. p.o. 2,5–7,5 mg, init. i.v. 2,5 mg WD: 4–12 h p.o. WD: 3–5 h i.m.
Fentanyldihydrogencitrat (Fentanyl) Amp.	i.v., s.c.: 0,1 mg/2 ml, 0,5 mg/10 ml, 0,25 mg/5 ml, 2,5 mg/50 ml	Epidural: init. 0,003 mg/kgKG kont. 0,001–0,004 mg/kgKG/h WD: ca. 30 min

◻ Tab. 3.12   Fortsetzung

Substanz	Applikationsweg: Wirkstärken (mg) bzw. Lösungsmenge (ml)	Dosierung (primär nach Wirkung)
Actiq transmucosal	p.o.: 200–1.600 μg	WD: 1–4 h p.o., nasal
Abstral s.l.	p.o.: 100–800 μg	CAVE!
Effentora Bukkaltbl., s.l.	p.o.: 100–800 μg	Anwendung dieser nichtretardierten Fentanylpräparate ausschließlich für die Tumorschmerztherapie zugelassen!
Instanyl-Nasenspray	nasal: 50–200 μg	
PecFent-Nasenspray	nasal: 100 und 400 μg	
Alfentanil-HCl Amp (Rapifen)	1 mg/2 ml, 5 mg/10 ml = 500 μg/ml	Epidural: init. 0,015 mg/kg kont. 0,06 mg/kg/h WD: 10 min, **i.v.** 1-mg-Bolus
Sufentanilcitrat Amp. (Sufenta)	Suf. epidural: 10 μg/2 ml Suf. Mite 10: 50 μg/10 ml Sufenta: 250 μg/5 ml	Epidural: init. 0,0003–0,0008 mg/kgKG kont. 0,0005 mg/kgKG/h WD: 10 min
Remifentanil-HCl Amp. (Ultiva)	1 mg/3 ml, 2 mg/5 ml, 5 mg/10 ml	Kein Bolus! kont. 0,1–0,5 μg/kgKG/min

mit dem Antikonvulsivum Carbamazepin als Monotherapie eine gute Schmerzkontrolle erreicht werden.

Diese besonderen Indikationen sind es, die den Einsatz von Koanalgetika inzwischen zu einem unverzichtbaren Bestandteil der Therapie chronischer Schmerzen gemacht haben.

Antikonvulsiva

- **Dosierung**
- Gleiche Dosierung wie in der ursprünglichen Indikation (z. B. Epilepsie; ◻ Tab. 3.13; [25]).
- Dosissteigerung nach Erreichen einer zufriedenstellenden Schmerzlinderung nicht erforderlich.
- Schmerzlinderung jedoch erst bei höheren Dosierungen.
- Langsame Steigerung des Medikaments, da in der Anfangsphase erhebliche Nebenwirkungen auftreten können.

Die Wirkungsmechanismen der verschiedenen Antikonvulsiva haben offenbar alle das gleiche Wirkprinzip. Durch Hemmung von Natrium-, Kalium-, oder Kalziumkanälen kommt es zu einer Reduktion einer pathologisch gesteigerten Spontanaktivität. Das Ergebnis ist eine Reduktion von Spontanschmerzen. Klinisch können Spontanschmerzen in Form einschießender Attacken oder dysästhetischer Dauerschmerzen auftreten. Neben der Hemmung von Ionenkanälen führen einige Antikonvulsiva auch zu einer vermehrten Freisetzung von hemmenden Transmittern, z. B. GABA.

Neben der bekannten Hemmung von lanzinierenden Schmerzen wie sie z. B. bei der Trigeminusneuralgie gefunden wird, können Antikonvulsiva auch Spontanschmerzen bei diabetischer Polyneuropathie und der Postzosterneuralgie beeinflussen, die eher als brennender Dauerschmerz beschrieben werden (◻ Tab. 3.14; [25]).

- **Unerwünschte Wirkungen**
- In der Titrationsphase kann die Vigilanz (reduzierte Wachheit, Aufmerksamkeit) herabgesetzt sein, die zu einer Verminderung der Fahrtüchtigkeit führen kann.
- In der Titrationsphase kann gelegentlich Schwindel auftreten.
- Patienten müssen darüber geschult und beraten werden.

☐ Tab. 3.13 Pharmakokinetik von Antikonvulsiva in der Schmerztherapie. (Mod. nach [25])

Substanz	Dosis (mg/Tag)	Bioverfügbarkeit (%)	Halbwertszeit (h)
Carbamazepin	150–1200	70	15±5
Oxcarbazepin	300–1800	>95	1–5
Clonazepam	2–8	95	20–50
Gabapentin	200–2400	75–81	5–9
Lamotrigin	25–400	98	24–30
Phenytoin	50–300	98	6–50
Pregabalin	300–600	≥90	6
Valproinsäure	600–1200	80	8–20

☐ Tab. 3.14 Anwendung von Antikonvulsiva in der Schmerztherapie. (Mod. nach [25])

	Carbamazepin	Oxcarbazepin	Gabapentin	Valproat	Lamotrigin	Pregabalin
Initialdosis (mg/Tag)	150–300	300	300	150–300	25	75
Steigerungsrate (mg/Tag)	150	300	300	150	25	75
Intervall (Tage)	2	2	2	2	7	2
Zieldosis (mg/Tag)	1200	1800	2400	1000	400	600

Die Initialdosis sollte bei älteren Patienten reduziert werden.

- Kein Einsatz von Carbamazepin bei koronarer Herzerkrankung.
- Kein Einsatz von Valproinsäure bei Störungen des hämatoepoetischen Systems (z. B. Leukopenie), Lebererkrankungen oder bei Gerinnungsstörungen.
- Kein Einsatz von Lamotrigin bei eingeschränkter Leber- und Nierenfunktion.
- Eine evtl. auftretende Sedierung klingt im Verlauf in der Regel wieder ab.
- Wirksamkeitsnachweis von Antikonvulsiva bei neuropathischen Schmerzen, z. B. Trigeminusneuralgie.
- Diabetische Polyneuropathie (Oxcarbazepin).
- Postzosterische Neuralgie.
- Zentrale Schmerzen nach Rückenmarkverletzungen und Apoplex (Lamotrigin; [61]).

Antidepressiva

Antidepressiva führen zu einer Hemmung der Wiederaufnahme der Transmitter Serotonin und Noradrenalin aus dem synaptischen Spalt. Dadurch kommt es zu einer gesteigerten Wirkung dieser Botenstoffe im Zentralnervensystem. Die Effekte im Serotonin- und Noradrenalinsystem können unterschiedlich ausgeprägt sein. Dadurch werden Wirkungsunterschiede der Substanzen erklärt. Für die Schmerztherapie scheinen die Substanzen mit etwa gleich ausgeprägten Wirkungen, die nicht selektiven Serotonin- und Noradrenalinwiederaufnahmehemmer (SNRI) besonders geeignet zu sein [42].

Aus schmerztherapeutischer Sicht wird mit der Anwendung der Antidepressiva speziell deren Wirkung im Rückenmark genutzt. Die Steigerung der Serotonin- und Noradrenalinwirkungen führt zu

◻ Tab. 3.15 Pharmakokinetik von Antidepressiva in der Schmerztherapie

Substanz	Dosis (mg/Tag)	HWZ (h)
Amitriptylin	10–75	10–75
Citalopram (Cipramil)	10–40	30–42
Clomipramin	10–75	25–35
Desipramin (Petylyl)	25–75	12–77
Doxepin	10–75	15–19
Duloxetin (Ariclaim, Cymbalta)	60–120	8–17
Fluoxetin (Fluctin)	10–30	24–72
Imipramin (Tofranil)	50–300	10–24
Mirtazapin (Remergil)	15–45	20–40
Nortriptylin (Nortrilen)	10–50	12–90
Trazodon (Thombran)	50–300	5–15
Venlafaxin (Trevilor)	150–225	9–13

einer Hemmung der Sensibilisierung von Neuronen der Nozizeption.

- **Wirkungsmechanismen**
- Stimmungsaufhellung
- Verminderung von Hyperalgesie und Allodynie

- **Dosierung**

Einen Überblick über Pharmakokinetik und Dosierung gibt ◻ Tab. 3.15; [25].

Duloxetin (Cymbalta) und Venlafaxin (Trevilor) sind Serotonin- und Noradrenalinwiederaufnahmehemmer (SNRI). In Tierexperimenten haben beide Substanzen eine Schmerzreduktion bei experimenteller Neuropathie gezeigt. Weiterhin sind sie bei der diabetischen Neuropathie wirksam.

- **Unerwünschte Wirkungen**
- Wegen des Risikos der Antriebssteigerung ist bei Patienten mit latenter oder manifester Suizidalität Vorsicht geboten.
- Kardiale Nebenwirkungen, wie z. B. Orthostase, Überleitungsstörungen, Tachykardie.
- Erhöhung der Leberenzyme kann auftreten.

- Renale Nebenwirkungen, wie z. B. Harnverhalte oder Ödeme.
- Leukopenie oder Eosinophelie können auftreten.
- Funktionelle Störungen im Magen-Darm-Trakt, wie z. B. Mundtrockenheit, Obstipation.

🛆 Cave
Ältere antidepressive Substanzen können zu starkem Schwitzen, Libido- und Potenzverlust führen!

In der Schmerztherapie sind aufgrund der niedrigen Dosierungen die Nebenwirkungen meistens nicht therapielimitierend.

- Einsatz von Antidepressiva bei neuropathischen Schmerzen mit brennender Komponente, z. B. Rückenschmerzen, Trigeminusneuralgie, Postzosterneuralgie.
- Antidepressiva können sowohl Spontanschmerzen als auch evozierte Schmerzen im Rahmen von Neuropathien vermindern.
- Einsatz bei Spannungskopfschmerzen und zur Migräneprophylaxe.
- Antidepressiva können in der Schmerztherapie mit Antikonvulsiva kombiniert werden.
- Der schmerztherapeutisch nutzbare Effekt wird schon mit sehr niedrigen Dosierungen erreicht.
- Tagesdosierung von Amitriptylin (trizyklisch) liegen zwischen 10 und 75 mg. Eine weitere Dosissteigerung ist nicht mit einer gesteigerten Wirkung assoziiert [46]! Anwendung abends, da Amitriptylin eine sedierende Wirkung hat.
- Desipramin (Petylyl) ist eine Substanz mit antriebssteigernder Wirkung und sollte deshalb morgens eingenommen werden.
- Die neueren Substanzen (SNRI) Duloxetin (Cymbalta, Ariclaim) und Venlaflaxin (Trevilor) werden in einer Dosierung bis 120 mg/Tag bzw. bis 150–225 mg/Tag erfolgreich eingesetzt.

Geringere Nebenwirkungen und eine verbesserte Wirkung der Antidepressiva sind dann relevant, wenn eine Depression mit höheren Dosierungen behandelt werden muss. Hier ist die Umstellung auf neuere moderne Antidepressiva wie die Selektiven Serotoninwiederaufnahmehemmer: SSRI, z. B. Citalopram (Cipramil), Fluoxetin (Fluctin) und andere durch einen Psychiater angezeigt.

- Die klinische Wirkung von Antidepressiva kann erst nach 10–14 Tagen beurteilt werden.
- Patienten darüber schulen und beraten.
- Patienten informieren, dass das Medikament nicht zur Behandlung einer Depression verordnet worden ist, sondern zur Linderung ihrer chronischen neuropathischen Schmerzen.

Kortikosteroide

Kortikosteroide bewirken eine Membranstabilisierung und eine Entzündungshemmung. Bei der Behandlung chronischer Schmerzen werden sie als Basismedikament bei z. B. rheumatoider Arthritis eingesetzt. Sie hemmen die Wirkung von Lymphozyten und Granulozyten.

Die schmerztherapeutisch relevanten Wirkungen liegen in der Entzündungshemmung. Da Kortikosteroide eine abschwellende Wirkung zeigen, werden sie auch in der Tumorschmerztherapie genutzt.

- **Dosierung**
Auswahl und Dosierung hängen von der Indikation ab.

- **Unerwünschte Wirkungen**
- Bei Langzeitanwendung können Myopathien, die Muskelschmerzen verursachen, auftreten.
- Auslösen und Verstärkung einer Osteoporose.
- Hirsutismus (*lat.* hirsutus→ haarig).
- Relative Kontraindikation ist eine gestörte Glukosetoleranz.
- Lokale Anwendung von Kortikosteroiden bei z. B. bei ekzematösen Hauterscheinungen, bei akutem Schub einer Schuppenflechte.
- Epidurale Applikation von Methylprednisolon bei akuten radikulären Schmerzen.
- Lokal intraartikuläre Gabe, vorwiegend in der Orthopädie.
- Peripher im Bereich von Muskeln und Sehnen (abakterielle Entzündungen).

- Die Injektion von Methylprednisolon an Fazettengelenken führt zu einer zeitlich begrenzten Verbesserung bei Rückenschmerzen [4].
- Lokale Infiltrationen bei Weichteilerkrankungen und Funktionsstörungen wirken im akuten Zustand, jedoch nicht dauerhaft wirksam [53].
- Einsatz in der Palliativmedizin zur Therapie von Nebenwirkungen der Chemotherapie und zur Steigerung des Appetits [65].
- Als abschwellende Wirkung bei Leberkapselschmerzen aufgrund eines Leberkarzinoms oder Lebermetastasen, bei Hirnödem mit Kopfschmerzsymptomatik.

Bisphosphonate

Bisphosphonate finden ihren Einsatz bei z. B. einer Tumorhyperkalzämie (Erhöhung des Kalziumspiegels im Blut), die meistens bei bösartigen Neubildungen durch Bronchialkarzinome, Mammakarzinome und Plasmozytome auftreten. Eine Hyperkalzämie kann jedoch z. B. auch bei einer Hyperthyreose, Morbus Addison (Nebennierenrindeninsuffizienz), bei immobilen Patienten, bei Überdosierung von Kalzium oder durch Zufuhr großer Mengen an Milch und Alkalisalzen auftreten.

- **Wirkmechanismus**
Bisphosphonate hemmen die Osteoklastenaktivität bzw. den osteoklastischen Knochenabbau.

In der Tumorschmerztherapie ist der unstrittige Einsatz von diesen Substanzen bei Knochenmetastasen sinnvoll [48]. Bisphosphonate bauen nicht nur den Knochen wieder auf, sondern haben darüber hinaus eine analgetische Wirkung.

Die Gabe von Bisphosphonaten hat einen hohen Stellenwert bei der Behandlung der Osteoporose. Die Osteoporoseerkrankung, die häufig im höheren Lebensalter postmenopausal auftritt, ist durch eine Abnahme der Knochendichte – bedingt durch den raschen Abbau der Knochensubstanz und der Knochendichte – gekennzeichnet. Die daraus resultierende Frakturanfälligkeit kann das gesamte Skelettsystem betreffen.

- **Unerwünschte Wirkungen/ Kontraindikationen**
  - Störungen der Nierenfunktion und des Ca^{2+}-Stoffwechsels.
  - Bei eingeschränkter Nierenfunktion, bei Hypokalzämie und Überempfindlichkeit gegen Bisphosphonate ist die Gabe dieser Substanz kontraindiziert.
  - Evtl. Auftreten von grippeähnlichen Symptomen.
  - Bisphosphonate werden entweder parenteral appliziert oder oral verabreicht.
  - Pamindronsäure (Paminodrat, Aredia), Clodronsäure (Ostac, Clodron), Ibandronsäure (Bondronat) sind nur für die Therapie tumorbedingter Knochenmetastasen zugelassen. Werden sie für die Therapie nichttumorbedingter Schmerzsyndrome wie für die Behandlung der Osteoporose verabreicht, muss der Behandler darüber informiert sein, dass diese Bisphosphonate nur »off label use« eingesetzt werden können.
  - Zoledronsäure (Aclasta), Alendronsäure (Alendronat, Fosamax) sind ausschließlich für die Osteoporosetherapie indiziert.
  - Aclasta ist das einzige Bisphosphonat, dass nur 1-mal jährlich unabhängig von Nahrungsaufnahme und Tageszeit infundiert wird (5 mg in 15 min).
  - Aclasta erhöht die Knochendichte und verringert das Frakturrisiko: 70% weniger Wirbelkörperfrakturen, 41% weniger Hüftfrakturen, 25% weniger periphere Frakturen [7].
  - Aufgrund der guten Verträglichkeit und der jährlichen Einmalgabe hat das Medikament einen hohen Stellenwert in der Osteoporosetherapie.

Andere Koanalgetika

Versatis (Lidocainpflaster)

Versatis (▶ Kap. 16) ist ein Arzneimittel in Form eines Pflasters, das mit 5%iger Lidocainlösung angereichert ist. Lidocain ist ein Lokalanästhetikum, das seit vielen Jahren im anästhesiologischen bzw. zahnärztlichen Bereich zur Schmerzlinderung eingesetzt wird. Es lindert nicht nur die Schmerzen (ohne die Haut zu betäuben), sondern verringert

auch die sehr schmerzhafte und unangenehme Allodynie, indem es als Barriere gegen Schmerzauslöser, wie z. B. Kleidung, dient.

- **Indikationen**
  - Neuropathische Schmerzen.
  - Postzosterische Neuralgie.
  - **Cave**: In Deutschland jedoch nur für die Indikation der postzosterischen Neuralgie zugelassen.
  - In Abhängigkeit von der Größe des betroffenen Hautareals können maximal 3 dieser Pflaster bis zu 12 h innerhalb eines Zeitraumes von 24 h angewendet werden.

- **Unerwünschte Wirkungen**
  - Lokalisierte Reaktionen wie Hautausschlag an der Applikationsstelle
  - Schwellungen

> **Nach Entfernen des Pflasters klingen die Reaktionen nach kurzer Zeit spontan ab!**

  - Bei vorschriftsmäßiger Anwendung: geringer Anstieg der Blutplasmakonzentration
  - Kein Auftreten von therapiebedingten Nebenwirkungen wie Schwindel, Ohrensausen, Kribbeln, Benommenheit, Herzrhythmusstörungen
  - Größe des Pflasters: 9 × 13 cm, kann auch auf die benötigte Größe entsprechend des schmerzhaften Hautareals zurechtgeschnitten werden

Qutenza (Capsaicin-Wirkfolie)

Der Inhaltsstoff von Qutenza, Capsaicin, kommt in der Natur in Chilischoten vor und ist ein selektiver Agonist für den TRPV1-Rezeptor (»transient receptor potential vanilloid 1«), der als einer der Hauptrezeptoren bei der Übertragung und Modulation von Schmerzsignalen gilt. Der Hautkontakt mit der in Qutenza enthaltenen extrem hohen Konzentration an Capsaicin (8% w/w) bewirkt eine anhaltende, reversible Desensibilisierung der hyperaktiven Nozizeptoren, was zur Schmerzlinderung führt [34]. Qutenza kann als Monotherapie oder in Kombination mit anderen Arzneimitteln angewendet werden. Das Medikament ist verschreibungspflichtig.

Die analgetische Wirksamkeit und Sicherheit von Qutenza wurde in 13 klinischen Studien, in die 2381 Patienten eingeschlossen wurden, untersucht (▶ Fachinformation Qutenza).

- **Indikationen**
  - Kutane Wirkfolie zur Behandlung peripherer neuropathischer Schmerzen bei Erwachsenen
  - Postzosterische Neuralgie
  - Radikulopathien
  - Polyneuropathie verschiedener Genesen, z. B. diabetische, chemotoxische, äthyltoxische, tumorbedingte, HIV-assoziierte Polyneuropathie und/oder Polyneuropathien unklarer Genese
  - CRPS (»complex regional pain syndrom«)
  - Stumpfschmerzen
  - Phantomschmerzen
  - Gemischter Phantom-/Stumpfschmerz
  - Postoperative Neuralgien, z. B. Postherniotomieschmerz, Postthorakotomieschmerz, Postmastektomieschmerz
  - Meralgia paresthetica
  - Diabetische Polyneuropathie

- **Analgetische Wirksamkeit**

Die Wirkfolie bewirkte nachweislich eine signifikante Linderung neuropathischer Schmerzen [3, 50]. Die Schmerzlinderung setzt rasch ein und hält bereits nach einmaliger Applikation lange an. 44% der mit Qutenza behandelten Patienten mit Schmerzen aufgrund einer postzosterischen Neuralgie berichteten im Laufe einer 12-wöchigen Studie über einen Rückgang der neuropathischen Schmerzen um ≥30% [3]. In derselben Studie gaben 55 der behandelten Patienten 12 Wochen nach der Behandlung an, immer noch eine Linderung der Schmerzen zu verspüren. Zu dieser Besserung kam es durch die Anwendung von Qutenza sowohl in Monotherapie als auch in Kombination mit anderen Therapeutika.

Die Meinungen der Schmerzexperten zur Bedeutung einer frühzeitigen Therapie von peripheren Nervenschmerzen werden durch die neuesten Studiendaten der bisher größten weltweiten Qutenza-Studie [3] bestätigt. Das ursprüngliche Ziel der nichtinterventionellen Studie war es, die Wirksamkeit der 8%igen Capsaicin-Wirkfolie bei verschiedenen Schmerzsyndromen zu untersuchen. Es wurden insgesamt 1.044 Patienten mit unterschiedlicher Schmerzsymptomatik in die Studie eingeschlossen. Die Patienten waren im Schnitt 61,2 Jahre alt und litten unter einem durchschnittlichen NRS-Score von 6,30 (auf einer Skala von 0 [kein Schmerz]) bis 10 [stärkster vorstellbarer Schmerz]). Bei der Auswertung zeigte sich ein spannender Zusammenhang. Während die Wirksamkeit von Qutenza bei den unterschiedlichen Schmerzsyndromen vergleichbar gut war, zeigte sich ein Einfluss der Erkrankungsdauer auf den Therapieerfolg: Je kürzer die Dauer des vorbestehenden Schmerzes, desto höher die Response bei einer Behandlung mit Qutenza. Im Vergleich zur Baseline konnte eine signifikante Schmerzreduktion um ≥30% in der Gruppe <6 Monate bei 61,68% der Patienten erreicht werden. In der Gruppe der Patienten mit einer Erkrankungsdauer von 6 Monaten bis 2 Jahren und in der 2-bis-10-Jahres-Gruppe waren es 42,27% bzw. 40.85%, bei Patienten mit mehr als 10-jähriger Schmerzkarriere noch 32,32%. Die absolute Schmerzreduktion war bei den verschiedenen Schmerzsyndromen ebenfalls signifikant. So reduzierte sich beispielsweise der NRS-Score bei Patienten mit postzosterischer Neuropathie von 6,3 auf 4,36. Bei postoperativen Neuralgien und Polyneuropathien sank der NRS-Score auf 4,51 bzw. 4,44 (jeweilige Baseline: 6,2/6,19).

Auch beim Vergleich der Schmerzintensität zwischen Woche 1–2 und Woche 12 schnitt die 6-Monats-Gruppe deutlich besser ab als die Gruppe der >10 Jahre Erkrankten – je kürzer der Schmerz bestand, umso höher war die Schmerzreduktion und umso langsamer kehrten die neuropathischen Schmerzen zurück. 12 Wochen nach der Qutenza-Therapie waren die NRS-Scores der Patienten mit einer Erkrankungsdauer <6 Monate signifikant um 3,12 von 6,33 auf 3,21 gesunken [7].

In der QUEPP-Studie zeigte sich, dass der Behandlungserfolg mit der 8%igen Capsaicin-Wirkfolie mit der Dauer der vorbestehenden Schmerzerkrankung mit statistischer Signifikanz korreliert. Dabei profitierten alle 4 Subgruppen von der Qutenza-Therapie. Es zeigte sich auch, dass eine

Behandlung in einem möglichst frühen Krankheitsstadium – weniger als 6 Monate vorbestehender Schmerz – die größte Schmerzreduktion bewirkt. Diese Untersuchungsergebnisse lassen die Hypothese zu, dass im Frühstadium der Erkrankung die Schmerzursache hauptsächlich lokal verortet ist. Die Daten lassen hoffen, dass der lokale und frühzeitige Therapieansatz mit der Capsaicin-Wirkfolie zu einer besseren Wirkung führt und damit der Chronifizierungsprozess verzögert oder eventuell sogar aufgehalten werden kann.

- **Unerwünschte Wirkungen**
  - Lokale Nebenwirkungen wie Rötungen und Schmerzen → spontaner Rückgang nach 1–3 Tagen.
  - Es können brennende Schmerzen während der Behandlung und 1–3 Tage nach der Behandlung auftreten.
  - Sehr geringe systemische Absorption von Capsaicin → kein Auftreten von Sedierung und Schwindel.
  - Keine bekannten Wechselwirkungen mit anderen Medikamenten.
  - Größe: 14 × 20 cm (280 cm²), die Folie besteht aus 2 Schichten → Klebeschicht mit enthaltendem Wirkstoff und eine äußere Trägerschicht.

- **Pflegerische Maßnahmen**
  - Anwendung durch geschultes medizinisches Fachpersonal (◌ Abb. 3.2).
  - Applikation nur auf trockener, unverletzter Haut, nicht im Gesicht oder auf dem Kopf anwenden.
  - In Ausnahmefällen kann im Gesicht oder auf dem Kopf Capsaicin als »off label use« Anwendung finden. Hier müssen besondere Maßnahmen beachtet werden: Augen z. B. dicht abkleben oder Schwimmbrille benutzen.
  - Identifizierung und Markierung des schmerzhaften Areals.
  - Die Wirkfolie auf die entsprechende Größe und Form des schmerzhaften Areals zuschneiden.
  - Wirkfolie auf das Schmerzareal platzieren, bei Anwendung am Fuß für 30 min, bei Anwendung an anderen Körperteilen für 60 min belassen.
  - Zur besseren Haltbarkeit, Wirkfolie mit Frischhaltefolie fixieren.
  - Nach Entfernen der Wirkfolie(nach innen einrollen), Hautstelle mit mitgeliefertem Reinigungsgel reinigen.

    Platzieren und Entfernen der Wirkfolie nur mit speziellen Handschuhen (Nitril). Sie lassen viele Substanzen nicht passieren, die von Latexhandschuhen nicht zurückgehalten werden und der Wirkstoff Capsaicin kann somit in die Haut eindringen.
  - Patienten darüber aufklären, dass während der Behandlung brennende Schmerzen auftreten können, die 1–2 Tage anhalten können, ggf. Schmerzmedikamente für zu Hause rezeptieren.
  - Zur Linderung der Schmerzen während der Capsaicin-Applikation (Qutenza) kann der Patient ein oral, ggf. auch intravenös verabreichbares Analgetikum erhalten.
  - Nach der Behandlung ist das Applikationsareal mit Cold packs zu kühlen, was oft schon eine zufriedenstellende Schmerzlinderung bewirkt.
  - Den ggf. aufgetretenen Brennschmerz während der Behandlung durch den Patienten protokollieren lassen.
  - Behandlung dokumentieren, z. B. via Fotodokumentation.
  - Es können 4 Wirkfolien gleichzeitig im schmerzhaften Areal auf der Haut platziert werden.
  - Schmerzlinderung der peripheren neuropathischen Schmerzen für ca. 3 Monate (90 Tage).

> **Praxistipp**
>
> Die Behandlung kann bei Bedarf alle 90 Tage wiederholt werden.

3.2.5 Begleitmedikamente (Adjuvanzien)

Zur Behandlung von Nebenwirkungen der Schmerzmittel und von Begleitsymptomen der

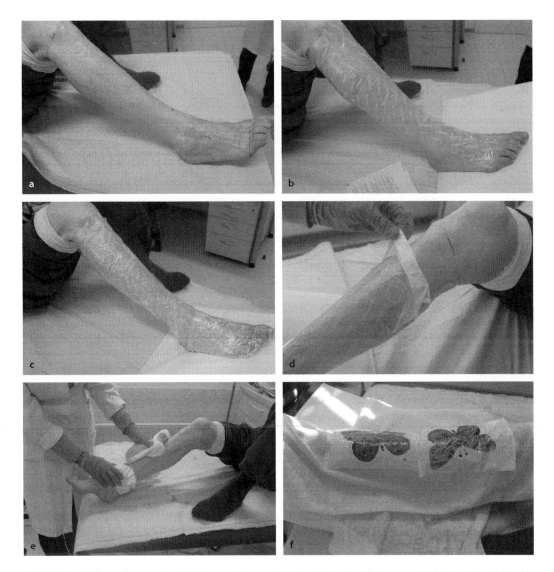

☑ **Abb. 3.2a–f**   Anwendung und Applikation von Qutenza. 84-jähriger Patient mit Polyneuropathie beider Unterschenkel unklarer Genese. **a** Identifizierung und Markierung des schmerzhaften Areals. **b** Wirkfolien aufkleben. **c** Mit Frischhaltefolie fixieren, 1 h belassen. **d** Folien entfernen, nach innen einrollen und separat entsorgen. **e** Reinigung des behandelten Areals mit Gel. **f** Mit Cold packs kühlen. Cave: Nitril-Handschuhe!

Therapie ist bei den meisten Patienten der Einsatz von weiteren Medikamenten erforderlich.

Übelkeit und Erbrechen sind Symptome, die bei Opioidgabe auftreten können. Zumindest während der Einstellungsphase oder bei Dosiserhöhung benötigen Patienten ein Antiemetikum (▶ Abschn. »Übelkeit und Erbrechen«).

Da die Obstipation unter der Gabe von Opioiden oftmals ein hartnäckiges Problem darstellt, sollte regelmäßig ein Laxans während der Opioidtherapie verordnet werden (▶ Abschn. »Obstipation«).

▣ **Tab. 3.16**   Vorschlag für einen Stufenplan bei Übelkeit und Erbrechen (Klinik für Anästhesiologie und Operative Intensivmedizin Uniklinik Köln)

Stufe	Medikament	Beispiel
1. Stufe: »Schmales« Antiemetikum		
Bei Gastritis, Ulkus, funktioneller Obstruktion	Metoclopramid	Paspertin 4-mal 10 mg p.o./s.c. oder 40–80 mg/24 h s.c.-Infusion
Bei chemischer Auslösung (Morphin, Hyperkalzämie, Nierenversagen)	Haloperidol	Haldol 1- bis 3-mal bis 1,1 mg p.o. (1 Trpf. ≙ 0,1 mg) oder 5 mg/24 h s.c.-Infusion
Wirkung am »Brechzentrum« bei mechanischer Obstruktion, erhöhtem intrakraniellem Druck	Cyclizine	Valoid 3-mal 50 mg p.o. oder 150 mg/24 h s.c.-Infusion
	Dimenhydrinat	Vomex 3-mal 50 mg p.o. oder 3-mal 62 mg i.v.-Infusion oder 6,25–12,5 mg s.c. bei Bedarf
2. Stufe: »Breites« Antiemetikum		
Neuroleptikum	Levomepromazin	Neurocil 2-mal 12,5–25 mg p.o. oder 25–300 mg s.c.-Infusion oder 6,25–12,5 mg s.c. bei Bedarf
3. Stufe: Zusätzliche Maßnahmen		
5-HT$_3$-Antagonisten	Ondansetron	Zofran 2-mal 4–8 mg p.o. oder 8–32 mg/24 h i.v.-Infusion
Kortikosteroide	Dexamethason	Fortecortin 1-mal 8–12 mg p.o.
Octrotid	Sandostatin	Sandostatin 1- bis 3-mal 50–200 µg s.c.
Anticholinergika	Scopolamin	Scopolamin 3- bis 4-mal 0,5 mg i.v., i.m., transdermal
Benzodiazepine	Diazepam	Valium 2–5 mg p.o.
Cannabis	Dronabinol	THC 2–5 mg p.o.
Akupunktur		Punkt: Perikard (Neiguan)

Übelkeit und Erbrechen

Die emetogene Wirkung der Opioide wird über Dopaminrezeptoren vermittelt, sodass der antiemetische Einsatz von Neuroleptika, die an diesen Rezeptoren ansetzen, sinnvoll ist. Neuroleptika werden jedoch für dieses Symptom in deutlich niedrigeren Dosierungen eingesetzt, die für eine akute oder chronische Psychose notwendig sind (▣ Tab. 3.16).

Obstipation

▪ Kausale Therapie
Flüssigkeit, faserreiche Ernährung, evtl. Medikamentenreduktion

Der Stufenplan bei Obstipation ist in ▣ Tab. 3.17 dargestellt.

RELISTOR (Methylnaltrexoniumbromid)

RELISTOR ist ein ausschließlich peripherer, selektiver Antagonist des µ-Opioidrezeptors. Der Wirkstoff ist kaum lipidlöslich und damit eingeschränkt liquorgängig. RELISTOR blockiert die Rezeptoren daher ausschließlich in peripheren Geweben wie dem Gastrointestinaltrakt, ohne die opioidvermittelten analgetischen Effekte im Zentralnervensystem zu beeinträchtigen. In 2 Studien wurde nachgewiesen, dass bei therapierefraktären Patienten nach einer einmaligen Gabe von RELISTOR innerhalb von 4 h signifikant mehr Patienten eine Defäkation erreichten als nach Plazebo.

◻ **Tab. 3.17** Stufenplan bei Obstipation (Klinik für Anästhesiologie und Operative Intensivmedizin Uniklinik Köln)

Stufe	Medikament	Beispiel
1. Stufe: »Milde« Laxanzien		
Osmotische Mittel	Lactulose	Bifiteral 30 ml
	Macrogol 3350 + Elektrolyte	Movicol 1–3 Btl.
Gleitmittel	Docusat-Na	Potsilo 25–50 g
	Paraffin	Obstinol 10–30 ml
Quellmittel	Weizenkleie	Weizenkleie 50–100 g
	Flohsamen	Agiolax 20–30 g
2. Stufe: Stimulation		
Stimulierende Mittel	Sennoside	Liquidepur 5–20 ml
	Bisacodyl	Dulcolax 10 mg
	Na-Picosulfat	Laxoberal 10–40 Trpf.
3. Stufe: Zusätzliche Maßnahmen		
Intravenöse Laxanzien	Neostigmin Ceruletid Dexapanthenol	Neostigmin 0,5–2 mg Takus 40–120 µg Bepanthen 1.000–4.000 mg
Starke orale Laxanzien	Amidotrizoesäure	Gastrografin 30–100 ml
Rektale Laxanzien	Bisacodyl	Dulcolax 1–2 Supp.
	Glycerinöl	Glycilax 1–2 Supp.
Klysma	Na-Docusat-Sorbit	Microklist
	Salinisch	Practo-Clyss
Spüllösungen für Einläufe	Milch mit Honig	0,5 l warme Milch + 2 El Honig
	Glycerin	20 ml Glycerin auf 1 l warmes Wasser

■ **Indikation**

RELISTOR ist für die Behandlung der opioidinduzierten Obstipation indiziert, wenn das Ansprechen auf eine Therapie mit üblichen Laxanzien unzureichend ist.

Das Medikament wird in der Regel gut vertragen. Die häufigsten mit dem Arzneimittel verbundenen Nebenwirkungen bei allen Patienten, die in allen Phasen der placebokontrollierten Studien Methylnaltrexoniumbromid ausgesetzt wurden, waren Schmerzen im Abdominalbereich, Übelkeit, Durchfall und Flatulenz. Zumeist waren diese Reaktionen gering- oder mäßiggradig.

■ **Dosierung**

- 0,4 ml (8 mg) für Patienten mit einem Gewicht von 38–61 kg
- 0,6 ml (12 mg) für Patienten mit einem Gewicht von 62–114 kg
- Patienten, deren Gewicht darüber oder darunter liegt: 0,15 mg/kgKG

Das Injektionsvolumen für diese Patienten lässt sich wie folgt berechnen:

Dosis (ml) = Gewicht des Patienten (kg) ×0,0075.

- Eine Einzeldosis jeden zweiten Tag.
- Die Dosen können, je nach klinischer Notwendigkeit, auch mit längeren Intervallen gegeben werden.
- Zwei Dosen mit einem Abstand von 24 h dürfen nur dann verabreicht werden, wenn Patienten auf die Dosis des vorhergehenden Tages nicht ansprechen (keine Darmtätigkeit).
- Subkutane Injektion am Oberschenkel, Abdomen, Oberarm.
- Injektionsstellen regelmäßig wechseln.
- Bereiche vermeiden, in denen die Haut schmerzhaft, verletzt, gerötet oder verhärtet ist. Gleiches gilt für Stellen mit Narben und Dehnungsstreifen.

Der subkutane Applikationsweg ist v. a. bei schwer erkrankten Patienten mit Schluckstörungen und/oder gastrointestinalen Resorptionsstörungen vorteilhaft, da das Medikament sicher verabreicht werden kann und garantiert bioverfügbar ist.

Resolor (Prucaloprid)
Resolor ist ein erster selektiver, hochaffiner 5-HT$_4$-Rezeptoragonist und wirkt bei chronischer Obstipation gezielt auf die zugrundeliegende Motilitätsstörung. Es bewirkt eine deutliche Verbesserung der Darmfunktion, reduziert die Obstipationssymptome und hat ein geringeres Nebenwirkungspotenzial durch die selektive Wirkung auf den 5-HT$_4$-Rezeptor. Das Medikament steht in Tablettenform in 1 und 2 mg zur Verfügung.

Opioidanaloga

L-Polamidon (L-Methadon: Levomethadon)
L-Methadon – ein synthetisches Alkaloid – ist ein linksdrehendes Isomer des Methadon. Es bewirkt eine geringere Sedierung und Euphorie als Morphin, sonst hat es ähnliche Wirkungen. L-Methadon hat eine fast 90%ige Bioverfügbarkeit bei wiederholter Gabe, eine lange Wirkdauer (ca. 8 h) und eine hohe Lipophilie. Bei wiederholter Gabe sind kumulative Effekte möglich. Es treten keine wesentlichen Veränderungen der Pharmakokinetik bei Nieren- oder Leberinsuffizienz auf [64].
- In den USA wird das Racemat Methadon eingesetzt. In Deutschland überwiegend das

doppelt so stark wirkende Linksisomer Levomethadon → L-Polamidon.
- Hierbei muss berücksichtigt werden, dass es sich nur um das Linksisomer handelt und nicht um das Racemat Methadon, einem Gemisch aus links- und rechtsdrehendem Isomer.
- In der englischsprachigen Literatur ist meistens das Racemat gemeint. Daher sind die Werte immer zu halbieren!

> - (Racemat) Methadon : L-Methadon (Levomethadon) = 2 : 1
> - Morphin : L-Methadon = 3–4 : 1

Als linksdrehendes Isomer des Methadons ist Levomethadon ca. 3- bis 4-mal stärker wirksam als Morphin. Gegenüber Morphin hat es eine geringere sedierende Wirkung. Die orale Bioverfügbarkeit ist mit ca. 90% sehr hoch. L-Methadon ist ca. 2-mal stärker als Methadon (s. o.). Es weist erhebliche Schwankungen in der HWZ (24–48 h) auf, wenngleich die Wirkdauer der Analgesie bis zu 12 h betragen kann. Dadurch ist die Kumulationsgefahr erhöht. Die Bioverfügbarkeit ist bei Tumorpatienten niedriger als bei nichtmalignen Schmerzen, bei denen das α1-Glykoprotein erhöht ist.

L-Polamidon liegt als Injektionslösung à 2,5 und 5 mg in 1 ml (i.m., i.v., s.c.) und als Tropfflasche à 100 mg in 20 ml vor. 1 ml = 20 Trpf = 5 mg.

- **Dosierung**
Neueinstellung: Anfangsdosis wird höher gewählt!
- 1.–3. Tag: 4- bis 6-mal 5–10 mg/Tag
- 3.–5. Tag: 2- bis 3-mal 5–10 mg/Tag

Die Durchschnittsdosierung beträgt 3-mal 10 mg/Tag.

Die Primäreinstellung eines Tumorpatienten mit Levomethadon nach obiger Vorgehensweise hat sich als unproblematisch erwiesen, dennoch können erhebliche Kumulationen insbesondere bei älteren Menschen aufgrund der physiologisch verminderten Konzentrationsmechanismen der Niere auftreten. Es fehlen kontrollierte und retrospektive Studien für die Dauertherapie. L-Polamidon zeigt gute Erfolge bei neuropathischen Schmerzen, wenn es als Primärsubstanz eingesetzt wird.

> **⚠ Cave**
> Umstellungen, z. B. von Morphin auf L-
> Methadon sollten nur – da es keinen exakten
> Umrechnungsfaktor gibt – von erfahrenen
> mit der Substanz vertrauten Medizinern
> erfolgen.

Cannabinoide

Die Verwendung von Cannabis als Arzneimittel – der Hanfpflanze – hat eine bemerkenswerte Tradition, die bis weit in die vorchristliche Zeit zurückreicht. Die pharmakologischen Wirkungen von Cannabis, wie z. B. des getrockneten Cannabiskrautes (Marihuana), des Cannabisharzes (Haschisch) und des Cannabisöls sind auf Stoffe aus der Gruppe der Cannabinoide, insbesondere auf das Tetrahydrocannabinol (THC) zurückzuführen.

THC kann in Tropfenform und als Kapsel in unterschiedlichen Konzentrationen durch den Apotheker hergestellt werden.

- **Indikationen**

Die klinische Forschung zeigt viele Indikationen für den Einsatz von Cannabis:
- Tumorkachexie
- Appetitanreger
- Antiemetikum
- Neuropathische Schmerzen, z. B. bei Querschnittpatienten
- Spastiken
- Tumorschmerzen in der Regel als begleitende Opioidtherapie
- Neurologisch-psychiatrische Krankheitsbilder:
  - Multiple Sklerose (MS) → antispastischer Effekt
  - Tourette-Syndrom → Reduktion der Tics

> **❯ Ein appetitanregender Effekt tritt frühestens nach 10–14 Tagen nach Einnahme ein!**

- **Dosierung**

In der Einstellungsphase, besonders bei Palliativpatienten, die im fortgeschrittenen Tumorstadium unter Gewichts- und Flüssigkeitsverlust leiden, ist eine langsame Titration erforderlich [45].
- Dosierung bei Therapiebeginn in der Palliativmedizin → 1 Tropfen (0,83 mg) einer 2,5%igen Dronabinollösung 3-mal/Tag, so lange auf-

dosieren, bis eine Wirkung erreicht wird oder Nebenwirkungen auftreten.
- Dosierung bei sonstigen Erkrankungen → 2,5–5 mg/Tag, Dosissteigerung sehr variabel und individuell.
- Erhaltungsdosis → 15–30 mg/Tag.

- **Sativex Spray**

Seit 2011 ist Cannabis in Form eines Fertigprodukts (Sativex Spray) in Deutschland zur Behandlung von MS zugelassen. Sativex Spray wird primär als zusätzliche Behandlung bei spastischen Muskellähmungen vermarktet, die bei MS auftreten. Doch Sativex mindert nicht nur schwerwiegende spastische Symptome, sondern bessert auch nachweislich neuropathische Beschwerden und eine überaktive Blase bei MS-Patienten. Das Medikament ist ausschließlich für die Anwendung in der Mundhöhle vorgesehen.

Dosierung: Die Anzahl der Sprühstöße wird zu Behandlungsbeginn nach einem festen Schema jeden Tag erhöht. Initial kann mit 3 Sprühstößen begonnen werden. Der Patient kann die Dosis schrittweise um einen Sprühstoß pro Tag erhöhen auf höchstens 12 Sprühstöße pro Tag, bis eine optimale Schmerzlinderung erreicht ist. Zwischen den Sprühstößen sollten Abstände von mindestens 15 min liegen. Die gefundene Dosierung ist für die Dauerbehandlung beizubehalten.

- **Unerwünschte Wirkungen**
- Albträume
- Verwirrtheit
- Leichter Schwindel
- Sedierung
- Halluzinationen
- Übelkeit und Erbrechen → Hinweis der zu schnellen Aufdosierung

> **Praxistipp**
>
> Überzogene Erwartungen bei den Patienten dämpfen. Tropfen nicht mit Wasser oder Tee einnehmen, um Verluste durch Rückstände zu vermeiden (fettlösliche Substanz) und bei Raumtemperatur aufbewahren.

Ein Suizid ist mit Cannabis nicht möglich, da es eine sichere toxikologische Substanz ist. Der schmerzlindernde Effekt ist individuell sehr unterschiedlich. Oftmals sind die Patienten nicht beschwerdefrei, jedoch deutlich positiv in ihrer Lebensqualität beeinflusst hinsichtlich ihrer Stimmungslage und sozialer Aktivitäten.

Cannabis wird z. Zt. **nur** für das Krankheitsbild multiple Sklerose von den deutschen Versicherungsträgern finanziert. Bei anderen Erkrankungen kann Cannabis nur auf einem Privatrezept verordnet werden, sodass die Kosten von den Patienten selbst getragen werden müssen. Jedoch lassen neue groß angelegte Cannabisstudien, die z. Zt. durchgeführt werden, hoffen, dass in Zukunft die Kosten für Cannabis auch bei anderen Krankheitsbildern – bei richtiger Indikationsstellung – von den Versicherungsträgern getragen werden. (Einige Präzedenzfälle wurden erfolgreich mit deutschen Krankenkassen abgerechnet; Anm. der Verfasserin).

> **Obwohl Cannabis für das Krankheitsbild multiple Sklerose zugelassen ist, muss vor jeder Rezeptierung ein Antrag auf Kostenübernahme bei dem jeweiligen Versicherungsträger gestellt werden!**

3.2.6 Betäubungsmittel

Verordnung von Opioidanalgetika – gesetzliche Grundlagen

Die Betäubungsmittelverschreibungsverordnung (BtMVV) ist eine Rechtsverordnung, die die Bundesregierung mit Zustimmung des Bundesrats im Jahr 1981 erlassen hat und die in ihrem Aufbau und den wesentlichen Regelungen ihren Vorgängerinnen aus den Jahren 1930 und 1974 entspricht [54]. Die BtMVV wurde in den folgenden Jahren mehrfach geändert und 1998 schließlich komplett neu gefasst. Erfreulicherweise wurden bei dieser Neufassung die Vorschriften für die Verordnung von Opioiden an Schmerzpatienten deutlich vereinfacht, was deren Behandlung insbesondere im ambulanten Bereich erleichtert hat. Zu einer vollständigen Abschaffung der BtMVV für die Versorgung von Schmerzpatienten, wie sie von verschiedenen Fachgesellschaften seit langem

gefordert wird, konnte sich der Gesetzgeber allerdings leider nicht durchringen. Die letzten Änderungen sind im Dezember 2014 erfolgt [29].

Betäubungsmittelrezept

Betäubungsmittel dürfen von jedem approbierten Arzt, Zahnarzt oder Tierarzt für die ambulante Behandlung von Patienten, für den Praxisbedarf und für den stationären Bedarf in einem Krankenhaus verordnet werden.

Für eine ambulante Behandlung von Patienten müssen Betäubungsmittel auf besonderen Formblättern, den sog. Betäubungsmittelrezepten (BtM), verschrieben werden. Die BtM-Rezepte sind als 3-teiliger, nummerierter Formularsatz konzipiert. Teil I (hinteres Blatt) und Teil II (vorderes Blatt) des Rezeptes werden vom Patienten zusammenhängend in der Apotheke vorgelegt und erst dort voneinander getrennt. Der vordere Teil II ist für die Verrechnung bestimmt, der hintere Teil I muss in der Apotheke für 3 Jahre aufbewahrt werden. Teil III des BtM-Rezepts (mittleres Blatt) verbleibt beim verschreibenden Arzt und muss von diesem ebenfalls für 3 Jahre aufbewahrt werden. Bei fehlerhaft ausgefüllten BtM-Rezepten, die nicht an den Patienten ausgegeben werden, muss der verschreibende Arzt den kompletten Rezeptsatz (Teil I–III) aufbewahren.

BtM-Rezepte können von jedem berechtigten, d. h. approbierten Arzt, Zahnarzt oder Tierarzt in nichtlimitierter Anzahl angefordert werden beim Bundesinstitut für Arzneimittel und Medizinprodukte – Bundesopiumstelle –, Kurt-Georg-Kiesinger-Allee 3, 53175 Bonn, Telefonhotline: 0228-99-307-30 (montags bis freitags 9.00 bis 11.00 Uhr), Internet: ▶ http://www.bfarm.de [11].

Die BtM-Rezepte haben an ihrem unteren Rand als Eindruck eine Kodierung, die aus der Kennung »555«, der 7-stelligen BtM-Nummer des verschreibenden Arztes, dem technischen Ausgabedatum (laufender Jahrestag und die beiden letzten Ziffern der Jahreszahl) und einer fortlaufenden Rezeptnummer besteht. Sie dürfen ausschließlich von dem Arzt benutzt werden, für den sie ausgestellt sind. Eine Übertragung auf andere berechtigte Personen ist nur im Vertretungsfall möglich, also z. B. bei Verhinderung durch Krankheit oder Urlaub.

❏ Abb. 3.3   Betäubungsmittelrezept

Die BtM-Rezepte müssen so aufbewahrt werden, dass sie gegen Entwendung gesichert sind. Als ausreichend wird angesehen, wenn die Rezepte z. B. in einem Schubfach (mit Schloss) verwahrt werden. Eine Aufbewahrung in einem Safe ist nicht erforderlich.

Den Diebstahl oder Verlust von BtM-Rezepten muss der Betroffene umgehend (z. B. telefonisch) an die Bundesopiumstelle melden. Bei dieser Meldung sind die Nummern der fehlenden Rezepte anzugeben.

● **Angaben auf dem Betäubungsmittelrezept**

Das BtM-Rezept muss nach den Bestimmungen der BtMVV die folgenden Angaben enthalten (❏ Abb. 3.3):

═ Name, Vorname und Anschrift des Patienten.

═ Ausstellungsdatum.

═ Arzneimittelbezeichnung, zumeist den Präparatenamen. Falls das Medikament durch diesen Namen nicht eindeutig zu bestimmen ist, müssen weitere Angaben gemacht werden wie z. B. die Darreichungsform (z. B.

»Tabletten«) und/oder die Gewichtsmenge des enthaltenen Betäubungsmittels (z. B. »10 mg«).

═ Menge des verordneten Arzneimittels, d. h. die Stückzahl (z. B. die Anzahl der Tabletten) oder die Menge in Gramm oder Millilitern. Eine Wiederholung der Mengenangabe in Worten ist seit der Neufassung der BtMVV 1998 nicht mehr notwendig.

═ Einnahmeanweisung (Signatur, (S.)) für die Medikamente mit Einzel- und Tagesgabe oder der Vermerk »Gemäß schriftlicher Anweisung«, wenn der Patient einen schriftlichen Einnahmeplan/ Therapiepass erhalten hat.

═ Der Buchstabe »A«, wenn der gesetzlich vorgegebene Verordnungsrahmen überschritten wurde.

Praxistipp

Dieser Therapiepass sollte immer vom Patienten mitgeführt werden, sodass er auf Verlangen durch den Apotheker vorgezeigt werden kann.

☐ **Tab. 3.18** Verschreibungshöchstmengen der wichtigsten Betäubungsmittel zur Schmerztherapie

Betäubungsmittel	Verschreibungshöchstmenge
Buprenorphin (Temgesic) Transtec PRO, Norspan	800 mg
Fentanyl (Durogesic SMAT)	500 mg
Hydrocodon (Dicodid)	1.200 mg
Hydromorphon (Palladon, Jurnista)	5.000 mg
Levomethadon (L-Polamidon)	1.500 mg
Methadon (Polamidon)	3.000 mg
Morphin (MST)	20.000 mg
Oxycodon (Oxygesic, Targin)	15.000 mg
Pethidin (Dolantin)	10.000 mg
Piritramid (Dipidolor)	6.000 mg
Tapentadol (Palexia)	18.000 mg

— Der Buchstabe »N«, wenn nach einer Notfallverschreibung ein BtM-Rezept nachgereicht wird.

— Der Buchstabe »S« bei einer Verschreibung eines Opioids zur Substitutionsbehandlung.

— Name, Berufsbezeichnung (z. B. Arzt), Anschrift und Telefonnummer des verschreibenden Arztes.

— Unterschrift des verschreibenden Arztes. Wenn im Vertretungsfall das personengebundene BtM-Rezept von einem anderen Arzt benutzt wird, muss dieser vor seinen Namen den Vermerk »i. V.« anbringen.

Das BtM-Rezept kann – wie jede andere Verordnung – handschriftlich, maschinell oder mit dem Praxiscomputer ausgestellt werden. Lediglich die Unterschrift und der Vermerk »i. V.« müssen handschriftlich vom verschreibenden Arzt getätigt werden. Eventuell erforderliche Änderungen der Verordnungen müssen ebenfalls handschriftlich vorgenommen und vom verschreibenden Arzt durch seine Unterschrift bestätigt werden.

Auf dem BtM-Rezept dürfen andere Arzneimittel nur dann verschrieben werden, wenn es sich dabei um Medikamente handelt, die zusätzlich zu einem Betäubungsmittel verordnet werden wie z. B. Laxanzien und Antiemetika als Begleitmedikation bei der Opioidtherapie.

Verschreibungshöchstmengen

Die BtMVV legt fest, welche Betäubungsmittel von einem Arzt, Zahnarzt oder Tierarzt in welchem Umfang verordnet werden dürfen und welche Präparate für die Substitutionsbehandlung von Drogenabhängigen zugelassen sind (☐ Tab. 3.18).

Innerhalb von 30 Tagen darf ein Arzt an einen (Schmerz)patienten bis zu 2 dieser Betäubungsmittel maximal bis zu den genannten Höchstmengen verschreiben. Die Verschreibung kann dabei auf einem BtM-Rezept oder nach und nach auf verschiedenen BtM-Rezepten erfolgen. Verschiedene Darreichungsformen eines Opioids (z. B. Morphinretardtabletten und Morphintropfen) gelten als ein Betäubungsmittel. Der Verordnungszeitraum ist nicht begrenzt, wodurch dem Patienten Urlaubsaufenthalte ermöglicht werden.

Bei medizinischer Notwendigkeit darf der Arzt für einen Patienten, der sich in seiner Dauerbehandlung befindet, von den gesetzlichen Vorschriften abweichen und

— innerhalb des Zeitraumes von 30 Tagen Betäubungsmittel über die festgesetzten Höchstmengen hinaus verordnen und

— mehr als 2 Betäubungsmittel rezeptieren.

> **Das BtM-Rezept muss in solchen Fällen zusätzlich mit dem Buchstaben »A« gekennzeichnet werden. Eine Meldung an die Aufsichtsbehörde, die früher erforderlich war, muss nicht mehr erfolgen.**

Auf den Umfang der Verschreibung von Betäubungsmitteln durch Zahnärzte, Tierärzte und zur Substitutionsbehandlung von Drogenabhängigen wird an dieser Stelle nicht näher eingegangen.

Notfallverschreibung

Seit der Neufassung der BtMVV im Jahr 1998 können Betäubungsmittel in Notfällen von einem Arzt, Zahnarzt oder Tierarzt auch auf einem Kassen- bzw. Privatrezept verordnet werden. Ausgenommen hiervon ist eine Verschreibung zur Substitutionsbehandlung. Die Verordnung auf dem Normalrezept ist mit dem Zusatz »Notfallverschreibung« zu kennzeichnen. Die zu verschreibende Menge ist dem Bedarf für die Beherrschung der Akutsituation anzupassen, d. h. im Regelfall wird mit einer Notfallverschreibung die kleinste Verpackungseinheit eines Betäubungsmittels rezeptiert werden. Der verschreibende Arzt ist verpflichtet, unverzüglich ein BtM-Rezept über die Verordnung nachzureichen, das mit dem Buchstaben »N« gekennzeichnet und von der Apotheke zusammen mit der Notfallverschreibung abgelegt werden muss. Das mit »N« gekennzeichnete BtM-Rezept darf vom Apotheker nicht erneut beliefert werden.

Verschreibung von Betäubungsmitteln für Bewohner von Alten- und Pflegeheimen und von Hospizen

Für die Versorgung von Bewohnern in Alten- und Pflegeheimen sowie Hospizen mit Betäubungsmitteln gelten die gleichen Bestimmungen wie für andere ambulante Patienten. Da aber viele dieser Patienten nicht mehr eigenverantwortlich über ihre Medikamente verfügen können, dürfen der Arzt oder von ihm beauftragtes (Pflege)personal die Betäubungsmittel für die Patienten aus der Apotheke besorgen und verwalten. Der Verbleib der Betäubungsmittel muss dann allerdings patientenbezogen dokumentiert werden. Für die ordnungsgemäße Lagerung der Medikamente und den Nachweis ihres Verbleibs trägt der verschreibende Arzt die Verantwortung.

Praxisbedarf

Betäubungsmittel für den Praxisbedarf müssen ebenfalls auf einem BtM-Rezept verordnet werden. Die verordnete Menge sollte den durchschnittlichen 2-Wochen-Bedarf des entsprechenden Betäubungsmittels nicht überschreiten, mindestens muss jedoch die kleinste Verpackungseinheit verordnet werden. Der Bestand eines Betäubungsmittels in einer Praxis sollte den Monatsbedarf nicht überschreiten. Als »Praxisbedarf« können Betäubungsmittel wie z. B. Opioidanalgetika auch von einem nichtniedergelassenen Arzt für seinen ambulanten Bereitschafts- oder Notfalldienst verordnet werden.

Abgabe von Betäubungsmitteln durch den Apotheker

Ein BtM-Rezept darf von einer Apotheke nur innerhalb von 7 Tagen nach Ausstellungsdatum beliefert werden, eine Notfallverschreibung nur dann, wenn sie nicht älter als 1 Tag ist.

Nach Rücksprache mit dem verschreibenden Arzt darf der Apotheker fehlende Angaben auf dem BtM-Rezept ergänzen und nicht korrekt ausgefüllte Rezepte ändern. Falls eine Rücksprache nicht möglich ist, dürfen fehlerhafte BtM-Rezepte vom Apotheker beliefert werden, wenn nach seinem Eindruck ein dringender medizinischer Bedarf vorliegt.

Verordnung im stationären Bereich und für den Rettungsdienst

Für die Verordnung von Betäubungsmitteln im stationären Bereich sind keine BtM-Rezepte erforderlich, sondern sog. Betäubungsmittelanforderungsscheine (◘ Abb. 3.4), bei denen es sich ebenfalls um einen dreiteiligen Belegsatz handelt. Jeweils 30 Belegsätze sind zu einem Heft zusammengefasst. Die Hefte sind nummeriert und die einzelnen Belegsätze zusätzlich von 1–30 durchnummeriert. Die heraus trennbaren Teile I und II der BtM-Anforderungsscheine sind zur Vorlage in der (Krankenhaus)apotheke bestimmt, der mit dem Heft verbundene Teil III verbleibt beim verschreibenden Arzt und muss 3 Jahre aufbewahrt bleiben.

BtM-Anforderungsscheine werden ebenfalls von der Bundesopiumstelle (► Abschn. »Betäubungsmittelrezept«) ausgegeben, allerdings nur an den Leiter einer Klinik bzw. Abteilung. Einzelne Hefte können dann an nachgeordnete Mitarbeiter weitergegeben werden. Über die Weitergabe ist ein Nachweis zu führen, der ebenfalls für 3 Jahre aufbewahrt werden muss.

Auf dem BtM-Anforderungsschein können verschiedene Opioide nebeneinander ohne Mengenbegrenzung verordnet werden. Folgende Angaben sind bei der Verordnung zu machen:

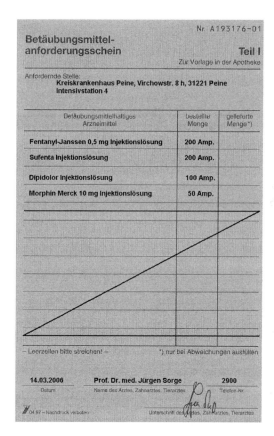

Abb. 3.4   Betäubungsmittelanforderungsschein. (Aus [68])

— Name oder Bezeichnung und Anschrift der Einrichtung, für die der Stationsbedarf bestimmt ist
— Bezeichnung der verschriebenen Arzneimittel
— Menge der verschriebenen Arzneimittel
— Ausstellungsdatum
— Name und Telefonnummer des verschreibenden Arztes
— Unterschrift des verschreibenden Arztes, im Vertretungsfall mit dem Vermerk »i. V.«

Hinsichtlich der Belieferung eines BtM-Anforderungsscheins bestehen, anders als bei einem BtM-Rezept, keine zeitlichen Beschränkungen.

Für den Rettungsdienst, z. B. Ausstattung des Notarztwagens gelten die gleichen Bestimmungen wie für die Versorgung von stationären Einrichtungen mit Betäubungsmitteln.

Die bei einem Großschadensfall außerklinisch benötigten Betäubungsmittel werden vom Leitenden Notarzt verordnet, ebenfalls nach den Bestimmungen für den Stationsbedarf. Die verbrauchten Betäubungsmittel müssen in diesem Fall allerdings nicht patientenbezogen dokumentiert werden, sondern sind durch den Leitenden Notarzt zusammengefasst nachzuweisen und der zuständigen Landesbehörde anzuzeigen.

Grenzüberschreitender Reiseverkehr

Patienten, die z. B. wegen chronischer Schmerzen mit Betäubungsmitteln behandelt werden, können bei Reisen bis zu 30 Tagen in Mitgliedsstaaten des Schengener Abkommens – Deutschland, Belgien, Dänemark, Finnland, Frankreich, Griechenland, Island, Italien, Luxemburg, Niederlande, Norwegen, Österreich, Portugal, Schweden und Spanien – die erforderlichen Medikamente mitführen. Seit 2007 wenden auch die Staaten Estland, Lettland, Litauen, Malta, Polen, die Slowakische Republik, Slowenien, die Tschechische Republik und Ungarn das Schengener Durchführungsübereinkommen an. Die Staaten Island, Norwegen und die Schweiz gehören durch den Sonderweg der Assoziation zu den »Schengener Staaten« ohne EU-Staaten zu sein. Voraussetzung ist, dass vom behandelnden Arzt eine Bescheinigung ausgestellt wird, die über die Bundesopiumstelle angefordert und von der zuständigen obersten Gesundheitsbehörde des jeweiligen Bundeslandes (in der Regel das Sozial- bzw. Gesundheitsministerium) beglaubigt werden muss. Diese Regelung gilt nicht für die Substitutionsbehandlung von Drogenabhängigen.

> **Praxistipp**
>
> Zentrale Stelle für die Klärung auftretender Fragen ist das Ministerium für Arbeit, Gesundheit und Soziales des Landes Nordrhein-Westfalen, Fürstenwall 25, 40219 Düsseldorf, Telefon: 0211-855-5, Fax: 0211-855-3211.

Bei Reisen in andere Länder müssen die Modalitäten für das Mitführen der Betäubungsmittel individuell geklärt werden, v. a. auch unter Berücksichtigung der Rechtslage in dem jeweiligen Einreiseland.

3.3 Transkutane elektrische Nervenstimulation (TENS)

Die transkutane elektrische Nervenstimulation (TENS) ist eine apparative Methode, bei der elektrische Impulse mittels Elektroden durch die Haut auf das periphere Nervensystem einwirken, um Schmerzen zu vermeiden oder zu lindern. TENS kann über Monate und Jahre gefahrlos angewandt werden. Sie hilft, den Analgetikaverbrauch zu senken oder sogar zu vermeiden. Die Methode besitzt ein breites Anwendungsspektrum, hohe Effektivität und Wirtschaftlichkeit.

> **Praxistipp**
>
> Besonders bewährt ist der Einsatz bei Schmerzen des Bewegungsapparates sowie Neuralgien und Kopfschmerzen. Daneben eignet sich TENS auch zur akuten Schmerzlinderung v. a. in der zahnärztlichen, orthopädischen und pädiatrischen Praxis.

TENS fördert darüber hinaus die Gewebsdurchblutung. Als symptomatische Therapie bietet sie die Möglichkeit der regelmäßigen Anwendung durch den Patienten zu Hause. Sie trägt als Selbstbehandlung motivierend zur Aktivierung und Mobilisation bei und verbessert somit das Wohlbefinden. Die Elektrostimulation ist ein wichtiger Parameter in der Behandlung akuter und insbesondere chronischer Schmerzzustände, nicht zuletzt auch durch die volle Integration in das Krankenkassenabrechnungssystem. Die transkutane Nervenstimulation hat sich in der Behandlung chronischer Schmerzen auch in der Langzeittherapie bewährt, insbesondere wenn die Therapie regelmäßig überwacht wird. Die Impulsdauer und die Stärke spielen keine entscheidende Rolle. Hohe Frequenzen sind bei neuropathischem Schmerz und niedrigere Frequenzen bei Nozizeptorschmerz einzusetzen. Von Bedeutung ist jedoch, dass der Patient das Gerät regelmäßig und mit den Stimulationsmustern einsetzt, die ihm subjektiv zu einer Linderung seiner Beschwerden verhilft.

3.3.1 Historie und Wirkprinzip

Bereits die alten Ägypter bedienten sich, wie der römische Geschichtsschreiber Sribonius Largus berichtet, der Elektrizität von Fischen, um schmerzhafte Erscheinungen wie Gicht und Kopfschmerzen zu lindern. Aber erst im 19. Jahrhundert war die technische Entwicklung soweit gediehen, dass elektrischer Strom für eine kurzzeitige Analgesie eingesetzt werden konnte. Das Aufkommen der modernen Analgetika verdrängte jedoch dieses Verfahren zunächst. Die Schmerzforschung der 1960iger Jahre und speziell die Publikation der Gate-Control-Theorie von den Schmerzforschern Ronald Melzack und Patrick D. Wall im Jahre 1965 [11] weckte das Interesse für die elektrische Schmerztherapie erneut und schuf die zum Teil bis heute noch gültigen Voraussetzungen für das neurophysiologische Verständnis der Stimulationsanalgesie.

Die Schmerzforscher postulierten die Möglichkeit, dass Schmerzerlebnisse nicht einfach ungefiltert von den Schmerzrezeptoren im Körper an das Gehirn weitergeleitet werden. Nach dieser Theorie kann die Stimulation der dicken schnell leitenden Aβ-Fasern die Neurone des Hinterhorns im Rückenmark (Substantia gelatinosa) inhibieren. Dadurch wird die Weiterleitung der Schmerzimpulse von den afferenten nozizeptiven Nerven zu den aufsteigenden Bahnen im Vorderstrang vermindert. So ist also jedes Schmerzerlebnis, bevor es ins Bewusstsein gelangt, mehrmals gefiltert und vom körpereigenen Feedback-System verändert worden. Viele Patienten nutzen den Mechanismus zur Linderung ihrer Schmerzen durch einfache Maßnahmen, wie z. B. kneten, reiben oder massieren (Gegenirritation). Diese Entwicklung fiel auch in eine Zeit, in der mit Hilfe der Mikroelektronik handliche Taschenstimulatoren hergestellt werden konnten. Im neuen Jahrtausend blicken wir auf über 30 Jahre Erfahrung mit der transkutanen elektrischen Nervenstimulation zurück. Dieses Verfahren hat sich inzwischen zur Therapie von vorwiegend chronischen Schmerzen etabliert. Inzwischen kommt die TENS-Therapie in nahezu allen schmerztherapeutischen Einrichtungen und vermehrt in Arztpraxen zur Anwendung.

3.3.2 Technische Grundlagen

Zur TENS-Behandlung ist ein Stimulator vom Gleichstromtyp notwendig, d. h. elektronische Bausteine und eine Energiequelle in Form eines aufladbaren Akkus oder einer konventionellen Batterie, weiterhin eine Anzahl Kabel und Elektroden. Über die Elektroden werden die Nervenendigungen und Rezeptoren in der Haut oder die Fasern eines oberflächennah verlaufenden Nervs gereizt. In der täglichen Praxis kommen biphasische Geräte zum Einsatz. Da diese Geräte eine ausgeglichene elektrische Spannung besitzen, muss die unterschiedliche Polung (Kathode-Anode) nicht berücksichtigt werden.

Auch das Format und die Größe des Stimulators sollten beachtet werden. Er sollte klein und handlich genug sein, um in eine Hosentasche zu passen, aber auch nicht zu klein, um älteren und behinderten Patienten die selbstständige Handhabung zu ermöglichen. Die meisten Nervenstimulatoren sind mit einer Kontrollleuchte ausgestattet, die teils als Batterietest, teils als Ladungskontrolle sowie auch als Warnsignal bei Unterbrechung im Stromkreis dient.

Stimulationsformen

Heute werden mit unterschiedlichen Stromformen Nerven oder Muskeln gereizt. Dabei wird einerseits der Effekt zunutze gemacht, dass die Reizung der Aβ-Fasern den nozizeptiven Input der schwächer myelinisierten Aδ- und C-Fasern vermindert (Gate-Control-Theorie) und andererseits sowohl Endorphinsysteme auf Hinterhornniveau als auch deszendierende Hemmbahnen aktiviert werden [32]. Auf Gehirnebene kann mittlerweile der Effekt von TENS bildgebend (PET) darstellt werden [24] und anhand der Auswertung von SEP (somatosensorisch evozierte Potenziale) können sogar Voraussagen zur potenziellen Wirksamkeit von peripherer Reiztherapie getroffen werden. TENS ist wahrscheinlich nur wirksam, wenn die Deaf-

ferenzierung des Schmerzes noch nicht allzu weit fortgeschritten ist.

■ **Welche Stimulationsform soll angewendet werden?**
Mit den neuen neurophysiologischen Erkenntnissen der Schmerzentstehung und nervalen Schmerzverarbeitung stellen sich heute erneut Fragen nach der Wirksamkeit bestimmter TENS-Stimulationsformen und damit Fragen, die sich auf die sinnvolle Anwendung beziehen.

TENS-Geräte bieten eine Vielzahl von unterschiedlichen Einstellungsmöglichkeiten hinsichtlich der Stromstärke, der Impulsbreite, der Impulsform und der Impulsfrequenz. Eine Anzahl der Modelle bietet neben individuell einstellbaren Impulsformen/Stimulationsmustern fest installierte Programme mit Modulationen, z. T. für Kanal 1 und 2 unterschiedlich programmierbar, und geben Indikationsempfehlungen für die vorinstallierten Programme.

Studien, die Vor- oder Nachteile der unterschiedlichen Impulsformen eindeutig nachweisen, fehlen. Niedrige Hertz-Einstellungen (1–60 Hz) werden eher für die Behandlung chronischer Schmerzen empfohlen, höhere Hertz-Einstellungen (60–150 Hz) eher für die Behandlung akuter Schmerzen.

Betrachtet man z. B. die wohl häufigste Indikation für TENS, den chronischen spezifischen Rückenschmerz [8], so muss man feststellen, dass zwischen 1990 und heute nur insgesamt 4 hochwertige Untersuchungen vorgelegt worden sind. Diese unterscheiden jedoch nur zwischen TENS und Schein-TENS, wobei »Schein-TENS« ähnlich problematisch ist wie »Scheinakupunktur«, da auch eine reine Vibration Wirkung zeigt, fokussieren aber nicht die Stimulationsform [17, 33, 39, 41]. Neuere Studien weisen in folgende Richtung: Nur hochfrequente TENS reduziert signifikant die primäre Hyperalgesie (primär chronifizierende Neuropathie). Intensität und Impulsdauer spielen keine Rolle [26]. Niedrig frequente TENS ist zwar ebenso wirksam bei sekundärer Hyperalgesie, z. B. chronifizierter Nozizeptorschmerz [23], aber nur hochfrequente TENS wirkt noch, wenn gleichzeitig Analgetika vom Morphintyp gegeben werden [56]. Die Datenlage ist insgesamt zwar unbefriedigend, legt aber beim derzeitigen Stand folgende Empfehlungen nahe:

Impulsdauer und Stärke spielen keine entscheidende Rolle. Empfehlenswert ist eine für den Patienten »angenehme Stromform« mit hoher Frequenz bei neuropathischem Schmerz und wahlweise mit niedrigeren Frequenzen bei Nozizeptorschmerz. Literaturbelege für eine bessere Wirksamkeit von Akupunktur-ähnlicher TENS bei Langzeitanwendung finden sich bislang nicht, sodass die Akupunkturähnliche TENS als Stimulationsform gewählt werden kann, wenn gewisse Gewöhnungseffekte an höherfrequente TENS eingetreten sind.

Elektroden
Für die Übertragung der Stromimpulse auf und durch die Haut verwendet man entweder hochflexible, dünne Leitgummiplatten von unterschiedlicher Größe, die hautseitig mit Gel zu versehen sind. Handhabungsfreundlicher sind jedoch die selbsthaftenden, mehrfach verwendbaren Elektroden, die das Platzieren erleichtern und ideal für die Langzeitstimulation zu Hause sind.

3.3.3 Anwendung

■ **Indikationen**
Bei folgenden Krankheitsbildern ist eine Stimulierung indiziert (exemplarisch):
- Akute Schmerzen
- Chronische Rückenschmerzen
- Degenerative Gelenkerkrankungen
- Stumpf- und Phantomschmerzen
- Z. n. Bandscheibenoperationen
- Chronische Kopf- und Gesichtsschmerzen
- Spannungskopfschmerzen bei Kindern
- Postzosterische Neuralgien
- Z. n. traumatischen Nervenverletzungen
- Schmerzen des Bewegungsapparats
- Narbenschmerzen
- Chronische Ulzera
- Eingeschränkt Tumorschmerzen (als adjuvante Therapie)
- Eingeschränkt postoperative Schmerzen (als adjuvante Therapie)
- Zahnbehandlungen
- Lumbalpunktionen

■ **Praktische Durchführung**
Nach eingehender Schmerzanamnese und Elektrodenplatzierung wählt das geschulte Pflegepersonal oder der Physiotherapeut zunächst die Art der Stimulation aus. In der Regel wird mit der hochfrequenten (»continuous«) Stimulationsform für eine Zeitdauer von ca. 30 min begonnen. Der Patient verspürt hierbei ein kontinuierliches Kribbeln im schmerzhaften Bereich.

> **Praxistipp**
> Die Stromstärke oder Stimulationsintensität sollte deutlich über der Empfindungsschwelle, aber unterhalb der Schmerzschwelle bleiben, mit dem Ziel, den subjektiv empfundenen Schmerz zu überdecken.

Ist der schmerzlindernde Effekt zweifelhaft, sollte eine andere Elektrodenlage ausgewählt und/oder der Stimulierungsparameter verändert werden. Es sollte wiederum eine Versuchsstimulation von ca. 30 min erfolgen. Nur bei eindeutigem Erfolg Vorort erhält der Patient ein Leihgerät für 4–6 Wochen zur Erprobung mit nach Hause. Hierzu muss eine ausführliche Schulung und Einweisung in die Handhabung und Bedienung des Geräts und in die Elektrodenplatzierung erfolgen. In der Regel sollte 2- bis 4-mal/Tag für ca. 20–30 min stimuliert werden. Die Stimulationsdauer kann jedoch bei Bedarf, z. B. während der Arbeitszeit (Computerarbeitsplatz) oder eines Spaziergangs, verlängert werden. Außerdem sollte ein Schmerzprotokoll über einige zusammenhängende Tage während der Erprobungsphase geführt werden. Die regelmäßige Anwendung und die korrekte Bedienung des Geräts müssen in den folgenden Wochen in der medizinischen Einrichtung überprüft werden. Erst dann ist eine Entscheidung über die Wirksamkeit der Methode zu treffen. In einigen Fällen, z. B. bei Kindern und älteren Patienten sind die Familienangehörigen des Patienten in der häuslichen Umgebung unmittelbar von der Schmerzproblematik mitbetroffen. Sie können daher im Bedarfsfalle eine wertvolle Hilfe sein, indem sie zusammen mit dem Patienten in die Handhabung des TENS-Geräts, seinen Wirkmechanismus und in die Elekt-

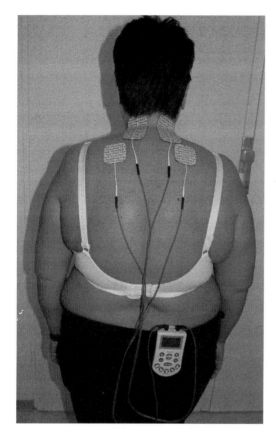

Abb. 3.5 TENS-Anlage bei einer Patientin mit chronischen HWS- und muskuloskelettalen Schmerzen

rodenplatzierung eingewiesen werden ([57, 58]; ◘ Abb. 3.5).

- **Kontraindikationen**
- Patienten mit Demand-Herzschrittmachern: die elektrische Stimulation kann vom Schrittmacher als Herzaktion interpretiert werden.
- Stimulation über der Halsschlagader bei Patienten mit kardialen Risikofaktoren: es können Herzrhythmusstörungen auftreten.
- Bei Patienten mit Metallimplantaten nur metallfern stimulieren.

- **Nebenwirkungen**
- Hautirritationen bei Nichtverträglichkeit des Elektrodengels
- Allergische Reaktionen auf Silikon und Pflaster

- Verbrennungen durch ausgetrocknetes Elektrodengel, aber nur dann, wenn die Patienten die vorgeschriebene Anwendungszeit überschreiten

3.3.4   Langzeitbeobachtungen von TENS

Auch in der Langzeitbeobachtung wird TENS überwiegend positiv beurteilt [20, 59]. 20 Studien mit über 7.600 Patienten berichteten einen positiven Effekt auf den Schmerz bezogen auf einen Zeitraum von 6 Monaten bis zu 4 Jahren. Chronische Schmerzerfahrung geht jedoch über alleinige biologische Schmerzempfindung deutlich hinaus, denn bei allen chronischen Schmerzpatienten müssen die psychosoziale Situation und Lebensbezüge mit einbezogen werden.

Hat TENS diesbezüglich ebenfalls positive Wirkungen? In einer der letzten großen Studien fand die Gruppe um Fishbain eine Compliancerate von über 76% bei chronischen Schmerzpatienten, die ihr TENS-Gerät länger als 6 Monate nutzten [20]. Dieses Ergebnis widerlegt die gängige Meinung, dass TENS-Geräte von den chronifizierten Patientengruppen meist nur kurz genutzt würden. Darüber hinaus konnten diese Patienten eine deutliche Zunahme der Lebensqualitätsparameter und der körperlichen Möglichkeiten bei einer Reduktion begleitender Therapien, auch der medikamentösen Therapie, beschreiben.

Möglicherweise hängt dieser Effekt damit zusammen, dass ein modernes Gerät verwendet wurde, das neben der Einschaltdauer und den Stimulationsparametern bzw. Programmen die Bedienung eines »Pain Recorders« impliziert. Durch die verschiedenen Auswertemöglichkeiten der TENS-Behandlung wird der Patient stärker auf die Eigentherapie und Schmerzmessung »gebahnt« als ohne diese Funktion. Gerade die Compliance war in der Anfangszeit der Therapie chronischer Schmerzen mit TENS eines der großen ungelösten Probleme. Flöter wies schon 1986 darauf hin [21], dass die Einweisung, Kontrolle und regelmäßige Kontaktierung des Patienten sowie die Kenntnis des Einweisenden entscheidend für die Compliance des Patienten sind. Über damals schon eingebaute Zeitzähler konnte gezeigt werden, dass die meisten Patienten, die über nachlassende Wirkung berichteten, das Gerät nicht nach Anweisung benutzt hatten. Roger u. Scudds [47] zeigen diesbezüglich Daten über die Reliabilität und Validität eines eingebauten »Pain Recorders«.

Fazit
- Die Anwendung und Verordnung der TENS-Therapie ist weiterhin zeitgemäß.
- Bei vielen chronischen Schmerzkranken auch in der Langzeittherapie wirksam und zudem kostensparend
- Entmythologisierung der Stimulationsparameter
- Konsequente Einweisung in die Handhabung und Elektrodenplatzierung, wenn notwendig, Bezugspersonen integrieren
- Schmerzmessung und -dokumentation vor und nach Teststimulation

Effizient ist TENS im Rahmen eines multimodalen Behandlungskonzepts nur, wenn die Patienten ausführlich und kompetent in die Handhabung der Geräte eingewiesen werden und eine Therapiekontrolle stattfindet, von der auch der Patient weiß, dass sie stattfindet. Dies dient der Behandlungstransparenz für Patient, Therapeut und Kostenträger.

3.4 Physikalische Methoden

Die physikalische Therapie setzt natürliche (physis, *griech.* Natur) Maßnahmen bei einem breiten Spektrum orthopädischer und neurologischer Erkrankungen zur Unterstützung ein. Sie fördert die Körperfunktionen und trägt bei akuten wie chronischen Schmerzzuständen zur Schmerzlinderung und Heilung bei. Abgestimmt auf das Krankheitsbild werden gezielte Maßnahmen nach ambulanten oder stationären Operationen an Gelenken, als Soforthilfe bei Verletzungen des Bewegungsapparats, Eingriffen an der Wirbelsäule, sowie bei degenerativen und rheumatischen Erkrankungen eingesetzt. Die physikalische Therapie hat einen wesentlichen Stellenwert innerhalb des medizinisch therapeutischen Angebots.

Maßnahmen der physikalischen Therapie
- Physiotherapie
- Medizinische Trainingstherapie
- Ergotherapie
- Manuelle Therapie
- Massage
- Elektrotherapie, z. B. Galvanisation, Iontophorese, TENS (▶ Abschn. 3.3)
- Ultraschalltherapie
- Lymphdrainage
- Therapeutische Anwendung von Wasser und Bädern (Balneotherapie)
- Inhalationstherapie, Klimatherapie, Phototherapie
- Wärme- und Kältetherapie
- Atemtherapie

3.4.1 Physiotherapie

Vorrangiges Ziel der Physiotherapie (früher Krankengymnastik) ist es, durch spezielle Therapietechniken Erkrankungen, Verletzungen, Verletzungsfolgen und Funktionsstörungen der Haltungs- und Bewegungsorgane sowie innerer Organe und des Nervensystems zu vermeiden oder zu beseitigen, Fehlentwicklungen zu korrigieren und Heilungsprozesse einzuleiten oder zu unterstützen. Durch eine Physiotherapie kann eine schmerzbedingte Inaktivierung unterbrochen werden. Dieses Wirkprinzip liegt den verschiedenen Anleitungen zur Rückenschule zu Grunde. Die eingesetzten mobilisierenden oder stabilisierenden Übungen und Techniken dienen der
- Kontrakturvermeidung und -lösung,
- der Tonusregulierung,
- der Funktionsverbesserung bei krankhaften schmerzhaften Muskelinsuffizienzen und -dysbalancen, z. B. chronische Rückenschmerzen (Schulter,- Nacken- und Lumbalbereich)
- Linderung von Arthroseschmerzen, z. B. Gonarthrose
- Linderung von schmerzbedingter primär chronischer Polyarthritis (PCP)
- Linderung von chronischen Kopfschmerzen
- Beeinflussung der Atemmechanik und der Atemregulation (Atemtherapie)

Ziele der Physiotherapie sind darüber hinaus, die Eigenständigkeit und Selbstständigkeit des Patienten zu fördern und die Selbstheilungskräfte des Organismus zu aktivieren.

> **Physiotherapie erfordert die aktive Mitarbeit des Patienten!**

3.4.2 Medizinische Trainingstherapie (MTT)

Die medizinische Trainingstherapie (= gerätegestützte Krankengymnastik) dient der Behandlung krankhafter Muskelinsuffizienzen, dem Ausgleich muskulärer Dysbalancen sowie Muskelverkürzungen. Hierzu werden spezielle medizinische Trainingsgeräte (Sequenztrainingsgeräte, Hebel- und Seilzugapparate) eingesetzt, die eine genau definierte Belastungsdosierung hinsichtlich Reizintensität, -dichte und -dauer ermöglichen.

- MTT hat sich v. a. in der Nachbehandlung von operativen Eingriffen und bei chronischen Erkrankungen der Wirbelsäule als Anschlussmaßnahme an eine physiotherapeutische Behandlungsserie bewährt.
- Die gezielte Kräftigung der gelenkführenden bzw. rumpfstabilisierenden Muskulatur dient der Schmerzreduktion, Verbesserung bzw. Wiederherstellung der Gelenkfunktion und Steigerung der Ausdauer und Belastungsfähigkeit im Alltag und Beruf.
- Für viele Patienten besitzt die MTT einen besonderen Motivationscharakter, da sich die Zunahme der physischen Leistungsfähigkeit nicht nur in Bezug auf eine Steigerung von Kraft und Ausdauer, sondern auch und v. a. auf einer Verbesserung der allgemeinen koordinativen Fähigkeiten an den verwendeten Trainingsgeräten eindrucksvoll erleben und veranschaulichen lässt.

- **Vibrationstraining**

Das Vibrationstraining oder Beschleunigungstraining ist eine Methode, bei der die übende Person auf einer vibrierenden Platte steht, die in einem Frequenzbereich von 5–60 Hz vibriert. Dabei sollen Dehnreflexe der Muskulatur ausgelöst und Muskelkontraktionen hervorgerufen werden.

Vibrierende Massagehilfsmittel wurden schon 1869 in den USA zu medizinischen Zwecken bei Rücken- und Armschmerzen eingesetzt. In Deutschland finden seit 1996 Vibrationstrainingsgeräte nicht nur im Leistungssport und zur Fitnesserhaltung Anwendung, sondern auch gezielt bei verschiedenen Erkrankungen. Zur Wirkung des Vibrationstrainings liegen zahlreiche Studien vor mit widersprüchlichen Ergebnissen. Durch Vibrationen oberhalb einer Frequenz von 12 Hz sollen Dehnreflexe ausgelöst und somit Muskelkontraktionen hervorgerufen werden, die die Leistungsfähigkeit der Muskulatur steigern und dem Knochenabbau entgegenwirken sollen. Bereits 5 Minuten tägliches Üben über 8 Wochen soll ausreichen, um der Osteoporose entgegenzuwirken [22]. Erste positive Erfahrungen bei Patienten mit zerebralen Bewegungsstörungen wurden 2006 veröffentlicht [1]. Bei älteren Menschen wurde eine Steigerung der Leistungsfähigkeit und Koordination erreicht [5]. Auch bei Harninkontinenz ist das Vibrationstraining (Beckenbodengymnastik) bei regelmäßiger Anwendung erfolgsversprechend.

3.4.3 Ergotherapie

Die Maßnahmen der Ergotherapie dienen der Wiederherstellung, Verbesserung, Erhaltung oder Kompensation von krankheitsbedingten Störungen der motorischen, sensorischen, psychischen und kognitiven Funktionen und Fähigkeiten. Sie bedient sich komplexer aktivierender und handlungsorientierter Methoden und Verfahren. Es kommen angepasstes Übungsmaterial sowie funktionelle, spielerische, handwerkliche und gestalterische Techniken zum Einsatz. Auch lebenspraktische Übungen und Beratungen zur Schul-, Arbeitsplatz-, Wohnraum- und Umfeldanpassung gehören dazu.

- Die motorisch-funktionelle Behandlung der Ergotherapie dient der gezielten Therapie krankheitsbedingter Störungen der motorischen Funktionen mit und ohne

Beteiligung des peripheren Nervensystems und der daraus resultierenden Fähigkeitsstörungen.

- Sie spielt in der postoperativen Behandlung zum Beispiel nach Voll- und Teilendoprothesenversorgung der großen Gelenke, z. B. Hüft-TEP, Knie-TEP, Schulterprothese, Operationen der Hand, z B. Karpaltunnelsyndrom, schnellender Finger und CRPS (»complex regional pain syndrom« → komplexes regionales Schmerzsyndrom, syn. Morbus Sudeck, Kausalgie) eine große Rolle (► Kap. 21).

3.4.4 Manuelle Medizin

Unter manueller Therapie (lat. manus = Hand) werden verschiedene Verfahren zusammengefasst, die Krankheiten und Funktionsstörungen am Halte- und Bewegungsapparat mithilfe der Hände behandeln. Manuelle Therapieformen werden von Ärzten, Heilpraktikern und Physiotherapeuten angewendet und blicken auf eine lange Geschichte zurück – das »Knochenrichten« oder »Gliedersetzen« war ein wichtiger Zweig der traditionellen Medizin.

Der Schwerpunkt der manuellen Verfahren liegt bei der Behandlung von Rücken-, Nacken- und Schulterschmerzen, Sportverletzungen, Spannungskopfschmerzen und rheumatischen Beschwerden [31].

3.4.5 Massagetherapie

Die Massagetherapie setzt bestimmte manuelle Grifftechniken ein, die je nach Gewebebefund über mechanische Reizwirkung direkt die Haut, Unterhaut, Muskeln, Sehnen und Bindegewebe einschließlich deren Nerven-, Lymph- und Blutgefäße beeinflussen. Die Massage kann somit die Mikrozirkulation verbessern, eine regionale Gewebsischämie beseitigen, Ödeme reduzieren und die Detonisierung schmerzhafter Muskelverspannungen und Muskelverhärtungen erreichen (◙ Abb. 3.6).

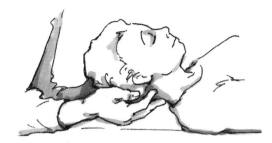

◙ **Abb. 3.6**   Nackenmassage

- **Formen der Massage**

Neben der wohl bekanntesten klassischen Massagetherapie (KMT) gibt es noch die Bindegewebsmassage, Segmentmassage, Periostmassage und Kolonmassage.

- Die KMT ist eine überwiegend muskuläre Massageform, die insbesondere eine entstauende, tonisierende als auch detonisierende Wirkung erzielt. Darüber hinaus wirkt sie schmerzlindernd und durchblutungsfördernd.
- Der Einsatz der Kolonmassage zeigt bei obstipierten Patienten eine schmerzlindernde Wirkung.

3.4.6 Elektrotherapie

In der Elektrotherapie kommen verschiedenste Stromformen zur Anwendung. Man verwendet Gleichstrom (z. B. Galvanisation, Iontophorese), niederfrequente Reizströme (z. B. diadynamische Ströme, Ultrareizstrom, Hochvoltstrom, Nadelimpulsstrom), mittelfrequente Ströme (z. B. Interferenzstromverfahren), Hochfrequenztherapie (z. B. Kurzwelle, Mikrowelle). Weitere Verfahren sind die TENS-Therapie (► Abschn. 3.3) als wichtiges Element in der Schmerztherapie und die EMS (Elektrostimulation des muskulären Systems) zur Muskelkräftigung.

Die Ströme unterscheiden sich durch Impulsform, Impulsdauer und Frequenz, worauf auch ihr breites Wirkungsspektrum beruht. Mit unterschiedlicher Gewichtung haben sie nicht nur eine schmerzlindernde und durchblutungsfördernde, sondern auch abschwellende und zellstoffanregende

Wirkung. Außerdem können sie zur Muskelentspannung, zum Muskelaufbau und zur Verbesserung der Nerventätigkeit eingesetzt werden.

3.4.7 Ultraschalltherapie

Ultraschallwellen erzeugen einen Druckwechsel im Gewebe, die sog. mechanische Vibrationswirkung und werden z. T. in Reibungsenergie (Wärmewirkung) umgewandelt. Sie wirken schmerzlindernd, durchblutungsfördernd und muskelentspannend. Weiterhin wirken sie anregend auf die Geweberegeneration und Knochenbruchheilung. Die Eindringtiefe und Wärmewirkung der Ultraschallwellen sind frequenzabhängig und individuell festzulegen.

- **Indikationen**
- Krankheitsbilder, bei denen eine intensive Wärmetherapie erwünscht ist.
- Degenerative Gelenkerkrankungen wie Arthrosen
- Degenerative Wirbelsäulenerkrankungen
- Tennisellenbogen, Golferellenbogen (Epikondylopathien)
- Schulterschmerzen
- Nervenreizung und -entzündung
- Rheumatoide Arthritis, Morbus Bechterew
- Verstauchungen, Muskelzerrungen, Prellungen, Hämatome, Schwellungen
- Sehnenreizungen (z. B. Achillessehne)
- Muskelverspannungen, schmerzhafte Muskelverhärtungen
- Verzögerte Knochenbruchheilung
- Schmerzhafte und verklebte Narben

- **Vorgehen**
Bei der (Ultraschall)phonophorese wird ein kopplungsfähiges Medikament wie z. B. Voltaren Emulgel, Mobilat Gel, als Kontaktmedium verwendet, sodass das Medikament mittels Ultraschall ins Gewebe bzw. unter die Haut transportiert wird.

3.4.8 Lymphdrainage

Die manuelle Lymphdrainage ist eine weitere Therapieform der physikalischen Therapie. Sie dient der entstauenden Behandlung bei Ödemen der Extremitäten, des Kopfs und/oder des Rumpfs verschiedener Ursachen. Durch kreisförmige mit leichtem Druck angewandte Verschiebetechniken, wird die Flüssigkeit aus dem Gewebe in das Lymphgefäßsystem verschoben. Die manuelle Lymphdrainage wirkt sich überwiegend auf den Haut- und Unterhautbereich aus und soll keine Mehrdurchblutung, wie in der klassischen Massage, bewirken. Das geschwollene, mit Zellflüssigkeit überladene Gewebe wird entstaut und Schmerzen werden gelindert. Bei ausgeprägten Stauungen wird die Lymphdrainage mit einer Kompressionsbandierung (lymphologischer Kompressionsverband) kombiniert.

- **Indikationen**
- Alle orthopädischen und traumatologischen Erkrankungen, die mit einer Schwellung einhergehen wie Verrenkungen, Zerrungen, Verstauchungen, Muskelfaserriss
- Ödeme der Arme und Beine, die nach Operationen der Gelenke oder Weichteile auftreten können
- Erkrankungen des Lymphgefäßsystems
- Schwergradige Lymphödeme bei Tumorpatienten, z. B. Mammakarzinom
- Verbrennungen, Schleudertrauma, CRPS I und II

3.4.9 Balneotherapie

Bei der **Balneotherapie** (*griech.* Bad, Badeanstalt) oder Bädertherapie handelt es sich um eine therapeutische Behandlungsform mit Heilquellenwasser. Diese Heilquellen besitzen einen höheren Gehalt an Mineralstoffen wie Kohlendioxid, Kohlensäure, Schwefelwasserstoff und radioaktiven Stoffen. Kneipp-Kuren und generell die **Hydrotherapie** wird mit Leitungswasser durchgeführt. Neben medizinischen Bädern gehören zur Balneotherapie auch innere Anwendungen wie Trinkkuren und Inhalationen. Eine spezielle Form dieser Therapie ist die Thalasso-Therapie.

Die Bäder werden in Voll-, Sitz- und Teilbäder und Inhalationsbäder unterschieden. Es gibt 5 Temperaturstufen. Die Maximaltemperatur beträgt 40°C. Das Heilwasser wirkt bei warmen und heißen Bädern durch Wärme.

Nutzen des Wassers:

- Der Auftrieb durch das Wasser entlastet Muskeln und Gelenke, sodass Bewegungen, die dem Patienten außerhalb des Wassers aufgrund des Körpergewichts und bestehender Schmerzen nahezu unmöglich sind, durchgeführt werden können.
- Warmes Wasser wirkt schmerzlindernd und positiv auf das vegetative Nervensystem.
- Thermische Reize regen auch den Stoffwechsel und das Immunsystem an.

3.4.10 Inhalationstherapie

Bei der Inhalationstherapie werden zu Nebel zerstäubte, ärztlich verordnete Medikamente (Dosieraerosole) und andere gelöste Stoffe wie Kochsalz oder Kamille durch ein Gerät wie z. B. einen Ultraschallvernebler zerstäubt und gelangen über die Einatmung in die Atemwege. Diese als Inhalationstherapie bezeichnete Methode kann zur Behandlung verschiedener Erkrankungen im Bereich der Atemwege genutzt werden, z. B. der Bronchitis oder dem Asthma bronchiale. Das klassische Wasserdampfbad mit Kamillenblüten oder ätherischen Ölen wie Menthol- oder Thymianöl findet nach wie vor bei Atemwegserkrankungen Anwendung. Um die Bronchien zu erweitern, werden β-Mimetika und entzündungshemmende Mittel wie Kortison eingesetzt. Seltener werden Antibiotika oder Lokalanästhetika auf diesem Weg verabreicht.

- **Wirkung**
- Anfeuchten der Atemwege bei Feuchtinhalation.
- Lockerung und Verflüssigung des Bronchialsekrets.
- Verkrampfungen der Bronchialmuskulatur → Bronchialspasmus
- Entzündungshemmung.
- Abhusten mit Beseitigung des Sekrets.
- Bei akuten und chronischen Erkrankungen der Atmungsorgane hat sich die Kombination von Inhalation mit anschließender Atemtherapie bewährt.

3.4.11 Kälte- und Wärmetherapie (Thermotherapie)

Die Kälte- und Wärmetherapie werden der Thermotherapie zugeordnet. Sie wird seit Jahrhunderten zur Behandlung von schmerzhaften Erkrankungen angewandt wie die Kneipp-Therapie aus dem 19. Jahrhundert.

Kältetherapie

Durch Kälteanwendung werden die Schmerzrezeptoren in ihrer Aktivität gehemmt. Die Nervenleitgeschwindigkeit wird hierdurch herabgesetzt und es werden weniger entzündungs- sowie schmerzauslösende Substanzen im Gewebe freigesetzt, z. B. Histamin. Kältetherapie wird mit intensiver Kälte in Form von

- Eiswickel, Eismanschetten, Eiskompressen,
- tiefgekühlten Eis-/Gelbeuteln,
- direkter Abreibung (Eismassage),
- Kältesprays, Kaltgas, Kaltluft,
- Eisteilbäder in Fuß- und Armbadewannen oder als
- Kneipp-Therapie, Wassertreten, kalte Güsse, Barfußgehen, durchgeführt.

- **Indikationen**
- Stimulation der Triggerpunkte bei muskulären Verspannungen
- Chronisch entzündliche Gelenkerkrankungen
- Gelenksteifigkeit, schmerzende Gelenke
- Postoperative Schmerzen → Kältepackungen direkt über der Inzisionsstelle platzieren zur Verringerung des Schmerzes und einer potenziellen Schwellung
- Herpes-zoster-Läsionen
- Chronische Rückenschmerzen
- Kopfschmerzen
- Lokale Kälte bei Tumorschmerzpatienten
- Sportverletzungen (Kältesprays)

Bei chronischen Schmerzsyndromen ist ein langsames Herantasten von Kälte erforderlich. Bei Ersteinsatz haben sich mentholgetränkte Leinenauflagen bewährt. Nach regelmäßigen Anwendungen kommen dann eiswassergetränkte Auflagen zum Einsatz. Nach Gewöhnung ist die Anwendung von tiefgekühlten Eis-/Gelbeutel (Cold packs) möglich.

Der Haupteffekt der Kälteanwendung besteht darin, dass eine 20-minütige Anwendung für ca. 60 Minuten den Schmerzreiz übertönt und damit die Schmerzintensität reduziert.

Die anschließende Physiotherapie lässt sich dann leichter und schmerzfreier durchführen.

- **Kontraindikationen**
- Neugeborene bis zu 3 Monaten, da das Eis das Fettgewebe koagulieren kann.
- Verletzungen der Haut, z. B. Verbrennungsgebiete
- Kehlkopf → Eis auf dem N. vagus kann die Herzfrequenz verlangsamen

Wärmetherapie

Die Wärmetherapie wirkt lokal stoffwechselanregend und steigert die Durchblutung. Sie wird mit Wärmestrahlung oder Wärmeleitung durchgeführt. Bei akuten Schmerzen erzeugt Wärme keine Linderung.

- Wärmflaschen → in ein Tuch einschlagen, um Verbrennungen zu vermeiden.
- Ölbäder.
- Dinkelkissen → als Rolle geformt, insbesondere bei chronischen Rückenschmerzen. 15 Minuten im Backofen auf 120° aufheizen!
- Strahlungswärme 70°C → in einem Abstand von mindestens 70 cm
- Heiße Rolle → mit heißem Wasser getränkte aufgerollte Frotteetücher. Die Wärmeintensität bleibt durch Abrollen erhalten.
- Infrarot → durch Einstrahlen von optischer Energie wird das Gewebe erwärmt.
- Wärmepackungen z. B. mit Fango, Schlick, Moor (Peloide).
- Paraffinbad der Hände → Eintauchen der Hände in flüssiges Paraffin für einige Minuten, anschließend Hände in Tücher einschlagen.
- Voll- und Teilbäder mit Peloiden.

- **Indikationen**
- Muskelentspannung
- Schmerzhafte Gelenksteifigkeit bei Arthritis
- Menstruationskrämpfe
- Rheumatoide Arthritis nach dem akuten Stadium

- Anorektale Schmerzen → insbesondere warme Bäder

- **Kontraindikationen**
- Akutes Trauma
- Blutungen und Schwellungen
- Bewusstlose Patienten
- Tumorschmerzpatienten → Wärme wirkt sich auf die Tumorzellaktivität aus und fördert die Ausschwemmung von Tumorzellen

3.4.12 Atemtherapie

Unsere Atmung verläuft größtenteils unbewusst, flaches Atmen gehört zum Alltag. Häufig atmen wir erst bei großen Anstrengungen oder bei Atemnot ganz bewusst und tief in den Bauch. Dabei ist das Einatmen ein aktiver Vorgang, bei dem das Zusammenspiel vieler Muskeln notwendig ist.

- Durch eine gezielte Atemgymnastik wird die Atemmuskulatur gestärkt und das Atemzugvolumen erhöht sich.
- Ein regelmäßiges Atemtraining und richtige Atemtechnik erhöht das Lungenvolumen und die Ausdauer.
- Atemgymnastik entspannt fast augenblicklich und fördert die Konzentration.

Atmung bedeutet Aufnahme von Sauerstoff zur Aufrechterhaltung aller Lebensvorgänge in den Zellen und Abgabe von Kohlensäure als Abfallprodukt aus dem Stoffwechsel [2]. Der Mensch kann 30 Tage ohne Nahrung auskommen, jedoch nur 3 Minuten auf Sauerstoff verzichten, bevor es zu lebensbedrohlichen Zuständen kommt.

Die Steuerung des Atmens erfolgt willkürlich, kann jedoch unwillkürlich unterstützt werden. Infolge akuter und chronischer Erkrankungen kann die Atmung behindert sein und in O_2-Mangelzuständen resultieren. Hier wirkt die bewusste Steuerung – insbesondere die Ausatmung – beruhigend auf das vegetative Nervensystem.

- **Indikationen**
- Anspannung, Angst
- Alle Erkrankungen mit eingeschränkter Ventilation wie chronische Bronchitis,

obstruktives Lungenemphysem, Asthma
bronchiale
- Restriktive Lungenerkrankungen wie Lungen-
fibrose, Tuberkulose, Verwachsungen nach
Pleuraempyem, Pleuraschwarten, Atelektasen
- Störungen am Bewegungsapparat wie Skoliose,
Fehlhaltungen
- Prä- und postoperativ, insbesondere nach
Herzoperationen → Verkürzung der Re-
konvaleszenz
- Schlafstörungen
- Wochenbett

- **Beispiel für Atemübungen für mobile
Patienten**
- Vorbereitung: Grundposition
  - Der Patient steht gerade mit schulterbreit
gegrätschten Beinen. Die Arme hängen
seitlich am Körper. Der Patient sollte ganz
entspannt stehen und das ganze Gewicht
auf den Beinen und Füßen ruhen.
- Übung 1
  - Beim Einatmen die Arme nach vorn, dann
nach oben strecken.
  - In dieser Position kurz die Spannung halten.
  - Beim Ausatmen die Arme langsam wieder
runter nehmen.
- Übung 2
  - Tiefeinatmen, dabei die Arme erst nach
vorn dann nach oben strecken.
  - In dieser Position kurz die Spannung halten.
  - Oberkörper, Schultern und Arme vorn-
überfallen lassen und dabei hörbar ausatmen.
- Übung 3
  - Jetzt mit den Händen die Fußgelenke umfassen. Noch beim Ausatmen einmal laut
»ha« ausrufen, sodass auch die restliche
Atemluft aus der Lunge heraus gepresst
wird.

- **Anweisung für Atemübung für bettlägerige
Patienten, z. B. postoperativ**
- Atmen Sie langsam aus, fühlen Sie, wie die An-
spannung Ihren Körper verlässt.

- Atmen Sie nun langsam und regelmäßig weiter
in einem für Sie angenehmen Rhythmus ein
und aus. Sie können auch in den Bauch ein-
und ausatmen.
- Stellen Sie sich einen schönen Ort wie eine
Blumenwiese, Sonne oder Strand vor. Beenden
Sie die Übung mit einer langsamen, tiefen
Ausatmung und Sie fühlen sich entspannt und
wach.
- Diese Atemtechnik sollte 4- bis 6-mal/Tag
durchgeführt werden.

Fazit
- Die physikalische Therapie ist ein Teil des multimodalen Therapiekonzeptes besonders bei
chronischen schmerzhaften Erkrankungen.
- Wichtig für die Pflegenden ist, daran zu
denken, dass bei akuten und chronischen
Schmerzen physikalische Maßnahmen neben
z. B. medikamentösen oder invasiven Therapien
zur Schmerzlinderung und zur Funktionsverbesserung beitragen.
- Die Atemtechnik, besonders bei bettlägerigen
Patienten kann die Pflege nach Anleitung
selbstständig durchführen [63].

3.5 Invasive schmerztherapeutische Verfahren

- **Stellenwert therapeutischer Interventionen**
Durch die enormen Fortschritte der
medikamentösen Therapie zur Behandlung
chronischer tumor- und nichttumorbedingter
Schmerzen, die heute die Basis der medizinischen
Schmerztherapie darstellt, ist der Stellenwert der
invasiven Verfahren gesunken. Wichtige Ausnahmen sind therapieresistente Tumorschmerzen
und einige Krankheitsbilder wie z. B. das CRPS
(► Kap. 21), bestimmte Formen von Gesichtsschmerzen, Ischämieschmerz, Zosterneuralgie.
Hier kann oft durch Blockadetechniken die Krank-
heitsprogression gestoppt werden. Auch bei langfristig nur medikamentös einstellbaren Syndromen
wie der Trigeminusneuralgie können z. B. durch
die ganglionäre Opioidanalgesie (GLOA) die
Schmerzattacken unterbrochen und so die Zeit bis
zum Eintritt der Wirksamkeit der Antikonvulsiva

überbrückt werden. Auch bei Schmerzrezidiven können rasche invasive Maßnahmen hilfreich sein.

Als obsolet einzustufen sind eine Durchtrennung oder Zerstörung peripherer Nerven oder Nervenstrukturen im Rahmen der Schmerztherapie. Bis auf wenige Ausnahmen wie z. B. die Trigeminusneuralgie, sind neurodestruktive Verfahren hier nicht indiziert.

3.5.1 Lokal- und regionalanästhesiologische Verfahren

Es wird zwischen lokalen (örtlichen) und regionalen (auf ein bestimmtes Gebiet begrenzt) anästhesiologischen Therapien unterschieden. In der Schmerztherapie werden diese Verfahren mit dem Ziel eingesetzt, ein örtliches Betäubungsmittel (Lokalanästhetikum) und/oder Opioide in die Nähe schmerzleitender Nerven zu bringen. Das verabreichte Medikament diffundiert zu den Nerven und verhindert die Weiterleitung schmerzhafter Nervenimpulse. Der schmerzverursachende Nerv wird somit blockiert.

- Akutschmerzpatienten (z. B. akutes CRPS) können von invasiven Maßnahmen wie z. B. von Blockadetechniken profitieren.
- Chronifizierte Schmerzpatienten sollten auf keinen Fall mit invasiven Maßnahmen als alleinige Therapie (Monotherapie) und/oder Therapie der ersten Wahl behandelt werden. Sie bedürfen dringend einer multimodalen Schmerztherapie (▶ Abschn. 3.1).

Werden chronische Schmerzpatienten vorschnell invasiv behandelt, ist es später schwieriger, konservative Behandlungskonzepte durchzusetzen. Hierbei ist es unerheblich, ob der Patient lange Serien von Triggerpunkt-, Nerven- oder Sympathikusblockaden erhalten hat. Bei fehlendem Erfolg dieser Maßnahmen verfestigt sich nur die Überzeugung des Patienten, an einem therapieresistenten selbst für Spezialisten nicht mehr behandelbarem Krankheitsbild zu leiden. Versuche, ihn dann doch noch einmal einer zuvor vielleicht nicht systematisch erprobten medikamentösen und/oder psychotherapeutischen Therapie zuzuführen, scheitern dann an seiner mangelnden Akzeptanz.

In Krisensituationen bei z. B. akuter Dekompensation des Patienten, können Interventionen sinnvoll sein, vorausgesetzt der Patient ist über das limitierte Therapieziel und die begrenzte Anzahl der geplanten Injektionen informiert worden.

Der Einsatz von Nervenblockaden als Teil des multimodalen Therapiekonzepts kann für den Therapieerfolg beitragen, setzt jedoch Folgendes voraus:

- Sorgfältige Analyse des Schmerzes
- Richtige Diagnose und Indikationsstellung
- Bestimmung des Schmerzchronifizierungsgrads
- Gut selektiertes Patientengut
- Anzahl der Nervenblockaden (klare Zeitbegrenzung)
- Nach einem Misserfolg der ersten 2–3 Interventionen treten **Späterfolge** bei Weiterführung der Therapie sowohl bei Nerven- als auch bei Sympathikusblockaden oder ganglionären Opioidanalgesien (GLOA) **so gut wie nie auf**!
- Aufgrund dieser Erfahrung und der Risiken wie z. B. Intoxikationen durch Lokalanästhetika (❏ Tab. 3.22) ist es nicht anzuraten, invasive therapeutische Verfahren einzusetzen, bevor nicht alle Möglichleiten der multimodalen Therapie, wie pharmako-, physio- und psychotherapeutische Behandlungen versucht wurden.

> **Bei alleinigem Fokus auf der Durchführung invasiver Techniken als Monotherapie besteht insbesondere bei geringem oder kurzfristigem Effekt die Gefahr der Fixierung auf ein rein körperliches Schmerzkonzept. Dieses Vorgehen kann eine Schmerzchronifizierung begünstigen. Studien, die den Einsatz invasiver Verfahren nach einem sorgfältigen interdisziplinären Assessment untersuchen und auch die Nachbehandlung interdisziplinär bestreiten, zeigen oft nachhaltigere Ergebnisse. Der unkritische Einsatz von Injektionstechniken sollte vermieden werden [11].**

3.5.2 Lokalanästhetika (LA)

Lokalanästhetika werden aufgrund ihrer chemischen Struktur in Ester- und Amidverbindungen unterteilt. Die Esterverbindungen werden im Blut durch das Enzym Cholinesterase abgebaut. Das LA Procain, das hauptsächlich in der Neuraltherapie Anwendung findet, wird diesen Verbindungen zugeordnet.

Die neueren LA gehören zur Gruppe der Amidverbindungen. Sie werden in der Leber abgebaut und haben z. T. eine längere Wirkdauer als die Esterverbindungen.

Lokalanästhetika erzeugen eine reversible Blockade der Natriumkanäle in der Nervenzellmembran und unterbrechen dadurch die Reizweiterleitung.

Für die Durchführung von Regionalblockaden muss das geeignete LA ausgewählt werden. Bei operativen Eingriffen in Regionalanästhesie steht die Ausschaltung der Sensorik und Motorik im Vordergrund und die zu erwartende Operationsdauer bestimmt ganz wesentlich die Wahl des Lokalanästhetikums. Der Wirkungseintritt und die Toxizität spielen eine wichtige, aber nicht die entscheidende Rolle. Im Rahmen der Schmerztherapie, bei der die rasch leitenden Aδ-Fasern und die langsam leitenden C-Fasern (◘ Tab. 3.19) Ziel der Blockade sind, hat die Toxizität neben der Wirkungsdauer einen deutlich höheren Stellenwert.

Kurz wirkende LA

Novocain (Procain)
- Wirkstoffklasse: Estertyp
- Wirkungsdauer: 0,5–1 h, abhängig vom Anwendungsbereich und der Konzentration
- Verträglichkeit und Steuerbarkeit: LA mit der geringsten Toxizität, aufgrund seiner kurzen Halbwertzeit gut steuerbar
- Klinischer Einsatz: muskelrelaxierende Eigenschaft, gefäßerweiternde Wirkung → Infiltrationstherapie, Triggerpunktbehandlung
- Dosierung: 0,5–2%

◘ **Tab. 3.19** Funktionelle Unterscheidungen von Nervenfasern

Fasertyp	Funktion
A_α	Motorik, Berührung, Druck, Tiefensensibilität
A_β	Motorik, Berührung, Druck, Tiefensensibilität
A_γ	Regulation des Muskeltonus
A_δ	Schmerz, Temperatur, Berührung
B	Präganglionäre sympathische Funktionen
C	Schmerz, Temperatur, Berührung, postganglionäre sympathische Funktionen

Mittellang wirkende LA

Xylocain (Lidocain)
- Wirkstoffklasse: Amidtyp
- Wirkungsdauer: 1–2 h, abhängig vom Anwendungsbereich und der Konzentration
- Verträglichkeit und Steuerbarkeit: mittlere relative Toxizität, mittellange Wirkungsdauer, gute Ausbreitungseigenschaft
- Klinischer Einsatz: Neural-, Segmenttherapie, Infiltrationsanästhesie, Blockade peripherer Nerven, Epiduralanästhesie, Schleimhautoberflächenanästhesie (2% EMLA-Gel)
- Dosierung: 0,5–1,5%

EMLA-Pflaster (Lidocain)
EMLA ist ein topisches LA, das die intakte Haut durchdringt und eine Anästhesietiefe von bis zu 5 mm erreicht. Es bewirkt eine initiale Vasokonstriktion der Hautgefäße gefolgt von einer Vasodilation bei Erreichen von höheren Konzentrationen.
- Mischung: 2,5% Lidocain und 2,5% Prilocain
- Klinischer Einsatz: Kinderanästhesie, vor Anlage eines i.v.-Zugangs sowie für kleinere chirurgische Eingriffe an der Hautoberfläche

Versatis (Lidocain-Pflaster)

▶ Abschn. 3.2.4, »Versatis (Lidocainpflaster)« und ▶ Kap. 16.

Scandicain, Meaverin (Mepivacain)

- Wirkstoffklasse: mittellang wirkendes LA vom Amidtyp
- Wirkungsdauer: 1–3 h, abhängig vom Anwendungsbereich und der Konzentration
- Verträglichkeit und Steuerbarkeit: LA mit mittlerer relativer Toxizität, mittellange Wirkungsdauer, gute Ausbreitungseigenschaften und bedingt gefäßdilatatorische Wirkung
- Klinischer Einsatz: diagnostische und therapeutische Blockaden in der Schmerztherapie, z. B. Infiltrationstherapie, i.v.-Regionalanästhesie, zur Blockade peripherer Nerven, Ganglien und Epiduralanästhesie. In der Geburtshilfe wegen der langen Eliminationshalbwertzeiten beim Kind nicht zu empfehlen
- Dosierung: überwiegend 0,5–1(–1,5)%-Lösung

Xylonest (Prilocain)

- Wirkstoffklasse: mittellang wirkendes LA vom Amidtyp.
- Wirkungsdauer: 2–3 h, abhängig vom Anwendungsbereich und der Konzentration.
- Verträglichkeit und Steuerbarkeit: hat von den Amidlokalanästhetika die beste Relation zwischen anästhetischer Potenz und Toxizität.
- Klinischer Einsatz: wegen der verhältnismäßigen geringen Toxizität ist der Einsatz von Prilocain für Regionalanästhesietechniken, die als Einzelinjektion ein großes Volumen bzw. eine hohe anästhetische Dosis erfordern, geeignet. Für kontinuierliche Blockaden ist Prilocain nicht geeignet.
- Wegen der Möglichkeit erhöhter Methämoglobinspiegel ist die Anwendung von Prilocain bei anämischen Patienten und bei Kindern unter 6 Monaten und in der Geburtshilfe nicht geeignet.
- Dosierung: je nach Anwendungsgebiet 0,5–2%-Lösung.

Lang wirksame LA

Naropin (Ropivacain)

- Wirkstoffklasse: LA vom Amidtyp.
- Epiduralanästhesie: 0,5–1%, 200 mg.
- Plexusblockaden: 0,75%, 300 mg.
- Leitungs- und Infiltrationsanästhesie: 0,5–0,75%, 225 mg.
- Injektionen an myofasziale Triggerpunkte: 0,2% (1–2 ml je Triggerpunkt)
- Kontinuierliche Verfahren: 0,2%, bis zu 14 ml/h. Eine Dosiserhöhung kann in der frühen postoperativen Phase erforderlich sein, dann bis zu 0,375%, 10 ml/h (max. 37,5 mg/h). Die Konzentrationen liegen bei mehrtägiger Gabe deutlich unter potenziell toxischen Plasmaspiegeln.
- Wirkungsdauer: Epiduralanästhesie: ca. 7 h, Analgesie ca. 4 h, motorische Blockade 10 mg/ml
- Plexusanästhesien: Plexus brachialis und Plexus lumbosakralis: 9–17 h, 7,5 mg/ml.
- Periphere Nervenblockaden in der Schmerztherapie: 2–6 h (0,2–0,375 mg/ml.
- Verträglichkeit: lang wirksames LA mit verhältnismäßig geringer Toxizität.
- Klinischer Einsatz: Epidurale Kombinationen von Ropivacain mit z. B. Sufentanil in einem Dosisbereich von 0,5–1 μg/ml sind möglich.
- Dosierung: Ropivacain wird in den Konzentrationen von 2 mg/ml (0,2%), 7,5 mg/ml (0,75%) und 10 mg/ml (1%) verwendet. Es ist für die kontinuierliche epidurale Infusion zugelassen.

> **Beachte!**
> - Verglichen mit Bupivacain hat es eine deutlich verringerte ZNS- und Kardiotoxizität
> - Besonders geeignet für regionalanästhesiologische Verfahren, bei denen eine höhere Dosierung oder Konzentration erforderlich ist
> - Gute Analgesie bei weitgehend erhaltener Motorik
> - Bis zu 80% der Patienten ohne messbare motorische Blockade nach Bromage

- Substanz der Wahl in einer Dosierung von 2 mg/ml für die geburtshilfliche, epidurale und postoperative Analgesie
- Als primär analgetisch wirksames LA besonders für Indikationen in der Schmerztherapie geeignet

Chirocain (Levobupivacain)

- Wirkstoffklasse: LA vom Amidtyp
- Einzeitige Grenzdosen ohne Adrenalin beim Erwachsenen: 150 mg
- Wirkungsdauer: 8–24 h, abhängig vom Anwendungsbereich und der verwendeten Konzentration
- Verträglichkeit und Steuerbarkeit: Tierexperimentelle Untersuchungen haben für Levobupivacain ein geringeres Risiko für ZNS- und kardiovaskuläre Toxizität ergeben als für Bupivacain.
- Klinischer Einsatz: Nach epiduraler Levobupivacainapplikation wurde die gleiche Qualität an sensorischer und motorischer Blockade wie bei Bupivacain deutlich.
- Dosierung: 0,125–0,75%

Carbostesin, Marcain (Bupivacain)

- Wirkstoffklasse: LA vom Amidtyp
- Einzeitige Grenzdosis: 150 mg ohne Adrenalin beim Erwachsenen
- Wirkungsdauer: 2,5–20 h, abhängig vom Anwendungsbereich und der verwendeten Konzentration. Im Mittel kann von einer Wirkungsdauer von 3–6 h ausgegangen werden.
- Verträglichkeit und Steuerbarkeit: Bupivacain gehört zu den Lokalanästhetika mit hoher relativer Toxizität. Seine anästhetische Potenz ist etwa 4-fach höher als die von Mepivacain. Es zeichnet sich durch langsameren Wirkungseintritt und durch lange Wirkungsdauer aus.
- Klinischer Einsatz: Bupivacain ist als lang wirkendes Lokalanästhetikum, insbesondere für Regionalanästhesien im operativem Bereich, in der postoperativen Analgesie sowie in der Schmerztherapie verschiedener Schmerzzustände indiziert.

- Es eignet sich zur Infiltrationsanästhesie, zur Blockade peripherer Nerven, Ganglien, Plexus und für alle Formen der neuroaxialen Anästhesie.
- Dosierung: Bupivacain wird – je nach Indikation – als 0,125 bis 0,5%-Lösung verwendet. Auch eine 0,75%-Lösung ist noch im Handel. Höhere Konzentrationen sind in der Schmerztherapie nicht erforderlich.

Nebenwirkungen und systemische Wirkung der LA

Unerwünschte systemische Wirkungen durch Lokalanästhetika können auftreten, wenn deren Plasmakonzentration hoch genug ist, um Organe mit erregbaren Membranen zu beeinflussen. Toxische Plasmaspiegel können erreicht werden durch:

- versehentliche intravasale oder intrathekale/epidurale Injektion,
- Überdosierung, insbesondere in Bereichen mit guter Durchblutung und entsprechend hoher Resorption und
- nicht patientenadaptierte Dosierungen (mg/kgKG) insbesondere bei Patienten mit Leber- oder Nierenerkrankungen.

Die Schwere der Intoxikation hängt von der absoluten Höhe der Plasmaspiegel ab und von der Wirkstärke des Lokalanästhetikums. Anästhetische Dosierungen kürzer wirkender LA (Prilocain, Mepivacain, Lidocain) können eine deutliche ZNS-Symptomatik bis hin zum Krampfanfall auslösen. Bei lang wirkenden LA sind auch kardiotoxische Reaktionen möglich [30]. Unter Bupivacain sind Herzstillstände bei vergleichsweise geringen intravasalen Injektionen (50 mg) beschrieben, die in der Hälfte der Fälle nicht therapierbar waren. Unter Ropivacain können auch bei intravasalen Fehlinjektionen kardiale Symptome und Herzstillstände auftreten. Sie treten jedoch nur unter höheren Dosierungen auf und sind effektiv therapierbar.

> Für die am häufigsten eingesetzten LA gilt folgende Reihe mit ansteigender systemischer Toxizität: Procain < Prilocain < Lidocain < Mepivacain, < Ropivacain < Levobupivacain < Bupivacain (◘ Tab. 3.20).

☐ **Tab. 3.20** Toxizität klinischer Dosierungen der Lokalanästhetika		
LA	**ZNS**	**Herz**
Procain, Prilocain	+	+/−
Lidocain	++	+
Mepivacain	++	+
Ropivacain	++(+)	+++
Levobupivacain	++	++++
Bupivacain	+++	++++++[a]

[a]Klinische Dosierung kann letaler Dosis bei Fehlanwendung entsprechen.

Die Symptome einer ZNS-Toxizität werden nach der Schwere der Intoxikationen unterteilt. Wichtig für eine rechtzeitige und angemessene Behandlung ist es, die ersten Zeichen wie die Taubheit der Zunge und der Mundregion (perioral) zu beachten und sofort zu reagieren. Da die Symptome einer ZNS-Intoxikation entweder unmittelbar nach der intravasalen Fehlinjektion des LA oder innerhalb der ersten halben Stunde (Überdosierung) auftreten, muss während dieses Zeitraumes ein dauernder verbaler Kontakt mit dem Patienten bestehen.

Eine kardiovaskuläre Intoxikation bzw. toxische Wirkungen auf das Herz-Kreislauf-System treten erst nach Gabe sehr hoher Dosen auf. Sie äußern sich in Reizleitungsstörungen autonomer Herz- und Gefäßnervenfasern, einer Dämpfung der Herzfunktion und peripherer Vasodilatation (☐ Tab. 3.21; [30]).

Neben allgemeinen Risiken (☐ Tab. 3.22) sind Punktionsverletzungen oder -folgen hervorzuheben, die zu persistierenden Dysästhesien führen können. Besondere Vorsicht ist bei Patienten mit Engpasssyndromen, Gerinnungsstörungen sowie bei Punktionen geboten, bei denen der Nerv aus anatomischen Gründen nicht ausweichen kann, z. B. N. ulnaris im Ellbogenbereich. Die Verwendung atraumatischer Kanülen z. B. Sprotte-Nadel ist anzuraten [30].

☐ **Tab. 3.21** Symptome einer Intoxikation durch Lokalanästhetika	
Zentrales Nervensystem (ZNS)	**Kardiovaskuläres System (CVS)**
Erregungsphase, leichte Intoxikation	
Kribbeln in den Lippen, Zungenparästhesien, periorale Taubheit, metallischer Geschmack, Angst, Unruhe, Zittern, Muskelzuckungen, Trockenheit des Munds, Erbrechen, Ohrensausen	Herzklopfen, Hypertonie, Tachykardie, Tachypnoe
Erregungsphase, mittelschwere Intoxikation	
Sprachstörungen, Benommenheit, Tremor, Schläfrigkeit, Verwirrtheit, Erbrechen, choreiforme (Veitz-Tanz) Bewegungen, Mydriasis, tonisch-klonische Krämpfe, Polypnoe	Tachykardie, Arrythmie, Zyanose, Blässe, Nausea, Erbrechen
Lähmungsphase, schwere Intoxikation	
Stupor, Koma, irreguläre Atmung, Atemstillstand, Tonusverlust, Erbrechen mit Aspiration, Sphinkterlähmung, Exitus	Schwere Zyanose, Bradykardie, Blutdruckabfall, primäres Herzversagen, Hypo-/Asystolie, Kammerflimmern

Voraussetzungen zur Beherrschung von Komplikationen

- **Pflegerische Maßnahmen**
  - Venöser Zugang (optional Arzt)
  - Narkosegerät → vor jeder invasiven Maßnahme prüfen
  - Bei kleinerer Regionalanästhesie kann eine einfache Beatmungseinheit, z. B. Beatmungsbeutel mit Maske und O_2 ausreichen
  - Komplettes Intubationsinstrumentarium

- **Monitoring**
  - EKG (Defillibrator), insbesondere bei ausgedehnten rückenmarknahen Regionalanästhesien
  - Pulsoximeter
  - Blutdruckmessgerät

Tab. 3.22 Allgemeine Risiken und Komplikationen interventioneller Verfahren in der Schmerztherapie

Komplikation	Beispiel	Maßnahmen zur Vermeidung und zur Risikominimierung
Punktionsfolgen	Nervenläsion	Verwendung atraumatischer Kanülen; Vermeidung einer intraneuralen Injektion; Benutzung von Nervenstimulatoren
	Hämatom	Anamnese beachten: Gerinnung, Engpasssyndrome
	Verletzung von Organen	Optimale Punktionstechnik, Verwendung von Bildwandler o. ä. Hilfsmitteln
	Infektionen	Aseptisch arbeiten!
Verwendung von Lokalanästhetika	Fehlinjektion: intravasal; Krampfanfall intrathekal/epidural: hohe Epidural-/Spinalanästhesie mit Atemlähmung (z. B. bei Wurzel- oder Stellatumblockade)	Punktionstechnik optimieren, ggf. Verwendung von Bildwandler o. ä. Hilfsmitteln, sicherer Venenzugang und Aspirationsversuch vor der Injektion
	Hypotonie durch Sympathikolyse (bei rückenmarknaher Anwendung)	Plasmaexpander vor Injektion; evtl. Sympathomimetika
Opioide	Atemdepression	kleinste effektive Dosis wählen, ausreichende Nachbeobachtung, evtl. zusätzliches Monitoring
	Pruritus, Obstipation, Blasenfunktionsstörung	Dosis reduzieren, zusätzlich Naloxon s.c., Opioid wechseln

▬ Elektrostimulationsgerät zum sicheren Aufsuchen peripherer Nerven

- **Infusionslösungen**
▬ 500 ml Ringerlösung, Plasmaexpander, 8,4%iges Natriumbicarbonat 100 ml

- **Medikamente für die Notfallbehandlung**
▬ Injektionsbereit: Sedativum → Valium, ein Vasopressor → Akrinor und ein Vagolytikum → Atropin
▬ 2 Ampullen Atropin
▬ 2 Ampullen Alupent
▬ 2 Ampullen Akrinor
▬ 3 Ampullen 0,1% Suprarenin (1:1.000)
▬ 2 vorbereitete Spritzen mit Suprarenin (1:10.000, 10 ml)
▬ 2 Ampullen Dopamin
▬ 1 Ampulle 10% Kalziumgluconat
▬ 1 Ampulle Fenistil
▬ Solu-Decortin (50 mg, 250 mg, 1000 mg)
▬ 2 Ampullen 0,9% Natriumchlorid

▬ 2 Ampullen 2% Lidocain
▬ 3 Ampullen Diazepam (Valium 10 mg)
▬ 2 Ampullen Midazolam (Dormicum 5 mg)
▬ 1 Ampulle Clonazepam (Rivotril 1 mg)
▬ 1 Injektionsflasche Thiopental-Natrium
▬ 2 Ampullen Hypnomidate
▬ 2 Ampullen Succinylcholin

▷ Bei neuroaxialen Anästhesien, ganglionären Blockaden, i.v.-Regionalanästhesien und Plexusanästhesien ist ein Narkosegerät mit Intubationsmöglichkeit notwendig!

3.5.3 Regionalanästhesiologische Verfahren

Die Pionierarbeit von Koller (1884; [35]) zur anästhetischen Wirkung von Kokain im Rahmen der Augenchirurgie war historischer Ausgangspunkt für die Lokal- und Regionalanästhesie.

Je nach Indikation der Durchführung einer Blockadetechnik kann zwischen diagnostischen, therapeutischen und prognostischen Nervenblockaden unterschieden werden.

■ **Diagnostische Blockaden**

Ziel einer diagnostischen Blockade ist es festzustellen, welcher Nerv für die Weiterleitung der Schmerzimpulse verantwortlich ist. Hierzu werden kurz wirksame LA verwendet. Verschwindet der Schmerz bei Blockade, ist der blockierte Nerv als Schmerzverursacher identifiziert. Zur Überprüfung des Therapieerfolges ist es ratsam, die diagnostische Blockade einige Tage später mit einem länger wirksamen LA zu wiederholen.

■ **Therapeutische Blockaden**

Sie werden bei der Behandlung unterschiedlichster Schmerzzustände angewandt. Typische Beispiele sind posttraumatische und postoperative Schmerzen, komplexe regionale Schmerzsyndrome (CRPS I und II), Gelenkmobilisationen, postzosterische Neuralgie oder Tumorschmerzen. Falls die schmerzleitenden Nerven bekannt sind, wird eine therapeutische Nervenblockadeserie von 6–12 Blockaden eingeleitet. Hierbei empfiehlt sich ein lang wirksames Lokalanästhetikum.

■ **Prognostische Blockaden**

Ziel prognostischer Nervenblockaden ist es, den Patienten mit den Auswirkungen einer Blockade vertraut zu machen, bevor z. B. nervenzerstörende (neurolytische) Blockaden durchgeführt werden. Die nach einer Blockade auftretende und gewollte Taubheit wird jedoch manchmal von den Patienten als unangenehmer und schlimmer empfunden als die ursprünglichen Schmerzen, wodurch der Nutzen der Behandlung in Frage gestellt werden kann.

3.5.4   Periphere Blockaden

Bei diesen Nervenblockaden wird der periphere Nerv passager (reversibel) durch ein Lokalanästhetikum ausgeschaltet.

Typische Lokalisationen peripherer Nervenblockaden sind:

= Kopfbereich → periphere Äste des N. trigeminus (N. supra- und infraorbitalis, N. mentalis)
= Halsbereich → Plexus cervicalis superior, Spinalwurzeln (Paravertebralblockaden)
= Stamm → Interkostalnerven, Spinalwurzeln
= Obere Extremität → Plexus brachialis, N. radialis, N. ulnaris, N. medianus, Interdigitalnerven (Oberst-Leitungsanästhesie)
= Untere Extremität → N. femoralis, N. cutaneus femoris lateralis, N. obturatorius, N. genitofemoralis, N. ilioinguinalis, N. peroneus, N. tibialis, Interditgitalnerven

Exemplarische Blockade peripherer Nerven

Blockade der Nn. occipitales

Der N. occipitalis major durchbohrt etwa 3 cm lateral der Protuberantia occipitalis (Knochenvorwölbung) in Höhe der Linea nuchae die Nackenmuskulatur (Knochenleiste auf der Außenseite des Os occipitalis; [30]). Er liegt dicht medial der hier gut tastbaren A. occipitalis.

Der N. occipitalis minor ist ungefähr 2,5 cm lateral dieser Stelle unmittelbar hinter und über dem Warzenfortsatz zu treffen.

■ **Indikationen**
= Okzipitalisneuralgie → Schmerzzustände im Hinterkopfbereich der oberen Zervikalnerven durch Irritation der Nervenwurzeln bei degenerativen Wirbelsäulenveränderungen und Muskelverspannungen mit Irritationen der Nervenwurzel
= Gelenkblockaden oder Tumoren der 2. und 3. zervikalen dorsalen Wurzel

■ **Diagnostische Blockade**
= Differenzialdiagnostische Abklärung von Schmerzen des Hinterkopfes, z. B. bei Verdacht auf Tumoren der hinteren Schädelgrube

■ **Therapeutische Blockade**
= Okzipitale Neuralgien, die durch Schmerzen im Subokzipital- und Hinterkopfbereich charakterisiert sind

- **Kontraindikationen**
- Keine
- Evtl. allergische Reaktionen auf LA in der Anamnese
- Häufig entscheidend für den Therapieerfolg ist das Aufsuchen myofaszialer Triggerpunkte, die ebenfalls lokal anästhesiert werden

- **Pflegerische Maßnahmen**
- Vor, während und nach der Blockade Schmerz messen
- Anleitung des Patienten zum Führen eines Blockadeprotokolls
- Assistenz und Überwachung (RR, Herzfrequenz) während und nach der Blockade
- Patienten, falls nötig, beruhigen
- Kontrolle der Notfallausrüstung auf Vollständigkeit und Funktionsfähigkeit
- Vorbereitung der Materialien → sterile Kautelen, 2 ml Spritzen, 26-G-Kanülen (25 mm), Lokalanästhetika, Desinfektionsmittel, Tupfer zur Kompression
- Lagerung → sitzend mit leicht flektiertem Kopf
- Evtl. Kopfhaare im Bereich der Punktion rasieren
- Nach Blockade, Patienten ca. 1 h überwachen

❯ **Die Aufklärung über die Technik, Wirkweise und evtl. Risiken der Blockade obliegt dem behandelnden Arzt.**

- **Dosierung**
- Diagnostisch → mittellang wirkendes LA: 0,5–1 ml Prilocain (Xylonest), Mepivacain (Scandicain, Meaverin) oder Lidocain (Xylocain)
- Therapeutisch → langwirksames LA: 1–1,5 ml 0,75% Ropivacain (Naropin), 0,5% Bupivacain (Carbostesin) evtl. mit Zusatz von 1–2 mg Dexamethason (Fortecortin)

❯ **Höhere Dosierungen sollten wegen der guten Durchblutung vermieden werden!**

- **Injektionstechniken**
- N. occipitalis major → etwa 2,5 cm von der Mittellinie entfernt, direkt medial der gut tastbaren A. occipitalis, wird die Kanüle leicht kranial zwischen den Ansätzen der Mm. trapezius und semispinalis bis zum Knochenkontakt vorgeschoben. Nach minimalem Zurückziehen und Aspiration wird das LA gespritzt.
- N. occipitalis minor → ca. 2,5 cm lateral der oben beschriebenen Punktionsstelle. Unter leichter kranialer Führung wird ebenfalls Knochenkontakt gesucht, die Kanüle geringfügig zurückgezogen, aspiriert und injiziert.

Bei initialer Schmerzlinderung bzw. nach Durchführung von 2–3 Blockaden ist bei erwiesener Schmerzlinderung eine Blockadeserie von 8–12 Blockaden indiziert.

Komplikationen treten nur bei einer versehentlichen intraarteriellen Injektion auf und sind extrem selten.

Sympathikusblockaden

Bei der Durchführung von Sympathikusblockaden werden sympathische prä- und/oder postsynaptische Efferenzen passager ausgeschaltet. Unter pathologischen Bedingungen kann das sympathische Nervensystem an dem Entstehen und der Aufrechterhaltung von Schmerzen beteiligt sein und die Nervenfasern können die Eigenschaften von Rezeptoren annehmen (► Kap. 1). Normalerweise sind Nervenfasern durch natürliche Reize (mechanisch, chemisch, thermisch) nicht oder nur schwer erregbar. Durch die Blockade des sympathischen Nervensystems werden pathologisch entgleiste Veränderungen sowohl im peripheren als auch im zentralen Nervensystem normalisiert.

Der Sympathikusblockade werden folgende Blockaden zugeordnet:
- Blockade des thorakalen Grenzstrangs → Erfolgsort: Arme
- Blockade des lumbalen Grenzstrangs → Erfolgsort: Becken, Eingeweide, Beine
- Blockade des Plexus coeliacus → Erfolgsort: Eingeweide des Oberbauches (Pankreastumor!)
- Blockade des sympathischen Grenzstrangs (Ganglion cervicale superius) → Erfolgsort: Kopf

━ Blockade des zervikalen Grenzstrangs (Ganglion cervicothoracicum [stellatum]) → Erfolgsort: Kopf, Arme

---

Beachte!
- ■ Die Punktion des thorakalen Grenzstrangs sollte wegen der Pleuranähe nur unter CT-Kontrolle erfolgen.
- ■ Der lumbale Grenzstrang wird unter Bildwandler oder auch CT-gesteuert punktiert.
- ■ Die Blockade des Plexus coeliacus ermöglicht eine Ausschaltung sympathischer Efferenzen und viszeraler Afferenzen (▶ Kap. 1) aus dem oberen Abdominalbereich.
- ■ Blockade des zervikalen Grenzstrangs (»Stellatumblockade«) mit höheren Volumina eines LA, um auch die oberen thorakalen Ganglien zu erreichen.

Blockade des Ganglion cervicothoracicum (stellatum)

Das Ganglion stellatum liegt in Höhe von C7–Th1 und ist durch die Verschmelzung der untersten zervikalen (7. und 8. Halsganglion) mit den obersten thorakalen (1. und/oder 2. Brustganglion) Ganglien entstanden. Die unmittelbare Umgebung des Ganglions bestimmen die 1. Rippe, die Pleura und der Plexus brachialis. Es liegt ventral der A. vertebralis, medial und dorsal der A. carotis communis und der V. jugularis sowie lateral der Speiseröhre und Trachea. Durch eine Blockade mit LA wird die sympathische Impulsleitung im Verlauf des zervikalen Grenzstranges unterbrochen.

- ■ **Indikationen**
- ━ Atypischer Gesichtsschmerz
- ━ Trigeminusneuralgie
- ━ Akuter Herpes zoster
- ━ Sympathische Reflexdystrophie

- ■ **Kontraindikationen**
- ━ Evtl. allergische Reaktionen auf LA in der Anamnese

- ■ **Komplikationen/Nebenwirkungen**
- ━ Horner-Syndrom (gleichzeitig Zeichen einer erfolgreichen Blockade)
- ━ Verstärkte Tränenproduktion
- ━ Anschwellen der Nasenschleimhaut
- ━ Heiserkeit, Fremdkörpergefühl im Hals durch Blockade des N. recurrens
- ━ Überwärmung in Arm und Gesichtshälfte
- ━ Hämatombildung (harmlos)
- ━ Krampfanfälle bei intravasaler Injektion, insbesondere der A. carotis und A. vertebralis, bei Beachtung der Technik jedoch extrem selten
- ━ Hohe Spinalanästhesie
- ━ Punktion der Speiseröhre → bitterer Geschmack

Als klinisches Zeichen einer erfolgreich durchgeführten Blockade gilt das Horner-Syndrom. Der Augenarzt Johann Friedrich Horner beschrieb 1869 die Trias aus Ptosis (Herabhängen des Augenlids), Miosis (Verengung der Pupille) und Enophthalmus (Einsinken des Augapfels) als Folge einer Lähmung der synaptisch innervierten Augenmuskulatur.

Nach ca. 1–2 Minuten entwickelt sich das Horner-Syndrom als Folge der beginnenden zerebralen (fazialen) Ausbreitung, die mit einer geringen Dosis des LA zu erzielen ist. Die vollständige, den Schulter-Arm-Bereich einschließende Wirkung bedarf einer höheren Dosierung und setzt voraus, dass sich das LA bis Th4 ausbreitet. Diese komplette zervikothorakale Ausbreitung wird erst nach 10–15 Minuten erreicht. Das Auftreten eines Horner-Syndroms ist nicht nur nach der Blockade des Ganglion stellatum, sondern für alle Blockaden der sympathischen Halskette charakteristisch.

- ■ **Pflegerische Maßnahmen**
- ━ Vorbereitung und Assistenz
- ━ Schmerzmessung vor und nach der Blockade
- ━ Notfallequipment, Monitoring!
- ━ Anästhesieprotokoll führen
- ━ Blockadeprotokoll (◘ Abb. 3.7)
- ━ Hautdesinfektion
- ━ 3,5–4 cm lange 21-G-Kanüle, Verlängerungsschlauch
- ━ LA → 5 ml Naropin 0,375–0,5% oder 0,25–0,5% Carbostesin für den Kopfbereich, bei Indikationen im Schulter-Arm-Bereich 10–15 ml

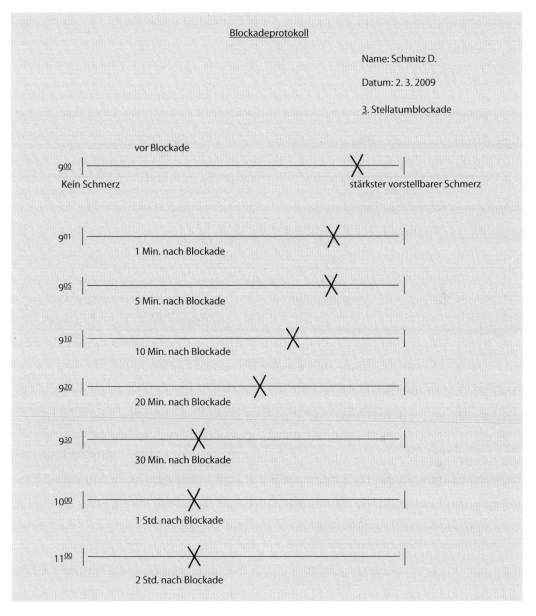

Blockadeprotokoll

Name: Schmitz D.

Datum: 2. 3. 2009

3. Stellatumblockade

Abb. 3.7 Blockadeprotokoll

- Rückenlagerung, Lagerungskissen unter den Schulterblättern platzieren, sodass der Kopf überstreckt (rekliniert) ist und Kinn und Brustbein eine horizontale Linie bilden
- Regelmäßige RR- und Pulskontrolle
- Sofort nach der Blockade, Oberkörper des Patienten aufrichten, um ein Abfließen des Medikaments nach unten zu den thorakalen Ganglien zu erreichen
- Überwachung des Patienten für ca. 1–1,5 h nach Blockade
- Monitoring weiterführen

▪ Injektionstechnik

Der Patient muss angehalten werden, während des Injektionsvorganges nicht zu schlucken oder zu sprechen. Die Einstichstelle liegt am medialen Rand des M. sternocleidomastoideus. Mit der »Zwei-Finger-Technik« wird der M. sternocleidomastoideus zur Seite gedrängt, dabei ist die Pulsation der A. carotis communis lateral fühlbar. Einstechen der Blockadekanüle in senkrecht-dorsaler Richtung. In einer Tiefe von 2–3,5 cm findet man Knochenkontakt mit dem Querfortsatz des 6. Halswirbels. Kommt es in dieser Tiefe nicht zum Knochenkontakt, muss die Richtung der Kanüle etwas nach kaudal oder kranial verändert werden. Nach Zurückziehen der Kanüle um ca. 2 mm sorgfältige Aspiration (während Injektion mehrfach wiederholen) in 2 Ebenen und Injektion von 5 ml Lokalanästhetikum.

Anschließend wird der Körper des Patienten aufgerichtet.

Bei guter Schmerzreduktion nach der ersten Blockade schließt sich eine Serie von ca. 10 GCS-Blockaden an. Bei Nichtansprechen macht eine Blockadeserie keinen Sinn. In schwierigen Fällen wie z. B. beim Herpes zoster ophthalmicus können bei ersichtlicher Besserungstendenz auch mehr Blockaden durchgeführt werden. Diese Blockade kann auch als ganglionäre Opioidanalgesie (GLOA), d. h. nur mit einem Opioid wie Temgesic durchgeführt werden (► unten).

> **❯❯** Während der Injektion des LA sind mehrfache Aspirationen erforderlich. 20%ige Lipidlösung bei evtl. auftretender Intoxikation durch Lokalanästhetika bereitstellen!

▪ Ultraschallgestützte Regionalanästhesie

Mit Hilfe moderner und hochauflösender Ultraschallgeräte lassen sich feinste anatomische Strukturen darstellen. Die Ultraschalltechnik wird zunehmend bei der Durchführung von Regionalanästhesien eingesetzt. Periphere Nerven lassen sich detailliert darstellen und somit unter Sicht gezielt anästhesieren [6].

Blockade des Ganglion cervicale superius (GCS)

Das oberste Grenzstrangganglion ist etwa 2,5 cm lang und liegt ca. 2 cm unter der Schädelbasis.

Die Punktion erfolgt durch den Mund (intraoral), an der Rachenmandel vorbei unterhalb des hinteren Gaumensegels in Höhe des zweiten Halswirbelkörpers (C2). Wegen der anatomischen Nähe zu den verschiedenen Rachennerven muss auf die Injektion eines Lokalanästhetikums verzichtet werden. Es wird daher ein niederkonzentriertes Opioid verwendet (ganglionäre Opioidanalgesie → **GLOA**).

▪ Indikationen

- ▬ Trigeminusneuralgie V1 (dauerhafte Besserung eher selten)
- ▬ Atypischer Gesichtsschmerz (dauerhafte Besserung eher selten)
- ▬ Akuter Herpes zoster im Gesichtsbereich
- ▬ Chronischer Herpes zoster (weniger erfolgreich)
- ▬ Durchblutungsstörungen

▪ Komplikationen/Nebenwirkungen

- ▬ Es treten keine speziellen Komplikationen auf, auch gibt es keine speziellen Kontraindikationen.
- ▬ Aufgrund des Verzichts auf LA und der sehr geringen Opioiddosierung werden kaum Nebenwirkungen beobachtet.
- ▬ Selten Auftreten von Übelkeit und Schluckbeschwerden.

▪ Pflegerische Maßnahmen

- ▬ Vorbereitung und Assistenz
- ▬ Laryngoskop mit Spatel (Anm. der Verfasserin: zur Vermeidung von Würgereiz ist es ratsam, dem Patienten das Laryngoskop mit Spatel in die Hand zu geben)
- ▬ Xylonest 4% Spray zur LA
- ▬ Atraumatische 24-G-Spinalkanüle (Sprotte-Nadel)
- ▬ Spezielle Führungskanüle mit Abstandshalter
- ▬ 0,03 mg Buprenorphin (Temgesic): 1 Amp. Temgesic 1 ml à 0,3 mg auf 10 ml aufziehen,

1 ml abziehen und mit 2 ml NaCl 0,9% verdünnen → 0,03 mg Temgesic
- Blockadeprotokoll
- Sitzende Lagerung, Kopfstütze
- Nach Blockade → Patienten ca. 30 min überwachen
- Bei guter Schmerzreduktion nach der ersten Blockade schließt sich eine Serie von ca. 10 GCS-Blockaden an, bei Nichtansprechen macht eine Blockadeserie keinen Sinn.

- **Injektionstechnik**
- Schleimhautanästhesie der Rachenhinterwand mit Xylonest 4% Spray nicht zwingend erforderlich (Anm. der Verfasserin: manche Patienten entwickeln Übelkeit durch Xolonest-Spray)
- Punktion enoral durch die Rachenwand ca. 2–3 cm lateral der Mittellinie in Richtung des Querfortsatzes C2
- Durch den geöffneten Mund mit Hilfe des Laryngoskops das Gaumensegel mit der Kanüle nach kranial und lateral heben; ca. 2 cm lateral der Mittellinie in Richtung des Querfortsatzes punktieren
- Nach negativer Aspiration erfolgt die Injektion.

Standards zur Durchführung und für die Bewertung diagnostischer Blockaden mit Lokalanästhetika

- Sicherung der optimalen Kanülenposition durch geeignete Hilfsmittel (z. B. Neurostimulator), ggf. radiologische Dokumentation, evtl. mit Kontrastmittel
- Injektion einer möglichst geringen Menge eines kurzwirksamen Lokalanästhetikums (<2 ml), um diffusionsbedingte Effekte auf Nachbarstrukturen (Nerven, Bandansätze, Muskeln) zu vermeiden
- Genaue Dokumentation des Ausfalls sensibler, evtl. auch vegetativer Nervenfasern mit getrennter Erfassung verschiedener Empfindungsqualitäten (Wärme, Kälte, taktile Reize, Wahrnehmung von Druck in tiefen Strukturen) [18]

- **Entscheidend zur Bewertung**
- Sicherung einer technisch korrekten Blockade: Kommt es zur kompletten Anästhesie im Versorgungsbereich der blockierten Nerven?
- Wie verändern sich Schmerzen, die zuvor innerhalb und außerhalb dieser Region lagen? Am besten vorher mit Farbstift Schmerzzonen markieren.
- Nach Gelenkinjektionen ist analog die aktive und passive Beweglichkeit zu dokumentieren, nach Sympathikusblockaden ist die Veränderung, z. B. der Hauttemperatur im Seitenvergleich zu dokumentieren.
- In Zweifelsfällen wiederholte Injektionen, evtl. auch mit kurz- und längerfristig wirksamen Substanzen.
- Dokumentation des analgetischen Effekts anhand eines Tagebuches durch den Patienten über mindestens 24 h.
- Kurzfristige Änderungen des Schmerzes in den ersten Stunden sind von Placeboeffekten nicht abzugrenzen!

Fazit
- Bei akuten Schmerzen sind, bei richtiger Indikationsstellung, Blockadetechniken sinnvoll.
- Bei chronischen Schmerzpatienten sind Blockaden nicht die Therapie der ersten Wahl und als Monotherapie obsolet.
- Im Rahmen eines multimodalen Therapiekonzeptes können Blockadetechniken in Erwägung gezogen werden.
- Wenn nach 2–3 Blockaden keine Besserung der Beschwerden eintritt, sollte die Therapie nicht weitergeführt werden.

Literatur

1. Ahlborg L, Andersson C, Julin P (2006) Whole-body vibration training compared with resistance training: effect on spasticity muscle strength and motor performance in adults with cerebral palsy. J Rehabil Med 38: 302–308
2. Bachmann RM (2009) Atemtherapie. In: Likar R, Bernatzky G, Märkert D, Ilias W (Hrsg) Schmerztherapie in der Pflege. Springer, Wien New York

3. Backonja M et al. (2008) NGX-4010, a high-concentration capsaicin patch, for the treatment of postherpetic neuralgia: a randomised, double-blind study. Lancet Neurology 7: 1106–1112

4. Barnsley et al. (1994) Lack of effect of intraarticular corticosteroids for chronic pain in the zygapophyseal joints. New Engl J Med 330: 1047–1050

5. Bautmans I, van Hees E, Lemper JC, Mets T (2005) The feasibility of Whole Body Vibration in institutionalised elderly persons and its influence on muscle performance, balance and mobility: a randomised controlled trial. BMC Geriatr 22: 5–17

6. Birnbaum A, Albrecht R (2007) Ultraschallgestützte Regionalanästhesien. Springer, Heidelberg Berlin

7. Black DM et al. (2007) Zoledronsäure einmal jährlich zur Behandlung der postmenopausalen Osteoporose. New Engl J Med 356: 1809–1823

8. Brosseau L (2002) Efficacy of the Transcutaneous Electrical Nerve Stimulation for the Treatment of Chronic Low Back Pain. A Meta-Analysis. Spine 27: 596–603

9. Bruce M, Psaty MD et al (2007) NSAID Trials and the Choice of Comparators – Questions of Public Health Importance. New Engl J Med 356: 328–330

10. Bruera E, Pereira J, Watanabe S et al. (1996) Opioid rotation in patient with cancer pain. Cancer 78: 852–857

11. Bundesinstitut für Arzneimittel und Medizinprodukte (2009) Hinweise zum Deutschen Betäubungsmittelrecht, Anschriften der Obersten Landesgesundheitsbehörden, Informationen über und Ausdruck von Meldeformularen. ► www.bfarm.de

12. Buynak R et al. (2010) Efficacy and Safety of Tapentadol Extended Release for the management of Chronic Low Back Pain. Results of a prospective, randomized, double-blind, Placebo and active controlled Phase III Study. Expert Opin Pharmacother 11: 1–18

13. Cannon P et al. (2006) Kardiovaskuläre Ergebnisse für Etoricoxib und Diclofenac bei Patienten mit Arthrose und rheumatoider Arthritis im MEDAL-Programm (Multinationales Etoricoxib- Diclofenac-Arthritis-Langzeitprogramm): ein randomisierter Vergleich. Lancet 368: 1771–1781

14. Christrup LL et al. (2008) Pharmacocinetics, efficacy and tolerability of fentany following intranasal versus intravenous administration in adults undergoing third-molar extraction: a randomized, double-blind, double-dummy, two-way crossover study. Clin Ther 30: 469–481

15. Darwish M et al. (2008) Bioequivalence following buccal and sublingual placement of fentanyl buccal tablet in 400 microc in health subject. Clin Drug Investg 28: 1–7

16. Deutsche Interdisziplinäre Vereinigung für Schmerztherapie (2014) Langzeitanwendung von Opioiden bei nichttumorbedingten Schmerzen (LONTS). ► www.awmf.org. Letzter Zugriff: 27.03.2015

17. Devo M et al. (1990) A controlled trial of TENS and exercise for chronic low back pain. New Engl J Med 322: 1627–1634

18. Diener HC, Maier C (2008) Das Schmerztherapie Buch. 3. Aufl. Urban & Fischer, München Jena

19. Fauler J (2007) Undisired effects of NSAID´s and coxibs. MMW Fortschr Med 4: 14731–14735

20. Fishbain DA, Chabal C (1996) TENS treatment outcome in long term users. Cli J Pain 12: 201–204

21. Flöter T (1986) TENS Wirksamkeit der Heimtherapie in Abhängigkeit von der Anwendungshäufigkeit. ThWoche 36: 4456–4459

22. Frost HM (1997) Defining Osteopenias and Osteoporoses: Another View. Bone 20: 385–391

23. Gadsby JG, Flowerdew MW (2000) TENS and Acupuncture like TENS for chronic low back pain. Review Article: Cochrane Database Syst Rev 2 CD000210; Update in: Cochrane Database Syst Rev 2006 (1) CD000210

24. Garcia-Larrea L et al. (2000) Functional imaging and neurophysiological assessment of spinal and brain therapeutic modulation in humans. Arch Med Reserarch 31: 248–257

25. Gehling M, Tryba M (2007) Koanalgetika. In: Baron R, Strumpf M (Hrsg) Praktische Schmerztherapie. Springer, Berlin Heidelberg

26. Gopalkrishnan P, Sluka KA (2000) Effect of varying frequency, intensity, and pulse duration of TENS on primary hyperalgesia in inflamed rats. Arch Phy Med Reha 81: 984–990

27. Hildebrandt J, Pfingsten M, Lüder S et al. (2003) DAS MANUAL Göttinger Rücken-Intensiv-Programm (GRIP). congress compact, Berlin

28. Huber H, Winter E (2006) Checkliste Schmerztherapie. Thieme, Stuttgart

29. Hügel H, Junge WK, Lander C, Winkler KW (2010) Deutsches Betäubungsmittelrecht – Kommentar 8. Aufl. Wissenschaftliche Verlagsgesellschaft, Stuttgart

30. Jankovic D (2007) Regionalblockaden und Infiltrationstherapie. Lehrbuch und Atlas. ABW Wissenschaft, Berlin Leiben

31. Jones MA, Darren R (2006) Clinical Reasoning in der Manuellen Therapie. Urban & Fischer, Stuttgart Jena

32. Kalra A et al. (2001) Blockade of opioid receptors in rostral ventral medulla prevents antihyperalgesia produced by TENS. J Pharm Exp Ther 298:257–263

33. Khadilkar A, Odebiyi DO, Brosseau L, Wells GA (2008) Transcutaneous electrical nerve stimulation (TENS) versus placebo for chronic low-back pain. Cochrane Database Syst Rev Oct 84: CD003008 Review

34. Knotkova H et al. (2008) Capsaicin (TRPV1 agonist) therapy for pain relief: Farewell or Revival? Clin J Pain 24: 142–154

35. Koller K (1984) Über die Verwendung des Cocains zur Anästhesierung am Auge. Med Wochenschr 34: 1276–1278, 1309–1311

36. Lutz L (1999) Beiträge zur Euthymen Therapie. Lambertus Verlag Freiburg

37. Maihofner C, Heskamp M.-L. (2013) Prospective, non-interventional study on the tolerability and analgesic effectiveness over 12 weeks after a single application of capsaicin 8% cutaneous patch in 1044 patients with peripheral neuropathic pain: first results of the QUEPP study. Curr Med Res kOpin. 6:673–83. Doi: 10.1185/03007995.2013.792246.Epub 2013Apr 25.

38. Melzack R, Wall P D (1965) Pain Mechanisms: A New Theory. Science. 150: 3699

39. Marchand S, Cgarest (1993) Is TENS purely a placebo effect? A controlled study on chronic low back pain. Pain 54: 99–106

40. Mercadante S (2009) A comparison of intranasal fentanyl spray with oral transmucosal fentanyl citrate for the treatment of breakthrough cancer pain: an open-label, randomized, crossover trial. Curr Med Res Opin 25: 2805–2815

41. Moore SJ, Shurman J (1997) Combined neuromuscular electrical stimulation and TENS for Treatment of chronic back pain: A double-blind, repeated measures comparison. Arch Phys Med Reha 78: 55–60

42. Onghena P, Van Houdenhove B (1992) Antidepressant-induced analgesia in chronic non-malignant pain: a meta-analysis of 39 placecbo-controlled studies. Clin J Pain 13: 324–329

43. Petzke F (2013) Invasive Therapiemöglichkeiten bei chronischen Schmerzen. Eine Option nach sorgfältigem interdiziplinären Assessment. Klinikarzt 42 (2): 74–78

44. Pfingsten M (2001) Multimodale Verfahren – auf die Mischung kommt es an! Schmerz 15: 492–498

45. Radbruch L, Nauck F (2005) Cannabinoide in der Medizin. Uni-Med, Bremen

46. Richeimer SH, Bajwa ZH, Kahraman SS, Ransil BJ, Warfield CA (1997) Utilisation patterns of tricyclic antidepressants in a multidisciplinary pain clinic: a survey. Clin J Pain 13: 324–329

47. Roger A, Scudds D (1999) Reliability and validity of a TENS Device Electronic Descriptive Pain Scale (EDPS). 9th World Congress on Pain, Vienna

48. Ross JR, Saunders Y, Edmonds PM et al. (2003) Systemic review of role of bisphosphonates on skeletal morbidity in metastatic cancer. BMJ 32: 469

49. Schiltenwolf M, Buchner M, Heindl B, von Reumont J, Eich W (2005) Comparsion of a biopsychosocial therapy (BT) with a conventional physiotherapeutic therapy (PT) of low back pain – A randomised controlled trial. Eur Spine J 15: 1083–1092

50. Simpson DM et al. (2008) Controlled trial of high-concentration capsaicin patch for treatment of painful HIV neuropathy. Neurol 70: 2305–2313

51. Slatkin N et al. (2007) Fentanyl buccal tablet for relief of breakthrough pain in Opioid-tolerant patient with cancer-related chronic pain. J Supp Onco 5: 327–334

52. Sluka KA (2000) Low frequency TENS is less effective than high frequency TENS at reducing inflammation-induced hyperalgesia in morphine tolerant rats. Eur J Pain 4: 185–193

53. Smid N, Assendelft WJ, van der Windt DA et al. (2002) Corticosteroid injections for lateralepicondolytis. Pain 96: 23–40

54. Sorge J (2013) Gesetzliche Grundlagen für die Verordnung von Opioidanalgetka. In: Cascorbi I, Sorge J, Strumpf M (Hrsg) Medikamenten-Pocket Schmerztherapie. Springer, Heidelberg

55. Tannenbaum H et al (2006) An evidence-based approach to prescribe nonsteroidal anti-inflammatory drugs. Third Canadian consensus Conference. J Rheumatol 33:140–157

56. Taylor D et al. (2010) Fentanyl Pectin Nasal Spray in Breakthrough Cancer Pain. J Supp Oncol 8: 184–190

57. Thomm M (2000) TENS: Eine nichtinvasive Methode zur Behandlung akuter und chronischer Schmerzzustände. Medizin im Bild, Langenfeld

58. Thomm M (2005) Schmerzpatienten in der Pflege. 5. Auflage, Kohlhammer, Stuttgart

59. Thomm M, Schlegel N, Grünewald D, Löseke E, Paul P (2008) Die transkutane elektrische Nervenstimulation. Eine multiprofessionelle Studie. Schmerz 2: 97

60. Van Tulder MW, Ostelo RW, Vlaeyen JW et al. (2004) Behavioral treatment for chronic low back pain (Cochrane Review) In: The Cochrane Library Issue 3. John Wiley & Sons, Chichester U

61. Vestergaard K, Andersen G, Gottrup H, Kristensen BT, Jensen TS (2001) Lamotrigine for central poststroke pain. Neurology 56: 184–190

62. Wall PD (1965) Pain mechanisms: a new theory. Science 150 S 97–99

63. Weissenberger-Leduc M (2008) Handbuch der Palliativpflege. 4. Aufl. Springer, Wien

64. Willenbrink HJ (2009) Schmerz und Symptombehandlung bei Tumorpatienten. 19. Aufl. Mundipharma GmbH Limburg

65. Wooldridge JE, Anderson CM, Perry MC et al. (2001) Corticosteroids in advanced cancer. Oncology 14: 225–234

66. World Health Organization WHO (1986) Cancer pain relief. World Health Organization, Genf

67. World Health Organization WHO (2000) Therapie tumorbedinger Schmerzen, 2. Aufl. Kilian, Marburg

Weiterführende Literatur

▶ Abschn. 3.2

68. Baron R, Strumpf M (2007) Praktische Schmerztherapie. Springer, Heidelberg

69. Chou R. et al. (2009) Clinical guidelines for the use of chronic opioid therapy in chronic noncancer pain. The American Pain Society, American Academy of Pain Medicine. ▶ http://www.ampainsoc.org. Zugegriffen: 17.2.2011

70. Foley KM (2004).Treatment of cancer- related pain. In: Doyle et al. (eds) Oxford Textbook of Palliative Medicine. 3rd ed. Oxford University

▶ Abschn. 3.3

71. Freye E (2004) Opioide in der Medizin. Springer, Berlin Heidelberg New York
72. Trescot A et al. (2008) Opioid in the Management of Chronic Non-Cancer Pain: An Update of The American Society of the Interventional Pain Physicians (ASIPP) Guidelines Pain Physician 11: 5–62

▶ Abschn. 3.4

73. Nnoaham KE, Kumbang J (2008) Transcutaneous electrical nerve stimulation (TENS) for chronic pain. Cochrane Database Syst Rev. Jul 16 3: CD003222
74. Schlechter DC (1971) Origins of electrotherapy. NYS MED 71: 997–1008
75. Dölken M (2009) Physiotehrapie in der Orthopädie. 2. Aufl. Thieme, Stuttgart
76. Ebelt-Prapotny G, Preis R (2006) Leitfaden Physiotherapie. 4. Aufl. Urban und Fischer, München Jena

Komplementärmedizinische Maßnahmen zur Optimierung von Standardtherapien

Josef Beuth

M. Thomm (Hrsg.), *Schmerzmanagement in der Pflege*,
DOI 10.1007/978-3-662-45414-5_4, © Springer-Verlag Berlin Heidelberg 2016

Zum Einstieg

Die Anwendung komplementärmedizinischer Therapieverfahren ist bei chronisch Kranken (z. B. bei Krebs- oder Schmerzpatienten) weit verbreitet. In den USA (ähnlich in Deutschland) wenden 54% aller erwachsenen Krebspatienten komplementärmedizinische Maßnahmen an, überwiegend Frauen (59%) höherer Bildungsgrade (55%). Dies resultiert aus dem verständlichen Wunsch, nichts unversucht zu lassen, um Heilung oder Symptomlinderung zu erzielen [29]. Kontrollierte Studien zu Unbedenklichkeit und Wirksamkeit fehlen für die meisten Verfahren.

Erkrankungen und deren Symptome (z. B. Krebs und Schmerzen) erfordern diagnostische und therapeutische Maßnahmen, die auf Qualität und Unbedenklichkeit geprüft sind und deren Wirksamkeit belegt ist [23]. Diesen Forderungen entsprechend haben sich für die Krebstherapie Operation, Chemo-, Strahlen-, Hormon- und Antikörpertherapie als Standardtherapien bewährt. Allein diese Therapieformen haben sich in wissenschaftlichen Studien als tumordestruktiv und Krebsart- und Krebsstadium abhängig als heilend erwiesen. Demnach sind sie als wissenschaftlich-begründete Krebstherapie immer erste Wahl [9].

Definitionsgemäß sind komplementärmedizinische Maßnahmen Ergänzungen oder Optimierungen der Standardtherapien. Sie sind mit Nachdruck zu unterscheiden von »alternativen Therapien«, die erprobte Standardtherapien ersetzen sollen. In den vergangenen Jahren wurden vereinzelte komplementärmedizinische Maßnahmen in kontrollierten klinischen Studien erforscht, um sie bei Wirksamkeit in die Standardtherapiekonzepte zu integrieren. Derartige Forschungsaktivitäten erscheinen auch deshalb notwendig, weil viele chronisch Kranke nicht indizierte bzw. gesundheitsgefährdende komplementäre Maßnahmen anwenden, oft ohne das Wissen der behandelnden Ärzte [1, 4, 6, 13].

4.1   Wirksamkeitsgeprüfte komplementärmedizinische Maßnahmen

Therapeutische Maßnahmen, die komplementär zur konsensierten Standardtherapie empfohlen werden, erheben den Anspruch, diese optimieren zu können. Für definierte komplementäre Therapiemaßnahmen (Behandlungsintensität und -dauer in Abhängigkeit von Erkrankungsart, stadium bzw. individuellen Risiko-/Prognosefaktoren) liegen Daten aus wirksamkeitsnachweisrelevanten Studien der EBM-Grade I und II vor. Sie belegen deren Wertigkeit, erkennbar am Patientenvorteil, insbesondere verbesserte Lebensqualität durch Reduktion erkrankungs- bzw. therapiebedingter Symptome bzw. Auswirkungen.

Alle nachfolgend genannten Therapieansätze werden in randomisierten kontrollierten klinischen Studien weiter evaluiert, da Unbedenklichkeits-/Wirksamkeitsnachweis für einzelne Erkrankungsarten und -stadien zu führen sind [4, 6].

4.1.1   Ernährungsoptimierung

Alle verfügbaren Untersuchungen deuten darauf hin, dass nicht ausgewogene sowie übermäßige Ernährung (zu wenig Obst, Gemüse, Getreideprodukte, Ballaststoffe; zu viel tierisches Fett, Fleisch, Alkohol) Ursachen für die Entstehung von Krebserkrankungen sind. Änderungen der Ernährung bzw. ernährungsbedingter Gewohnheiten könnten die Krebshäufigkeit um ca. 30–40% senken. Somit scheint die allgemeine Ernährungsberatung/-optimierung, z. B. nach den Richtlinien der Deutschen Gesellschaft für Ernährung (DGE) zur Prävention sinnvoll zu sein.

Obwohl es keine Ernährungsform gibt, die Krebserkrankungen mit Sicherheit verhindern kann und obwohl die wissenschaftlich gesicherte Datenlage zu den Zusammenhängen von Ernährung und Krebs noch viele Lücken aufweist, lassen sich Ernährungsempfehlungen aufstellen, die das

Risiko für Krebserkrankungen zumindest senken. Welche Mechanismen diesen Effekten zugrunde liegen, ist immer noch Gegenstand der Forschung. Die Krebs vorbeugende Wirkung z. b. von Obst und Gemüse scheint nicht auf einzelne Inhaltsstoffe zurückführbar zu sein. Vielmehr kommt der Beeinflussung des Erkrankungsrisikos für Krebs eher dem Ernährungsmuster, d. h. der Nahrungsmittelauswahl, -zubereitung und -menge eine tragende Bedeutung zu. Erste Untersuchungen lassen vermuten, dass sich die mit den einzelnen Nahrungsbestandteilen zu erzielenden Effekte addieren bzw. beeinflussen und somit das Krebsrisiko bestimmen. Welches die relevanten Wirkmechanismen beim Menschen sind, ist bislang nicht eindeutig geklärt.

> **Praxistipp**
>
> Als Schutzfaktoren hinsichtlich Krebsentstehung werden verschiedene Nahrungsbestandteile diskutiert, u. a. β-Karotin, die Vitamine A, C, D, E und Folsäure, die Spurenelemente Selen und Zink, Ballaststoffe sowie definierte sekundäre Pflanzenstoffe, z. B. Farb- und Aromastoffe.

Eine umfassende Anleitung Krebsprävention durch Ernährung vom Deutschen Institut für Ernährungsforschung beruht auf der aktuellen Datenlage, ist mit Blick auf die Bedingungen in Deutschland erarbeitet worden und kann kostenlos abgefragt werden (▶ http://www.dife.de).

Die ernährungsmedizinische Betreuung von Krebspatienten ist ein zentraler Bestandteil im ganzheitlichen Therapiekonzept, da eine angemessene Ernährung im Verlauf einer Krebserkrankung eine wesentliche Voraussetzung zur Aufrechterhaltung des Allgemeinzustands und der Lebensqualität ist. Darüber hinaus hat der Ernährungszustand von Patienten wesentlichen Einfluss auf eine Vielzahl klinischer Merkmale, u. a. Krankheitsgefühl, Therapieverträglichkeit, Nebenwirkungsrate sowie Abwehrbereitschaft. Auch wenn eine ernährungsmedizinische Betreuung bei Krebspatienten alleine keine Heilung bzw. Beeinflussung von Tumorwachstum bewirken kann, können bei rechtzeitigem Einsatz und konsequenter Umsetzung eine Verschlechterung des Ernährungszustands und die sich daraus ergebenden klinischen Folgen wesentlich beeinflusst werden. Auch könnte die individuelle Ausgangssituation (u. a. Therapieverlässlichkeit; Einhaltung optimaler Zeit-/Dosierungsschemata der angezeigten Standardtherapien) verbessert und Therapienebenwirkungen reduziert werden [20].

Immer wieder empfehlen selbsternannte Experten so genannte Krebsdiäten, deren Relevanz ein Laie in der Regel nur schwer beurteilen kann.

> **⊘ Cave**
>
> **Äußerste Vorsicht ist geboten, wenn eine garantierte Vorbeugung oder Heilung der Erkrankung in Aussicht gestellt wird.**

Aus wissenschaftlicher Sicht ist von Krebsdiäten (u. a. TKTL-1 Diät; Breuß: »Krebskur total«; Burger: »Instinktotherapie«; Gerson:«Diättherapie bösartiger Erkrankungen«; Seeger: »Rote Bete als Heilmittel gegen Krebs«; Budwig: »Öl-Eiweiß-Kost«) ausdrücklich abzuraten, da sie weder auf Unbedenklichkeit noch auf Wirksamkeit geprüft sind und lebensgefährlich sein können [4].

4.1.2 Körperliche Aktivierung (Sport)

Bewegungsmangel ist neben Fehlernährung ein gesundheitspolitisch und ökonomisch ernstzunehmendes Problem unserer Gesellschaft und mit verantwortlich für diverse Zivilisationskrankheiten, u. a. Krebs. Dem Sport, d. h. der individuellen Situation angepasste körperliche Aktivität, kommen als wichtigste Aufgaben zu:

- Prävention: Mäßiges, aber regelmäßiges Ausdauertraining kann das Krebsrisiko deutlich senken.
- Rehabilitation: Wiederherstellen von Körperfunktionen, Beweglichkeit, Kraft, Ausdauer.

Individuell angepasstes, mäßiges Ausdauertraining kann nach abgeschlossener Therapie u. a.

- das Immun-, Hormon-, Herz-Kreislaufsystem stabilisieren,
- das durch die Therapie verursachte Müdigkeitssyndrom mildern,
- die psychische Befindlichkeit/Lebensqualität verbessern,

— die psychosoziale Integration erleichtern bzw. verbessern,

— das Selbstwertgefühl wiederherstellen bzw. stabilisieren.

Die derzeitige Studienlage bezüglich Vorbeugung und Rehabilitation von Krebs durch Sport belegt den Wert von mäßigem Ausdauertraining [25].

Erste wissenschaftlich fundierte kontrollierte klinische Studien zur Wertigkeit von körperlicher Aktivierung (Sport) bei Krebspatienten unter laufender Chemo-/Strahlentherapie waren vielversprechend (Reduktion des Müdigkeitssyndroms und Stabilisierung der Lebensqualität) und sollen in derzeit laufenden klinischen Studien bestätigt werden [12, 15].

Sportliche Aktivitäten sollen in Anlehnung an Empfehlungen der Deutschen Landessportbünde zur Erhaltung bzw. Verbesserung der physischen, psychischen und sozialen Leistungsfähigkeit beitragen. Diesbezüglich sollte mäßiges Ausdauertraining ausschließlich im aeroben Bereich (»ohne aus der Puste zu geraten«) erfolgen. Orientierend entspricht dies dem Erreichen einer Herzfrequenz von 180/Minute minus Lebensalter für die Dauer der Belastung. Trainingseinheiten unter 20 Minuten sind nicht effektiv [17].

> **Praxistipp**
>
> Nach Prüfung der Sporttauglichkeit 2- bis 3-mal pro Woche für ca. 30–60 Minuten. Dies entspricht einem Verbrauch von ca. 2000 kcal pro Woche. Weiterführende Empfehlungen können über den Landessportbund NRW kostenlos angefordert werden [17].

4.1.3 Psychologische/psychosoziale Betreuung

Zum Zeitpunkt der Diagnosestellung und -mitteilung erleiden insbesondere Krebspatienten eine Vielzahl psychischer Traumen und Beschwerden. Psychoonkologie ist die professionelle Begleitung und Behandlung psychischer Beschwerden während und nach einer Krebserkrankung. Die in der Praxis angewandten psychoonkologischen Verfah-

ren und Methoden sind hinsichtlich ihrer Wirksamkeit (Reduktion von individuellen Beschwerden im körperlichen, seelischen und geistigen Bereich) noch nicht definitiv belegt. Erste Studien belegen allerdings, dass eine psychoonkologische Behandlung viel versprechende Effekte zeigen kann, insbesondere für Krebspatienten, u. a.

— verbesserte psychosoziale Kompetenz,

— vermehrtes eigenverantwortliches Handeln [27].

Laut Definition der Kassenärztlichen Vereinigung Nordrhein soll unter einer psychoonkologischen Betreuung »die Wiederbefähigung der Betroffenen zur Teilnahme am beruflichen und sozialen Leben« verstanden werden. Sie sollte für alle Krebspatienten gewährleistet sein und insbesondere die patientenorientierte Begleitung während des gesamten Versorgungsablaufs umfassen.

Die Aufnahme einer psychoonkologischen Behandlung ist angezeigt, wenn Patienten den Wunsch nach Begleitung bzw. psychologischer Behandlung äußern und wenn körperliche oder psychische Störungen im Rahmen einer Krebserkrankung aufgetreten sind. Der Beginn einer psychoonkologischen Behandlung sollte möglichst zeitnah zur Diagnosestellung erfolgen, bei Bedarf aber auch nach Abschluss aller Therapiemaßnahmen. Dies setzt voraus, dass Patienten über psychoonkologische Behandlungsmöglichkeiten informiert werden.

Die psychoonkologische Betreuung oder Psychotherapie sollte von Psychologen oder speziell ausgebildeten Ärzten durchgeführt werden. Welche Form der psychoonkologischen Therapie (z. B. Gesprächstherapie, Entspannungs-/Kreativübungen; Visualisieren) für die jeweilige Person die richtige ist, sollte vom Therapeuten individuell und in Absprache mit den Betroffenen entschieden werden und hängt u. a. von dessen Ausbildung und Erfahrung ab.

> **Therapeutische Ziele der psychoonkologischen Begleitung [21]**
>
> — Stabilisieren und Verbessern der psychischen Situation
> — Erkennen, Erlernen und Anwenden von Abwehrstrategien
> — Wiederherstellen und Verbessern des Selbstwertgefühls

- Auseinandersetzen mit Körperbild, Körperfunktionen, Körperempfindungen
- Vermitteln von Strategien zur Krisenbewältigung
- Verbessern von sozialen Beziehungen/Aktivitäten bzw. des Bindungsverhaltens
- Fördern der Eigenverantwortung
- Unterstützen bei der Suche nach neuem Lebenssinn bzw. von neuen Lebenszielen

4.1.4 Selentherapie

Selen ist ein Spurenelement und wurde 1817 entdeckt. Es galt zunächst als hochtoxisch, bevor in den 1950er Jahren nachgewiesen wurde, dass Selenmangel (u. a. durch Selenmangelernährung) bei Tieren Krankheiten hervorruft und die Zufuhr von Selen lebensnotwendig ist. Mit der Nahrung wird biologisch gebundenes Selen aus Pflanzen oder aus tierischen Nahrungsmitteln aufgenommen.

> **Praxistipp**
>
> Zu den selenreichen Lebensmitteln zählen insbesondere Fisch, Fleisch, Vollkorn, Hülsenfrüchte sowie Nüsse.

In mehreren klinischen Studien stellte sich heraus, dass Selen auch für Menschen lebensnotwendig ist. Mittlerweile ist Selen zur Vorbeugung und Therapie auch bei Krebserkrankungen gut erforscht [24].

Die Erforschung der Basismechanismen und klinischen Wertigkeit des Spurenelementes Selen (insbesondere in Form des Natriumselenits; Na-Selenit) wird international auf höchstem Niveau betrieben und hat Anwendungsgrundlagen für die Krebstherapie aufgezeigt, z. B. als komplementärmedizinische Maßnahme während Chemo- und Strahlentherapie. Insbesondere der Nachweis, dass die antioxidative Wirkung von Na-Selenit

- die therapeutische Wirksamkeit von Chemotherapien bzw. der Strahlentherapie verstärken kann,
- die Krebs zerstörende Wirksamkeit von Chemo- und Strahlentherapie nicht beeinträchtigt [6, 11, 22],

hat die Testung dieser komplementärmedizinischen Maßnahme in klinischen Studien ermöglicht. Hauptzielkriterium der kontrollierten klinischen Studien war die Reduktion der durch Chemo/Strahlentherapie hervorgerufenen Nebenwirkungen und die damit einhergehende Verbesserung der Lebensqualität. Dies würde eine Optimierung (hinsichtlich zeitlicher Abfolge und Dosierung) der erprobten Standardtherapien ermöglichen und deren Heilungserfolg unterstützen [6].

Die Grundlage der Verabreichung von Na-Selenit unter Chemo-/Strahlentherapie beruht im Wesentlichen auf der Kenntnis

- der weit verbreiteten Selenmangelversorgung durch die Ernährung,
- des erhöhten Bedarfs an Selen in definierten Lebens-/Erkrankungsphasen,
- des dokumentierten Selenmangels bei Patienten mit definierten Tumoren [6, 24].

4.1.5 Enzymtherapie

Bromelain und Papain (Rohextrakte aus der Ananas und Papaya) sind pflanzliche, eiweißspaltende Enzyme, deren naturheilkundliche Bedeutung seit Jahrtausenden bekannt ist.

Für definierte eiweißspaltende Enzyme bzw. Enzymgemische wurden experimentelle Wirkungen nachgewiesen, u. a. immunologische, antiinfektiöse, antitumorale, antimetastatische Aktivitäten. Ferner liegen gut dokumentierte klinische Untersuchungen für standardisierte Einzelenzyme (Bromelain) sowie Enzymgemische vor, die einen Einfluss der Therapie auf Immunitätslage und Lebensqualität (u. a. Reduktion von Nebenwirkungen von Chemo-/Strahlentherapien) dokumentieren [18]. Diese Untersuchungen fanden wissenschaftliche Bestätigung in klinischen Studien, die den Unbedenklichkeits- und Wirksamkeitsnachweis belegen.

Die komplementäre Therapie mit einem standardisierten Enzymgemisch zeigte in Studien mit Dickdarm- und Brustkrebspatienten sowie mit Plasmocytompatienten u. a. eine signifikant verbesserte Lebensqualität während Chemo-/Strahlentherapie durch Reduktion von Nebenwirkungen [1].

4.1.6   Lektin aus Lens culinaris (Linsen)

Lektine sind großmolekulare (Glyko)Proteine, die Kohlenhydrate spezifisch binden. Sie kommen ubiquitär in der Natur vor (u. a. in/auf Mikroorganismen, Pflanzen, Tieren/Menschen) und können für diagnostische und therapeutische Zwecke verwendet werden. Lektine unterscheiden sich insbesondere durch ihre Kohlenhydratspezifität, die u. a. für (zyto)toxische und immunmodulierende Eigenschaften verantwortlich sind. Demzufolge reagieren Lektine höchstspezifisch, d. h. sie sind aus wissenschaftlicher Sicht ausschließlich individuell zu beurteilen [26].

Die orale Gabe pflanzlicher Lektine aus Erbsen (Pisum sativum) oder Linsen (Lens culinaris) ist ein Reiz für das schleimhautassoziierte Immunsystem, das sich kreuzreagierend über den ganzen menschlichen Organismus erstreckt. Linsenlektin wird nicht resorbiert und moduliert die kreuzreagierenden Schleimhäute des sog. »mucosa associated lymphoid tissue« (MALT), ausgehend vom Magen-Darm-Trakt [16]. Damit verbunden ist eine Stabilisierung der MALT-Funktion (z. B. in den Schleimhäuten von Mund-Rachen-Raum, Magen-Darm-Trakt, Augen, Gelenken), die insbesondere unter Chemo-, Strahlen- und Antihormontherapien temporär eingeschränkt ist. Dies geht mit z. T. gravierenden Nebenwirkungen einher (u. a. Mukositis, Schleimhauttrockenheit, Gelenkbeschwerden), die durch eine entsprechende Therapie gemildert werden können [5].

Selen-Enzym-Linsenextrakt in der komplementärmedizinischen Evaluation

Aktuelle Untersuchungen belegen den Nutzen der komplementärmedizinischen Anwendung eines Selen-Enzym-Lektin-haltigen Linsenextraktes bei Brustkrebspatientinnen, die sich einer adjuvanten Chemotherapie (CT), Strahlentherapie (ST) oder Antihormontherapie (AHT) unterzogen [2,5,28].

Brustkrebspatientinnen (n=60) wurden in zertifizierten Brustzentren gemäß Leitlinie (n=30; Kontrollgruppe) behandelt und erhielten komplementär eine Kombination aus Natrium-Selenit, proteolytischen Enzymen (Bromelain und Papain) und lektinhaltigem Linsenextrakt (n=30; Studiengruppe). In Prüfbögen wurde die Selbstbeurteilung der Verträglichkeit und der Nebenwirkungen von CT, ST und der komplementärmedizinischer Behandlung, z. B. Erkrankungen des Gastrointestinaltraktes wie Übelkeit, Erbrechen, Schleimhautentzündungen, trockene Schleimhäute, arthrotische Schmerzen, Erschöpfung und Entzündungen dokumentiert. Die Bewertung erfolgte anhand einer Punkteskala (Score) von 0 (keine Nebenwirkungen/optimale Verträglichkeit) bis 6 (übermäßige Nebenwirkungen/äußerst schlechte Verträglichkeit).

Die Verträglichkeit (Mittelwert des Scores) der adjuvanten Behandlung war in der Studiengruppe (1,8 CT; 1,5 ST) signifikant besser als in der Kontrollgruppe (3,8 CT; 3,4 ST). Die verbesserte Verträglichkeit der adjuvanten CT und ST war die Folge von verminderten Nebenwirkungen, insbesondere von Übelkeit (3,1 Kontrolle; 1,8 Studie), Schleimhautentzündungen (2,9 Kontrolle; 1,3 Studie), arthrotischen Schmerzen (3,6 Kontrolle; 1,2 Studie) und Erschöpfung (2,9 Kontrolle; 1,6 Studie). Es wurden keine unerwünschten Nebenwirkungen der komplementärmedizinischen Behandlung dokumentiert.

In zwei weiteren klinischen Untersuchungen wurden bei mehr als 800 Brustkrebspatientinnen die Ausprägungen definierter Nebenwirkungen der adjuvanten AHT untersucht. Alle Patientinnen litten zu Beginn der Untersuchung unter starken, die Lebensqualität mindernden Nebenwirkungen der Hormontherapie, insbesondere Schleimhauttrockenheit und Gelenkbeschwerden. Innerhalb einer nur vierwöchigen komplementären Behandlung mit Selen-Enzym-Lektin-haltigem Linsenextrakt konnten bei ca. 70% der Patientinnen Gelenkbeschwerden und trockene Schleimhäute signifikant gebessert werden.

In einer klinischen Untersuchung wurden Prostatakarzinompatienten während hormonablativer Therapie komplementär mit Selen-Enzym-Lektin-haltigem Linsenextrakt behandelt. Alle Patienten litten zu Beginn der Untersuchung unter starken Nebenwirkungen der Therapie, u. a. trockenen Schleimhäuten, Gelenkbeschwerden, Knochenschmerzen, Hitzewallungen, Libidoverlust oder Haarausfall. Die Ausprägung der Nebenwirkungen der hormonablativen Therapie konnten durch die Verabreichung des komplementärmedizinischen Enzym-Selen-Linsenextraktes signifikant reduziert werden, insbesondere Gelenk- und Knochenschmerzen sowie Schleimhauttrockenheit. Bezüglich Haarausfall und Libidoverlust konnte durch die komplementärmedizinische Behandlung keine Besserung erzielt werden.

Diese Untersuchungen deuten darauf hin, dass die komplementärmedizinische Einnahme von Enzym-Selen-Linsenextrakt Nebenwirkungen der Krebsstandardtherapien reduzieren und die Verträglichkeit von Chemo-, Strahlen- und Hormontherapien verbessern kann [5].

4.1.7 Vitamine/Spurenelemente

Mikronährstoffe (Vitamine, Spurenelemente, sekundäre Pflanzenstoffe) sind in vielfältiger Weise an der Verhinderung von Krebserkrankungen beteiligt. So hemmen definierte Vitamine und Spurenelemente u. a. die Aktivierung von krebserzeugenden Stoffen sowie Entzündungsprozesse. Andere Mikronährstoffe verhindern die Aufnahme krebserzeugender Stoffe in die Zelle bzw. schützen das Erbgut von Zellen, indem sie die Anlagerung und Aufnahme von Krebs erzeugenden Substanzen verhindern [10].

Eine den Lebensumständen bzw. der Erkrankung angepasste Gabe von lebensnotwendigen Mikronährstoffen als Ausgleich von Mangelzuständen hat sich in kontrollierten Studien als sinnvoll erwiesen.

Zur Bedarfsdeckung, z. B. während einer Chemo- oder Strahlentherapie bzw. bei verminderter Nahrungsaufnahme, eignen sich insbesondere bilanzierte Vitamin- und Spurenelementgemische. Die Präparate decken bei Einnahme der empfohlenen Dosierung den Tagesbedarf an lebensnotwendigen Vitaminen und Spurenelementen ab. Nebenwirkungen treten bei den empfohlenen Dosierungen in der Regel nicht auf. Da die empfehlenswerten bilanzierten Mikronährstoffgemische keine gesundheitsgefährdenden Komponenten und auch keine Konzentrationen an Vitaminen und Spurenelementen enthalten, welche die Wirkung von Standardtherapien herabsetzen, können sie mit Krebsstandardtherapien kombiniert werden. Dennoch sollten Sie wenn möglich immer die zielgerichtete Ernährung vorziehen [20].

> ❗ **Cave**
> Nehmen Sie nie unkontrolliert Mikronährstoffe ein! Nehmen Sie Vitamin- und Spurenelementgemische nicht in unkontrollierter Zusammensetzung und Dosierung ein. Dadurch kann die Wirksamkeit einer Krebsstandardtherapie beeinträchtigt werden.

- ▪ **Indikationen zur Gabe von bilanzierten Vitamin-Spurenelement-Gemischen**
- ▬ Verminderte Nahrungsaufnahme, insbesondere von Obst, Gemüse, Getreide
- ▬ Erhöhter Bedarf an Vitaminen/Spurenelementen, z. B. im Anschluss an Krebsstandardtherapien, die mit großem Gewichtsverlust einhergingen
- ▬ Allergische Reaktion auf Bestandteile von Obst, Gemüse
- ▬ Vitamin- und Spurenelementmangelerscheinungen

4.1.8 Misteltherapie

Die Misteltherapie ist in Deutschland die am häufigsten angewandte komplementärmedizinische Maßnahme in der Onkologie. Viele Krebspatienten werden im Gefolge von Krebsstandardtherapien (Chemo- und/oder Strahlentherapie) bzw. in der Nachsorgephase mit standardisierten Mistelextrakten der anthroposophischen Therapierichtung oder mit phytotherapeutischen Mistelextrakten behandelt [4, 8, 13, 14].

Die anthroposophische Misteltherapie erfolgt mit einer Auswahl verschiedener Präparate von unterschiedlichen Wirtsbäumen. Die Präparate unterscheiden sich in Zusammensetzung und Wirkung und werden je nach Tumorart und Tumorlokalisation sowie nach Geschlecht, Konstitution und Allgemeinzustand der Patienten individuell verabreicht.

Die phytotherapeutischen Präparate sind auf Mistellektin-I-normiert, d. h. sie enthalten eine gleich bleibende Mistellektin-I-Dosis und werden in Anlehnung an das Körpergewicht verabreicht.

Die experimentelle Erforschung von anthroposophischen und phytotherapeutischen Mistelextrakten sowie Mistelextraktkomponenten (z. B.

4

Mistellektin-I) ist weit fortgeschritten. Neben den zytotoxischen und immunaktivierenden Eigenschaften im Reagenzglas wurden in Tierversuchen vielversprechende Wirkungen von Mistelextrakten gegen Tumoren, Metastasen und Infektionen nachgewiesen. Auf dieser Grundlage wurden Anwendungsbeobachtungen durchgeführt, welche die Immunstimulation durch Mistelextrakte bestätigten. Die Untersuchungen zeigten, dass das Immunsystem durch die Gabe von Mistelextrakten der anthroposophischen oder phytotherapeutischen Therapierichtung normalisiert werden konnte, nachdem es durch Krebsstandardtherapien geschwächt worden war. In anderen klinischen Untersuchungen konnte eine Verbesserung der Lebensqualität durch Reduktion von Nebenwirkungen der Krebsstandardtherapien aufgezeigt werden.

Klinische Studien zeigten, von Krebsart- und Krebsstadium abhängig, Reduktionen von Nebenwirkungen der Krebsstandardtherapien, damit einhergehende Verbesserung der Lebensqualität sowie Normalisierung von Immunfunktionen unter standardisierter Mistelextrakttherapie [8, 14].

Wie in Cochrane Analysen aufgezeigt [13], weisen alle Studien schwere methodische Mängel auf, sind demnach nicht bzw. allenfalls begrenzt aussagefähig und bedürfen unbedingt der Bestätigung.

Zu beachten ist neben der Indikation (palliative Maßnahme bei reduzierter Lebensqualität im Gefolge fortgeschrittener Krebserkrankungen) insbesondere die Abhängigkeit von Krebsart und Krebsstadium. Bei bösartigen systemischen Erkrankungen (z. B. Leukämien, Lymphomen) sollten standardisierte Mistelextrakte mangels kontrollierter klinischer Studien zur Unbedenklichkeit und Wirksamkeit nicht bzw. ausschließlich unter strenger Indikationsstellung in Studienform verabreicht werden. Die Immunstimulation durch Mistelextrakte könnte bei diesen Erkrankungen zu unerwünschten Effekten führen, z. B. Tumorzellwachstum.

Die komplementäre Mistelextrakttherapie hat sich in fundierten klinischen Studien bislang ausschließlich zur Verbesserung der Lebensqualität in der palliativen Therapie von Krebserkrankungen als wirksam erwiesen. Für alle anderen onkologischen Indikationen liegen unbedenklichkeits- und wirksamkeitsbeweisende Studien bislang nicht vor,

sodass eine Therapieempfehlung nicht erfolgen kann.

4.1.9 Komplementärmedizinische Maßnahmen zur Schmerztherapie

Die Behandlung von Schmerzen erfolgt immer ursachenbezogen und kann in Abhängigkeit der Grunderkrankung erheblich variieren. Internationale Basis für die medikamentöse Schmerztherapie ist das WHO-Stufenschema.

Welche komplementären Maßnahmen sinnvoll sein könnten, richtet sich nach der Schmerzursache, daher können allgemeingültige Empfehlungen nicht erfolgen.

Die folgende Liste enthält mögliche komplementäre Therapieformen, die immer mit den behandelnden Therapeuten/Innen abgesprochen werden sollten [2].

- Physiotherapeutische Maßnahmen, u. a. Krankengymnastik, Massagen (Reflexzonenmassage, Lymphdrainage), wirken entspannend und fördern die Durchblutung.
- Physikalische Maßnahmen, u. a. Kältetherapie wirkt schmerz- und entzündungshemmend; Wärmetherapie (z. B. Rotlicht, Mikrowelle, Bad, Sauna) wirkt entspannend und durchblutungsfördernd.
- Sporttherapie, u. a. medizinisches Aufbautraining, Gymnastik
- Elektrotherapie, u. a. TENS (transkutane elektrische Nervenstimulation) wirkt über Gleichstromanwendung schmerzlindernd.
- Akupunktur wirkt schmerzlindernd und wird bei der Indikation »Schmerzsyndrom« von den gesetzlichen Krankenkassen erstattet.
- Psychotherapie, u. a. Entspannungsübungen (Muskelrelaxation nach Jacobson, Yoga, autogenes Training), Verhaltenstherapie und tiefenpsychologisch fundierte Therapie wirken entspannend und schmerzlindernd.
- Hypnose kann zur Reduktion von Schmerzen und depressiven Verstimmungen beitragen.
- Neuraltherapie zur Ausschaltung sog. Störfelder (Verursacher von Schmerzen) durch lokale Injektion von Anästhetika (z. B. Procain)

4.2 Nichtwirksamkeitsgeprüfte komplementärmedizinische Maßnahmen

4.2.1 Thymustherapie

Thymuspeptidgemische oder Thymusextrakte sollen als komplementärmedizinische Maßnahme Krebsstandardtherapien optimieren. Die wissenschaftliche und klinische Erforschung konzentrierte sich nahezu ausschließlich auf standardisierte Thymuspeptidgemische. Diese Präparationen erfüllen die auferlegten Sicherheitsbestimmungen bzgl. pharmazeutischer und biologischer Qualität.

Zur komplementären Therapie mit standardisierten Thymuspeptidgemischen sowie mit allen Thymusgesamt-/Thymusfrischextrakten oder Thymuseinzelpeptiden liegen bislang keine Daten aus kontrollierten klinischen Studien vor, die den Unbedenklichkeits-/Wirksamkeitsnachweis belegen [1, 4].

> **❶ Cave**
>
> Da Thymusextrakte nicht in standardisierter Form angeboten werden – Qualität, Unbedenklichkeit und Wirksamkeit daher nicht nachweibar –, sollten sie nicht mehr verabreicht werden. Zumal es zu allergischen Reaktionen auf das injizierte Fremdeiweiß bis hin zu Todesfällen kommen kann.

4.2.2 Leber-Milz-Peptid/-Extrakttherapie

Leber-Milz-Peptide sollen laut Fürsprecher u. a. Nebenwirkungen von Chemo-/Strahlentherapien reduzieren und somit die Lebensqualität erhalten und das Immunsystem aktivieren. Zur komplementäronkologischen Therapie mit Leber-Milz-Peptiden/-Extrakten liegen keine wissenschaftlich fundierten Studiendaten vor, die deren Unbedenklichkeits-/Wirksamkeitsnachweis belegen.

In einer klinischen Studie konnte der Abfall von Leukozyten durch die Chemotherapie bei Patienten mit Harnleiterkrebs unter komplementärer Therapie mit Leber-Milz-Peptiden reduziert werden. Eine Bestätigung dieser klinischen Effekte in einer kontrollierten Studie ist absolut notwendig, steht aber bislang aus [1, 4].

4.2.3 Hyperthermie

Die Behandlung von Krebserkrankungen durch Wärme (Hyperthermie) ist bereits seit Hippokrates bekannt, wird seitdem angewandt und kontrovers diskutiert. Aufgrund unzureichender bzw. nicht hinreichend erforschter Erhitzungsmethoden entwickelte sich die Hyperthermie bislang nicht zu einer etablierten Behandlungsmethode. Seit Ende der 1960er Jahre wird versucht, die Hyperthermietechniken zu verbessern, z. B. durch Verwendung von Kurzwellen, Mikrowellen und Infrarotstrahlen. Aber es besteht noch ein erheblicher Forschungsbedarf, um Qualität, Unbedenklichkeit und Wirksamkeit der Hyperthermie in der Onkologie zu belegen.

Zur komplementäronkologischen Anwendung der Hyperthermie liegen derzeit nur vereinzelte klinisch fundierten Daten vor, die den Unbedenklichkeits-/Wirksamkeitsnachweis führen. Eine Vielzahl an Untersuchungen sowie erste klinische Pilotstudien deuten auf therapeutische Effekte der Hyperthermie hin, ohne deren Unbedenklichkeit und Wirksamkeit definitiv aufzuzeigen [1, 4].

> **❶ Cave**
>
> Viele Privatkliniken und Privatarzt- und Heilpraktikerpraxen kombinieren nichtwirksamkeitsgeprüfte Hyperthermieverfahren mit Therapiemaßnahmen, die z. T. in Deutschland nicht zugelassen sind.

Diese Therapien und ihre Kombinationen sind nicht auf Qualität, Unbedenklichkeit und Wirksamkeit geprüft, mit erheblichen Kosten verbunden, die von Patienten selbst zu tragen sind und für Patienten gesundheitsgefährdend sein können.

4.3 Außenseiterverfahren

Ausdrücklich zu warnen ist vor sehr vielen nicht auf Qualität, Unbedenklichkeit und Wirksamkeit geprüften Diagnostik- und Therapieverfahren, die zuweilen fälschlich mit der Komplementärmedizin in Verbindung gebracht werden. Die Verfahren werden aggressiv beworben und geben fälschlicherweise vor, dass bei Anwendung Früherkennung möglich sei; Krebswachstum und Tumormasse reduziert werde; Rezidiv- und Metastasenbildung verhindert werde; die Notwendigkeit von Chemo-/Strahlentherapie verzögert werde; die Wirksamkeit von Chemo-/Strahlentherapie verstärkt werde; die Behandlung auch dann noch wirksam sei, wenn alle anderen Behandlungen versagt haben [4, 19].

Auf der Grundlage wissenschaftlicher Untersuchungen sind derartige Diagnostikverfahren (z. B. Bioresonanz; Dunkelfeldmikroskopie; Messung freier Radikale; Redox-Serum-Analyse; optischer Erythrozytentest) und Therapieverfahren (z. B. bioelektrische Therapie; Colon-Hydro-Therapie; Galavit; Imusan; Juice Plus; Magnetfeldtherapie; Megamin; Neue Medizin nach Dr. Hamer; Ney Tumorin; Noni Saft; Nosoden Therapie; Ozontherapie; PC-SPES/SPES; Recancostat; Schlangenreintoxine; Spirulina; Ukrain; Vitamin B17/Laetrile) nicht belegt und können für Patienten lebensgefährlich sein.

Literatur

1. Beuth J (2009) Proteolytic enzyme therapy in evidence-based complementary oncology. Fact or fiction? Int Cancer Ther 7: 311–316
2. Beuth J (2011) Gut durch die Krebstherapie. TRIAS, Stuttgart
3. Beuth J (2013) Komplemtentäre Behandlungsmethoden bei Krebserkrankungen. Krebsgesellschaft NRW
4. Beuth J (2014) Krebs ganzheitlich behandeln. TRIAS, Stuttgart
5. Beuth J (2014) Komplementärmedizinische Behandlung von Nebenwirkungen und Begleitbeschwerden der Krebs-Standardtherapien. Thieme Praxis Report
6. Beuth J, Moss RW (2005) Complementary oncology. Thieme, New York
7. Büntzel J et al. (2010) Selenium substitution during radiotherapy of solid tumors. Anticancer Research 30:1783–1786
8. BüssingA (2000) Mistletoe. The genus Viscum. Harwood Academic Publishers, Singapore
9. Devita VT et al. (2011) Cancer: Principles and practices of oncology. 9th edn. Lippincott Williams & Wilkins, Philadelphia
10. Gröber U et al. (2013) Komplementärer Einsatz von Antioxidanzien und Mikronährstoffen in der Onkologie. Der Onkologe 19:136–143
11. Hehr et al. (1999) Präklinische und klinische Relevanz der radioprotektiven Wirkung von Natriumselenit. InFo Onkol Suppl 2: 25–29
12. Holmes MD et al. (2005) Physical activity and survival after breast cancer diagnosis. JAMA 293: 2479–2486
13. Hübner J (2012) Komplementäre Onkologie. Schattauer, Stuttgart
14. Kienle G, Keine H (2003) Die Mistel in der Onkologie. Schattauer, Stuttgart
15. Knols R et al. (2005) Physical exercise in cancer patients during and after medical treatment: a systemic review of randomized and controlled clinical trials. JCO 23: 3830–3842
16. Küster F (2002) Das Lektin der Erbse. Inaugural Dissertation, Universität Potsdam
17. Landessportbund NRW (2005) Sport in der Krebsnachsorge. Riehm, Voerde
18. Leipner, Saller (2000) Systemic enzyme therapy. Drugs 59: 769–780
19. Muenstedt K (2005) Ratgeber unkonventionelle Krebstherapien. ecomed, Bremen
20. Prasad KN et al. (1998) Cancer and nutrition. IOS Press, Amsterdam
21. Rehse B (2001) Metaanalytische Untersuchungen zur Lebensqualität adjuvant psychoonkologisch betreuter Krebsbetroffener. Shaker, Aachen
22. Roth, Fiebig (1999) Cytotoxic profile of sodium selenite (Selenase) and sodium selenite in combination with clinically used chemotherapeutic agents in human tumor models. InFoOnkologieSuppl 2: 30–39
23. Sackett DL et al. (1996) Evidence based medicine: what it is and what it isn't. Br Med J 312: 71–72
24. Schrauzer GN (2005) Selenium in oncology. In: Beuth J, Moss R (eds.) Complementary oncology. Thieme, Stuttgart
25. Schüle K et al. (2012) Grundlagen der Sport- und Bewegungstherapie. Deutscher Ärzte Verlag, Köln
26. Sharon N (2004) Historyoflectins: fromhemagglutininstobiologicalrecognitionmolecules. Glycobiology 14: 53–62
27. Tschuschke V (2005) Psychoonkologie. Schattauer Stuttgart
28. Uhlenbruck G et al. (2010) Reduced side effects of adjuvant hormone therapy in breast cancer patients by complementary medicine. In Vivo 24: 799–802
29. Vapiwada et al.(2005) Patient initiation of complementary and alternative medicine (CAM) during conventional cancer treatment. ASCO Abstract 8131

Ressourcen bewahren – Professioneller Umgang mit Schmerzpatienten

Monika Thomm

M. Thomm (Hrsg.), *Schmerzmanagement in der Pflege*,
DOI 10.1007/978-3-662-45414-5_5, © Springer-Verlag Berlin Heidelberg 2016

Zum Einstieg

Bei der Betreuung chronischer Schmerzpatienten maligner und nichtmaligner Genese wird das Ausmaß emotionaler Beteiligung und Belastung des Pflegepersonals meist erheblich unterschätzt. Nicht nur die Tumorschmerzpatienten, sondern auch die chronischen nichttumorbedingten Schmerzpatienten, die eine langjährige Schmerzkarriere hinter sich haben, oftmals mit frustranen Therapieversuchen, bedeuten für die Pflegenden eine große Herausforderung für die Versorgungspraxis und Patientenedukation. Der Umgang mit diesen Kranken belastet, er verändert den Menschen und kann die Helfer sogar krank machen, wenn es ihnen nicht gelingt, diese Belastungen zu verarbeiten.

5.1   Ein Blick in den Pflegealltag

Die Krankenpflege rangiert im Ansehen der Bevölkerung seit Jahren ganz oben. 92% der Deutschen bezeichnen ihr Vertrauen in diese Berufsgruppe als »sehr hoch« oder »ziemlich hoch«. In einer vom Magazin »Reader's Digest« in Auftrag gegebene Umfrage »European Trusted Brands 2010« konnten sich vor den pflegerischen Berufe nur noch die Feuerwehrmänner platzieren (▶ http://www.rd-presse.de, 16.03.2010). Die Sicht der Pflegenden vermittelt jedoch ein anderes Bild. Die folgenden Zahlen stammen aus einer Umfrage, die der Deutsche Bundesverband für Pflegeberufe (DBFK) von Oktober 2008 bis Februar 2009 durchführte.

- Fast 70% der Pflegenden in den Krankenhäusern berichten von abnehmender Pflegequalität in den letzten 12 Monaten.
- 83% hält die Personalausstattung für unzureichend.
- 45% geben an, selten bis nie eine ungestörte Pause zu nehmen.

Auch innerbetriebliche Situationen verlaufen nicht optimal:
- 80% der Pflegekräfte geben an, dass der Informationsfluss häufig bis oft unzureichend sei.
- 44% erhalten mehrmals in der Woche Informationen verspätet.
- 68% erhalten häufig bis oft unklare Arbeitsanweisungen.

Erschreckende Ergebnisse liefert das 2009 veröffentliche Pflegethermometer des Deutschen Instituts für angewandte Pflegewissenschaft e.V. Grundlage ist die bisher größte Befragung unter Pflegekräften in Deutschland. Mehr als 10.000 in Krankenhäusern beschäftigte Gesundheits- und Krankenpfleger beteiligten sich an der Studie. »Das was in den vergangenen Jahren bei den Krankenhausärzten mit einem deutlichen und anhaltendem Ausbau von mehr als 20.000 Stellen richtig gemacht wurde, ist bei der Krankenhauspflege schief gelaufen und wird nun folgenschwerer für die Patienten und Beschäftigten!« sagt Prof. Michael Isfort, Leiter des Projekts. Die Studie zeigt, dass der enorme Personalabbau in der Pflege zu einer deutlichen Unterbesetzung und statistischen Überalterung der Personaldecke mit der Folge höherer Arbeitsbelastungen bei steigenden Patientenzahlen geführt hat.

Die Studie kann kostenlos unter ▶ http://www.dip.de heruntergeladen werden.

5.2   Wie gehe ich mit chronischen Schmerzpatienten um?

Die Betreuung von akuten und chronischen Tumorschmerzpatienten, besonders in der letzten Lebensphase erfordert mehr als den selbstlosen Einsatz in der Sorge um den Patienten. Da diese Phase häufig mit vielen Symptomen und Ängsten assoziiert ist, wird ein umfangreiches Wissen benötigt, das über das bislang in der Krankenpflege hinaus erworbene in der Regel weit hinausgeht. Das gleiche gilt auch für die nichttumorbedingten chronischen Schmerzpatienten. Die permanente Konfrontation mit Schmerzgeplagten macht häufig unsicher, depressiv, hilflos und traurig, aber auch abwehrend und zornig [7]. Die Betreuung chronischer Schmerzpatienten verlangt eine hohe seelische Belastbarkeit und ausreichend psychische und körperliche Reserven, wenn die Hilfe an diesen Erkrankten nicht unpersönlich und mechanisch betrieben werden soll. Sie verlangt auch die Fähigkeit, sich auf die besondere Lebenssituation des Kranken einzulassen. Um diese Patientengruppen adäquat betreuen und behandeln zu können, ist es unabdingbar, dass Schmerztherapie, Symptomkontrolle und die psychischen Auswirkungen einer Schmerzerkrankung in der Aus-, Fort- und Weiterbildung integriert sind. Denn gerade mit erweiterter Fachkompetenz kann ein professionelles Umgehen mit den Problemen von Patienten und Angehörigen sichergestellt werden.

Die seit Jahren bestehenden anerkannten und strukturierten Curricula »Palliative Care« ▶ http://www.dgpalliativmedizin.de [9] und »Algesiologische Fachassistenz der Deutschen Schmerzgesellschaft« ▶ http://www.dgss.org [9] dienen dazu, die Fachkompetenz und das Fachwissen zu erweitern, und darüber hinaus eine gesunde professionelle Distanz zu erlernen und halten zu können.

Chronische nichttumorbedingte Schmerzpatienten mit einer langen Schmerzkarriere sind häufig sehr anstrengend, anspruchsvoll und »energieraubend«. Sie suchen oftmals erst nach vielen verschiedenen frustranen Therapieversuchen einschließlich wiederholter Operationen eine Spezialambulanz auf, um endlich von ihren quälenden Schmerzen befreit zu werden. Diese begründete »Anspruchshaltung« bedeutet für das gesamte Team zunächst einmal eine große Herausforderung, den Patienten einfühlsam in vielen Gesprächen zu erklären, dass wir »auch keine Wunder vollbringen«, ihnen jedoch mit unserer Hilfe und Unterstützung ein »schmerzgelindertes Leben« ermöglichen können. Solch ein Prozess beansprucht sehr viel Zeit und Geduld, nicht nur von Seiten der Patienten.

Die meisten Patienten sind zunächst vordergründig dazu bereit, sich einer psychologischen Exploration zu unterziehen, obwohl sie der Meinung sind, dass ihre Schmerzen »nicht im Kopf« sind. Hier wiederum ist es unabdingbar, den Patienten zu erklären, dass durch jahrelange chronische Schmerzen die Psyche an der Aufrechterhaltung der Schmerzen (▶ Kap. 7) beteiligt sein kann. Viele Patienten begrüßen nicht nur dieses Vorgehen, sondern empfinden die psychologischen Gespräche auch als hilfreich und entlastend. Andere Patienten wiederum wollen sich auf diese Gespräche nicht einlassen und fordern weiterhin die »Wunderpille«, die wir ihnen jedoch nicht geben können. In der Regel brechen diese Patienten die Therapie ab und wenden sich an die nächste Spezialambulanz. Für das Behandlerteam ist dieses Verhalten zunächst enttäuschend und kränkend.

Und es tauchen Fragen auf wie…
- »Habe ich mich nicht genug gekümmert?«
- »Bin ich zu wenig auf die Belange des Patienten eingegangen?«
- »Habe ich Fehler in der Gesprächsführung gemacht?«
- »War ich nicht in der Lage, mich auf die besondere Lebenssituation des Kranken einzulassen?«

Um gesund zu bleiben, müssen gerade diese Fragen offen im Team diskutiert werden oder in Supervisionsgruppen, die begleitend zu einer erfolgreichen Bewältigung der hohen psychischen Belastung beitragen können.

Chronische Schmerzpatienten neigen dazu, Situationen zu katastrophisieren, die es auszuhalten gilt.

Beispiel

Frau E., 64 Jahre alt, Witwe, 2 erwachsene Söhne, die außer Haus leben, leidet seit 5 Jahren unter chronischen radikulären Rückenschmerzen, die seit 3 Monaten mit zufriedenstellendem Erfolg für die Patientin behandelt werden. Sie ruft aufgeregt im Schmerzzentrum an mit den Worten »ich kann nicht mehr, meine Schmerzen sind so stark, ich bestelle jetzt einen Krankenwagen und komme sofort zu Ihnen«! Das bedeutet zunächst einmal für die Pflegekraft, Ruhe zu bewahren und professionell empathisch auf die Patientin einzugehen, um herauszufinden, warum der Schmerz sich gerade zu diesem Zeitpunkt verstärkt hat. Nachdem sich die Patientin beruhigt hatte, erzählte sie, dass sie sich einsam zu Hause fühle und einer ihrer Söhne nicht wie versprochen zu Besuch gekommen sei. Am Ende des Gespräches bedankte sie sich mit den Worten: »Schön, dass Sie mir zugehört haben, jetzt geht es mir schon viel besser. Ich komme dann zum vereinbarten Termin.«

Das Eingehen und das Erkennen der sozialen und psychischen Notlage der Patientin durch die Pflegekraft bedeutet nicht nur eine Unterstützung für die Patientin, sondern zeigt auch, dass die Befähigung der Pflegekraft zur einfühlsamen Gesprächsführung dazu beiträgt, gesund weiter helfen zu können.

5.3   Entspannter arbeiten

Stress – der ganz normale Wahnsinn. In Pflegeberufen gehören Zeitdruck, Hektik, Schichtarbeit, Konflikte und ein manchmal erdrückendes Arbeitspensum zum Alltag. Auch wer glaubt, ein starkes und robustes Nervenkostüm zu besitzen, ist vor den langfristigen Folgen einer dauerhaften Stressbelastung nicht geschützt [2].

5.3.1   Zeitdruck

Um den hohen Arbeitsanfall, der in der Regel unter Zeitdruck bewältigt wird, »abarbeiten« zu können, wird das Arbeitspensum gesteigert. Das führt dazu, dass
- Standards nicht eingehalten,
- Hygienevorschriften missachtet,
- Sicherheitsmaßnahmen außer Acht gelassen,
- Arbeiten unterbrochen und dann beendet,
- Gespräche nur zwischendurch geführt werden,
- Missverständnisse entstehen und
- Fehler gemacht werden.

Zeitdruck ist häufig ein Argument, wenn auf die Anwendung von Hilfsmitteln oder rückenschonende Arbeitsweisen verzichtet wird.

> ❗ **Cave**
> **Zeitdruck kann dazu führen, dass die Pflege und die Patienten gefährdet werden!**

Niemand kann die Pflegenden zwingen, bestehende Standards außer Acht zu lassen, die Pflege hat die Durchführungsverantwortung für alle übernommenen Tätigkeiten!

Praxistipp

Möglichst – auch bei begrenztem Zeitfenster – an bestehende Standards halten und die Kollegen auf die Standards hinweisen. Denn werden die Standards nicht eingehalten, kann es zu arbeitsrechtlichen und strafrechtlichen Folgen kommen.

Handlungshilfen für die Praxis sind in der Broschüre »Zeitdruck in der Pflege reduzieren« der Bundesanstalt für Arbeitsschutz und Arbeitsmedizin aufgezeigt [2].

> » Zu einer professionellen Pflege gehört auch, auf strukturelle und organisatorische Ursachen von Minder- oder Fehlversorgung zu reagieren und diese adäquat an zustandiger Stelle deutlich zu machen. (Positionspapier des DBFK, Januar 2010)

5.3.2   Fehlende Pausen

Pausen werden meistens nur dann genommen, wenn die Zeit es erlaubt. Dieses Vorgehen impliziert jedoch, dass Pausen unterbrochen werden durch:
- klingelnde Patienten,
- Telefonanrufe,
- Besucher,
- Anforderungen durch Funktionsbereiche,
- Ärzte, die Anordnungen geben oder Informationen benötigen.

Pausen werden häufig nicht genommen,
- weil die Pflegenden gemeinsam Pausen nehmen wollen, um den Teamgeist/Kommunikation zu pflegen und zu stärken oder
- weil wichtige Arbeiten zu erledigen sind.

Dieses Vorgehen führt dazu, dass kaum wirkliche Ruhepausen genommen werden (§ 4 Ruhepausen, Arbeitszeitgesetz).

Pausenregelung
- Einfordern der Pausen und diese selbst organisieren
- Festlegen der Pausenzeiten
- Mit den Kollegen abwechseln
- Wenn das aufgrund der Schichtbesetzung nicht möglich ist, sollte eine Pausenablösung vom Arbeitgeber eingefordert werden, zu der er verpflichtet ist, auch in der Nacht
- Verlassen des Arbeitsbereichs, um eine ungestörte Ruhepause zu haben

- »Aktive« Pausen nehmen, z. B. ein kurzer Spaziergang im Freien
- Das Erlernen von Techniken zur schnellen und effektiven Entspannung
- Bei Verzicht auf die Pausen aus Zeitmangel, den Arbeitgeber darüber informieren, die Zeit muss – meistens mit Überstundenzuschlag – vergütet werden

Selbst wenn die Pflege die nicht genommene Pause als Mehrarbeit aufschreibt, ersetzt das nicht den Erholungswert einer Pause. Die Pause steht der Pflege zu, wird in der Regel jedoch nicht vom Arbeitgeber bezahlt. Mehrarbeit und Überstunden fallen beinahe täglich an, z. B. aufgrund des hohen Arbeitsaufkommens oder durch das Einspringen für erkrankte Kollegen. Schicht- und Pausenzeiten werden nicht eingehalten, weil die anfallenden Aufgaben zu Ende geführt werden müssen/wollen, um die nachfolgende Schicht zu entlasten.

Im Team sollten einige Sachverhalte geklärt werden, so z. B.:

- Muss/kann wirklich immer alles geschafft werden?
- Kann nicht geschaffte Arbeit an die folgende Schicht übergeben werden?
- Keine Schuldzuweisung nichtgeschaffter Arbeit durch zu hohen Arbeitsanfall.
- Nicht unter Druck setzen lassen, »einzuspringen«, wenn Kollegen kurzfristig krank geworden sind, es liegt nicht in Ihrer Schuld und Verantwortung.
- Abhilfe vom Vorgesetzten einfordern und Überlastung verbalisieren (§ 17 Rechte der Beschäftigten, Arbeitszeitgesetz).

5.3.3 Körperliche Belastungen

Zudem können körperliche Belastungen wie Muskel-Gelenk-Erkrankungen (Rückenschmerzen) entstehen durch:

- häufiges Heben und Tragen,
- patienten- bzw. situationsbedingte unphysiologische Körperhaltungen bei pflegerischen Verrichtungen,

- unzureichende Hilfsmittelausstattung,
- unzureichende Einweisung in Hilfsmittel und
- zu langes Stehen.

Schaffen Sie Abhilfe, in dem Sie

- die zur Verfügung stehenden Hilfsmittel auch unter Zeitdruck anwenden,
- rückenschonende Arbeitstechniken anwenden,
- sich über die zur Verfügung stehenden Hilfsmittel informieren und sich einweisen lassen,
- falls notwendig, weitere Hilfsmittel einfordern,
- Fortbildungen zu rückenschonenden Arbeitsweisen, wie z. B. Kinästhetik, besuchen.

Das beste Mittel gegen Rückenschmerzen ist die Prävention. Man sollte am Arbeitsplatz beginnen und von Anfang an möglichst rückengerecht und nach ergonomischen Gesichtspunkten arbeiten.

Praxistipps für rückengerechtes Arbeiten

- Transportieren Sie schwere Lasten – z. B. Wasserkästen – möglichst mit Hilfsmitteln wie Sackkarre oder Rollwagen.
- Heben und tragen Sie Dinge möglichst körpernah.
- Zum Heben nutzen Sie die Kraft der Beine: gehen Sie breitbeinig in die Knie und drücken Sie sich aus den Beinen heraus mit geradem Rücken und angespannten Rumpfmuskeln hoch.
- Verteilen Sie das Gewicht gleichmäßig auf beide Arme und setzen Sie zwischendurch ab.
- Tragen Sie nicht zu viel auf einmal, gehen Sie stattdessen mehrmals.
- Lagern Sie schwere Gegenstände, die Sie häufig benötigen, gut erreichbar im Schrank oder Regal [2].

⊙ Nur die konsequente Anwendung von Hilfsmitteln und rückenschonenden Arbeitstechniken kann berufsbedingten muskuloskeletalen Erkrankungen vorbeugen!

5.3.4 Psychische Belastungen

Neben den körperlichen Belastungen können auch psychische Probleme auftreten. Sie entstehen z. B. durch

- unzureichende Kommunikationsmöglichkeiten,
- mangelnde Wertschätzung durch Kollegen, Vorgesetzte, aber auch anderen Berufsgruppen,
- Fremdbestimmtheit in den Arbeitsabläufen durch vorgegebene Strukturen,
- unkalkulierbares Arbeitsaufkommen, häufig nur Mindestbesetzung, keine Kapazitäten, um Belastungsspitzen abzufangen,
- die ständige Konfrontation mit dem Leid Anderer,
- hohe Erwartungshaltung durch Patienten und Angehörige und
- Teamkonflikte.

Um die psychischen Probleme zu reduzieren, ist es wichtig, dass man:

- die psychische Belastung und das Erleben der eigenen Hilflosigkeit thematisiert, damit die Fähigkeit der Empathie nicht verloren geht,
- im Team eine gemeinsame Linie findet, denn »gemeinsam ist man stark«,
- Abgrenzung erlernt.
- Für den Selbstschutz ist es wichtig, den Mut aufzubringen, auch mal freundlich »nein« zu sagen.
- Erwartungen an sich selbst sollte man herunterschrauben.
- Gute Arbeit zu machen heißt nicht, alles selbst zu erledigen, immer perfekt und jedem zu Dienste sein zu müssen.
- Supervisionen oder Fallbesprechungen sollte man nutzen. Falls kein Angebot besteht, sollte man dieses vom Vorgesetzten einfordern.
- Überlastung sollte dem Vorgesetzten mitgeteilt werden.
- Kommt keine direkte Hilfe, muss man die nächst höhere Ebene informieren und den Betriebsrat und ggfs. Betriebsarzt einbeziehen.

> ❯ Erkennen und beachten Sie Ihre eigenen Grenzen!

Checkliste Stressprävention
- Dienstpläne flexibler gestalten
- Zeitmanagement, z. B. Tagesplanung
- Emotionale Unterstützung einholen, z. B. Supervision
- Sich abgrenzen lernen
- Klare Kommunikation; Konflikte nicht verdrängen, sondern Lösungen suchen
- Gestaffelte Pausenzeiten einführen, Pausen zur Erholung nutzen
- Auf privaten Ausgleich und Entspannung achten

5.4 Burnout-Syndrom

Das Burnout-Syndrom beschreibt Belastungs- und Erschöpfungszustände, wie sie insbesondere bei helfenden Berufen beobachtet werden. Hier geht es mehr darum, dem anderen zu helfen, als auf eigene Grenzen der Belastbarkeit zu achten. Die geringe Möglichkeit, starke und belastende Gefühle spontan zu äußern – und das in einer Position, die wenig Veränderung erlaubt – schafft eine gefährliche Problematik. Menschen, die in einem solchen Umfeld arbeiten, sind selbst gefährdet. Das Burnout-Syndrom kann eine Reaktion auf diese Situation sein.

Der amerikanische Psychoanalytiker Herbert J. Freudenberger gilt als Initiator dieser Diskussion. Bereits 1974 hat er Veränderungen beschrieben, die er an einst sehr pflichtbewussten Mitarbeitern beobachtet hatte. Diese zeigten nach einiger Zeit Symptome wie Müdigkeit, körperliche Erschöpfung, depressive Verstimmungen und eine veränderte Einstellung gegenüber den Patienten mit negativen bis zynischen Zügen. Burnout (engl. Ausbrennen) ist mit dem Gefühl verbunden, sich verausgabt zu haben, sich ausgelaugt zu fühlen und erschöpft zu sein. Es führt zu einem eingeschränkten Wohlbefinden, zu einer Minderung der sozialen Funktionsfähigkeit sowie der Arbeits- und Leistungsfähigkeit. Das Burnout-Syndrom kann als Folgezustand bei einst hochmotivierten, engagierten Menschen auftreten, die keine angemessene oder nur unzureichende Unterstützung erhalten haben. Das Burnout ist somit das Ergebnis eines erfolglosen Bewältigungsprozesses stressreicher Arbeitssituationen.

❯❯ **Nicht der aktuelle Arbeitsstress, sondern die Bewältigung der Situation ist ausschlaggebend und die entscheidende Rolle spielt die Fähigkeit mit Stress umzugehen und ihn zu verarbeiten.**

— Warnsymptome in der Anfangsphase (Mod. nach [8])
  — Sowohl onkologisches als auch in Schmerzkliniken-/stationen arbeitendes Krankenpflegepersonal zeigen anfangs ein hohes Engagement und Enthusiasmus, die sich jedoch nach einigen Monaten reduzieren, die Belastungen werden deutlich.
  — Undefinierbare Unzufriedenheit mit sich selbst, Arbeitsunlust, Müdigkeit, Energiemangel, Erschöpfung, das Gefühl, den Patienten und den Kollegen nicht mehr zu genügen, treten auf.
— Reduziertes Engagement
  — Gelingt die Bewältigung nicht, kann der Phase des Überengagements ein emotionaler und geistiger Rückzug vom Patienten, von der Arbeit und von der sozialen Umwelt erfolgen.
  — Verlust an Einfühlungsvermögen und menschlicher Wärme, evtl. auch im Privatleben, das Gefühl abzustumpfen und härter zu werden, tritt auf.
  — Entwicklung des Prozesses bis zu einer »inneren Kündigung«: das Gefühl mangelnder Anerkennung, einem wachsenden Widerwillen zur Arbeit zu gehen und häufige Fehlzeiten können die Folge sein.
— Emotionale Reaktionen
  — Gefühle der Hilflosigkeit, depressiv-ängstliche bis zu aggressiv-gereizten Verhaltensweisen
  — Stimmungsschwankungen, Ungeduld, Reizbarkeit, Nervosität bis zu Schuldgefühlen und einem verringertem Selbstwertgefühl
  — Konflikte mit Kollegen

— Abbau der Leistungsfähigkeit
  — Weiterer Abbau der geistigen Leistungsfähigkeit, der Motivation, der eigenen Kreativität
  — Diese äußert sich in:
    – Konzentrationsschwäche, einer unsystematischen Arbeitsplanung und -einteilung oder auch Entscheidungsfähigkeit. Verringerte Flexibilität und zunehmendes Schwarz-Weiß-Denken können auftreten.
— Verflachung
  — Abbauerscheinungen können sich auch auf das Privatleben ausdehnen.
  — Verflachung des emotionalen, sozialen und geistigen Lebens, wachsende Gleichgültigkeit, Rückzug aus dem sozialen Leben, Aufgeben von Hobbys, allgemeines Desinteresse
— Psychosomatische Reaktionen
  — Unfähigkeit zur Entspannung, Schlafstörungen, Albträumen, Muskelverspannungen, Kopfschmerzen, Hautekzeme, Magen-Darm-Störungen (Reizmagen, Reizdarm), Herzrasen, beschleunigter Puls, Engegefühl in der Brust, Schmerzsymptome ohne körperliches Korrelat, reduzierte Immunabwehr bis hin zu häufigeren Infekten
— Verzweiflung
  — Im schlimmsten Fall können die Hilflosigkeitsgefühle sich zu einer existentiellen Verzweiflung steigern, die von Gefühlen der allgemeinen Hoffnungslosigkeit und der Sinnlosigkeit des Lebens gekennzeichnet sind (Suizidgefahr)!

5.4.1 Psychohygiene

Zur Verbesserung der Psychohygiene und Verminderung von beruflichen Belastungen kommen verschiedene Unterstützungsangebote in Betracht:
— Gesprächsgruppen,
— Supervision,
— Fort- und Weiterbildung,
— Stressmanagement.

Der Münchener Psychologe Peter Herschbach betont, »dass Gesprächs- oder Supervisionsgruppen für Pflegende nicht »von oben herab« verordnet, sondern von den Betroffenen selbst initiiert und von der Pflegedienstleitung unterstützt werden sollten. Die Teilnahme sollte freiwillig erfolgen.«

Eine Gruppenanzahl von 6–10 Teilnehmern hat sich als günstig erwiesen. Die Zusammenstellung der Gruppe sollte sorgfältig erfolgen. Vorab ist dabei zu klären, ob auch Vorgesetzte und verschiedene Berufsgruppen daran teilnehmen. Das Gruppenkonzept und die Regeln sollen für die Teilnehmer transparent sein. Für den Erfolg dieser Gesprächsgruppen spielt der Gruppenleiter die entscheidende Rolle. Er sollte kein interner, sondern ein externer Kollege sein, der von allen Gruppenmitgliedern in seiner Kompetenz anerkannt und akzeptiert wird. Ebenso sollte der organisatorische Rahmen wie Namensgebung der Gruppe, die Häufigkeit der Treffen und der Zeitrahmen vorher genau definiert werden. Ein geeigneter Raum sollte zur Verfügung stehen und die Finanzierung des externen Gruppenleiters sollte geregelt sein. Schließlich sind auch die Grenzen dieser Entlastungsangebote zu sehen. Durch Gesprächsgruppen sind z. B. keine Probleme lösbar, die mit Ausstattungsdefiziten zusammenhängen.

Fazit
- Greifen Sie nicht zu Suchtmitteln wie Alkohol oder Medikamente, um sich zu entspannen, und greifen Sie nicht zu Aufputschmitteln, um wieder einsatzfähig zu sein. Gefahr der Abhängigkeit!
- Achten Sie auf ausreichend Schlaf und Bewegung!
- Mit Yoga, autogenem Training, Entspannungsverfahren können Sie lernen, sich aktiv zu entspannen!
- Denken Sie nicht nur an die anderen, sondern auch an sich selbst!
- Gönnen Sie sich regelmäßig etwas Gutes!
- Belohnen Sie sich! Das hebt die Stimmung und lässt Belastungen besser ertragen!
- Sorgen Sie für eine »life balance« – ein Gleichgewicht von Spannung und Entspannung, von Arbeit und Privatleben!

- Leben Sie nicht nur für den Beruf, sondern suchen Sie bewusst Ausgleich und persönliche Freiräume!
- Vernachlässigen Sie nicht ihre sozialen Netzwerke!
- Gehen Sie Ihren Hobbys und Interessen nach, aber vermeiden Sie Freizeitstress [3]!

» So viele Wanderungen bereiten sich vor, und ernste Aufgaben warten unser. Unsere Krankenhäuser werden in späteren Zeiten sein, was wir Schwestern heute aus ihnen machen. Will die Schwester nicht wie bisher Amboss sein, muss Sie eiligst anfangen, Hammer zu werden und Ihr Geschick nicht willenlos aus den Händen anderer zu nehmen, sondern es zu gestalten. (Agnes Karll, Begründerin des DBFK 1868–1927)

Das Zitat von Agnes Karll aus dem letzten Jahrhundert unterstütze ich insofern, als die Pflege sich bewusst sein sollte, dass der pflegerische Beruf eine eigenständige Berufsgruppe darstellt mit allen Pflichten, aber auch Rechten. Mir ist bewusst, dass die Vorschläge und Hinweise in diesem Kapitel, auf die eigene Gesundheit zu achten und – wenn nötig – Überlastungsanzeigen schriftlich oder mündlich zu formulieren, in der Praxis häufig auf Unverständnis stoßen, und sich somit die Umsetzung oftmals als schwierig gestaltet. Ein Tipp zum Weiterlesen: »Nicht ärgern – ändern« [6].

Literatur

1. Berufsgenossenschaft für Gesundheitsdienst –BGW- (2010) Gesund pflegen – gesund bleiben. ► www.bgw-online.de. Letzter Zugriff: 14.01.2015
2. Bundesanstalt für Arbeitsschutz und Arbeitsmedizin (2009) Zeitdruck in der Pflege reduzieren.« ► www.ndz.pflege.de. Letzter Zugriff: 14.01.2015
3. DBFK (2010) Balance halten im Pflegealltag. Was Sie selbst tun können, um bei Ihrer Arbeit im Krankenhaus gesund zu bleiben. ► www.dbfk.de.verband/bundesfachgruppen/pflegekrankenhaus.php. Letzter Zugriff: 03.02.2015
4. Glaser J, Höge Th (2005) Probleme und Lösungen in der Pflege aus Sicht der Arbeits- und Gesundheitswissenschaften. Bundesanstalt für Arbeitsschutz und Arbeitsmedizin, Dortmund

5. Herschenbach P (1991) Psychische Belastung von Ärzten und Krankenpflegekräften. Chemie Edition Medizin, Weinheim

6. Quernheim G (2010) Nicht ärgern – ändern! Springer, Berlin Heidelberg

7. Ratsak G, Schiebel-Piest B (1992) Psychoonkologie für Krankenpflegeberufe. Vandenhoeck Ruprecht, Göttingen

8. Röttger K (2003) Psychosoziale Onkologie für Pflegende: Grundlagen – Modelle – Anregungen. Schlütersche, Hannover

9. ► www.dgpalliativmedizin.de: Curriculum Palliative Care. Letzter Zugriff: 03.02.2015

10. ► www.dgss.org: Schmerztherapeutisches Curriculum zur zertifizierten Weiterbildung »Algesiologische Fachassistenz der Deutschen Schmerzgesellschaft (Stand Juni 2014). Letzter Zugriff: 03.02.2015

Therapie akuter und postoperativer Schmerzen

Stephan A. Schug, Christian Homuth

M. Thomm (Hrsg.), *Schmerzmanagement in der Pflege*,
DOI 10.1007/978-3-662-45414-5_6, © Springer-Verlag Berlin Heidelberg 2016

Zum Einstieg

Akute Schmerzen treten bei Krankenhauspatienten ausgesprochen häufig auf. Insbesondere bei chirurgischen Patienten nach Operationen, aber auch bei Verbrennungsopfern, in der Geburtshilfe und bei vielen akuten Erkrankungen können Schmerzen die im Vordergrund stehenden Beschwerden sein. Adäquate Schmerztherapie ist nicht nur indiziert, um Patienten Leiden zu ersparen, sondern auch, weil nicht behandelte Schmerzen vielerlei negative Folgen für die Gesundheit des Patienten haben (► Übersicht). Patienten mit guter Schmerztherapie genesen schneller und erleiden weniger Komplikationen. Die konsequente Therapie akuter Schmerzen beugt möglicherweise auch der Entstehung chronischer Schmerzen vor [3].

Die Wahrnehmung von Schmerzen ist von Person zu Person sehr unterschiedlich und muss als ein subjektives sensorisches und emotionales Erleben gesehen werden (► Kap. 1). Individuelle, kulturelle und situative Faktoren beeinflussen das Schmerzerleben eines Patienten. So kann der gleiche nozizeptive Reiz von einigen Patienten als kaum störend und von anderen als unerträglich erlebt werden. Daher ist es wichtig, die Patienten und ihre Schmerzen ernst zu nehmen und die Schmerztherapie an individuelle Bedürfnisse anzupassen.

Traditionell wurde lange versucht, mit einem Analgetikum allein (z. B. Morphin) eine akzeptable Schmerzlinderung zu erreichen. Es hat sich jedoch gezeigt, dass die Therapie mit mehreren Medikamenten unterschiedlicher Wirkstoffklassen oder Wirkorten (multimodale oder balancierte Analgesie) besser wirkt als die Monotherapie, sofern die eingesetzten Substanzen sich gegenseitig ergänzen und verstärken [21]. Solcher Synergismus führt im Idealfall nicht nur zu verbesserter Analgesie, sondern auch zur Einsparung von Opioiden und damit verbunden reduzierten Nebenwirkungen. Während die Polymedikation in vielen anderen Bereichen der Medizin vermieden werden sollte, ist sie also in der akuten Schmerztherapie oft sinnvoll und erwünscht.

> ❯ Die Kombination verschiedener Medikamente mit unterschiedlichem Wirkmechanismus oder Wirkort (multimodale Analgesie) kann zu besserer Analgesie, Opioideinsparung und reduzierten Nebenwirkungen führen.

Zunehmend gibt es spezialisierte Schmerztherapeuten, die Schmerzpatienten in allen Abteilungen eines Krankenhauses betreuen. Die Einrichtung von Schmerzdiensten in vielen Krankenhäusern hat zu einer deutlichen Verbesserung der Versorgung von Schmerzpatienten geführt [8, 11]. Das bedeutet nicht, dass betreuende Ärzte und Pflegepersonal die Verantwortung für die Schmerztherapie eines Patienten abgeben: im Gegenteil, ein Schmerzdienst ist auf Kommunikation und Kooperation angewiesen, um effektiv arbeiten zu können. Insbesondere den Pflegenden kommt bei der akuten Schmerztherapie eine wichtige Rolle zu, weil sie die Patienten unmittelbar betreuen und beobachten. Protokolle und Leitfäden für die akute Schmerztherapie können wichtige Instrumente zur Vermeidung von Fehlern und die Optimierung der Therapie sein.

Folgen nichttherapierter akuter Schmerzen

- Aktivierung von Stresshormonen (Adrenalin, Cortisol u. a.), hierdurch
  - schlechtere Wundheilung
  - erhöhte Infektanfälligkeit
  - erhöhtes Risiko von Angina pectoris und Herzinfarkt (**Cave** KHK-Patienten mit akutem Schmerz!)
- Eingeschränkte Atemtiefe
  - erhöhtes Hypoxie- und Pneumonierisiko
- Immobilisation
  - erhöhtes Risiko von Thrombose und Lungenembolie
  - Muskelatrophie
- Psychologisch (**Cave:** Schmerzverstärkung durch diese Faktoren – Teufelskreis!)
  - Unwohlsein
  - Angst

– Gefühl der Hilflosigkeit
– Schlafstörungen
- ZNS
  – Risiko der Entstehung chronischer Schmerzen durch Entwicklung eines »Schmerzgedächtnisses«

6.1   Schmerzerfassung

Der erste Schritt in der Schmerzbehandlung ist die Schmerzerkennung. Selbst wache, kooperative Patienten, die sich äußern können, geben nicht immer von sich aus an, dass sie Schmerzen haben. Der Wunsch, dem Personal nicht zur Last zu fallen, oder die Überzeugung, ihre Schmerzen seien nicht zu vermeiden, können dabei eine Rolle spielen. Es ist daher wichtig, Patienten regelmäßig zu fragen, ob sie Schmerzen haben, und die Schmerzintensität mithilfe geeigneter Instrumente zu erfassen ([6]; ► Kap. 2 und ► Kap. 15).

6.2   Medikamentöse Therapie

Zur Therapie akuter Schmerzen stehen verschiedene wirksame Medikamente zur Verfügung (► Kap. 3). Patienten haben nicht selten Bedenken gegen den Einsatz von starken Schmerzmitteln, insbesondere Opioide; sie fürchten deren Nebenwirkungen oder die Entstehung von Abhängigkeit.

> **Praxistipp**
>
> Es sollte deshalb in Gesprächen mit Patienten darauf hingewiesen werden, dass es sich bei den heute eingesetzten Analgetika um sichere, effektive Medikamente handelt.

Durch den Einsatz von Opioiden zur akuten Schmerztherapie (mit einer Therapiedauer von Tagen bis wenigen Wochen) entsteht keine Medikamentenabhängigkeit. Andere Nebenwirkungen, wie Obstipation, können zwar auftreten, aber meist gut behandelt werden und sollten nicht von der Verwendung auch starker Analgetika abschrecken.

> Die Gefahren einer inadäquaten Schmerztherapie sind größer als die einer adäquaten!

6.2.1   Nicht-Opioid-Analgetika

► Kap. 3.

Paracetamol
- Paracetamol ist weniger effektiv als andere Nicht-Opioid-Analgetika wie Metamizol und NSAR [12].

Dieses Analgetikum kann oral und i.v. gegeben werden, während die rektale Administration wegen schlechter und unvorhersehbarer Resorption nicht zu empfehlen ist. Obwohl Paracetamol schon lange bekannt ist, ist der Wirkmechanismus immer noch nicht völlig geklärt. Bei schwachen bis mittleren Schmerzen kann Paracetamol alleine wirksam sein, häufig wird es bei stärkeren Schmerzen als Basisanalgetikum gegeben und mit anderen Analgetika kombiniert;
- typische Dosierung ist dann 1 g alle 6 h oral oder i.v.

Paracetamol ist in dieser Dosis ein sehr sicheres Medikament mit minimalen Nebenwirkungen und einer vernachlässigbaren Organtoxizität. Es kann deshalb auch bei älteren Menschen oder Patienten mit Nierenerkrankungen eingesetzt werden.

In deutlich höherer Dosis kann es zur Leberschädigung bis hin zum Leberversagen kommen. Eine Tagesdosis von 6 g sollte deshalb nicht überschritten werden; bei kachektischen oder lebergeschädigten Patienten ist Vorsicht geboten und u. U. eine Dosisreduktion durchzuführen.

Des Weiteren wird zur Zeit das Risiko eines Effekts auf die Entwicklung von Allergien und Asthma diskutiert, welches in epidemiologischen Studien gefunden wurde [12]. Dies hat zu der Empfehlung geführt, bei Kindern den Einsatz von Ibuprofen zu bevorzugen.

Metamizol (Novalgin)
Metamizol hat ein ähnliches Wirkprofil wie Paracetamol mit einer analgetischen und antipyretischen Wirkung ohne relevanten anti-

entzündlichen Effekt; es hat jedoch zusätzlich eine spasmolytische Wirkung, die seinen erfolgreichen Einsatz bei viszeralen Schmerzen (z. B. Nierenkoliken) erklärt [12]. Auch für Metamizol ist der Wirkmechanismus z. Zt. noch unbekannt.

— Metamizol wird in der akuten Schmerztherapie in einer Tagesdosis von 6 g oral, rektal oder i.v. eingesetzt.

Im Prinzip sind die Nebenwirkungen, auch im Vergleich zu Paracetamol, minimal, jedoch kann in extrem seltenen Fällen eine Agranulozytose ausgelöst werden; in einem solchen Fall muss Metamizol umgehend abgesetzt und eine schnelle Therapie eingeleitet werden, um Todesfälle zu vermeiden. Weiterhin sollte die i.v.-Gabe von Metamizol langsam erfolgen (**Cave**: Blutdruckabfall bei schneller Injektion).

Auch der Einsatz von Metamizol ist dem von Paracetamol ähnlich, alleine bei schwachen und mittleren Schmerzen, als Basismedikation in Kombination z. B. mit Opioiden bei stärkeren Schmerzen.

> Die einfachen Analgetika Paracetamol und das effektivere Metamizol sind wichtige Basismedikationen in der akuten Schmerztherapie mit geringeren Nebenwirkungen als NSAR.

6.2.2 Nichtsteroidale Antirheumatika (NSAR)

NSAR sind eine wichtige Komponente multimodaler Analgesie, jedoch müssen bei ihrem Einsatz Risiken und Kontraindikationen beachtet werden.

Nichtselektive NSAR (COX-1 und COX-2 Hemmer)

Diese Medikamente wirken durch Hemmung des Enzyms Cyclooxygenase (COX), das zahlreiche schmerz- und entzündungsverstärkende Stoffe (Prostaglandine) bildet [14]. Sie wirken analgetisch, antientzündlich und fiebersenkend. Zu den nichtselektiven NSAR gehören u. a. Acetylsalicylsäure, Diclofenac und Ibuprofen.

Die Gabe erfolgt meistens oral, gelegentlich rektal oder i.v. Einige NSAR können auch an den Ort der Entzündung (z. B. in ein Gelenk) injiziert oder topisch als Salbe angewendet werden.

- **Nebenwirkungen**
— Nierenschädigung – bei Patienten mit Nierenschaden vermeiden, erhöhtes Risiko auch bei Hypovolämie und Hypotension in der perioperativen Phase!
— Magen- und Dünndarmulzera und Blutungen – Kombination mit medikamentösem Magenschutz (z. B. Protonenpumpenhemmer) besonders bei Risikopatienten.
— Verstärkung von Asthmasymptomen besonders durch Acetylsalicylsäure, aber auch andere nichtselektive NSAR.
— Blutgerinnungsstörungen durch beeinträchtigte Thrombozytenfunktion mit erhöhtem perioperativen Blutverlust.
— Evtl. Beeinträchtigung der Knochenheilung – nur für Ketorolac nach Spinalfusion ist ein relevanter negativer klinischer Effekt nachgewiesen.

Der perioperative Einsatz von NSAR erfordert eine Risiko-Nutzen-Abwägung. Sie sind einerseits eine der wichtigsten Komponenten multimodaler Analgesie, haben jedoch andererseits ein erhöhtes Nebenwirkungsprofil. Bei sorgfältiger Abwägung der Risiken sind NSAR erfolgreich in der postoperativen Analgesie einsetzbar.

Selektive COX-2-Hemmer

Eine Weiterentwicklung der nichtselektiven NSAR sind die spezifischen COX-2-Hemmer (z. B. Celecoxib (Celebrex), Parecoxib (Dynastat), Etoricoxib (Arcoxia), die eine der 2 Isoenzyme der Cyclooxygenase selektiv blockieren und daher weniger Nebenwirkungen aufweisen [13].

Vorteile sind insbesondere eine reduzierte Rate von gastrointestinalen Komplikationen, zudem besteht bei Asthmatikern keine Gefahr der Bronchokonstriktion, keine Hemmung der Blutgerinnung und evtl. geringere Effekte auf die Knochenheilung. Während initial vermutet wurde, dass selektive COX-2-Hemmung das Risiko kardiovaskulärer

Komplikationen (u. a. Herzinfarkte) erhöht, konnte dies nicht als spezifischer Effekt bestätigt werden und spielt insbesondere beim kurzzeitigen Einsatz in der akuten Schmerztherapie keine Rolle.

Leider reduziert die Selektivität dieser Medikamente für COX-2 deren nierenschädigende Wirkung nicht nennenswert, sodass hier ähnliche Vorsicht wie bei den nichtselektiven NSAR geboten ist, obwohl eine große epidemiologische Studie auch hier einen Vorteil im Vergleich zu nichtselektiven NSAR zeigen konnte.

> **Praxistipp**
>
> In Bezug auf Nebenwirkungen sind selektive COX-2-Hemmer im Vergleich zu nichtselektiven NSAR eine bevorzugte Alternative für den perioperativen Einsatz.

6.2.3 Opioide

Opioide sind dem Morphin verwandte Stoffe, die natürlich vorkommen oder synthetisch sein können.
- Opioide: alle Medikamente mit morphinähnlichem Wirkmechanismus
- Opiate: natürlich vorkommende Opioide

Opioide wirken an verschiedenen Rezeptoren, z. B. dem μ-Rezeptor. Die Kopplung von Opioiden an diesen Rezeptor hat den gleichen Effekt wie körpereigene Stoffe (z. B. Endorphine und Enkephaline), die im ZNS eine starke schmerzhemmende Wirkung haben. Diese Rezeptoren vermitteln auch zahlreiche andere Effekte, woraus sich das umfangreiche Nebenwirkungsprofil der Opioide ergibt (▶ Übersicht).

Opioidwirkung
- ZNS
  - Analgesie
  - Sedierung
  - Verminderter Atemantrieb (typisch, aber nicht notwendigerweise: seltene und tiefe Atemzüge)
  - Dysphorie oder Euphorie
- Atemwege
  - Bronchokonstriktion
  - Hustendämpfung
- Verdauungstrakt
  - Verzögerte Magenentleerung
  - Übelkeit/Erbrechen
  - Obstipation
  - Spasmus des SphincterOddi (**Cave** bei Gallenkolik!)
- Herz und Kreislauf
  - Bradykardie
  - Vasodilatation
- Sonstige
  - Miosis
  - Juckreiz
  - Harnverhalt

Opioide sind die wirksamsten Schmerzmittel, die der Medizin zur Verfügung stehen [8,11]. Es muss jedoch auf die Gefahr einer Überdosierung mit den wohlbekannten, gefährlichen Nebenwirkungen wie Sedierung und Atemdepression geachtet werden.

Die Wirkung von Opioiden ist von Patient zu Patient ausgesprochen unterschiedlich. Neben anderen Faktoren (Alkohol- und Drogenkonsum senken z. B. die Sensibilität) beeinflusst besonders das Alter die Opioidempfindlichkeit: im fortgeschrittenen Alter steigt die Empfindlichkeit stark an, so dass bei älteren Patienten Opioide sehr vorsichtig dosiert werden müssen.

Die Wirkung von Opioiden sollte immer genau beobachtet und die Dosis angepasst werden. Noch wichtiger als bei anderen Medikamenten ist daher die regelmäßige Erfassung von Schmerzen und Nebenwirkungen (s. unten).

> Die früher übliche einheitliche Dosierung von Morphin in der postoperativen Therapie ist nicht adäquat, sondern sollte einer bedarfsorientierten Titration weichen.

Viele Patienten fürchten den Einsatz von Opioiden aus Angst vor Abhängigkeit ▶ Abschn. 6.2). Um Patienten diese Angst zu nehmen, kann es sinnvoll sein zu erklären, dass die Schmerzen die Analgetika »aufsaugen wie ein Schwamm«. Wenn die Opioide

◘ Tab. 6.1 Sedationsscore

Bewusstsein und Atmung	Punkte
Wach	0
Leicht erweckbar	1
Müde, erweckbar, aber nicht wach zu halten; leichte Atemdepression	2
Somnolent, schwer erweckbar; schwere Atemdepression	3

mit dem Nachlassen der Schmerzen abgesetzt werden, ist keine Sucht zu befürchten.

Wenn möglich, sollten Opioide oral verabreicht werden. Gerade bei postoperativen Patienten ist das jedoch oft wegen der Intensität der Schmerzen und auch aus anderen Gründen – z. B. der postoperativen Darmatonie bei abdominellen Operationen – nicht möglich. In diesem Fall werden die Medikamente i.v. oder auch s.c. gegeben. Die transdermale Applikation (Pflaster) kommt bei der Therapie akuter Schmerzen selten zum Einsatz, da die optimale Analgesie erst nach Tagen erreicht wird.

Die einzelnen Dosierungsintervalle sollten an das Medikament und den Applikationsweg angepasst werden, damit das Mittel seine Wirkung entfalten und eine Akkumulation mit evtl. ausgeprägten Nebenwirkungen vermieden werden kann. Im Allgemeinen wird die Wirkgeschwindigkeit und -dauer von Opioiden durch ihre Fettlöslichkeit bestimmt: gut fettlösliche Substanzen dringen schnell ins ZNS vor, können jedoch auch schnell im Fettgewebe des Körpers verteilt werden und so ihre Wirkung verlieren.

Obwohl alle Opioide einen ähnlichen Wirkmechanismus haben, vertragen Patienten oft ein Opioid besser als ein anderes. Deshalb ist es sinnvoll, bei Unverträglichkeit oder mangelnder Effektivität eines Opioids eine andere Substanz auszuprobieren (sog. Opioidrotation).

- **Überwachung von Patienten mit Opioidmedikation**

Die bedrohlichste Nebenwirkung von Opioiden in der Akuttherapie ist die Atemdepression und der Verlust der Kontrolle des Atemweges durch eine Überdosierung. Mit Hilfe geeigneterer Applika-

tionsformen wie der patientenkontrollierten Analgesie (PCA; s. unten) wird versucht, eine Überdosierung zu verhindern. Dennoch müssen Patienten mit Opioidmedikation sorgfältig überwacht werden.

Typisch für die Atemdepression bei Opioidintoxikation können tiefe, langsame Atemzüge sein. Deshalb ist die Messung der Atemfrequenz ein wichtiges Beobachtungskriterium für Patienten mit einer Opioidtherapie. Da jedoch die Sedierung eine frühe Nebenwirkung von zu hoch dosierten Opioiden ist und einer Atemdepression immer vorausgeht, ist die Erhebung und Dokumentation eines Sedationsscores (◘ Tab. 6.1) weitaus nützlicher zur rechtzeitigen Erkennung und Behandlung einer Überdosierung.

Morphin

Morphin ist das bekannteste und wahrscheinlich am meisten verwendete Opioid. Die relative Stärke aller anderen Substanzen dieser Klasse wird am Morphin gemessen.

Dadurch, dass die Abbauprodukte des Morphins ebenfalls wirksame Opioide sind, ist die Wirkdauer relativ lang. Die Abbauprodukte werden über die Nieren ausgeschieden; daraus ergibt sich ein spezifisches Problem bei Patienten mit Niereninsuffizienz; die Abbauprodukte des Morphins können akkumulieren und zu Nebenwirkungen (bis hin zur Atemdepression) führen.

> **Praxistipp**
>
> Der Einsatz von Morphin bei Patienten mit Niereninsuffizienz ist zu vermeiden.

Fentanyl und Fentanylderivate

Fentanyl ist ein gut fettlösliches synthetisches Präparat und erreicht innerhalb von 5 Minuten seine volle Wirkung. Wegen seiner guten Steuerbarkeit wird es in der Anästhesie häufig eingesetzt. Es verursacht anders als Morphin keine Histaminausschüttung und ist bei Nierenfunktionsstörung gut geeignet, da es keine aktiven Abbauprodukte bildet. Diese Eigenschaften machen es zu einer guten Alternative zu Morphin beim akuten Schmerz [9]. Auch als Pflaster ist Fentanyl wegen seiner

Fettlöslichkeit gut wirksam, für die postoperative Schmerztherapie jedoch ungeeinget, da es zu lange dauert, bis sich ein wirksamer Medikamentenspiegel aufgebaut hat..

Verschiedene dem Fentanyl eng verwandte Stoffe wie Alfentanil, Remifentanil und Sufentanil haben eine wesentlich kürzere Eintritts- und Wirkdauer. Sie sind dadurch für die Anästhesie und Dauersedierung (z. B. auf der Intensivstation) hervorragend geeignet, werden aber für die postoperative Schmerztherapie kaum eingesetzt.

Piritramid (Dipidolor)

Piritramid ist ein weiteres synthetisches Opioid, das in Deutschland häufig zur postoperativen Schmerztherapie eingesetzt wird. Wie Morphin und Fentanyl ist es ein reiner µ-Rezeptor-Agonist mit ähnlichem Nebenwirkungsprofil; das initial gezeigte bessere Nebenwirkungsprofil konnte nicht bestätigt werden.

Oxycodon

Das schon lange bekannte Oxycodon kann oral und parenteral verabreicht werden. Auch hat es keine Abbauprodukte mit relevanter Wirkung. Bei höherem Opioidbedarf ist es sinnvoll, retardiertes Oxycodon mit nichtredardiertem Oxycodon bei Bedarf zu kombinieren. Die im Handel befindliche Kombination von Oxycodon und Naloxon reduziert die Rate opioidbedingter Obstipation.

> **Praxistipp**
>
> Fentanyl, Piritramid und Oxycodon sind bessere Alternativen zu Morphin in der akuten Schmerztherapie.

Pethidin (Dolantin)

Pethidin hat neben der Wirkung als Opioid auch leichte anticholinerge (Mundtrockenheit, Tachykardie) und lokalanästhetische Wirkung. Traditionell wird es zur Behandlung von Nieren- und Gallenkoliken eingesetzt, weil angenommen wurde, dass es weniger intensive Spasmen der glatten Muskulatur verursache als andere Opioide. Dies hat sich jedoch klinisch nicht bewiesen.

Ein Problem von Pethidin ist das Abbauprodukt Norpethidin; es ist neurotoxisch und kann akkumulieren. Symptome sind Erregung, Tremor und Myoklonus bis hin zu Krampfanfällen. Da Pethidin aufgrund seiner Eigenschaften auch ein Medikament mit hohem Missbrauchspotenzial ist, wird in internationalen Richtlinien von seinem parenteralen Einsatz in der Akutschmerztherapie abgeraten [5].

> **Praxistipp**
>
> Pethidin sollte zur Therapie akuter Schmerzen nicht eingesetzt werden.

Kodein

Kodein ist ein natürlich vorkommendes Opiat, das zuerst als Hustenmittel auf den Markt kam und häufig oral eingesetzt wird. Kombinationspräparate mit Paracetamol sind weit verbreitet. Kodein selbst hat keine analgetische Wirkung, wird aber im Körper z. T. in Morphin umgewandelt. Bei ca. 10% aller Europäer ist Kodein wirkungslos, da aufgrund einer genetischen Variante das Enzym fehlt, das diese Umwandlung vornimmt. Auf der anderen Seite sind Menschen mit erhöhter Funktion des Enzyms durch resultierende hohe Morphinspiegel potenziell gefährdet; insbesondere bei Kindern (und auch bei Babys von stillenden Müttern, die Kodein eingenommen haben) sind Todesfälle beschrieben. Vom Einsatz von Kodein bei Kindern (unter 18 Jahren) wird dringend abgeraten.

Tramadol

Tramadol wird oft als ein schwach wirksames Opioid klassifiziert, obwohl nur ein Teil seiner Wirkung über Opioidrezeptoren erklärt werden kann [14]. Die Beschreibung als atypisches zentralwirksames Analgetikum wird seinem Effekt eher gerecht; ein relevanter Teil seiner Wirkung beruht auf der Hemmung der neuronalen Wiederaufnahme von Serotonin und Noradrenalin, zweier Substanzen, die im ZNS die Schmerzleitung hemmen. Wegen dieses Wirkmechanismus untersteht Tramadol nicht dem Betäubungsmittelgesetz und hat ein Nebenwirkungsspektrum, das sich von dem konventioneller Opioide unterscheidet.

Tramadol ist bei neuropathischen Schmerzen gut wirksam. Neben der parenteralen Darreichung ist es auch in oraler Form (als lang- sowie schnellwirksame Tablette und als Tropfen) erhältlich.

> **Praxistipp**
>
> Tramadol ist ein atypisches zentral wirksames Analgetikum, das weniger Atemdepression und Obstipation als konventionelle Opioide verursacht.

Tapentadol

Tapentadol ist ein anderes Analgetikum mit mehr als einem μ-Rezeptoreffekt. Es hemmt zusätzlich die neuronale Wiederaufnahme von Noradrenalin. Es hat dadurch eine analgetische Wirkung besonders bei neuropathischen, aber auch bei nozizeptiven Schmerzen und hat trotz guter Effektivität weniger Nebenwirkungen als konventionelle Opioide (besonders in Bezug auf Übelkeit, Erbrechen und Obstipation).

6.2.4 Andere in der Akutschmerztherapie eingesetzte Substanzen

Ketamin (Ketanest)

Dieses Medikament wurde als Narkosemittel entwickelt, wird aber auch zunehmend zur Therapie von Schmerzen eingesetzt [8]. Es wirkt als Antagonist an einem Rezeptor für die exzitatorische Aminosäure Glutamat (NMDA-Rezeptor) im ZNS. In niedriger Dosierung wirkt es der Sensitisierung für Schmerzreize entgegen. Daher sind Indikationen v. a. neuropathische Schmerzen und akute Schmerzen bei chronischen Schmerzpatienten oder Patienten mit chronischer Opioideinnahme (zur Therapie von Schmerzen bzw. bei Missbrauch/Substitution). Zusätzlich wurde vor Kurzem ein präventiver Effekt von Ketamin auf die Entwicklung chronischer postoperativer Schmerzen nachgewiesen.

Ketamin ist für psychische Nebenwirkungen wie Halluzinationen, Alpträume und Delir bekannt. Diese treten besonders in höheren Dosie-

rungen auf und sind in den niedrigen Dosen für die o. g. Indikationen nur sehr selten zu beobachten. Die Kombination mit einem Benzodiazepin wie Midazolam (Dormicum) verhindert diese Nebenwirkungen, die Ketamin übrigens eine gewisse Beliebtheit als illegale Droge eingebracht haben.

In höheren Dosierungen, dann routinemäßig in Kombination mit Midazolam, ist Ketamin auch als Analgetikum einsetzbar. So wird es besonders in der Notfallmedizin, aber z. B. auch für Verbandwechsel bei Verbrennungspatienten verwendet.

> **Praxistipp**
>
> Niedrigdosierte Ketamininfusionen können die akute Schmerztherapie bei den Patienten verbessern, die schlecht auf Opioide ansprechen und haben eine präventive Wirkung auf chronische postoperative Schmerzen.

Pregabalin (Lyrica) und Gabapentin

Bei diesen Substanzen handelt es sich um oral gegebene Antikonvulsiva, die ihren Weg aus der Therapie chronischer neuropathischer Schmerzen nun auch in die akute Schmerztherapie gefunden haben [16]. Sie modulieren den Kalziumkanal in nozizeptiven Neuronen und reduzieren dadurch die Freisetzung erregender Transmittersubstanzen wie Glutamat. Als Prämedikation gegeben, haben diese Substanzen einen ausgeprägten opioidsparenden Effekt, verbessern die erreichte Analgesie und reduzieren Opioidnebenwirkungen. Der zusätzliche anxiolytische Effekt macht sie als Prämedikation noch wirksamer. Es ist z. Zt. nicht klar, ob eine wiederholte Einnahme in der postoperativen Periode sinnvoll ist; zusätzlich beugen sie auch der Entstehung chronischer Schmerzen vor.

Gabapentin, die ältere Substanz, hat eine variable Bioverfügbarkeit und kurze Halbwertzeit. Pregabalin dagegen zeigt eine lineare Dosis-Konzentrations-Beziehung und hat eine längere Halbwertzeit.

Nebenwirkungen sind selten und zumeist leicht. Es kann zu Sedierung (bei der Prämedikation erwünscht), Schwindel und Gangunsicherheit kommen.

Praxistipp

Prämedikation mit Gabapentin oder Pregabalin reduziert Opioidverbrauch und -nebenwirkungen, verbessert die Schmerz-therapie und reduziert das Risiko chronischer postoperativer Schmerzen.

Clonidin

Clonidin ist ein Agonist an hemmenden α_2-Rezeptoren des sympathischen Nervensystems. Die Substanz war als Antihypertensivum entwickelt worden, hat aber auch analgetische und sedative Wirkung [17]. In der Kombination mit Opioiden wirkt es opioidsparend. Die Verwendung von Clonidin wird durch die Nebenwirkungen (Hypotonie, aber auch Sedierung) begrenzt.

Die Substanz kann oral, parenteral oder auch als Zusatz zur Spinal-, Peridural- und peripheren Regionalanästhesien gegeben werden.

Calcitonin

Calcitonin ist ein im menschlichen Körper gebildetes Hormon, das den Kalziumspiegel reguliert. Es hat in manchen Situationen auch einen analgetischen Effekt [18]. Eine Indikation sind die oft schweren Schmerzen nach Wirbelkörperfrakturen. Es wird auch erfolgreich in der Behandlung akuter Phantomschmerzen (nach Amputationen) eingesetzt. Das Mittel wird s.c. injiziert und kann über mehrere Tage wiederholt Anwendung finden.

Nebenwirkungen sind Übelkeit und Erbrechen sowie gelegentlich das Auftreten von Gesichtsröte und Müdigkeit.

Lokalanästhetika

Lokalanästhetika kommen in der lokalen oder regionalen Analgesie zum Einsatz. Sie blockieren den Natriumkanal von Nervenzellen, wodurch die Leitfähigkeit der Nerven für Aktionspotenziale eingeschränkt wird. Zusätzlich kann das Lokalanästhetikum Lidocain auch in niedrigen Dosen i.v. infundiert werden und kann nicht nur die Schmerztherapie z. B. nach Abdominalchirurgie verbessern, sondern auch andere Parameter des postoperativen Verlaufs (z. B. schnellere Erholung der Darmfunktion) verbessern. Des Weiteren kann die Lokal-anästhetikagabe (regional oder systemisch) das Risiko der Entwicklung chronischer postoperativer Schmerzen reduzieren.

Sie wirken nicht an allen Nerven gleich: im Allgemeinen werden dünnere Nervenfasern (nicht-myelinisierte) schneller blockiert als dickere (myelinisierte) Nervenfasern. Die am besten blockierten Nervenfasern sind Schmerz- und Temperaturfasern (A-delta- und C-Fasern; daher die erwünschte Wirkung) und sympathische Nervenfasern. Erst bei höheren Dosen werden auch motorische Nervenfasern und jene, die die Sensibilität für Berührung und Druck vermitteln, blockiert.

Der Einsatz von Lokalanästhetika in der akuten Schmerztherapie ist bei minimalen systemischen Nebenwirkungen sehr effektiv; ein gut gewähltes Regionalanästhesieverfahren kann nach vielen Operationen zu fast kompletter Schmerzfreiheit auch bei Bewegung führen.

Kurzwirksame Lokalanästhetika wie Lidocain spielen für die Schmerztherapie kaum eine Rolle. Bupivacain ist der Prototyp des langwirksamen Lokalanästhetikums und wird oft zur Schmerztherapie eingesetzt. Im Vergleich zu den ähnlich lang wirkenden neueren Substanzen Ropivacain (Naropin) und Levobupivacain (Chirocain) weist Bupivacain jedoch eine erhöhte Kardiotoxizität und somit erschwerte Reanimationsbedingungen auf.

Systemische Toxizität von Lokalanästhetika tritt auf, wenn die Blutkonzentrationen dieser Substanzen zu hoch sind [9]. Hohe Blutkonzentrationen resultieren aus versehentlicher i.v.-Gabe, Injektion oder Infusion in stark vaskularisierte Gebiete, Verwendung zu hoher Dosen oder in seltenen Fällen verlangsamtem Abbau bei schwerer Leberinsuffizienz.

 Cave

Systemische Toxizität manifestiert sich am ZNS durch Krampfanfälle, Koma und Atemstillstand; am kardiovaskulären System durch Hypotonie, Herzrhythmusstörungen und letztendlich kann es zu Kammerflimmern und Herzstillstand kommen.

Die beste Prophylaxe ist die Vermeidung hoher systemischer Konzentrationen! Bei ersten Anzeichen von Toxizität (Taubheit, Kribbeln im Gesichts-/Mundbereich, Verwirrung, Tinnitus) muss sofort die Applikation unterbrochen und Sauerstoff verabreicht werden. Krampfanfälle sollten mit Antikonvulsiva behandelt werden und bei Herz-Kreislauf-Stillstand muss eine sofortige kardiopulmonale Reanimation eingeleitet werden. Die Gabe von Fettinfusionen zur Bindung von Lokalanästhetika ist eine wichtige Komponente der Behandlung von Lokalanästhetikatoxizität geworden.

6.3   Applikationsverfahren

Das Ziel einer analgetischen Therapie ist die dauerhafte Schmerzlinderung des Patienten auf ein Niveau, das der Patient für sich akzeptabel findet. Idealerweise sollte der Patient keine Schmerzspitzen erleiden, aber auch keine Nebenwirkungen erfahren. Für systemische Analgesieverfahren bedeutet dies, dass eine individuelle Titration, idealerweise durch den Patienten selbst, zu den besten Ergebnissen führt, wie z. B. durch die PCA (patient-controlled-analgesia). Bei jeder Gabe von Opioiden, unabhängig von der Art der Applikation gilt, dass durch Titration eine für den Patienten geeignete Dosis gefunden werden muss, die eine gewünschte Schmerzreduktion bei geringen Nebenwirkungen erreicht.

> Nur durch eine solche individuelle Dosisfindung des Opiodbedarfs kann das richtige Gleichgewicht zwischen Effekt und Nebenwirkung gefunden werden.

6.3.1   Kontinuierliche Infusion

Die kontinuierliche i.v.- oder s.c.-Infusion von Opioiden ist relativ unflexibel und birgt die Gefahr der Überdosierung (insbesondere im Schlaf). Der Einsatz von kontinuierlichen Opioidinfusionen erfordert deshalb sorgfältige Überwachung durch das Pflegepersonal und häufige Anpassung der Infusionsrate an den Bedarf und die Nebenwirkungen, hier insbesondere Sedierung, die dann zu Atemdepression führen kann. **Tramadol** ist wahrscheinlich das sicherste Opioid, da das Risiko der schweren Atemdepression deutlich reduziert ist. Zu Beginn

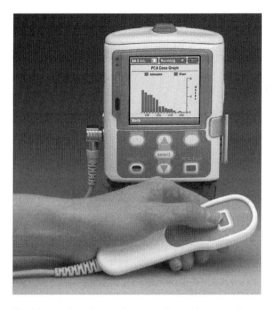

◘ **Abb. 6.1**   PCA-Pumpe. (Mit freundl. Genehmigung der Fa. Smith Medical)

der Therapie sollte eine Bolusdosis gegeben werden, da eine effektive Plasmakonzentration sonst nur langsam erreicht wird.

6.3.2   Patientenkontrollierte Analgesie (PCA)

Die patientenkontrollierte Schmerztherapie ist eine moderne Form der Analgesie, die sich in der akuten und insbesondere der postoperativen Therapie großer Beliebtheit erfreut [7]. Die PCA ermöglicht eine Titration der Opioiddosis durch den Patienten selbst und eine an den individuellen Bedarf des Patienten angepasste Schmerztherapie. Sie ist bei richtiger Anwendung sicher und relativ nebenwirkungsarm.

Der Patient erhält einen externen Bolusgeber in Form eines Knopfs, mit dem er sich aus einem speziellen Infusionsgerät (Pumpe; ◘ Abb. 6.1) selbst Boli eines Schmerzmedikaments verabreichen kann. Die Menge der Einzeldosis sowie ein Sperrintervall, in dem keine weitere Dosis angefordert werden kann, werden am Gerät eingestellt. So ist der Patient unabhängig von Ärzten und dem Pflegepersonal. In der Regel wird das Medikament i.v. oder auch in seltenen Fällen s.c. zugeführt. Das Konzept ist erfolgreich auf peridurale und regionale Verfahren übertragen worden. Auch eine z. B. orale Bedarfsmedikation kann dem Prinzip der PCA folgen.

Zahlreiche Studien haben gezeigt, dass die PCA eine effektive Methode ist, akute Schmerzen zu behandeln. Die Befüllung der Pumpe kann mit unterschiedlichen Opioiden vorgenommen werden. Häufig werden Morphin, Piritramid, Fentanyl und/ oder Tramadol eingesetzt.

- Typische Bolusdosen wären dann z. B. Morphin 1 mg, Fentanyl 20 µg, Tramadol 20 mg mit einem Sperrintervall von 5–8 min.

Die Kombination mit einer Dauerinfusion ist möglich, verbessert jedoch die Analgesie nicht, vermindert aber die Sicherheit der Technik und sollte deshalb nicht routinemäßig eingesetzt werden. Eine Dauerinfusion kann allerdings bei Patienten mit präoperativem chronischem Opioidgebrauch (chronische nichttumorbedinge Schmerzen oder Tumorschmerzen, Missbrauch, Substitutionstherapie) die Erfolgsrate der PCA verbessern.

Vor dem Einsatz der PCA sollte eine Erstdosis des Opioids gegeben werden, damit der Patient relativ schmerzfrei ist, da es sonst zu lange dauern kann, bis der Patient eine Analgesie erfährt.

Der Vorteil gegenüber anderen Darreichungsformen ist – neben der unmittelbaren Steuerung durch den Bedarf des Patienten – dass kleine Dosen in geringen Abständen gegeben werden können und so große Schwankungen in der Plasmakonzentration des Medikaments vermieden werden. Eine Überdosierung (Sedierung des Patienten) verhindert, dass sich die Patienten weitere Dosen zuführen können. Somit ist die PCA eine relativ sichere Form der Analgesie (z. B. im Vergleich zur kontinuierlichen Opioidinfusion).

Die Voraussetzung für die Anwendung der PCA ist die Compliance des Patienten: Er muss in der Lage (und willens) sein, die Maschine zu bedienen, was bei sehr jungen Kindern, manchen älteren und/oder verwirrten Patienten problematisch sein kann.

> Obwohl sich Patienten mit der PCA selbst analgesieren können, ist eine regelmäßige Kontrolle der Schmerzintensität, der verwendeten Menge des Analgetikums und der Nebenwirkungen notwendig.

Die meisten Patienten können frühzeitig bei Verträglichkeit oraler Flüssigkeitsaufnahme, von der PCA auf orale Medikamente umgestellt werden.

6.3.3 Intermittierende Gabe (Bedarfsmedikation)

Die orale Applikation ist der beste Weg, Analgetika zu geben, wenn die initiale Phase akuter schwerer Schmerzen oder postoperativer oraler Nahrungskarenz vorbei ist, die eine parenterale Gabe nötig macht. Die orale Gabe ist preiswert, effektiv und kann nach Entlassung unproblematisch zu Hause weitergeführt werden.

Von einer intramuskulären Opioidanalgetikagabe wird abgeraten, da diese gegenüber der oralen Gabe keine relevanten pharmakokinetischen Vorteile bietet, aber für den Patienten unangenehm oder sogar schmerzhaft und mit dem Risiko von Infektion und Nervenverletzung verbunden ist. Die bei hypothermen und immobilen Patienten oft verzögerte Resorption kann u. U. sogar zu Komplikationen oder zumindest zu verzögertem Wirkeintritt führen. Ist eine parenterale Bedarfsmedikation unvermeidbar, so ist die Gabe über einen liegenden subkutanen Katheter vorzuziehen.

Analgesie in Form eines kurzwirsamen Opioids kann bedarfsweise beim Auftreten intermittierender Schmerzen, vor Mobilisation und Physiotherapie oder ergänzend zur regelmäßigen Medikation gegeben werden. Häufig beklagen Patienten allerdings, dass sie vom Pflegepersonal abhängig sind, um Schmerzmittel zu bekommen. Bei der heute üblichen Arbeitsbelastung des Pflegepersonals sind Wartezeiten kaum zu vermeiden. Häufig bitten besonders ältere Patienten spät oder gar nicht um eine Bedarfsmedikation, weil es ihnen unangenehm ist oder sie keine Arbeit verursachen wollen. Auch hier ist deshalb ein regelmäßiges Befragen des Patienten durch das Pflegepersonal bezüglich der Schmerzintensität notwendig. Zusätzlich sollte eine Analgesie wiederholt angeboten werden, insbesondere vor Mobilisation und Physiotherapie. Der Vorteil der Bedarfsmedikation ist neben der Anpassung an den tatsächlichen Bedarf des Patienten, dass besonders schmerzhafte Situationen (Verbandwechsel, Physiotherapie u. ä.) durch »Prämedikation abgefangen« werden können, was zu einer besseren Analgesie und Rehabilitation führt.

6.3.4 Basisanalgesie

Zusätzlich können Analgetika regelmäßig gegeben werden, um eine Basisanalgesie zu erzielen, die dann bei Auftreten von Schmerzspitzen durch Bedarfsmedikamente ergänzt wird. Hierzu werden hauptsächlich Nicht-Opioid-Analgetika wie Paracetamol, NSARs oder COX-2-Hemmer im Sinne der multimodalen Analgesie eingesetzt. Jedoch können auch die oben beschriebenen anderen Medikamente Teil einer Basisanalgesie sein, wenn erhöhter Opioidbedarf offensichtlich ist.

Zusätzlich ist es möglich und oft sinnvoll, Opioide zur Basisanalgesie einzusetzen, z. B. um einen erhöhten Opioidbedarf abzudecken und den Gebrauch der Bedarfsmedikation zu reduzieren. Hier werden dann überwiegend langwirksame Medikamente eingesetzt, d. h. in retardierter Darreichungsform.

6.3.5 Rückenmarknahe Analgesie

Die rückenmarknahen Verfahren (Peridural- und sehr selten auch Intrathekalkatheter) finden in der postoperativen Analgesie häufig Verwendung, da sie als Fortsetzung einer rückenmarknahen Anästhesie, die gewöhnlich nur einige Stunden anhält, zu einer Schmerzfreiheit führen [20]. Durch die kontinuierliche Infusion eines Lokalanästhetikums (auch als PCA, PCEA »patient-controlled-epidural-analgesia«), oft in Kombination mit einem Opioid, werden Schmerzen in einem gürtelförmigen Bereich um die Katheterspitze kontrolliert. Auch Clonidin und Adrenalin können als Zusatzmedikamente zur Verbesserung der Analgesie beigemischt werden.

Die peridurale Analgesie (◻ Abb. 6.2; ◻ Abb. 6.3) wird besonders in der Geburtshilfe und in der Thorakal- und Abdominalchirurgie (nicht mehr so häufig bei Eingriffen an den unteren Extremitäten) genutzt. Insbesondere die thorakale epidurale Analgesie resultiert oft nicht nur in kompletter Schmerzfreiheit nach großen Operationen, sondern bietet zusätzlich noch weitere Vorteile durch Reduktion postoperativer Atemwegskomplikationen (inkl. Pneumonie) und verbessert und beschleunigt die Erholung der Darmfunktion.

Kontraindikationen sind z. B. Ablehnung durch den Patienten, lokale oder systemische Infektion und Gerinnungsstörungen.

Der Einsatz von Gerinnungshemmern erfordert große Vorsicht bei der Anlage und Entfernung von periduralen Kathetern, da ansonsten das Risiko eines periduralen Hämatoms mit evtl. resultierender Paraplegie erhöht ist. Das Pflegepersonal kann ganz besonders hier zu einer verbesserten Sicherheit beitragen, indem es bei liegendem Periduralkatheter den Einsatz von Gerinnungshemmern zur Thromboseprophylaxe wachsam überprüft. Der Einsatz von Gerinnungshemmern ist bei liegendem Periduralkatheter nicht grundsätzlich kontraindiziert, muss jedoch mit Vorsicht und korrektem Zeitabstand zu Anlage oder Entfernung des Katheters erfolgen. Hierzu sind Richtlinien veröffentlicht, die in Verfahrensanweisungen der Schmerzdienste umgesetzt werden sollten [1].

> ❯ Peridurale Analgesie ist sehr effektiv, erfordert aber sorgfältige Überwachung des Patienten, um potenziell gefährliche Komplikationen zu vermeiden!

Ein großes Problem mit der ansonsten so exzellenten Periduralanalgesie ist die relativ hohe Versagensrate (bis zu 10%!) durch inkorrekte Anlage oder Dislokation des Katheters. Es resultiert ein fehlender oder aber ein zu tiefer oder einseitiger Block. Bei nicht korrekter Lage kann oft durch Manipulation des Katheters oder der Infusionsrate eine Verbesserung der Analgesie erreicht werden. Da die Lagetiefe beim Legen des Katheters dokumentiert werden sollte, kann eine Dislokation so erkannt werden. Bei Dislokation sollte eine Kathe-

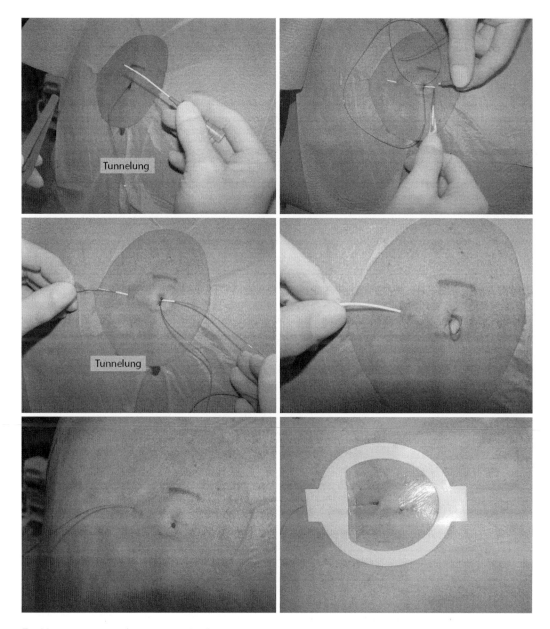

◘ Abb. 6.2 Untertunnelung eines Periduralkatheters. (Mit freundl. Genehmigung von Ingo Zehnder, Uniklinik Köln)

terneuanlage, wenn indiziert, oder eine Umstellung auf ein anderes analgetisches Verfahren erwogen werden.

Da die peridurale Analgesie mit Lokalanästhetika auch zu einer Blockade der sympathischen Nervenfasern führt, hat dies eine Gefäßerweite-rung und damit möglicherweise einen Blutdruck-abfall zur Folge. Dies kann sich insbesondere in orthostatischer Dysregulation bei Mobilisation manifestieren und erfordert daher Vorsicht vom Pflegepersonal. Die Behandlung kann bei Hypovolämie durch Volumengabe, bei Normovolämie durch Va-

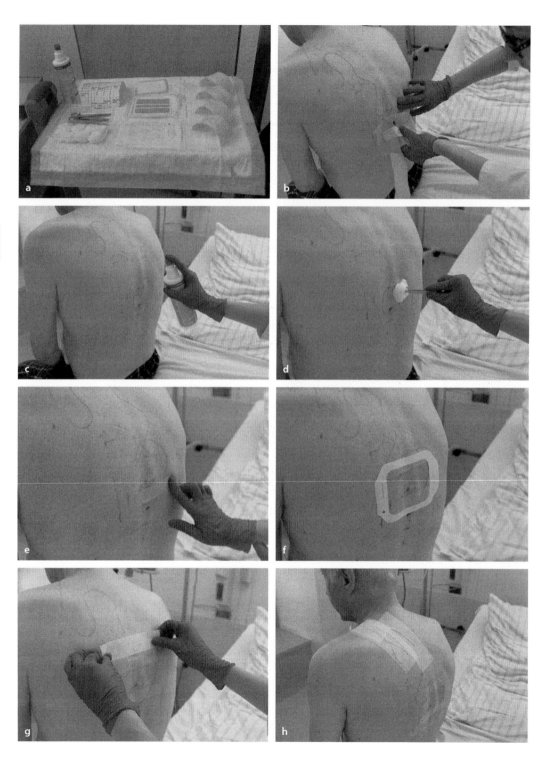

□ Abb. 6.3 a–h PDK-Verbandwechsel. a Vorbereitung der Materialien. b Vorsicht – Katheter immer sichern! c Sorgfältig desinfizieren. d Trocken tupfen. e Fixierungspflaster Curafix R anbringen. f Primärer Deckverband mit Tegaderm-Film. g An allen 4 Seiten Sicherheitsstreifen Opsite Flexifix. h Katheter in Schlaufen fixieren. (Mit freundl. Genehmigung von Ingo Zehner, Uniklinik Köln)

sopressoren erfolgen. Der Blutdruck muss, ebenso wie die Höhe des sensiblen und die Intensität des motorischen Blocks und die Katheterlage, regelmäßig kontrolliert werden.

Eine mögliche Komplikation bei der Anlage des Periduralkatheters ist die versehentliche Durapunktion, die zu schweren Kopfschmerzen führen kann. Gefürchtete, jedoch extrem seltene Komplikationen neurologischer Art bis hin zur Querschnittslähmung können bei Kompression des Rückenmarks durch ein peridurales Hämatom (s. oben) oder einen peridurale Abszess ausgelöst werden. Da durch sofortige operative Dekompression permanente Nervenschäden vermieden werden können, ist eine sorgfältige Überwachung der Patienten und umgehende Information des zuständigen Arztes bei Auftreten von neuen Symptomen (zunehmende motorische Blockade, starke Rückenschmerzen) von größter Bedeutung.

> ❯ Zunehmende motorische Blockade und/oder starke Rückenschmerzen bei einem Patienten mit liegendem oder kürzlich entferntem Periduralkatheter erfordern sofortigen Ausschluss einer Rückenmarkskompression, um permanente neurologische Ausfälle zu verhindern.

Des Weiteren muss unbedingt verhindert werden, dass intravenöse und peridurale Katheter verwechselt werden, da eine Injektion/Infusion einer periduralen Lösung i.v. oder einer i.v.-Lösung peridural zu potenziell lebensbedrohlichen Komplikationen führen kann. Hierzu müssen diese Katheter, Lösungen und Pumpen klar markiert werden!

6.3.6 Periphere Regionalanalgesie

Der Einsatz von Lokalanästhetika zur Behandlung postoperativer Schmerzen im Bereich des peripheren Nervensystems ist sehr erfolgreich und mit geringen Nebenwirkungen verbunden. Periphere Regionalanalgesie kann durch eine Reihe sehr verschiedener Verfahren erzielt werden, von einfacher topischer Anwendung über Wundinfiltration und intraartikuläre Injektion bis hin zu regionalanästhesiologischen Techniken wie der Plexus-

blockade; diese Verfahren können mittels einfacher Bolusinjektion oder kontinuierlicher Infusion über Kathetersysteme eingesetzt werden.

Die topische Anwendung von Lokalanästhetika wird oft vernachlässigt, kann aber für Verbandwechsel oder andere Prozeduren bei Ulzerationen oder Verbrennungen erfolgreich eingesetzt werden.

Wundinfiltration mit langwirksamen Lokalanästhetika oder in letzter Zeit zunehmend kontinuierlicher Infusion über Wundkatheter kann nach vielen Operationen zu guter Analgesie bei minimalen systemischen Nebenwirkungen führen.

Regionale Anästhesieverfahren (Plexus- und Nervenblockaden) mit Bolusinjektionen langwirksamer Lokalanästhetika haben einen analgetischen Effekt in der postoperativen Phase, der jedoch von der Wirkdauer der eingesetzten Substanzen zeitlich begrenzt wird. Zunehmend werden hier deshalb Kathetertechniken eingesetzt, die durch kontinuierliche Infusion länger wirksam sind [3]. Solange die eingesetzten Dosen der Lokalanästhetika etablierte Grenzwerte nicht überschreiten, sind systemische toxische Reaktionen nicht zu erwarten. Deshalb ist es nicht überraschend, dass solche Techniken auch zunehmend in der ambulanten Chirurgie eingesetzt werden. Der Patient wird dann mit einer Einmalpumpe nach Hause geschickt.

> ❯ Verfahren der peripheren Regionalanästhesie reichen von topischer Anwendung bis zur kontinuierlichen Infusion von Lokalanästhetika über perineurale Katheter. Bei richtiger Indikationsstellung sind sie hoch effektiv und haben nur geringste systemische Nebenwirkungen.

Mögliche Komplikationen sind auch hier neben der erwähnten Lokalanästhetikatoxizität Infektionen, sehr selten Nervenschädigungen oder u. U. Lagerungsverletzungen der anästhesierten Extremität.

▪ Fazit

▬ Das Schmerzerleben und die Reaktion auf Analgetika wird von den Patienten sehr unterschiedlich empfunden– die Therapie akuter Schmerzen muss individuell an den jeweiligen Patienten angepasst werden.

— Schmerzmessung ist eine wichtige Voraussetzung für eine erfolgreiche akute Schmerztherapie.

— Behandlung akuter Schmerzen reduziert nicht nur das Leiden von Patienten, sondern kann auch andere positive Konsequenzen haben.

— Multimodale Therapiekonzepte mit kombiniertem Einsatz von systemischen Analgetika und ggf. regionalen Verfahren versprechen höchste Effektivität bei geringsten Nebenwirkungen.

— Dem Pflegepersonal kommt bei der Therapie akuter Schmerzen eine wichtige Rolle zu, die von der Schulung und Beratung, dem Schmerzassessment über die Einleitung geeigneter Therapieverfahren bis zur Überwachung der Patienten reicht.

Literatur

1. Breivik H, Borchgrevink PC, Allen SM et al. (2008) Assessment of pain. Br J Anaesth 101: 17–24
2. Horlocker TT (2011) Regional anaesthesia in the patient receiving antithrombotic and antiplatelet therapy. Br J Anaesth107 Suppl 1: i96–106
3. Ilfeld BM (2011) Continuous peripheral nerve blocks in the hospital and at home Anesthesiology Clinics 29(2): 193–211
4. Kehlet H, Jensen TS, Woolf CJ (2006) Persistent postsurgical pain: risk factors and prevention. Lancet 367: 1618–1625
5. Latta KS, Ginsberg B, Barkin RL (2002) Meperidine: a critical review. Am J Ther 9: 53–68
6. Lynch M (2001) Pain: the fifth vital sign. Comprehensive assessment leads to proper treatment. Adv Nurse Pract 9: 28–36
7. Macintyre PE (2001) Safety and efficacy of patient-controlled analgesia. Br J Anaesth 87:36–46
8. Macintyre PE, Schug SA (2014) Acute pain management (4th edn). CRC, Boca Raton (FL), USA
9. Neal JM, Bernards CM, Butterworth JFt, Di Gregorio G, Drasner K, Hejtmanek MR, et al. (2010) ASRA practice advisory on local anesthetic systemic toxicity. RegAnesth Pain Med 35(2): 152–161
10. Peng PW, Sandler AN (1999) A review of the use of fentanyl analgesia in the management of acute pain in adults. Anesthesiology 90: 576–599
11. Pogatzki-Zahn EM, van Aken HK, Zahn PK (2007) Postoperative Schmerztherapie: Pathophysiologie, Pharmakologie und Therapie. Thieme, Stuttgart
12. Zahn PK, Sabatowski R, Schug SA, Stamer U, Pogatzki-Zahn EM (2010) Paracetamol für die perioperative Analgesie – Alte Substanz – Neue Erkenntnisse. Anaesthesist 59: 940–952
13. Schug SA (2010) COX-2 Inhibitoren in der postoperativen Schmerztherapie. AINS 45: 56–60
14. Schug SA, Manopas A (2007) Update on the role of non-opioids for postoperative pain treatment. Best Pract Res Clin Anaesthesiol 21: 15–30
15. Scott LJ, Perry CM (2000) Tramadol: a review of its use in perioperative pain. Drugs 60: 139–176
16. Tiippana EM, Hamunen K, Kontinen VK, Kalso E (2007) Do surgical patients benefit from perioperative gabapentin/pregabalin? A systematic review of efficacy and safety. AnesthAnalg 104: 1545–1556
17. Tryba M, Gehling M (2002) Clonidine - a potent analgesic adjuvant. CurrOpinAnaesthesiol 15: 511–517
18. Visser EJ (2005) A review of calcitonin and its use in the treatment of acute pain. Acute Pain 7:185–189
19. Visser EJ, Schug SA (2006) The role of ketamine in pain management. Biomed Pharmacother 60:341–348
20. Wheatley RG, Schug SA, Watson D (2001) Safety and efficacy of postoperative epidural analgesia. Br J Anaesth 87: 47–61
21. Young A, Buvanendran A (2012) Recent advances in multimodal analgesia. Anesthesiology Clinics 30(1): 91–100

Chronischer Schmerz und Komorbidität

Monika Thomm

M. Thomm (Hrsg.), *Schmerzmanagement in der Pflege*,
DOI 10.1007/978-3-662-45414-5_7, © Springer-Verlag Berlin Heidelberg 2016

Zum Einstieg

Das Symptom Schmerz ist einer der häufigsten Gründe, die den Patienten zum Arzt führen. Bis zu 25% der Bevölkerung in westlichen Ländern leiden unter chronischen Schmerzen. Mehr als die Hälfte dieser Patienten sind zumindest aufgrund der Schmerzen arbeitsunfähig. Eine nennenswerte Anzahl verliert sogar den Arbeitsplatz. Chronische Schmerzen führen zu häufigen Krankenhausaufenthalten, unnötigen Operationen und zur langfristigen Einnahme oftmals unwirksamer, trotzdem potenziell mit Risiken verbundener Medikamente. Chronische Schmerzen verursachen unserem Gesundheitssystem enorme Kosten. Nicht selten führen chronische Schmerzen zu Störungen der sozialen Beziehung bis hin zur Trennung, zur Abhängigkeit von anderen Personen oder sogar zum Suizid.

7.1   Besonderheiten in der Therapie chronischer Schmerzen

Der Begriff »Schmerz« wird nach einer Definition der International Association for the Study of Pain (IASP) wie folgt beschrieben:

» Schmerz ist ein unangenehmes Sinnes- und Gefühlserlebnis, das mit aktueller oder potenzieller Gewebsschädigung verknüpft ist oder mit Begriffen einer solchen Schädigung beschrieben wird.

Das bedeutet, dass sowohl ein somatisches als auch ein psychosomatisches Krankheitsbild vorliegen kann.

Das Schmerzerleben hat auch ohne eine entsprechende Organschädigung einen Krankheitswert.

7.1.1   Akuter versus chronischer Schmerz

Der akute Schmerz wird meist durch eine akute Erkrankung oder Verletzung hervorgerufen und hat somit eine Schutz- und Warnfunktion, um den

Organismus vor weiteren Schäden zu schützen. Bei starker körperlicher Überlastung macht sich z. B. eine Epikondylitis (Tennisarm) durch Schmerz bemerkbar. Die daraufhin folgende Ruhigstellung führt zur Ausheilung. Wird dieses Warnsignal vom Körper negiert oder durch Schmerzmittel unterdrückt, kann es zu einer Chronifizierung der Entzündung kommen. Im Gegensatz zum akuten Schmerz hat der chronische Schmerz keine offensichtliche physiologische Funktion. Gerade bei der Unterscheidung zwischen akutem und chronischem Schmerz wird deutlich, dass psychologische Faktoren bei der Schmerzerkrankung eine große Rolle spielen (Tab. 7.1).

Bei Auftreten von starken Akutschmerzen über mehrere Stunden und bei Versagen der körpereigenen Schmerzhemmung, kann es zur Entwicklung des Schmerzgedächtnisses kommen.

Dieses Schmerzgedächtnis nimmt in der Pathophysiologie chronischer Schmerzen eine zentrale Rolle ein. Umso wichtiger ist die rasche effiziente Behandlung des akuten Schmerzgeschehens.

Für die **Pflegepraxis** ist folgendes vielbeschriebene Zitat von der Pflegeforscherin McGaffery [11] von Bedeutung:»Schmerz ist das, was der Patient angibt«, oder mit anderen Worten: Sobald der Patient Schmerzen äußert, hat er sie auch. Dem Patienten unbedingt Glauben schenken! In diesem Zusammenhang ist es wichtig, den Patienten über die Gefahren und die mögliche Chronifizierung von Schmerzen zu beraten, zu informieren und aufzuklären.

- **Chronifizierung**

Die International Association for the Study of Pain (IASP) gibt keine klare Definition des chronischen Schmerzes an. Die eine Definition sagt, dass dann ein Schmerz als chronisch gilt, wenn er den Zeitraum überdauert, in dem normalerweise eine zu erwartende Heilung stattfindet, die andere pragmatische Definition fordert eine Mindestdauer von 3–6 Monaten. Rein zeitliche Definitionen haben in der Praxis jedoch keine große Relevanz. Relevant für die Praxis allerdings ist die Dokumentation des zeitlichen Verlaufs von Schmerzen.

◘ Tab. 7.1 Akuter vs. chronischer Schmerz

Kriterium	Akuter Schmerz	Chronischer Schmerz
Dauer	Kurze Dauer, einige Sekunden bis maximal einige Wochen	Kontinuierlich anhaltend oder wiederkehrend
Ursache	Erkennbare äußere, schädigende Reize oder innere Auslöser	Vielschichtig, schädigende Faktoren, nicht eindeutig identifizierbar oder nur schwer oder gar nicht zu beheben
Einschränkungen im Alltag	Nur vorübergehend	Dauerhafte erhebliche Einschränkungen im privaten, sozialen und beruflichen Alltag
Warnfunktion	Löst im Organismus Schutzfunktionen aus, die der Situation angemessen sind, Akzeptanz vom Umfeld	Löst keine Warn- und Schutzfunktion mehr aus, Zunahme der Passivität, sozialer Rückzug, Probleme mit Behandlern, Umwelt
Verlaufseinschätzung	Optimistische Einschätzung	Pessimistische Einschätzung
Subjektive empfundene Beeinträchtigung der persönlichen Integrität	Relativ gering	Hoch, mögliche Folgen: löst Angst, Depressionen aus
Bedeutung	Symptom einer vorübergehenden Erkrankung, die mit medizinischen Methoden meistens erfolgreich zu behandeln ist	Eine (teilweise) eigenständig gewordene »Krankheit«, die mit medizinischen **und** psychologischen Methoden zu behandeln ist
Behandlungsziel	Symptom- und Schmerzfreiheit	Angemessener Umgang mit Krankheit und Schmerz

Die Beschreibung der Schmerzchronifizierung anhand von Chronifizierungsstadien wie das **Mainzer Stadienmodell der Schmerzchronifizierung (MPSS)** I–III hat sich in Deutschland etabliert (◘ Abb. 7.1) [5, 6, 14]. Die Daten für die Beurteilung werden im Rahmen der Anamnese erhoben, die für die Therapieplanung von großer Bedeutung ist. Das Stadium der Chronifizierung wird aus Daten über räumliche und zeitliche Aspekte, Medikamenteneinnahmeverhalten und Patientenkarriere bestimmt. Der sich aus diesen Parametern ergebende Summenscore gibt das Schmerzchronifizierungsstadium an, in dem sich der Patient befindet. Dieses hat dann unmittelbare Auswirkungen auf die wünschenswerte Behandlung des Patienten.

Je häufiger und länger die Schmerzen auftreten und je seltener ein Intensitätswechsel stattfindet, desto höher wird das Chronifizierungsstadium. Bei vielen Patienten kommt es zum Dauerschmerz. Mit zunehmender räumlicher Ausdehnung der Schmerzen bis hin zum Ganzkörperschmerz (Pan-

algesie) wird die Chronifizierung ebenfalls gesteigert. Ebenso ändert sich das Medikamenteneinnahmeverhalten bis hin zur Polytoxikomanie (häufige Einnahme von verschiedenen Substanzgruppen, welche insgesamt die Merkmale einer Abhängigkeit aufweisen).

Bei höherer Chronifizierung werden Veränderungen in der Lebensführung wie Beeinträchtigungen der sozialen Bindungen beobachtet, die sich in häufigen Arztwechseln, vermehrten schmerzbedingten Krankenhausaufenthalten, Operationen und Rehabilitationsmaßnahmen verdeutlichen. In den Schmerzfragebogen der Deutschen Schmerzgesellschaft sind die entsprechenden Fragen eingebunden. Weiterhin drängen betroffene Patienten auf invasive Behandlungsmaßnahmen.

— Patienten, die in das Chronifizierungsstadium II oder III eingestuft werden, können von monokausalen Therapien nicht ausreichend profitieren. Sie sollten dringend einer multimodalen Therapie (▶ Abschn. 3.1) zugeführt werden, wie sie in

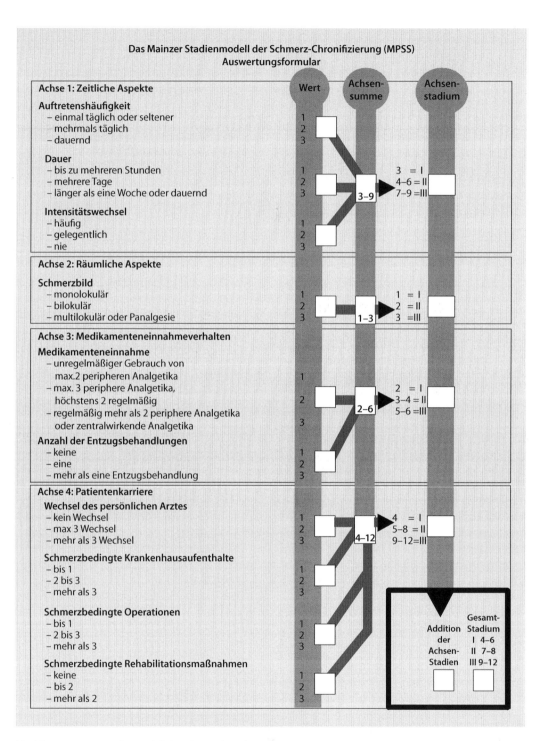

□ **Abb. 7.1** Mainzer Stadienmodell der Schmerzchronifizierung (MPSS) I–III (► www.drk-schmerz-zentrum.de). (Mit freundl. Genehmigung von Dr. P. Nilges und Prof. U. Gerbershagen)

Stadieneinteilung des Schmerzes [nach Gerbershagen]

Komponente/Achse	Stadium 1	Stadium 2	Stadium 3
zeitliche Aspekte (Schmerzverlauf)	intermittierender, zeitlich begrenzter Schmerz mit wechselnden Intensitäten	lang anhaltender, fast kontinuierlicher Schmerz, mit seltenem Stärkewechsel	Dauerschmerz ohne oder mit seltenem Intensitätswechsel
räumliche Aspekte (Schmerzlokalisation)	umschriebene, zumeist zuordbare Schmerzlokalisation zumeist monolokuläres Schmerzsyndrom; multilo-kuläres Syndrom, fast nur posttraumatisch	Ausdehnung des Schmerzes auf benachbarte Körpergebiete, multilokuläres Schmerzsyndrom (70%) mit 2 oder mehr differenzierbaren Lokalisationen mit verschiedenen Schmerzqualitäten und -intensitäten oder ein Bild mit über 40% Körperoberfläche	Schmerzausbreitung auf entfernt liegende Areale; oft Schmerzortswechsel. monolokuläres Schmerzbild über 70% der Körperoberfläche; multilokuläres Bild mit 3 oder mehr separaten Schmerzrepräsentationen mit gleicher Schmerzqualität und fast gleicher Schmerzintensität
Medikamenteneinnahmeverhalten	zumeist angemessene Selbstmedikation oder Einnahme nach ärztlicher Verordnung	1-2 Medikamentenmißbrauchepisoden 1-2 Medikamentenentzugsbehandlungen derzeit unangemessene Medikation (80%)	langjähriger Medikamentenmißbrauch, oft Polytoxikomanie, oft 3 und mehr Medikamentenentzugsbehandlungen, besonders Narkotika
Beanspruchung der Einrichtungen des Gesundheitswesens	Aufsuchen des persönlichen Arztes, Konsultation empfohlener Spezialisten von Spezialisten, insbesondere gleicher Disziplinen 1 schmerzbedingter Krankenhausaufenthalt evtl. 1 Aufenthalt in einem Schmerzzentrum 1 schmerzbedingte Operation	2–3 maliger Wechsel des persönlichen Arztes, ziellose Konsultationen 2–3 schmerzbedingte Krankenhausaufenthalte 1–2 Aufenthalte in Rehablitations- oder Schmerzzentren 2-3 schmerzbezogene operative Eingriffe	mehr als 3 maliger Wechsel des persönlichen Arztes, zielloser Arzt- und Heilpraktikerbesuch »doctor shopping« mehr als 3 Krankenhausaufenthalte wegen der geklagten Schmerzen mehr als 2 Rehabilitationsmaßnahmen mehr als 3 schmerzbezogene operative Maßnahmen
Psychosoziale Belastungsfaktoren	übliche familiäre, berufliche und psychophysiologische Probleme Bewältigungsmöglichkeiten werden voll eingesetzt (»akute Krankenkontrolle«)	Konsequenzen der Schmerzen für die familiäre, berufliche psychophysiologische Stabilität Bewältigungsstrategien noch vorhanden, aber fehleingesetzt (»beginnende Invalidenrolle«)	Versagen in der Familie, im Beruf und in der Gesellschaft Bewältigungsmechanismen nicht analysieren, nicht nachweisbar (»learned helplessness«)

◻ **Abb. 7.1**   Fortsetzung

einer Spezialeinrichtung, z. B. einer Schmerzambulanz, Schmerzklinik oder Schmerztages-
klinik durchgeführt wird.
- Bei Patienten mit Chronifizierungsgrad III
sind invasive anästhesiologische Therapieverfahren nur zurückhaltend einzusetzen.

> **Praxistipp**
>
> Der Chronifizierungsscore bietet eine Bewertungsgrundlage für die Ausprägung chronischer Schmerzen, die möglicherweise auch prospektiv eine Korrelation zu subjektiven Beeinträchtigungen, Depressivität und Einschränkungen der Arbeitsfähigkeit aufweist.

7.1.2 Therapie akuter vs. chronischer Schmerz

Die Behandlungsstrategien bei akuten und chronischen Schmerzzuständen unterscheiden sich erheblich. Physiologische und psychologische Unterschiede zwischen akuten und chronischen Schmerzen beeinflussen die Indikation für spezifische Therapieverfahren. Weiterhin beeinflusst der zeitliche Verlauf von Schmerzen die Notwendigkeit und die Art einer therapeutischen Intervention. Ein Migränepatient z. B., der alle 3 Monate einen Anfall erleidet, benötigt nur für diesen Anfall eine wirksame Schmerztherapie, aber keine Dauertherapie in der intervallfreien Zeit. Bei Dauerschmerzen wie z. B. bei Knochenmetastasen muss hingegen eine konstante regelmäßige Schmerzmedikation erfolgen.

- **Akuter Schmerz**
Akute Schmerzen sind zeitlich begrenzt; die Schmerzintensität kann sich jedoch kurzfristig verändern. Somit muss sichergestellt sein, dass auf diese Veränderungen schnell und effektiv reagiert werden kann. Das Risiko von auftretenden Nebenwirkungen wird durch eine erweiterte Überwachung – in der Regel durch die Pflege – minimiert. Bei akuten Schmerzen kommen kurz wirksame Analgetika zum Einsatz. Die Gabe ist zeitlich begrenzt, sollte jedoch parenteral zur Verfügung stehen. Ein Beispiel für eine flexible Akutschmerztherapie ist

die patientenkontrollierte Analgesie (PCA) nach Operationen (► Abschn. 6.3). Weiterhin sind regionalanästhesiologische Verfahren – vorausgesetzt, die Überwachung ist gewährleistet – indiziert.

> **Praxistipp**
>
> Schmerzen sind solange als akut einzustufen, wie sich die Intensität ständig ändern kann. Bleiben die Schmerzen jedoch über mehrere Tage stabil, sollten Analgetika mit entsprechend längerer Wirkung (Retardpräparate) eingesetzt werden.

- **Chronischer Schmerz**
Bei Dauerschmerzen wird eine lang anhaltende Analgesie bevorzugt. Medikamente mit kurzer Wirkungsdauer wie z. B. Tilidin/Tramadol-Tropfen sind bei chronischen Schmerzen aufgrund des hohen Suchtrisikos obsolet. Hier werden Retardpräparate bevorzugt. Die Medikamenteneinnahme erfolgt nach einem festen Einnahmeplan, d. h. mit festgelegten Uhrzeiten, die der Patient selbstständig sofern er dazu in der Lage ist, umsetzen soll. Dadurch werden Selbstständigkeit und Eigenverantwortlichkeit des Patienten gestärkt.

Wichtig sind hierfür:
- Schulung und Beratung des Patienten, die ärztlich angeordnete Therapie exakt umzusetzen.
- Bei Unverträglichkeit der angeordneten Medikamente oder anderen Problemen dem Patienten nahelegen, nicht ohne Rücksprache mit dem behandelnden Arzt selbstständig Medikamente abzusetzen.
- Vorurteile und Ängste des Patienten gegenüber Opioiden können durch Aufklärungsgespräche überwunden werden.
- Den Patienten darüber informieren, dass bei unregelmäßiger Analgetikaeinnahme keine gleichbleibende Analgesie erreicht werden kann.
- Auf Nebenwirkungen aufmerksam machen, z. B. Obstipation durch morphinhaltige Präparate.
- Dem Patienten versichern, dass evtl. auftretende Nebenwirkungen behandelbar sind.

> ◘ **Tab. 7.2** Exemplarischer Therapieplan WHO-Stufe III: 42-jähriger Patient mit chronischen spezifischen Rückenschmerzen bei Z. n. Bandscheibenoperation L2/3 (neuropathische Schmerzen: einschießende Sensationen mit brennendem Charakter)

Medikation	7 Uhr	11 Uhr	15 Uhr	19 Uhr	23 Uhr	Indikation
Morphin ret. 30 mg Tbl.	1			1		Schmerzen
Lyrica 225 mg Tbl.	1			1		einschießende Schmerzen
Amitriptylin ret. Tbl. 50 mg				1		Brennschmerz
Bedarfsmedikation						
Paspertin 1–2 Tbl. b. Bed. max. 3Tbl./Tag (30 mg)						bei Übelkeit
Movicol 1–2 Btl. b. Bed.						bei Verstopfung
Begleitende Psychotherapie, Physiotherapie, TENS						

Grundvoraussetzungen für eine adäquate Schmerztherapie

- Regelmäßige Schmerzerfassung und Dokumentation (▶ Kap. 2)!
- Verlaufskontrolle mit Hilfe entsprechender Fragebögen durchführen (▶ Kap. 2)!
- Nach individueller Dosisfindung müssen die Analgetika in ausreichend hoher Dosierung verordnet werden!
- Eine Unterdosierung führt zu Schmerzrezidiven und kann ein falsches Einnahmeverhalten zur Folge haben (**Cave:** Suchtgefahr).
- Bei nicht ausreichender Wirksamkeit trotz Dosissteigerung sollte ein anderes Analgetikum gewählt werden.
- Je nach Schmerzart und Schmerzintensität Analgetika mit unterschiedlichen Wirkmechanismen kombinieren, z. B. Fentanylpflaster mit Novaminsulfon (WHO-Stufe III und I) oder Tramadol mit Ibuprofen (WHO-Stufe II und I; ▶ Abschn. 3.2)
- Bei z. B. neuropathischen Schmerzen zusätzliche Gabe von Koanalgetika (Adjuvanzien) wie Antikonvulsiva (Lyrica) und/oder Antidepressiva (Amitriptylin)!
- Zu erwartende Nebenwirkungen prophylaktisch behandeln, z. B. Übelkeit und Erbrechen mit Antiemetika, Obstipation mit Laxanzien.
- Nur bei akut exazerbierenden chronischen Schmerzen sollte ein Medikament mit schnellem Wirkungseintritt kurzfristig eingesetzt werden.

Bei Patienten mit chronischen Schmerzen werden wegen des erhöhten Abhängigkeitspotenzials kurzwirksame Opioide vermieden. Adjuvante Therapieverfahren, z. B. Entspannungstechniken, TENS-Therapie, die zur Behandlung von Schmerzspitzen eingesetzt werden, sollten bevorzugt werden (◘ Tab. 7.2). Der Einsatz dieser Methoden bei Schmerzspitzen hat den Vorteil, dass der chronische Schmerzpatient sie nach einer Lernphase selbst durchführen kann. Dadurch können eine Fixierung des Patienten auf einen Therapeuten, eine passive Verhaltensweise, psychosozialer Rückzug und letztendlich eine Progression der Schmerzchronifizierung vermieden werden.

Fazit
- Kurzfristige Behandlung der Akutschmerzen.
- Auslöser ist eine akute Verletzung oder spezifische Erkrankung.
- Biologisch sinnvolle Warnfunktion, endet mit der Heilung der auslösenden Erkrankung.
- Langfristige Behandlung der chronischen Schmerzen.
- Keine biologisch sinnvolle Warnfunktion und ohne absehbares Ende.

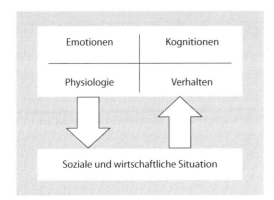

Abb. 7.2 Das biopsychosoziale Schmerzmodell

- Chronische Schmerzen multimodal behandeln (▶ Abschn. 3.1).
- Keine nichtretardierten Opioide einsetzen, nur im Ausnahmefall!
- Selbst nach längerfristiger multimodaler Behandlung gelingt nur bei einem Teil der Patienten eine völlig befriedigende Schmerzlinderung.

7.2 Psychologische Aspekte der Chronifizierung

Schmerz stellt eine subjektive Erfahrung und ein Erlebnisphänomen dar, daher ist die Beteiligung psychologischer Faktoren bei Schmerzerkrankungen unumstritten [1, 4]. Psychologische Faktoren sind an der Auslösung von Krankheiten beteiligt, bestimmen den Heilungsverlauf und beeinflussen die Art und Weise, wie Patienten auf operative, konservative, psychosomatische und multimodale Behandlungen reagieren.

Chronische Schmerzen werden im Rahmen des biopsychosozialen Schmerzmodells betrachtet (◻ Abb. 7.2). Daraus resultiert die Annahme, dass bei chronischen Erkrankungen komplexe Wechselwirkungen zwischen biologischen, psychologischen und sozialen Faktoren stattfinden. Das Erleben von Schmerz ist somit ein Produkt aus körperlichen und psychosozialen Faktoren. **Biologische Faktoren** umfassen zum größten Teil die biomedizinische Betrachtungsweise. Die **psychosozialen Faktoren** betreffen einmal den Menschen

selbst mit den kognitiven und emotionalen Eigenschaften (Schmerz als Wahrnehmungsphänomen), zum anderen die Umgebungsfaktoren wie die Familie, Partnerschaft, die finanzielle Situation und den Arbeitsplatz, die über verschiedene Prozesse das Schmerzerleben eines Menschen beeinflussen können.

> Bei chronischen Schmerzen sind die ursprünglich für den Schmerz verantwortlichen Prozesse meist in den Hintergrund getreten und die Aufrechterhaltung des Schmerzerlebens wird weitgehend durch psychologische Faktoren bestimmt.

Psychologische Mechanismen können schmerzauslösend sein. Bei psychosomatischen Schmerzen führen emotionale Ursachen zu physiologischen Reaktionen. Schmerzen können beispielsweise durch eine Angstreaktion ausgelöst werden. Bei einer psychischen Erkrankung wie z. B. Schizophrenie können sich chronische Schmerzen manifestieren. Schmerzen können auch chronifizieren, wenn der Patient durch seine Schmerzen einen sekundären Krankheitsgewinn erfährt, z. B. Bindung des Partners. Häufig entwickeln chronische Schmerzpatienten vegetative Veränderungen wie Schlafstörungen, Appetitlosigkeit, Obstipation und Libidoverlust.

7.3 Psychische Auswirkungen chronischer Schmerzen und Komorbidität

Schmerzen können, so paradox es auch scheinen mag, psychodynamisch eine entlastende Funktion im Sinne psychischer Stabilisierung erhalten. Überfordert ein psychischer Konflikt die emotionale Bewältigungsfähigkeit des Patienten, so kann der Schmerz als »Affektäquivalent« körperlicher Ausdruck des psychischen Leidens werden. Dieser Pathomechanismus findet sich nicht nur bei den somatoformen Schmerzstörungen, sondern kann in der Verarbeitung und Ausgestaltung organisch begründbarer Schmerzphänomene ebenfalls entscheidend beteiligt sein und die somatische Behandlung komplizieren.

Chronische Schmerzen erscheinen dem Patienten sinnlos. Sie haben keine Warnfunktion und können deshalb nicht verstanden werden. Hieraus entstehen Gefühle wie Verzweiflung, Angst und Hoffnungslosigkeit. Diese Empfindungen führen häufig zu Depression, Hypochondrie und Somatisierung (▶ Kap. 19). In ihrer Verzweiflung neigen die Patienten zu einer unkontrollierten Einnahme von Medikamenten, um endlich Erleichterung zu erfahren. Sie suchen eine Vielzahl von Ärzten auf und unterziehen sich widerspruchslos allen erdenkbaren diagnostischen Verfahren und Therapien. Der Patient drängt den Arzt oftmals, weitere Maßnahmen – selbst große Operationen – vorzunehmen, die in der Regel nicht zu dem erwünschten Erfolg führen. Diese erfolglosen Behandlungsversuche führen zu Hilflosigkeit und Gefühlen des Ausgeliefertseins.

Viele Patienten geraten mit zunehmender Dauer der Schmerzen in einen Circulus vitiosus (Teufelskreis). Sie ziehen sich immer mehr in sich zurück, verlieren soziale Kontakte, berufliche und familiäre Probleme entstehen. Somit wird der Schmerz häufig zum Lebensmittelpunkt. Die Gedanken richten sich zunehmend auf das scheinbar nicht lösbare Schmerzproblem und die Beobachtung der Symptome. Abnehmende subjektive Leistungsfähigkeit, Schlafprobleme und zunehmende Reizbarkeit werden von fast allen Patienten mit chronischen Schmerzen beschrieben. Das Leben spielt sich fast ausschließlich zu Hause, beim Arzt oder in der Apotheke ab. Der Rückzug aus der Gesellschaft führt zum Verlust des Arbeitsplatzes, familiärer und freundschaftlicher Bindungen. Die Patienten geraten in eine soziale Isolation. All diese negativen Folgen können wiederum den Schmerz verstärken, was dann zum weiteren Rückzug und zu weiteren daraus resultierenden Verlusten führt – damit schließt sich der Teufelskreis.

Der Schmerz hat somit vielfältige psychische und soziale Folgen, die ihrerseits wiederum das Schmerzerleben beeinflussen und aufrechterhalten. Die psychischen Faktoren können (Mit)ursache der Schmerzen sein, sie können aber auch Folgen der lang anhaltenden Schmerzen sein. Bei 70% der Patienten mit chronischen Schmerzen kommt es zu einer Scheidung und bei 20% zu einem Suizidversuch [7].

7.4 Psychotherapeutische Schmerzbehandlung

Psychologische Verfahren haben sich in den letzten Jahren zunehmend dahin orientiert, den Umgang mit dem Schmerz zu verbessern und damit einen Beitrag zur Verhinderung bzw. zur Auflösung der Schmerzchronifizierung zu leisten. Die psychologische Schmerztherapie möchte dem Patienten dazu verhelfen, dass er nicht mehr **passiv** leidend ist, sondern **aktiv und bewusst** in das Schmerzgeschehen eingreifen kann. Für die Therapiemotivation ist es oft unerlässlich, Ziele zu erarbeiten, die parallel zur unmittelbaren Schmerzreduktion führen können. Dazu gehören der Abbau von Ängsten aufgrund einer zusätzlich bestehenden Angststörung, ein adäquater Umgang mit Stress- und Konfliktsituationen und das rechtzeitige Erkennen von Selbstüberforderungen.

Die im Bereich der Schmerztherapie angewandten psychologischen und psychotherapeutischen Verfahren sind überwiegend der **Verhaltenstherapie** zuzuordnen. Das moderne verhaltenstherapeutische Vorgehen in Form der kognitiven Verhaltenstherapie ist eine direkte Umsetzung des biopsychosozialen Schmerzmodells. Die Zusammenhänge zwischen Physiologie, Emotionen, Kognitionen und Verhalten werden auf allen Behandlungsstufen thematisiert:

- Problemanalyse
- Festlegen von Therapiezielen und Veränderungsschritten
- Praktisches Üben neuer Verhaltensweisen
- Transfer in den Alltag

> **Praxistipp**
>
> Gegenüber dem Patienten sollte hervorgehoben werden, dass die Einbeziehung eines Psychologen in die Schmerztherapie nicht bedeutet, dem Patienten zu unterstellen, dass seine Schmerzen allein psychisch verursacht sind! Schmerzen zu haben und darunter zu leiden, ist kein psychopathologischer Vorgang!

Zur Akzeptanzförderung und um Missverständnisse zu vermeiden, sollte dem Patienten von Beinn der schmerztherapeutischen Behandlung an in einem Erstgespräch verständlich gemacht werden, dass zu dem Behandlungskonzept zunächst einmal eine psychologische Exploration notwendig ist und dass die Psychologen – wie auch die Ärzte und die Pflege – reguläre Mitglieder des Behandlungsteams sind. Dass in vielen Fällen (MPSS II-III) eine Komorbidität aus schmerzverursachender und psychischer Erkrankung bestehen kann, ist unbestritten. Wird diese Komorbidität in der psychologischen Exploration/Diagnostik deutlich, wird konsequenterweise eine psychologische Therapie parallel eingeleitet.

> Mit psychologischen Behandlungsmethoden kann der Prozess der Schmerzverarbeitung modifiziert werden, die psychischen und sozialen Folgen der Schmerzen können beeinflusst werden. Häufig ist damit eine Schmerzreduktion verbunden.

Darüber hinaus können psychologische Behandlungsmethoden dem Patienten helfen, sein Leben mit dem ggf. fortbestehenden Schmerz erträglicher zu gestalten.

7.4.1 Psychologische Anamnese und Diagnostik

Chronischer Schmerz ist ein Puzzle aus medizinischen, psychologischen und sozialen Anteilen, die gesammelt, sortiert und zu einem Ganzen zusammengefügt werden müssen, um zu einer Diagnose zu gelangen. Eine exakte Diagnose ist die Voraussetzung für die Auswahl therapeutischer Maßnahmen [17]. Bei jedem Patienten mit chronischen Schmerzen sollte neben der medizinischen eine psychosoziale Anamnese und Diagnostik durchgeführt werden, die in der Regel durch ein klinisches Interview erfolgt, ergänzt durch standardisierte psychologische Fragebögen und Ratingskalen.

Ziel der psychologischen Anamnese ist es, die auslösenden und stabilisierenden psychosozialen Bedingungsfaktoren der beklagten Schmerzen zu erfassen.

Themenschwerpunkte der psychologischen Anamnese [13]
- Aktuelle Schmerzen: wo, wie, wie oft, Intensität, Beginn
- Schmerzentwicklung: Behandlungsbeginn, Medikamentenanamnese, sozialmedizinische Verfahren
- Einflussfaktoren: schmerzreduzierende und -verstärkende Faktoren, Schmerzverhalten, Bewältigungsversuche, Reaktionen von Bezugspersonen, Beeinträchtigung durch Schmerzen im Alltag, Beruf, soziale Kontakte
- Sonstige Beschwerden: aktuelle und frühere Beschwerden, Unfälle, Operationen, Symptome und Ängstlichkeit (früher und heute)
- Familienanamnese: Familienstruktur (Geschwisterposition, Aufgabenverteilung, Rollen), Todesfälle, Krankheiten in der Familie, Erziehungsstil, emotionale Atmosphäre
- Persönliche Entwicklung und aktuelle Lebenssituation: Beziehung, Ablösung vom Elternhaus, schulische, berufliche Entwicklung, Partnerschaft, Ehe, Kinder, Wohnsituation, finanzielle Situation, Sozialkontakte, Hobbys. Hierbei ist es wichtig zu erfragen, ob sich die aktuelle Lebenssituation durch die Schmerzen verändert hat!
- Persönlichkeit und Bewältigungsstrategien: Selbstbeschreibung, Fremdbeurteilung, Stressbewältigung
- Krankheitskonzept: subjektives Erklärungsmodell, Kontrollüberzeugung, Veränderungserwartung

Das psychologische Erstgespräch erfordert psychologische und schmerztherapeutische Fachkompetenz. Es bedarf viel Erfahrung und Einfühlungsvermögen, um mit möglichen Widerständen der Patienten umgehen zu können, aber auch um Ängste, Peinlichkeit und Entlarvungsgefühle bei den Patienten zu verhindern. Gleichzeitig sollte diese Exploration auch als Motivationsgrundlage für eine möglicherweise nachfolgende psychologische Therapie dienen.

Die Auswertung der erhobenen Befunde führt zu der Entscheidung, ob und welche psychologische Intervention notwendig ist, unabhängig vom Nachweis einer somatischen Erkrankung.

- **Indikationen zur psychologischen Schmerztherapie**
- Erkennbare Risikofaktoren (Vermeidungsverhalten, Durchhaltestrategien, nichtverbales Ausdrucksverhalten, Ignorieren)
- Unzureichende Stress- und Belastungsverarbeitung
- Gestörte emotionale und kognitive Schmerzverarbeitung
- Mangelnde Strategien zur Schmerzbeeinflussung
- Unzureichende Krankheitsbewältigung bei körperlichen Beeinträchtigungen
- Ausgeprägte und viele vegetative Symptome
- Ausgeprägte Inaktivität und sozialer Rückzug
- Depressionen und Ängste
- Medikamentenmissbrauch und -abhängigkeit
- Psychosoziale Konfliktsituationen

> **Die psychologische Anamnese und Diagnostik stellt kein Ausschlussverfahren dar. Das bedeutet, dass trotz erheblicher Beeinflussung der beklagten Schmerzen durch psychische Faktoren ein medizinisch behandlungswürdiger Befund vorliegen kann → Komorbidität!**

7.4.2 Psychophysiologische Verfahren

Den psychologischen und psychophysiologischen Behandlungen werden folgende Verfahren zugeordnet:
- Patientenedukation
- Entspannungsverfahren
- Biofeedback
- Imagination und Hypnose
- Operante Verfahren
- Kognitiv-verhaltenstherapeutische Verfahren

Patientenedukation

Die Schmerzpatienten erhalten im Rahmen der Edukation Informationen über die Entstehung und Aufrechterhaltung von Schmerzen sowie die daraus zu ziehenden therapeutischen Konsequenzen. Durch ein interdisziplinäres Vorgehen wird die Hemmschwelle gegenüber psychotherapeutischen Interventionen und Behandlungsansätzen abgebaut. Die praktische Umsetzung kann in Form von Videofilmen oder Vorträgen erfolgen. Um die Interdisziplinarität hervorzuheben, sollten die Vorträge von mehreren Mitgliedern des Behandlungsteams wie auch der Pflege, angeboten und durchgeführt werden. Diese Informationen sind für Schmerzpatienten und ihre Angehörigen geeignet:
- Physiologische Grundlagen der Schmerzentstehung, Schmerzleitung, Schmerzgedächtnis, affektive Schmerzverarbeitung
- Unterschied zwischen akuten und chronischen Schmerzen
- Aufzeigen individueller Unterschiede der Schmerzwahrnehmung, der Schmerzbewertung und des Schmerzerlebens
- Beeinflussung des Schmerzerlebens durch eigenes und fremdes Verhalten
- Grundlagen der medikamentösen und nichtmedikamentösen Schmerztherapie
- Information über die psychologischen Behandlungsmethoden

Entspannungsverfahren

Bekannte Entspannungsverfahren sind
- Progressive Muskelrelaxation (PMR) nach Jacobson [9]
- Autogenes Training

Die progressive Muskelentspannung wurde im Jahre 1938 von dem Psychologen Edmund Jacobson in den USA entwickelt. In den 1960er Jahren etablierte sich dieses Verfahren in Deutschland. Es ist die bekannteste Entspannungstechnik zur Verminderung und Prävention von Stress. Ziel des Verfahrens ist eine Senkung der Muskelspannung unter das normale Niveau aufgrund einer verbesserten Körperwahrnehmung. Mit der Zeit soll die Person lernen, muskuläre Entspannung herbeizuführen, wann immer sie dies möchte. Zudem sollen durch die

Entspannung der Muskulatur auch andere Zeichen körperlicher Unruhe oder Erregung reduziert werden können wie beispielsweise Herzklopfen, Schwitzen oder Zittern. Darüber hinaus können Muskelverspannungen aufgespürt und gelockert und damit Schmerzzustände verringert werden. In der Schmerztherapie wird der progressiven Muskelrelaxation im Vergleich zum autogenen Training der Vorzug gegeben. Dieses Verfahren ist leicht zu erlernen, die Effektivität ist wissenschaftlich belegt. PMR zielt auf der einen Seite direkt auf eine Veränderung der Schmerzintensität ab, auf der anderen Seite wird es auch zur Schmerzprävention eingesetzt. PMR wird selten isoliert eingesetzt, sondern ist Bestandteil umfassender Therapieprogramme. Der Wirkmechanismus besteht in der Reduktion der durch Schmerzen bedingten sympathischen Überregung und in der Stabilisierung vegetativer Reaktionen.

- **Therapieziele**
- Anspannung und Entspannung einzelner Muskelgruppen, wobei die Entspannungsreaktion an das natürliche Ausatmen gekoppelt ist
- Dämpfung schmerzbedingter/stressbedingter Hyperaktivierung
- Bessere Körperwahrnehmung
- Aufbau von innerer Ruhe und Wohlbefinden

- **Durchführung**
- Konzentration auf die betreffende Muskelgruppe, z. B. Musculi trapezii
- Ca. 5 s anspannen, so dass die Spannung deutlich zu spüren ist, dabei weiteratmen und nicht die Luft anhalten
- Mit dem natürlichen Ausatmen langsam die Spannung lösen (ca. 10–20 s)

Praxistipp

Jeder Patient kann individuell schmerzauslösende Übungen auslassen. Jede Übungssequenz sollte mit Recken, Strecken und/oder Räkeln beendet werden.

Biofeedback

Biofeedback ist eine Methode, bei der die unbewusste, meist automatisch ablaufende und nicht direkt wahrnehmbare physiologische Prozesse wie Muskelspannung, Hauttemperatur, Herzfrequenz, Hirnaktivität, Atmung, Blutdruck durch ein wahrnehmbares Signal bewusst gemacht und zurückgemeldet werden (Feedback = Rückmeldung). Diese physiologischen Prozesse werden mit Hilfe bioelektrischer Geräte erfasst und durch elektrische Potenziale dargestellt. Diese Potenziale werden in akustische und visuelle Parameter/Reize umgewandelt und dadurch für den Patienten wahrnehmbar gemacht.

- **Indikationen**
- Schmerzzustände, die mit einer erhöhten physiologischen Aktivierung und mangelnder Körperwahrnehmung einhergehen
- Patienten, die sich nicht bewusst entspannen können
- Rückenschmerzen → Elektromyografie-Training (EMG)
- Spannungskopfschmerzen → EMG-Biofeedback der Stirn- und Nackenmuskulatur
- Migräne → EMG-Biofeedback, Temperatur-Biofeedback, Vasokonstriktionstraining (VKT)

Zur Durchführung werden ein Biofeedbackgerät, Elektroden/Sensoren, ein Personalcomputer mit hochauflösendem Monitor und die entsprechende Software benötigt.

Biofeedback ist immer im Rahmen einer interdisziplinären Schmerzbehandlung unter Einbezug verhaltenstherapeutischer Elemente anzuwenden, es ist keine Monotherapie. Mittel- und langfristige unerwünschte Wirkungen durch Biofeedback sind nicht bekannt. Im Falle schwerer Psychopathologie wie bei psychotischen Störungen oder gewissen Persönlichkeitsstörungen ist eine Biofeedbackbehandlung relativ kontraindiziert. Eine weitere Kontraindikation ist ein explizit passives Behandlungsverständnis des Patienten: Die klinische Erfahrung zeigt bei diesen Patienten ein deutlich reduziertes Behandlungsergebnis. Bei implantiertem Defibrillator ist vorher mit dem Hersteller der Biofeedbacktechnologie Kontakt aufzunehmen.

> Die Anwendung des Biofeedbackverfahrens als Monotherapie ist keine Kassenleistung, sondern impliziert nur eine Leistung im Rahmen einer verhaltenstherapeutischen Behandlung.

Imagination und Hypnose

Hypnose zählt zu den ältesten Techniken der Schmerzkontrolle. Der Übergang von Hypnose zu imaginativen Übungen ist fließend und nicht eindeutig festzulegen. Diese Verfahren wirken über die Erzeugung von Vorstellungsbildern und inneren Wahrnehmungen unter Einbeziehung aller Sinne und positiven Kognitionen anhand strukturierter Suggestion durch den Therapeuten.

- Direkte Suggestion → detaillierte Ausformulierungen des Inhalts durch den Therapeuten, z. B. »Sie können spüren, wie in Ihren Händen ein warmes, angenehmes Gefühl entsteht.«
- Indirekte Suggestion → der Therapeut gibt nur die Struktur vor, der Patient entwickelt den Inhalt seiner Imagination selbst, z. B. »Während Sie nur zuhören, können Sie darauf achten, wo in Ihrem Körper ein angenehmes Gefühl entsteht.«

- **Gezieltes Steuern der inneren Aufmerksamkeit**
- Innere Ablenkung weg vom Schmerz (Defokussierung)
- Konzentration auf den Schmerz (Fokussierung)

- **Ziele**
- Innere Ablenkung von Schmerzen → Schmerzen als weniger intensiv wahrnehmen
- Reduktion bzw. Veränderungen von Schmerzempfindungen → Schmerzen als erträglicher wahrnehmen und empfinden
- Aufbau von Bewältigungs- und Kontrollfertigkeiten in Bezug auf Krankheit und Schmerz
- Coping → dem Schmerz mit konkreten hilfreichen Vorstellungen entgegenwirken

> Hypnotherapeutische Verfahren sollten immer nur als ein Baustein im Rahmen eines psychotherapeutischen Gesamtkonzeptes eingesetzt werden.

Operante Verfahren

Operante Verfahren gehören zu den verhaltenstherapeutischen Methoden und beruhen auf der Lerntheorie. Es wird davon ausgegangen, dass schmerzbezogene Verhaltensweisen nicht nur Folge körperlicher (sensorischer) Schmerzempfindungen sind, sondern auch durch die mit dem Verhalten verbundenen Konsequenzen entstehen. Das Auftreten von angenehmen Konsequenzen führt zu einer positiven Verstärkung, der Wegfall von unangenehmen Konsequenzen zu einer negativen Verstärkung. Der beschriebene Lernmechanismus wird **operante Konditionierung** genannt.

- **Schmerzbezogene Verhaltensweisen**
- Inaktivität
- Unangemessen häufige Arztbesuche
- Medikamentenkonsum
- Schonhaltung
- Schmerzsignalisierende Mimik und Gestik
- Aufmerksamkeitssuchendes Schmerzverhalten

Inaktivität und Schonhaltung können z. B. kurzfristig zur Schmerzreduktion führen (negative Verstärkung). Jammern und Klagen können z. B. zu einer erhöhten Anteilnahme, Zuwendung und Entlastung von Verantwortung und unliebsamen Aufgaben durch soziale Bezugspersonen führen (positive Verstärkung).

Bei den operanten Verfahren steht die Veränderung schmerzbezogenen Verhaltens im Vordergrund. Das geschieht durch die Veränderung der mit dem Schmerzverhalten verbundenen Konsequenzen, z. B. das Ignorieren von Klagen des Patienten. Weiterhin durch das Einüben von nicht schmerzbezogenen gesunden Verhaltensweisen, die dann positiv durch z. B. Loben und Anerkennung verstärkt werden. Auch eine kontrollierte oder auch reduzierte Medikamenteneinnahme und eine sukzessive Steigerung des Aktivitätsniveaus des Patienten können zu einer Veränderung des Schmerzverhaltens führen.

- **Empfehlenswertes praktisches Vorgehen**
- Verhaltensanalyse und Therapieplan → das zu verändernde Verhalten wird ermittelt und ein individueller Therapieplan erstellt.

- Definition der zu löschenden und zu verstärkenden Verhaltensweisen → explizite Vereinbarung mit dem Therapeuten und wichtigen Bezugspersonen, welche definierten Verhaltensweisen durch Ignorieren schrittweise gelöscht werden und welche definierten Verhaltensweisen durch gezielte Verstärkung schrittweise aufgebaut werden sollen.
- Der Therapieablauf wird mittels Tagebüchern, Beobachtungsbögen dokumentiert bzw. evaluiert.

Beispiel 1: Problem Medikamenteneinnahme

Ein Patient nimmt nur dann seine verordneten Opioide ein, wenn seine Schmerzen zunehmen, d. h. er nimmt sie bei Bedarf und nicht regelmäßig ein. Die nachfolgende Schmerzreduktion führt als **negativer Verstärker** zu einer ständigen Zunahme der Medikamenteneinnahme (dysfunktionales Verhalten). Dieses Verhalten kann eine Abhängigkeit von Opioiden zur Folge haben.

Operantes Vorgehen:

- Patienten hinsichtlich der sachgemäßen Anwendung von Opioiden informieren und schulen.
- Einnahme »bei Bedarf« kann zu Abhängigkeit führen.
- Erstellung eines Therapieplans mit festgesetzten Einnahmezeiten, möglichst Retardtabletten, d. h. zu definierten Zeiten (alle 8–12 h), hierbei Berücksichtigung weiterer, möglicher Verstärker → Einnahme vor dem Schlafengehen fördert Ein- und Durchschlafen (positiver Verstärker!).
- Schmerztagebuch zur Verlaufskontrolle und zur Erhöhung der Compliance des Patienten führen lassen.

Beispiel 2: Schmerzverhalten als Aufmerksamkeitssuche

Ein Patient mit chronischen spezifischen Rückenschmerzen – also mit organisch begründbaren Schmerzen – entwickelt extrem starke neue Schmerzsymptome, für die nach eingehender Diagnostik kein organisches Korrelat gefunden wird. Die Angehörigen reagieren auf diese Schmerzverstärkung mit Besorgnis und Zuwendung. Statt der erhofften Reduktion durch Beruhigung und Einfühlsamkeit verstärkt sich der Schmerz immer mehr.

Operantes Vorgehen:

- Beobachtung und Analyse des Tagesablaufs und der Patient-Angehörigen-Interaktion
- Identifizierung von Problemsituationen, für die sich der Schmerzkranke später ausgleichende Zuwendung über das Schmerzverhalten holt.
- Festlegung des neuen Angehörigenverhaltens → gezielte Verstärkung in als günstig ausgewählten Situationen, schrittweises Abbauen des problematischen Angehörigenverhaltens
- Verlaufskontrolle über Schmerztagebuch (2 Wochen)

Operantes Vorgehen ist schwer umzusetzen, wenn externe Verstärker für das Schmerzverhalten vorliegen:

- Laufendes Renten- oder versicherungsrechtliches Verfahren
- Ausgeprägtes schmerzaufrechterhaltendes Verhalten wichtiger Bezugspersonen

Lassen sich die genannten Hindernisse nicht beseitigen, ist ein operantes Vorgehen kontraindiziert!

Kognitiv-verhaltenstherapeutische Verfahren

Kognitionen sind die durch Erfahrungen entstandenen typischen Denkmuster wie Annahmen, Erwartungshaltungen, Überzeugungen, Normen, Werte eines Menschen. Das Verhalten (»behavior«) des Menschen in konkreten Situationen orientiert und richtet sich an seinen eigenen Leitlinien, d. h. die konkrete Situation wird nicht nur durch die subjektive Wahrnehmung und Bewertung beeinflusst, sondern auch durch die individuellen Bewältigungsstrategien. Für das Schmerzerleben bedeutet das, dass kognitive Variablen wie Überzeugungen oder negative Erwartungshaltungen zu negativen Gefühlen wie Hilflosigkeit, Angst und Depression führen ([8]; ◘ Tab. 7.3). Daraus resultieren meistens negative Verhaltensweisen, die wiederum zur Schmerzintensivierung führen können.

☐ Tab. 7.3 Typische negative Kognitionen und Verhaltensmuster

Kognition	Beispiel	Verhalten des Patienten
Übertriebene Kausalitätsannahme	»Die Schmerzen kommen doch alle von meiner kaputten Hüfte!«	Drängen auf wiederholte Diagnostik
Externale Kontrollüberzeugung	»Mir kann nur mein Arzt helfen!«	Häufige Arztbesuche (»doctor shopping«), Einfordern invasiver ärztlicher Behandlungen wie Spritzen usw.
Angst-Vermeidungs-Überzeugung (fear-avoidance-belief)	»Wer Schmerzen in der Hüfte hat, muss sich schonen!«	Übertriebenes Schonverhalten, körperliche Dekonditionierung
Mangelnde Kontrollüberzeugung	»Gegen meine Schmerzen kann ich nichts machen!«	Passivität, Fehlen eigener Schmerzbewältigungsstrategien
Katastrophisieren	»Bestimmt brauche ich sofort eine neue Hüfte!«	Hoffnungslosigkeit, Angst, Verzweiflung
Depressiver Verarbeitungsstil	»Das Leben mit diesen Schmerzen hat keinen Sinn mehr!«	Verlust von Verhaltensaktiva und Verstärker, sozialer Rückzug, Gefahr depressiver Erkrankung

Bausteine eines kognitiv-verhaltenstherapeutischen Therapieprogramms sind [17]:
- Patientenedukation (Information über Schmerzentstehung- und aufrechterhaltung)
- Progressive Muskelrelaxation zur Schmerzreduktion und zur positiven Beeinflussung des subjektiven Kontrollbewusstseins
- Imaginative Verfahren
- Stressbewältigungstraining
- Anleitung zur Selbstbeobachtung, um Zusammenhänge von Kognitionen, Emotionen, Verhalten und Schmerz erfahrbar zu machen und Dysfunktionalitäten aufzudecken
- Aufbau von Kognitionen, die die Schmerzbewältigung fördern
- Abbau von Schmerzverhalten
- Aufbau von selbstregulierenden Verhaltensmöglichkeiten
- Aufbau sozialkompetenten Verhaltens, um zufriedenstellende zwischenmenschliche Interaktionen unabhängig von Schmerzen zu fördern

Einige dieser Bausteine wurden bereits oben näher beschrieben, was wiederum die Bedeutung psychotherapeutischer Gesamtkonzepte unterstreicht.

Praxistipp

Jeder in der Schmerztherapie Tätige löst durch sein Vorgehen beim Patienten bestimmte Kognitionen mit den entsprechenden Konsequenzen aus. Wenn er sich dessen nicht bewusst ist, kann er zur Entstehung eines problematischen Schmerzverhaltens beim Patienten beitragen!

Verschiedene Untersuchungen belegen, dass kognitiv-verhaltenstherapeutische Verfahren zu einer deutlichen Verbesserung hinsichtlich Schmerzintensität, subjektiver Beeinträchtigung, Stimmung und Aktivität beitragen.

Fazit
- Erkennen, dass psychische Faktoren (Mit-)ursache chronischer Schmerzen sein können, aber dass sie auch Folgen der lang anhaltenden Schmerzen sein können.
- Lang anhaltende somatische Schmerzen wirken sich auf das Allgemeinbefinden, die Gedanken und auf die emotionale Situation des Patienten aus.

- Chronische Schmerzen bewirken eine abnehmende subjektive Leistungsfähigkeit, Schlafprobleme oder zunehmende Reizbarkeit.
- Durch die vielfältigen psychischen und sozialen Folgen des Schmerzes wird das Schmerzerleben aufrechterhalten und beeinflusst.
- Schmerz wird zum »Lebensmittelpunkt«.
- Patienten erklären, dass seine Psyche durch die lang anhaltenden chronischen Schmerzen beeinflusst ist.
- Patienten motivieren, neben der medizinischen auch eine psychologische Behandlung anzunehmen, um zu lernen, besser mit dem Schmerzproblem umgehen zu können, und dass dadurch der Schmerz nicht mehr »Lebensmittelpunkt« bleibt.
- Unterstützung des Patienten, seine Gedanken, Gefühle, Handlungsweisen auf angenehme Dinge des Lebens zu fokussieren → »weg vom Schmerz«!
- Achtsamkeit (den Schmerz beobachten, statt gegen ihn zu kämpfen).
  Kommentar: Jon Kabat-Zinn definiert Achtsamkeit als einen Bewusstseinszustand, in dem man jeden einzelnen Augenblick bewusst erfasst, in dem man »seine Aufmerksamkeit vorsätzlich, also ganz bewusst, auf all jene Dinge richtet, über die man gewöhnlich nie nachdenkt«. Auf Schmerz bezogen bedeutet das, diesen anzunehmen, ohne ihn zu bewerten, ihn aufmerksam zu beobachten, anstatt gegen ihn anzukämpfen. Man solle nicht an die Vergangenheit oder Zukunft denken und den Schmerz von allen Gedanken und Gefühlen abkoppeln, die ihn begleiten [10].
- Pflegerische Unterstützung des Patienten zu empfohlenen Ablenkungs- und Schmerzbewältigungsverfahren.

7.5 Probleme beim Einsatz psychologischer Verfahren/ Ausblick

7.5.1 Ärzte

Erste Anlaufstelle für Schmerzpatienten sind die Ärzte. Zunächst wird die entsprechende medizini-

sche Diagnostik durchgeführt. Wenn diese keine konkreten und hinreichenden Befunde ergibt und verschiedene Behandlungsversuche keine eindeutige Schmerzlinderung erbracht haben, werden die Patienten erst dann vielleicht einer gezielten psychologischen Diagnostik und Therapie zugeführt. Genau diese Ausgangslage erschwert den Einstieg in die psychologische Diagnostik nicht nur für den Patienten und den Psychologen, sondern zerstört oftmals das Vertrauensverhältnis zu dem behandelnden Arzt. Der Patient wird in Folge immer neue Ärzte aufsuchen, in der Hoffnung, doch noch eine klare organische Ursache für seine Schmerzen zu finden.

Entscheidend ist gerade der erste Kontakt zwischen Arzt und Patient. Im Erstgespräch werden Weichen für den weiteren Behandlungsverlauf gestellt.

- Der behandelnde Arzt sollte bei lang anhaltenden Schmerzen auch eine psychosoziale Anamnese durchführen und zwar unabhängig von somatischen Befunden.
- Ideal wäre es, parallel zur medizinischen Therapie, den Patienten einem Psychologen zur Diagnostik bzw. zur Therapie vorzustellen.
- Jahrelange Chronifizierungsprozesse könnten nach diesem Vorgehen verhindert werden.
- Im Bedarfsfall kann der Patient in eine schmerztherapeutische Einrichtung überwiesen werden, die in der Regel interdisziplinär arbeitet.
- Daraus resultieren nicht nur weniger stationäre Aufenthalte, sondern auch weniger erfolglose Behandlungsversuche und Arbeitsausfälle.
- Für unser Gesundheitssystem bedeutet das langfristig eine erhebliche Kostenersparnis.

7.5.2 Patienten

Da die Mehrzahl der Patienten der Meinung ist, dass ihre Erkrankung rein somatisch ist und sie ihren Schmerz als Folge einer körperlichen Erkrankung oder Fehlfunktion betrachten, äußern sie oftmals Vorbehalte gegenüber einer psychologischen Diagnostik. Somit wird ihre somatische Behandlungserwartung nicht erfüllt, die nicht selten das sog. »doctor-shopping« und jahrelange Patientenkarrieren zur Folge hat. Der Vorschlag einer psychologischen Mitbehandlung, der leider oftmals erst nach vielen frustranen Behandlungsversuchen angenommen wird, kann bei den Patienten das Gefühl »abgeschoben zu werden« auslösen. Sie fühlen sich nicht ernst genommen und hegen den Verdacht, man glaube ihnen ihre Schmerzen nicht, der Schmerz sei nur eingebildet und vorgespielt.

Die Patienten müssen nach jahrelanger ausschließlich rein somatischer Behandlung von der Beteiligung psychischer Faktoren an ihren Schmerzen nicht sofort überzeugt werden.

Das primäre Ziel der psychologischen Therapie ist:

- Das Erkennen der Zusammenhänge für den Patienten
- Vermittlung, dass psychologische Schmerztherapie nicht bedeutet, »psychisch krank zu sein«
- Zusätzliches Angebot, mit den bestehenden Schmerzen umzugehen
- Hinweis darauf, dass die medizinische Behandlung nicht beeinträchtigt, sondern weitergeführt wird

Literatur

1. Basler HD, Franz C, Kröner-Herweg B, Rehfisch HP, Seemann H (2003) Psychologische Schmerztherapie. 5. Auflage Springer, Berlin Heidelberg
2. Chou R et al. (2009) Clinical Guidelines for the Use of Chronic Opioid Therapy in Chronic Noncancer Pain. The American Pain Society American Academy of Pain Medicine
3. Deutsche Interdisziplinäre Vereinigung für Schmerztherapie (2014) S3-Leitlinie Langzeitanwendung von Opioiden bei nicht tumorbedingten Schmerzen (LONTS). AWMF online. Letzter Zugriff: 29.05.2015
4. Egle TU, Hoffmann SO, Lehmann KA, Nix WA (2003) Handbuch chronischer Schmerz. Schattauer Stuttgart
5. Gerbershagen U (1986) Organisierte Schmerzbehandlung – Eine Standortbestimmung. Internist 27: 459–469
6. Gerbershagen U, Korb J, Nagel B, Nilges P (1986) Das Mainzer Stadiensystem der Schmerzchronifizierung – Mainz Pain Staging System (MPSS)
7. Grichnik KP, Ferrante FM (1991) The difference between acute and chronic pain. Mit Sinai J Med 56: 217–220
8. Huber H, Winter E (2006) Checkliste Schmerztherapie. Thieme, Stuttgart
9. Jacobson E (2011) Entspannung als Therapie. Progressive Relaxation in Theorie und Praxis, 7. Aufl. Klett-Cotta, Stuttgart
10. Kabat-Zinn J (2013) Achtsamkeit für Anfänger. Arbor, Freiburg im Breisgau
11. McGaffery M et al. (1997) Schmerz. Ein Handbuch für die Pflegepraxis. Ullstein Mosby, Berlin
12. Nilges P, Traue HC (2007) Psychologische Aspekte des Schmerzes. Verhaltenstherapie & Verhaltensmed 28: 302–322
13. Nilges P, Wichmann-Dorn E (2007) Schmerzanamnese. In: Kröner-Herwig B, Frettlöh JR, Klinger R, Niges P (Hrsg.) Schmerzpsychotherapie, 6. Aufl. Springer, Berlin Heidelberg
14. Pfingsten M, Schöps P, Wille T, Terp L, Hildebrandt J (2000) Quantifizierung und Graduierung anhand des Mainzer Stadienmodells. Schmerz 14: 10–17
15. Trescot A et al. (2008) Opioid in the Management of Chronic Non-Cancer Pain: An Update of ASIPP Guidelines. American Society of Interventional Pain Physicians
16. Washington State Agency Medical Director's Group (2007) Interagency Guideline on Opioid Dosing for Chronic Non-cancer Pain.
17. Willweber-Strumpf A, Aschke M (2005) Psychologische Schmerztherapie. ▶ www.anaesthesia.de. Letzter Zugriff: 29.01.2015

Schmerztherapie bei Wundschmerz

Monika Thomm

M. Thomm (Hrsg.), *Schmerzmanagement in der Pflege*,
DOI 10.1007/978-3-662-45414-5_8, © Springer-Verlag Berlin Heidelberg 2016

Zum Einstieg

Ein erstes Positionspapier zum Thema Schmerzen bei Verbandwechsel wurde von der EWMA (European Wound Management Association) im Jahre 2002 veröffentlicht. Hierin wurde deutlich, dass nicht nur die Wundheilung allein das Ziel einer adäquaten Wundversorgung sein darf, sondern zeitnah auch die Schmerzreduktion oder Schmerzfreiheit, die für die betroffenen Patienten ein ebenso zentrales Anliegen der Wundbehandlung ist wie der Wundverschluss. Ungeachtet aller Fortschritte der Medizin und der speziell im Wundmanagement ausgebildeten Pflege müssen immer noch Patienten mit einer chronischen Wunde leben. Die pflegerische und medizinische Betreuung dieser Patientengruppe, die vornehmlich ambulant erfolgt, erfordert ein hohes Maß an Professionalität im Schmerzmanagement und reicht somit über die alleinige Wundversorgung hinaus.

8.1   Chronische Wunden

Nach Schätzungen von Fachexperten leiden in der Bundesrepublik Deutschland ca. 3–4 Millionen Menschen an chronischen Wunden. In der Fachliteratur besteht weitgehend Einigkeit, Wunden dann als chronisch zu bezeichnen, wenn diese innerhalb von 4–12 Wochen nach Wundentstehung – hier spielen Wundart und Kontextfaktoren eine bedeutende Rolle – unter fachgerechter Therapie keine Heilungstendenzen zeigen.

Im Jahre 2009 hat das Deutsche Netzwerk für Qualitätsentwicklung in der Pflege den 6. Expertenstandard »Pflege von Menschen mit chronischen Wunden« veröffentlicht [4]:

» Zur pflegerischen Versorgung der hier fokussierten Wunden existieren zahlreiche internationale Leitlinien, z. B. aus England (NICE) und Kanada (RNAO). Diese sind jedoch im Kontext anderer Gesundheitssysteme, Ausbildungssysteme und Verantwortungsbereiche von Pflegefachkräften wie z. B. die Zuständigkeit für Diagnostik und Therapie entstanden. Ähnliches gilt auch für internationale Studien zu diesem Themenschwerpunkt. Aussagen und Ergebnisse aus internationalen Leitlinien und

Studien, vorrangig zu Diagnostik der Wundart und wundbezogenen Therapieentscheidungen, können nicht in allen Fällen und unmittelbar auf die deutsche Situation übertragen werden. Seit geraumer Zeit entwickeln sich allerdings auch in Deutschland unterschiedliche informelle Arbeitsteilungen zwischen den Berufsgruppen. So verlassen sich viele Ärzte im niedergelassenen Bereich mittlerweile auf die Fachkompetenz pflegerischer Fachexperten und ordnen die Wundversorgung bereits dem pflegerischen Verantwortungsbereich zu.

8.1.1   Epidemiologie

Die vergleichende Bewertung aller Prävalenzstudien wird durch eine nicht einheitliche Definition des Begriffes »chronische Wunde« ebenso eingeschränkt wie z. B. durch die uneinheitliche Wertung etwa des Amputationsausmaßes und fehlende exakte Definition der Wundheilungsstörung beim gemischt arteriovenös verursachten Ulcus cruris. Weiterhin finden sich in der Literatur nur wenige Veröffentlichungen zu Wundschmerz bei Ulzerationen an der unteren Extremität. In keiner dieser Arbeiten werden Angaben zur Schmerzintensität, zum Schmerztyp bzw. Schmerzcharakter deutlich. Es wird lediglich die Epidemiologie der schmerzhaften Wundtypen aufgezeigt.

- Venöse Beinulzera: 37–80% leiden unter Schmerzen [3]
- Arterielle Beinulzera: 50–100% [9]
- Gemischt: 50–70%
- Druckulzera: 30–40% [9]
- Diabetische Fußulzera: 30–50% [5]

8.2   Schmerzmanagement bei chronischen Wunden

Die Therapie bei chronischen Wunden umfasst wie bei anderen chronischen Erkrankungen die medikamentöse und nichtmedikamentöse Schmerzbehandlung.

Jedoch auch im Zeitalter der modernen Wundversorgung stellt die Behandlung von chronischen, schlecht heilenden Wunden eine große Herausforderung dar. Häufig berichten gerade diese Patienten wie traumatisch – im physischen wie auch im psychischen Sinne – Verbandwechsel für sie sein können bzw. sind. Die Akzeptanz der Patienten gegenüber schmerzhaften Therapien ist dementsprechend gering. Vielfach werden Schmerzen von den Patienten verschwiegen.

> **Praxistipp**
>
> Somit ist es unumgänglich, dass das Thema Schmerz bei jeder Wundbehandlung mit dem Patienten kommuniziert wird, denn nur wenn der Schmerz bekannt ist, kann er vermieden oder gezielt behandelt werden.

Bei Patienten mit chronischen Wunden sind die Regeln des akuten Schmerzes aufgehoben, da nicht nur der Schmerz bewertet wird, sondern auch der Umgang mit der Schmerzerkrankung und die Auswirkungen auf das Alltagsleben. Chronische Wundschmerzen waren einmal akut. Die Aufgabe der Pflege besteht darin, Schmerzen zu erkennen, sie fachgerecht zu dokumentieren und interdisziplinär zu kommunizieren.

8.2.1 Schmerz als Folge einer Wunde – Wunde als Folge von Schmerzen

■ **Schmerz als Folge einer Wunde**
Die Haut ist gut mit sensorischen Rezeptoren versorgt. Auch wenn die Rezeptoren im Wundbett zerstört sind, bleiben die Wundränder und das Gewebe unterhalb der Wunde schmerzempfindlich. Bei der Wundheilung regenerieren die Nervenendigungen, die besonders schmerzempfindlich sind. Zusätzlich werden sie durch chemische Substanzen, die von zerstörtem Gewebe freigesetzt werden, gereizt. Einen weiteren Schmerzauslöser stellt der Verbandwechsel dar.

■ **Wunde als Folge von Schmerzen**
Wunden können jedoch auch als Folge von Schmerzen auftreten. Da der Schmerz die Beweglichkeit einschränkt und die mangelnde Bewegung zu mangelnder Durchblutung führen kann, verhindert

diese die Wundheilung und es kann zum Gewebeuntergang führen. Weiterhin wird die Immunabwehr durch unbehandelte Schmerzen geschwächt.

> ❯ Eine inadäquate Schmerzbehandlung beeinträchtigt die Lebensqualität und die Gesundheit des Betroffenen und verursacht erhebliche Kosten in unserem Gesundheitssystem. Schmerz beeinträchtigt den Menschen nicht nur physisch, psychisch und sozial, sondern auch geistig-intellektuell!

8.2.2 Wundschmerzmanagementmodell

Ein ganzheitliches Wundschmerzmanagementmodell beinhaltet die Diagnosen. Je nach Erkrankung müssen die Behandlungsstandards wie bei anderen Erkrankungen individuell angepasst werden.

Das Konzept zum Management von Wundschmerzen umfasst:
- Wunddiagnose
- Wundmanagement
- Schmerzintensität des Wundschmerzes
- Schmerzlokalisation/Schmerzart/Schmerzcharakter (nozizeptiv oder neuropathisch)
- Wundschmerzmanagement (lokal-topisch oder systemisch – oral, transdermal, subkutan)

Der Patient kann unter akuten und chronischen Wundschmerzen leiden.
- Der temporäre »akute« Schmerz kann bei Verbandwechsel, der Wundreinigung und Debridement auftreten.
- Der persistierende »chronische« Wundschmerz kann sowohl in Ruhe – insbesondere in der Nacht – als auch bei Bewegung auftreten. Der Schmerz, ebenso wie der häufig beschriebene Juckreiz kann sich negativ auf den Schlaf auswirken und somit auf das allgemeine Wohlbefinden des Betroffenen. Schmerz erinnert fortwährend an die Wunde und zwingt zur kontinuierlichen Auseinandersetzung mit dem oft ausbleibenden Heilungserfolg. Die Folge bedeutet für den Patienten eine deutliche körperliche und psychische Einschränkung in seinen täglichen Aktivitäten.

Grundsätzlich können alle Wunden schmerzhaft sein und die Schmerzstärke kann im weiteren Verlauf zunehmen. Besonders chronische Schmerzpatienten, deren Schmerzgedächtnis ausgebildet ist, empfinden schon die geringste Berührung als äußerst schmerzhaft. Da das Schmerzempfinden eine psychophysische Erfahrung ist, können schmerzhafte Vorerfahrungen, z. B. beim Verbandwechsel, zu erhöhten Schmerzerwartungen führen. Die Wahrnehmung des Schmerzes ist ein Bewusstseinsvorgang, der von der Aufnahme, Weiterleitung und zentralen Verarbeitung gewebeschädigender Signale (Nozizeption) bestimmt wird (▶ Kap. 1).

Zunächst muss nach Wunddiagnosestellung nicht nur die Schmerzintensität erfasst und dokumentiert, sondern auch die Schmerzart und der Schmerzcharakter bestimmt werden.

Hat der Schmerz nozizeptiven oder neuropathischen Charakter?

- Nozizeptive Schmerzen empfinden die Patienten als dumpf, drückend, ziehend, reißend, pochend.
- Neuropathische Schmerzen werden als einschießend, elektrisierend und stechend/brennend beschrieben. In der Regel sind diese Schmerzen von kurzer Dauer, die bei Berührung jedoch zunehmen können.

Bei langsam heilenden oder chronischen Wunden können anhaltende Entzündungen zu einer verstärkten Empfindung von Wunde (primäre Hyperalgesie) und umliegender Haut (sekundäre Hyperalgesie) führen.

> **Praxistipp**
>
> Zur Identifizierung neuropathischer Schmerzen hat sich der painDETECT Screeningfragebogen DFNS (Deutscher Forschungsverbund neuropathischer Schmerzen; ▶ Kap. 2) bewährt, der auf einer Initiative der Fa. Pfizer in Kooperation mit dem Deutschen Forschungsverbund beruht.

8.3   Therapie

8.3.1   Lokale Behandlung

Da der Schmerz beim Verbandwechsel von den meisten Patienten als sehr stark eingestuft wird (NRS 8-10; ▶ Kap. 2), sollten moderne Wundauflagen verwendet werden, die eine feuchte Wundheilung fördern und einen atraumatischen sowie gewebeschonenden Verbandwechsel ermöglichen. Bei der Behandlung von schmerzhaften exsudierenden Wunden sollten keine klebenden, adhäsiven Schaumverbände, sondern nicht haftende oder sanft haftende Schaumverbände mit hoher Absorptionsfähigkeit bevorzugt werden. Ein analgetischer Effekt bei der Anwendung lokaler Pharmakotherapeutika ist in einigen Studien positiv bewertet worden.

> **Praxistipp**
>
> In der Praxis hat sich der Einsatz von ibuprofenhaltigem Schaumverband bewährt.

In Abhängigkeit von der Exsudatmenge wird Ibuprofen in die Wunde abgegeben, um den Wundschmerz lokal zu lindern. Pro cm^2 sind 0,5 mg Ibuprofen im Polyurethanschaum enthalten. Die Freisetzung von Ibuprofen kann über die gesamte Tragezeit (bis zu 7 Tagen) und während des Verbandwechsels zu einer Schmerzreduktion führen.

> **Indikationen zur Anwendung des ibuprofenhaltigen Schaumverbands**
> - Ulcus cruris
> - Dekubitus
> - Diabetisches Fußsyndrom
> - Kleinere Brandwunden bis Grad IIa
> - Spalthautentnahmestellen
> - Postoperative Wunden
> - Hautabschürfungen, sofern keine tieferen Schichten als die Haut betroffen sind

In einer Studie [8] ist nachgewiesen worden, dass die lokale Anwendung von Ibuprofen zu keiner Erhöhung der Blutplasmakonzentration führt. Somit wird keine systemische Wirkung hervorgerufen und die gastrointestinalen Nebenwirkungen, die bei Langzeitanwendung oraler Antirheumatika auftreten können, werden vermieden.

Bei akuten Schmerzphasen wie z. B. kurzfristiger Manipulation an der Wunde (Debridement, Wundverschluss) genügen häufig Lokalanästhetika. Bei kleineren Eingriffen kann die Wunde um- oder unterspritzt werden.

> **Praxistipp**
>
> Kein Zusatz eines Vasokonstriktors (z. B. Adrenalin) zu Lokalanästhetika! Dies kann zu Störungen der Wundheilung führen.

Der Einsatz einer Lidocain/Prilocain-Creme (EMLA) unter Okklusion kann zur Lokalanästhesie vor mechanischer Wundreinigung (Debridement) von z. B. Ulcus cruris eingesetzt werden. 30 Minuten vor dem geplanten Debridement wird eine messerrückendicke Schicht aufgetragen. Um eine gleichmäßige Wirkung zu erhalten, ist es hilfreich, EMLA mit einer Kompresse (Okklusion) zu fixieren. Nach dem Entfernen der Folie muss unmittelbar mit dem Debridement begonnen werden, da die anästhesierende Wirkung schnell abklingt. Obwohl in einer Metaanalyse der Einsatz von EMLA-Creme nur einen geringen positiven Effekt gezeigt hat, findet sie jedoch in der Praxis weiterhin erfolgreich Anwendung.

8.3.2 Systemische medikamentöse Therapie

Bei nicht ausreichender Analgesie der lokalen Behandlungsmaßnahmen sollte bei schmerzhaften Wundinterventionen ein nieder- oder hochpotentes Opioid in **nichtretardierter** Form **vorbeugend** verabreicht werden:

- 50–100 mg Tilidin oder Tramadol ($\triangleq$ 20–40 Trpf.) WHO-Stufe II oder
- 10 mg Morphin (z. B. Morphin Trpf. oder Sevredol Tbl.) WHO-Stufe III.

> **Praxistipp**
>
> Ist der Patient aufgrund seiner chronischen Erkrankung auf eine Opioiddauertherapie eingestellt, muss die zu verabreichende nichtretardierte Opioiddosis 1/6 der Opioidtagesdosis betragen.

Je nach Bedarf können Anxiolytika wie z. B. Lorazepam (Tavor expidet) eingesetzt werden. Reichen diese Maßnahmen nicht aus, sollte der schmerzhafte Verbandwechsel unter Kurznarkose mit z. B. Disoprivan oder Ketanest erfolgen.

Bei chronischen Wundschmerzen ist ein Vorgehen nach WHO-Stufenplan notwendig.

Zusätzlich haben sich bei neuropathischen Schmerzen **Koanalgetika** bewährt. Dazu gehören die trizyklischen Antidepressiva und die Antikonvulsiva. Trizyklische Antidepressiva wie z. B. retardiertes Amitriptylin werden in niedriger Dosierung bis maximal 50–75 mg zur Nacht gegeben. Zur Schmerzkupierung ist die Dosierung deutlich niedriger als bei psychiatrischen Erkrankungen. Antikonvulsiva wie z. B. Carbamazepin, Gabapentin oder Lyrica werden einschleichend bis zum Wirkungseintritt aufdosiert und/oder bis zum Auftreten von Nebenwirkungen wie Schwindel, Müdigkeit oder Konzentrationsstörungen.

> **Praxistipp**
>
> Antikonvulsiva und Antidepressiva entfalten ihre volle Wirksamkeit erst nach 6–8 Tagen – weisen Sie Ihre Patienten darauf hin!

Bei **nozizeptiven** Schmerzen haben die Nicht-Opioid-Analgetika wie z. B. Proxen, Ibuprofen oder Novalgin in Kombination mit einem Opioid eine schmerzreduzierende Wirkung.

8.3.3 Invasive Maßnahmen

Invasive Verfahren wie Sympathikusblockaden, Epiduralanästhesien, regionale Blockaden oder SCS-Implantationen (Spinal Cord Stimulation) sind bei Versagen der medikamentösen Therapie oder bei therapieresistenten Nebenwirkungen indiziert.

Die »operationstechnischen Aspekte und Verbandwechsel« sind in der S3-Leitlinie »Behandlung akuter perioperativer und posttraumatischer Schmerzen« festgelegt. Kernaussage ist: Potenziell schmerzende Wundversorgungen sollen nur mit ausreichender analgetischer Abschirmung durchgeführt werden (lokal anästhesierende Salben, Regionalanästhesie, Analgosedierung oder Narkose) GoR A (Grade of Recommandation).

> **Bei jeder Maßnahme oder schmerzhaften Intervention den Schmerz messen und dokumentieren zur Therapieevaluation !**

- **Auszug aus der S3-Leitlinie akuter perioperativer und posttraumatischer Schmerzen**
- Vor und 30 Minuten nach einer nichtpharmakologischen Intervention, z. B. Verbandwechsel (Wundreinigung, Debridement)
- Vor und nach jeder Schmerzmittelgabe analog zur Wirkzeit: in der Regel 30 min nach i.v.-Gabe, 30–60 min nach oraler Gabe

8.3.4 Nichtmedikamentöse Pflegemaßnahmen

- Bei der Lagerung jede unnötige Berührung oder Belastung vermeiden. Die Grundlagen der Kinästhetik sollten konsequente Anwendung finden, um ein schmerzarmes Lagern sicher zu stellen.
- TENS (▶ Kap. 3)
- Bei postoperativen Schmerzen werden Kältepackungen zur Verringerung des Schmerzes oder einer potenziellen Schwellung direkt über der Inzisionsstelle platziert. Bei chronischen Schmerzzuständen ist ein langsames Herantasten der Kälte erforderlich.
- Wärmeanwendungen haben in der Regel nur einen Effekt auf die Haut. Muskeln und tiefere Gewebeschichten sind häufig nicht betroffen, da sie durch das subkutane Fettgewebe isoliert werden.

- Naturheilkundliche Verfahren
- Physiotherapie
- Kognitive Methoden: Entspannungsverfahren nach Jacobson, Ablenkungs- und Schmerzbewältigungsstrategien, tiefe Atemtechnik
- Schulung und Beratung

> **Bei allen nichtmedikamentösen Maßnahmen sollten die Indikationen und Kontraindikationen genau beachtet werden.**

8.3.5 Nichtmedikamentöse Schmerzbehandlung

- Schmerzerfassung vor, während und nach jedem Verbandwechsel, Schmerzauslöser identifizieren [1].
- Beziehen Sie den Patienten in die geplante Maßnahme ein.
- Vereinbaren Sie gemeinsam mit dem Patienten die geeignete Verbandwechseltechnik.
- Ermutigung Sie zur langsamen rhythmischen Atmung.
- Der Patient bestimmt das Tempo, evtl. Pausen einlegen.
- Luftzug vermeiden!
- Jede leichte Berührung kann Schmerz auslösen!
- Wenden Sie, je nach Indikation, ein autolytisches Debridement, z. B. Hydrogele, an.
- Tragen Sie bei mechanischem Debridement ein Lokalanästhetikum auf.
- Spülen Sie die Wunde möglichst mit körperwarmen Spüllösungen.
- Lassen Sie die Wunde nicht unnötig lang unverbunden.
- Wählen Sie einen je nach Wundtyp spezifischen Verband, der eine feuchte Wundheilung aufrecht erhält.
- Achten Sie auf Ödeme, bei venösen Erkrankungen kann eine Kompressionstherapie zur Ödemkontrolle helfen.
- Lassen Sie den Sitz und das Verfahren des Verbandwechsels vom Patienten beurteilen.

- **Fazit**
- Schmerzerfassung und -dokumentation

- Schmerzdiagnose: akut, chronisch, neuropathisch und/oder nozizeptiv
- Konsequente Therapie zur Prophylaxe einer Chronifizierung
- Kombination lokaler und systemischer Therapieansätze
- Behandlung lokaler Komplikationen wie Ödeme, Infektionen
- Nichtmedikamentöse Schmerztherapie
- Individuelle Konzepte für Wundinterventionen

Literatur

1. AWMF (2007) S3 Leitlinie Behandlung akuter perioperativer und posttraumatischer Schmerzen. ▶ www.awmf.org/leitlinien/aktuelle-leitlinien/ll-liste/-036c0d8760. Letzter Zugriff: 10.06.2015
2. AWMF (2012) S3 Leitlinie Lokaltherapie chronischer Wunden bei Patienten mit den Risiken periphere arterielle Verschlusskrankheit, Diabetes mellitus, chronische venöse Insuffizienz. awmf.org/leitlinien/091-001. Letzter Zugriff: 10.06.2015
3. Briggs M, Nelson EA (2003) Topical agents or dressings for pain in venous leg ulcers. Cochrane Database of Systematic Reviews Issue 1
4. Deutsches Netzwerk für Qualitätsentwicklung in der Pflege (HRSG) (2009) Die Pflege von Menschen mit chronischen Wunden. Selbstverlag, Osnabrück
5. Ebbeskog B (1996) Elderly patients with slow-healing leg ulcers – an embodied suffering. Stockholm: Centre of Excellence in Elderly Care Karolinksa Institute
6. Heinen MM von Achterbeg T op Reimer WS van de Kerkhof PC de Laat E (2004) Venous leg ulcer patients: a review of the literature on Lifestyle and pain-related interventions. J Clin Nursing 13 S 355–366
7. Jones JE Nelson EA (2007) Skin grafting for venous leg ulcers. Cochrane Database if Systematic Reviews Issue 2
8. Jorgensen B et al. (2006) Reducing wound pain in venous leg ulcers with Biatain Ib randomized, controlled double-blind clinical investigation the performance and safety. Wound Repair Regen. 16: 615–625
9. Lindholm C, Wiström J, Melhus A, Lundgren C, Hansson C (1999) Infections and treatment of chronic leg ulcers: the use of antibiotics is to excessive, restrictive prescription in recommended. Lakartidningen 6: 42–46

Tumorschmerz

Monika Thomm

M. Thomm (Hrsg.), *Schmerzmanagement in der Pflege,*
DOI 10.1007/978-3-662-45414-5_9, © Springer-Verlag Berlin Heidelberg 2016

Beim unheilbar Krebskranken, dessen Dasein von chronischen Schmerzen überschattet ist, geht es nicht mehr darum, dem begrenzten Leben Zeit hinzuzugeben, sondern alles daran zu setzen, der begrenzten Zeit Leben zu geben. (C. Saunders)

Zum Einstieg

Schmerzen – häufig das quälendste Symptom – sind nur eine von vielen Symptomen bzw. Befindlichkeitsstörungen, die im Verlauf einer Tumorerkrankung auftreten können. Sie nehmen jedoch eine Sonderstellung ein, da sie den Patienten nicht nur beständig an die Existenz seiner bösartigen Erkrankung erinnern, sondern von ihm auch mit einem Fortschreiten dieser Erkrankung in Verbindung gebracht werden. Insofern haben Tumorschmerzen, mehr als andere chronische Schmerzen, eine besondere psychische Dimension und rufen bei dem Betroffenen Gefühle der Trauer und Hoffnungslosigkeit hervor, verbunden mit einer existentiellen Angst vor dem drohenden Tod [13]. Diese psychischen Symptome können zu einer Schmerzverstärkung beitragen. Um erfolgreich zu sein, verlangt die Durchführung einer Schmerztherapie umfangreiche Kenntnisse in der Physiologie, Epidemiologie, Pharmakologie und Psychologie.

▪ Epidemiologie

In Deutschland versterben bei ca. 450.000 Neuerkrankungen jedes Jahr 220.000 Menschen an einem Tumorleiden. Aufgrund der wachsenden Alterspyramide ist die Tendenz, an einem Tumor zu erkranken, steigend. Davon leiden ca. 37% in den Frühstadien, 70% in den fortgeschrittenen Stadien und 73% in der Terminalphase unter Schmerzen [16]. Die Schmerzstärke und der Schmerzcharakter hängen auch von der Art und der Lokalisation des Schmerzes ab.

- Schmerz ist das, was der Betroffene erfährt und beschreibt.
- Ausdruck im verbalen und nonverbalen Verhalten.
- Patient ist der Maßstab und der alleinige Wegweiser für die Stärke seiner Schmerzen.

9.1 Psychosoziale Faktoren

Psychosoziale Faktoren beeinflussen das subjektive Schmerzempfinden, so dass eine Schmerzbehandlung neben der medizinischen Therapie auch diese Faktoren mit einbeziehen muss, um erfolgreich zu sein. Ein solches multifaktorielles Geschehen sollte sich am Konzept des »total pain« nach C. Saunders (1967, Vorreiterin der modernen Hospizbewegung, [11]) orientieren (► Kap. 10):

- Physischer Schmerz
- Psychischer Schmerz
- Sozialer Schmerz
- Spiritueller Schmerz

Eine Missachtung dieser Multidimensionalität von Schmerz kann zur Folge haben, dass prinzipiell behandelbare Schmerzen unbehandelbar erscheinen und eine rein medizinische Behandlung von vornherein zum Scheitern verurteilt ist.

Psychosoziale Faktoren, die zu einer Schmerzverstärkung führen, sind:

- Angst vor Schmerzen
- Kontrollverlust
- Mobilitätsverlust
- Verlust der Unabhängigkeit
- Das Gefühl, anderen zur Last zu fallen
- Verzweiflung
- Angst vor Sterben und Tod
- Finanzielle Probleme
- Unsicherheit bezüglich der Zukunft
- Depression, Ärger

> **Probleme am Arbeitsplatz, Familienkonflikte, Betreuungsdefizite sowie ein vorbestehendes chronisches Schmerzsyndrom können zu einer Symptomverstärkung führen.**

Tumorpatienten sind aufgrund zusätzlicher Symptome und der Prognose des Grundleidens besonderen Belastungen ausgesetzt, die typischerweise zu einer Erniedrigung der Schmerzschwelle führen wie z. B. Angst, Traurigkeit, Depression. Versuche, diesen Faktoren entgegenzuwirken, können zu einer Erhöhung der Schmerzschwelle führen (◘ Tab. 9.1).

◘ Tab. 9.1 Modulierende Einflüsse der Schmerzschwelle	
Erniedrigung der Schmerzschwelle	**Erhöhung der Schmerzschwelle**
– Beschwerden	– Symptomfreiheit
– Angst	– Schlaf
– Traurigkeit	– Ruhe
– Depression	– Erholung
– Schlaflosigkeit	– Zuneigung
– Erschöpfung	– Mitgefühl
– Angst	– Verständnis
– Hilflosigkeit	– Ablenkung

faktoren, z. B. nimmt der Schmerz bei Bewegung zu, ist er im Liegen besser)?
- Beeinträchtigung von Schlaf, Aktivität
- Beobachten der Mimik und Bewegung
- Dokumentation, z. B. Schmerzfragebogen der DGSS, HOPE-Fragebogen (▶ Kap. 2)

Praxistipp

Angehörige und Freunde oder auch Betreuer sollten – das Einverständnis des Patienten vorausgesetzt – in die Befragung und Behandlung integriert werden.

Bevor jedoch über spezielle Schmerzbehandlungen gesprochen werden kann, muss Klarheit darüber bestehen, inwieweit der Patient und nicht seine Angehörigen über seine Krankheit und über seinen Gesundheitsstatus aufgeklärt sind. Die Therapieziele sollte der Patient festlegen:
- Möchte er eine Schmerzlinderung?
- Möchte er Schmerzfreiheit?

Dabei ist jedoch zu berücksichtigen, dass bei aller Mitbestimmung solche Entscheidungen den Patienten überfordern können oder ihn sogar hilflos machen.

9.2 Diagnostik

Vor einer Diagnosestellung erfordert die Tumorschmerztherapie eine gründliche Analyse von Schmerzart und Schmerzursache.
- Sorgfältige Anamneseerhebung, nicht nur die Erhebung der Tumoranamnese und -therapie, sondern auch die Anamnese der allgemeinen Krankengeschichte
- Bisherige Schmerzbehandlung
- Erfassen des psychosozialen Status (z. B. ist der Patient sozial integriert, Beruf, Hobbies, Versorgungssituation, Religiosität)
- Lokalisation des Schmerzes
- Schmerzcharakter
- Schmerzintensität (Schmerzskalen)
- Nach Ruhe- und Belastungsschmerz fragen (Verschlimmerungs- und/oder Verbesserungs-

Eine korrekte Diagnosestellung ist Voraussetzung für eine adäquate Schmerztherapie. »Krebsschmerz« ist eine unzureichende Beschreibung für eine Vielfalt von akuten und chronischen Schmerzsyndromen einer Patientengruppe, die sich nur in Bezug auf die Grunderkrankung gleicht [12]. Aus diesem Grund muss die Schmerztherapie bei »Krebsschmerzen« individuell erfolgen und nicht nach Standardverfahren. Eine standardisierte Krebsschmerzbehandlung ist eine häufige Ursache für das Versagen der Tumorschmerztherapie, da die Ursache der Schmerzen sowie Prognose, Allgemeinzustand und Lebensqualität des Patienten bei der Auswahl der Therapieverfahren berücksichtigt werden müssen.

9.3 Ätiologie/Klassifikationen der Tumorschmerzen

Durch Malignome hervorgerufene Schmerzen haben verschiedene Ursachen, die sowohl einzeln als auch in Kombination auftreten können. Es können akute als auch chronische Schmerzen auftreten. Die Schmerzprävalenz nimmt in der Regel mit Fortschreiten der Erkrankung zu. Nicht selten sind die Schmerzen das erste Symptom einer Tumorerkrankung, das zu einer Diagnose führt. Man unterscheidet in tumorbedingte, tumortherapiebedingte, tumorassoziierte (früher verwendeter Begriff) und tumorunabhängige Schmerzen.

◘ **Tab. 9.2** Beispiele für Schmerzursachen und deren Häufigkeit (%) bei Tumorpatienten	
Häufigkeit	**Schmerzursache**
Tumorbedingt: 60–90%	– Knochen- /Weichteilinfiltration – Kompression und Infiltration von Nerven-, Blut- und Lymphgefäßen – Tumornekrosen an Schleimhäuten (Weichteilnekrosen) mit Ulzeration und Perforation – Ausbildung eines Hirnödems
Tumorassoziiert: 5–20%	– Paraneoplastisches Syndrom – Zosterneuralgie, Pilzinfektion – Venenthrombose, Lymphödem – Dekubitus
Therapiebedingt: 10–25%	– Operation (Nervenläsion, Vernarbung, Ödem, Muskelverspannung) – Radiatio (Fibrose, Neuropathie, Strahlenosteomyelitis, Mukositis) – Chemotherapie (Entzündung, Paravasat, Mukositis, Neuropathie)
Tumorunabhängig: 3–10%	– Migräne – Kopfschmerzen, unspezifische Rückenschmerzen, rheumatoide Arthritis

9.3.1 Ätiologie

Tumorbedingte Schmerzen

Tumorbedingte Schmerzen nehmen den Hauptanteil (60–90%) therapiebedürftiger Schmerzen beim Erwachsenen ein wie z. B. Tumorwachstum in Nerven und/oder Tumorkompression, die durch direkte Gewebeschädigung vom Tumor hervorgerufen werden (◘ Tab. 9.2).

Bei den meisten Patienten mit Tumorschmerzen lassen sich organisch begründbare Schmerzursachen feststellen [9], jedoch werden bei vielen Patienten die somatisch ausgelösten Schmerzzustände durch psychosoziale Faktoren verstärkt bzw. unterhalten. Der **tumorbedingte Schmerz** kann nach Lokalisation, Schmerzqualität oder -mechanismus weiter klassifiziert werden (◘ Tab. 9.2). In vielen Fällen ist der genaue Schmerzmechanismus jedoch nicht einzugrenzen.

Tumorbedingte Schmerzursachen werden z. B. auf Knochen-/Weichteilinfiltrationen zurückgeführt (◘ Tab. 9.2).

Tumortherapiebedingte Schmerzen

Sowohl akute als auch chronische Schmerzen treten bei ca. 17% (10–25%) der Patienten durch die Tumortherapie auf [1, 16] wie z. B. durch Operationen, Chemotherapie und/oder Radiatio (◘ Tab. 9.2).

Tumorassoziierte Schmerzen

Tumorassoziierte Schmerzen treten bei 5–20% der Erkrankten auf. Sie können durch Symptome der Tumorerkrankung oder durch das Tumorwachstum selbst ausgelöst werden. (Immunsupprimierte) Patienten können z. B. eine Herpes-Zoster-Neuralgie oder auch bei Zerstörung der Lymphabflusswege ein Lymphödem entwickeln (◘ Tab. 9.2).

Tumorunabhängige Schmerzen

Tumorunabhängige Schmerzen treten bei 3–10% der Erkrankten auf. Es können nicht nur akute, sondern auch chronische Schmerzen auftreten wie z. B. Kopfschmerzen oder Rückenschmerzen, die einer spezifischen Behandlung bedürfen (◘ Tab. 9.2).

9.3.2 Klassifikation

Nozizeptorschmerz

- **Somatischer Schmerz**
Dumpf, drückend, spitz, gut lokalisierbar, umschrieben
- Knochen- und Periostschmerz
  - Helle, gut lokalisierbare Schmerzen, meist bei körperlicher Belastung und bei bestimmten Bewegungen

- Weichteilschmerz
  - Bohrende, drückende Dauerschmerzen oder bewegungsabhängige stechende, schneidende Schmerzen, an den Schleimhäuten auch brennend
- Ischämieschmerz
  - Schmerzverstärkung bei Bewegung, bläulich-livide Verfärbung der Haut

- **Viszeraler Schmerz**
  Dumpf, schlecht lokalisierbar, evtl. kolikartig

Neuropathischer Schmerz

Sensorische Begleitsymptomatik (Dysästhesie, Allodynie, Hypo- oder Hyperästhesie, Hyperalgesie)
- Lanzinierender Schmerz
  - Spitz, hell, einschießend, attackenartig
- Brennender Dauerschmerz
- Sympathisch unterhaltener Schmerz
  - Schlecht lokalisierbar, vergesellschaftet mit trophischen Störungen

9.4   Therapie

Bei einer bekannten Tumordiagnose sollten zunächst kausale Behandlungsmöglichkeiten wie Operation, Chemo-, Hormon- oder Strahlentherapie in Betracht gezogen werden, die zu einer Verkleinerung des Tumors führen oder zumindest zur palliativen Therapie eingesetzt werden können. Eine symptomatische, medikamentöse oder nichtmedikamentöse Schmerztherapie ist nicht erst dann angezeigt, wenn kausale Behandlungsmöglichkeiten ausgeschöpft sind, sondern es sollten alle Fachrichtungen, die an der Therapie beteiligt sind, frühzeitig parallel interdisziplinär zusammen arbeiten. So sollten Schmerztherapeuten die onkologischen Therapiekonzepte und die Onkologen medikamentöse Optionen der Schmerztherapie kennen.

9.4.1   Indikationsstellung zur Therapie

❯ Jeder Tumorschmerz verpflichtet zur therapeutischen Intervention! Eine unterlassene Schmerztherapie kommt einer Körperverletzung gleich (§ 223 StGB; [5]).

Das Therapieziel bei der Behandlung von Tumorschmerzpatienten ist Schmerzreduktion auf ein für den Patienten erträgliches Maß, das fast bei allen Patienten erreicht werden kann. Das Ziel einer Schmerzfreiheit ist oftmals unrealistisch; es sollte in kleinen Schritten versucht werden, eine Schmerzlinderung zu erreichen.
- Schmerzlinderung in der Nacht, so dass der Nachschlaf ungestört ist
- Schmerzlinderung während Ruhephasen
- Schmerzlinderung bei Bewegung

Hierüber sollte der Patient vor Beginn der Behandlung aufgeklärt sein, um unrealistische Erwartungen an die Schmerztherapie zu vermeiden.

Obwohl Therapieoptionen anhand festgelegter Behandlungsstandards vorliegen, sind leider noch viele Tumorschmerzpatienten unbefriedigend versorgt bzw. unterversorgt. Das liegt z. B. nicht nur an der Missachtung von Ursachenanalyse, sondern auch an der Unterversorgung durch eine zu geringe Zahl erfahrener Therapeuten. Weitere Gründe für die unbefriedigende Situation sind:
- Patienten und deren Angehörige haben die gleichen Vorbehalte gegenüber Opioiden wie viele Therapeuten [4].
- Es liegen Schmerzen vor, die trotz hochdosierter Medikamentengabe nicht auf ein erträgliches Maß reduziert werden können, z. B. neuropathische Schmerzen bei Einwachsen des Tumors in ein Nervengeflecht.
- Nicht alle Schmerzen lassen sich durch Analgetika und Koanalgetika beherrschen, besonders solche, die durch Komorbiditäten wie Angst, Gefühle von Hilflosigkeit beeinflusst werden.

Wesentliche Ursachen der Unterversorgung von Tumorschmerzpatienten
- Schmerzdiagnose unkorrekt
- Schmerzintensität unterschätzt
- Dosisintervall zu lang
- Dosierung zu niedrig
- Bevorzugung schwacher Opioide
- Angst vor Toleranz und Entzug
- Angst vor Sucht und Abhängigkeit

◻ **Tab. 9.3**	WHO-Stufenschema zur Therapie chronischer Schmerzen
Stufe	**Medikation**
Stufe I	Nichtopioidhaltige Analgetika, z. B. Metamizol oder Paracetamol oder NSAR (z. B. Proxen) oder Coxibe (z. B. Arcoxia) ± Adjuvanzien
Stufe II	Schwache Opioide + Nicht-Opioid-Analgetika, z. B. Tramadol oder Tilidin-Naloxon + Metamizol oder Paracetamol oder NSAR oder Coxibe (z. B. Arcoxia) ± Adjuvanzien
Stufe III	Starke Opioide + Nicht-Opioid-Analgetika, z. B. Morphin oder Fentanyl-TTS + Metamizol oder Paracetamol oder NSAR oder Coxibe ± Adjuvanzien

— Unkenntnis der Betäubungsmittelver-
schreibeverordnung (BtMVV)
— Unkenntnisse im sachgemäßen Umgang
mit Opioiden
— Überbetonen von Risiken einer Opioid-
therapie
— Fehlende Nutzung von Koanalgetika
— Spezielle Verfahren nicht bedacht, z. B.
Katheterverfahren

WHO-Empfehlung
— Wenn möglich nicht invasive, sondern
orale/transdermale Verabreichung der
Analgetika
— Medikamentengabe nach festem Zeit-
schema
— Individuell auf den Patienten abgestimmt

Tumorpatienten bedürfen nicht nur während der Finalphase (▶ Kap. 10), sondern während des gesamten Verlaufs der Erkrankung supportive Maßnahmen in Form von tröstender Begleitung im Glauben, sozialer Hilfen und evtl. psychotherapeutischer Kriseninterventionen

Nur für einen kleinen Teil ist die Mitbehandlung durch einen spezialisierten Psychotherapeuten notwendig. Im Vordergrund steht:
— die fürsorgliche und einfühlsame Betreuung durch die Ärzte und die Pflegenden sowie
— eine kontinuierliche Zuwendung, die Sicherheit für den Patienten und deren Angehörige schafft.

9.4.2   Medikamentöse Therapie

Die medikamentöse Schmerztherapie sollte sich vorrangig an dem WHO-Stufenschema orientieren (▶ Kap. 3; ◻ Tab. 9.3).

Durch die orale oder transdermale Gabe bewahrt der Patient seine Unabhängigkeit, auch vom Behandler. Die orale Medikation muss bei Symptomen wie unstillbarem Erbrechen, bei tumorbedingten Schluckstörungen oder Passageeinengungen verlassen werden. Hier kann der Einsatz transdermaler Systeme sinnvoll sein.

Chronische Schmerzen sind meist Dauerschmerzen und erfordern eine Dauertherapie, die in der Langzeitbehandlung mit retardierten Medikamenten (Wirkungsdauer Tabletten: 8–12 h, Pflastersysteme: 48–72 h) behandelt werden sollen. Unter dem Einsatz retardierter Analgetika und Koanalgetika bei praktikablen Einnahmeintervallen können der Wirkspiegel konstant im therapeutischen Bereich gehalten und ein Wiederauftreten von Schmerzen verhindert werden.

Mit dem einfachen validierten WHO-Stufenschema [16] lassen sich die meisten Tumorschmerzen adäquat behandeln. Die 3 Stufen müssen dabei nicht einzeln der Reihe nach durchlaufen werden.

▶ **Die Medikamentengabe orientiert sich an der Schmerzintensität des Patienten!**

In mehreren Veröffentlichungen wurde darauf hingewiesen, dass bei mittleren bis starken Tumorschmerzen auch bei opioidnaiven Patienten eine Einstellung mit einem hochpotenten Opioid der WHO-Stufe III, z. B. Morphin, sicher und effektiv durchgeführt werden kann [10].

Bei zu erwartender rascher Schmerzprogredienz sollte daher frühzeitig eine Therapie mit der Stufe III begonnen werden. Sind die Schmerzen jedoch weniger stark und eine schnelle Schmerzprogredienz nicht zu erwarten, ist der Einsatz mit einem niederpotenten Opioid der WHO-Stufe II, z. B. Tramadol gerechtfertigt.

Bei wenigen Tumorerkrankungen wie z. B. beim Pankreaskopfkarzinom, das viszerale Oberbauchschmerzen hervorrufen kann, sollte die Anwendung von Nervenblockaden geprüft werden. Eine möglichst frühzeitige Neurolyse des Plexus coeliacus – nach erfolgreicher prognostischer Blockade mit einem Lokalanästhetikum – kann bei viszeralen Tumorschmerzen wirksamer als eine Neurolyse im fortgeschrittenen Tumorstadium oder als eine systemische Opioidtherapie sein. Die Schmerzen können jedoch nach 6–12 Monaten oder auch deutlich früher durch Tumorprogression oder -ausbreitung wieder auftreten. Bei Patienten mit exazerbierenden Schmerzen oder nicht therapierbaren Nebenwirkungen der eingesetzten Analgetika, ist der Einsatz von invasiven Verfahren wie epiduraler, intrathekaler oder intraventrikulärer Applikation von Opioiden ggf. in Kombination mit Lokalanästhetika oder Adjuvanzien, z. B. Clonidin, indiziert.

Neben Dauerschmerzen können auch schwer zu beherrschende einschießende Schmerzattacken vorhanden sein. Diese Durchbruchsschmerzen (»breakthrough pain«) können bei einem stabilen Ruheschmerz auch unter kontinuierlicher Opioidtherapie [8] oder als Belastungsschmerz (»incident pain«) auftreten. Der Belastungsschmerz kann z. B. durch Bewegung, Schlucken, Wasserlassen, Defäkation oder Husten ausgelöst werden. Um diese Durchbruchsschmerzen zu kupieren, sollte der Patient ein schnellwirksames (nichtretardiertes) Opioid – in der Regel mit dem Opioid der Basismedikation – als Zusatzmedikament erhalten [6]. Weiterhin sollte die Basismedikation (Opioid, Koanalgetikum, Zeitintervall) überprüft werden und ggf. umgestellt werden.

- Die Zusatzmedikation beträgt **1/10** bis **1/6** der Basismedikation, die der Patient so oft wie nötig einnehmen darf → Titration am Schmerz! Der Patient gibt vor, welche Dosierung er zur Linderung seiner Schmerzen benötigt. Bei den kurzwirksamen Fentanyl-Nasensprays und Tabletten bitte Dosieranleitung in den Gebrauchsinformationen der Hersteller beachten.
- Den Patienten bitten, die Einnahmen der Zusatzmedikation zu dokumentieren.
- Je nach Häufigkeit der Einnahme, sollte die Basismedikation angepasst werden.

Die bekannten Nebenwirkungen unter einer Opioidtherapie wie Obstipation, Übelkeit und Erbrechen sollten mit Begleitmedikamenten (▶ Kap. 3) behandelt werden. Obstipation stellt häufig ein hartnäckiges Problem dar, so dass prophylaktisch ein Laxans mit verordnet wird und in den meisten Fällen auch dauerhaft unter der Opioidtherapie beibehalten werden muss. Ein Magenschutz unter NSAR-Gabe, z. B. Ibuprofen, ist in den meisten Fällen der Tumorschmerzpatienten indiziert. Antiemetika sollten prophylaktisch verordnet werden, jedoch unter Berücksichtigung, dass nach ca. 3–5 Tagen nach Einnahme der Opioide die Übelkeit rückläufig sein kann und ein Absetzen des Antiemetikums zur Folge hat. Neuropathische Schmerzen (elektrisierend, einschießend) sollten zusätzlich mit einem Antikonvulsivum (▶ Kap. 3) wie z. B. Neurontin oder Lyrica behandelt und einschleichend aufdosiert werden. Beschreiben die Patienten noch eine brennende Komponente, ist die Gabe von Antidepressiva (▶ Kap. 3) wie z. B. Saroten (Amitriptylin) indiziert. Antikonvulsiva und Antidepressiva können in Kombination auf jeder Stufe mit verordnet werden.

Die Effektivität von Bisphosphonaten wie z. B. Bondronat i.v. (alle 6–8 Wochen) sind in kontrollierten Studien bei Knochenschmerzen belegt.

Beispiel 1

45-jährige Tumorpatientin mit metastasierendem Mammakarzinom, Knochen- und Weichteilschmerzen. Der Dauerschmerz hat einen dumpfen, drückenden und brennenden Charakter (NRS 7) mit einschießenden, elektrisierenden Schmerzattacken (NRS 10; ◘ Tab. 9.4).

◘ Tab. 9.4   Exemplarischer Therapieplan bei metastasierendem Mammakarzinom

Medikament	7.00 Uhr	11.00 Uhr	15.00 Uhr	19.00 Uhr	23.00 Uhr	Indikation
Palladon Tabletten ret. 16 mg	1			1		Dauerschmerzen
Ibuprofen Tabletten ret. 400 mg	1		1		1	Knochenschmerzen
Neurontin Tabletten ret. 300 mg	1			1		Einschießender Schmerz
Amitriptylin Tabletten ret. 25 mg				1		Brennender Schmerz
Pantozol Tabletten 20 mg	1					Magenschutz
Haldol-Tropfen	3		3		5	Übelkeit
Movicol Beutel	1–3 Btl./Tag					Verstopfung
Bondronat i.v.	alle 6 Wochen					Knochenschmerzen, Knochenaufbau
Bedarfs-/Zusatzmedikation						
Palladon Hartkapsel 2,6 mg nichtretardiert	1–2 Kapsel, so oft wie nötig					Durchbruchs- schmerzen

Da die Basisdosierung von 32 mg Palladon/Tag den Dauerschmerz nicht ausreichend gelindert hat, benötigte die Patientin 6-mal täglich 2,6 mg (15,6 mg) Palladon-Hartkapsel nichtretardiert, um ihre Schmerzen auf ein erträgliches Maß zu reduzieren. Somit ist nicht nur die Basismedikation erhöht, sondern dementsprechend auch die Zusatzmedikation angepasst worden. Die Neurontindosis wurde einschleichend von 600 mg auf 1200 mg und die Amitriptylindosis auf 50 mg erhöht. Unter dieser Medikation war nicht nur der Dauerschmerz deutlich gelindert, sondern auch der neuropathische Schmerz. Die Schmerzstärke lag tags wie nachts bei NRS 2–3. Nicht nur das Auftreten der Attackenschmerzen war deutlich geringer, sondern auch deren Schmerzstärke (◘ Tab. 9.5).

Beispiel 2

Es handelt sich um einen 68-jährigen Tumorpatienten mit viszeralen Schmerzen (Eingeweideschmerzen) bei einem metastasierten Leberkarzinom. Der Schmerzcharakter wird als dumpf, drückend, kolikartig und »tief drinnen sitzend« beschrieben (NSR 8). Weiterhin beklagt der Patient neben dem starken Dauerschmerz, das Auftreten von unerträglichen Schmerzattacken, die 6- bis 7-mal am Tag auftreten und für jeweils 10 Minuten anhalten würden. Medikamentöse Therapie bei Erstvorstellung: Fentanyl-Pflaster 25 μg/h/3 Tage, Novalgin 30 Trpf. bei Bedarf, Movicol 1 Btl. zur Obstipationsprophylaxe. Da der Patient mit dieser Medikation nur unzureichend schmerzgelindert war, verdoppelten wir die Fentanyldosis, setzten die Novalgintropfen regelmäßg alle 4 h an und begannen mit einem Kortisonstoß, um ein Abschwellen der Leberkapsel und somit eine Schmerzlinderung zu erreichen. Zur Kupierung der Schmerzattacken verordneten wir PecFent-Nasenspray bei Bedarf.

Neben der Obstipationsprophylaxe wurde dem Patienten bei Auftreten von Übelkeit/Erbrechen ein Antiemetikum verordnet (◘ Tab. 9.6).

Tab. 9.5 Exemplarischer Therapieplan bei metastasierendem Mammakarzinom – angepasst

Medikament	7.00 Uhr	11.00 Uhr	15.00 Uhr	19.00 Uhr	23.00 Uhr	Indikation
Palladon Tabletten ret. 16 mg	1			1		Dauerschmerzen
Palladon Tabletten ret. 8 mg	1			1		
Ibuprofen Tabletten ret. 400 mg	1		1		1	Knochenschmerzen
Neurontin Tabletten ret. 300 mg	2			2		Einschießender Schmerz
Amitriptylin Tabletten ret. 50 mg				1		Brennender Schmerz
Pantozol Tabletten 20 mg	1					Magenschutz
Haldol Tropfen	3		3		5	Übelkeit
Movicol Beutel	1–3 Btl./Tag					Verstopfung
Bondronat i.v.	alle 6 Wochen					Knochenschmerzen, Knochenaufbau
Bedarfs-/Zusatzmedikation						
Palladon Hartkapsel 2,6 mg nichtretardiert	2–3 Kapseln so oft wie nötig					Durchbruchs-schmerzen

Tab. 9.6 Exemplarischer Therapieplan bei metastasierendem Leberkarzinom

Medikament	7.00Uhr	11.00Uhr	15.00Uhr	19.00Uhr	23.00Uhr	Indikation
Fentanyl-Pflaster 50 µg/h	Alle 3 Tage					Dauerschmerzen
Novaminsulfon Tropfen	20	20	20	20	20	abdominelle (viszerale) Schmerzen
Fortecortin 8 mg Tabletten	3					zum Abschwellen der Leberkapsel
Fortecortin alle 2–3 Tage um 4 mg reduzieren, bis auf eine Erhaltungsdosis von 4 mg						
Bedarfsmedikation						
PecFent-Nasen-spray 400 µg/Sprühstoß	bei Bedarf 1 bis max. 2 Hübe alle 4 h					Durchbruchsschmerzen
MCP-Tropfen	bei Bedarf 20 Tropfen					Übelkeit
Movicol-Beutel	bei Bedarf 1–3 Beutel					Verstopfung

- Tumorschmerzpatienten immer als Zusatzmedikation ein kurzwirksames Opioid verordnen, das der Patient bei Bedarf so oft wie nötig einnehmen kann. Wenn nötig alle 30 Minuten wiederholen! Bei den kurzwirksamen Fentanyl-Nasensprays und -Tabletten bitte die Packungsbeilage beachten!
- Den Patienten bitten, die Einnahmehäufigkeit der Zusatzmedikation zu dokumentieren.
- Patienten, die bei Bewegung bzw. bei Mobilisation eine Schmerzverstärkung spüren, sollten vor z. B. dem Aufstehen das verordnete kurzwirksame Opioid einnehmen und die Wirkdauer von 20–30 Minuten abwarten.

> Eine Kombination der WHO-Stufe II und WHO-Stufe III ist nicht empfehlenswert!

Praktisches Vorgehen
- Tipps
  - Regelmäßige Schmerzmessung und Dokumentation, ambulant: pro Patientenkontakt, stationär: 2-mal/Schicht
  - Einleitung und Durchführung einer adäquaten Schmerztherapie gemeinsam mit dem behandelnden Arzt
  - Vertrauensverhältnis aufbauen mit dem Ziel, die Rollendistanz zwischen Pflegepersonal und Patient zu vermindern
  - Patienten unter Aufrechterhaltung der Autonomie führen und begleiten
  - Ansprechpartner und aktiver Zuhörer
  - Patienten einfühlsam mit viel Zuwendung begegnen
  - Evtl. Ängste vor erforderlichen Untersuchungen mindern
- Schulung und Beratung
  - Schulung und Beratung zur Befähigung die Schmerzen einzuschätzen, mitzuteilen und zu beeinflussen
  - Medikamentenplan erklären und ihm nahelegen, die verordneten Medikamente nach Plan einzunehmen
  - Auf evtl. Nebenwirkungen aufmerksam machen wie z. B. Übelkeit/Erbrechen, Obstipation, Müdigkeit

- Dem Patienten versichern, dass die Nebenwirkungen behandelbar sind
- Patienten über eine durch Opioide evtl. auftretende Euphorisierung informieren
- Patienten erklären, dass bei regelrechter Einnahme der Opioide keine psychische Abhängigkeit auftreten kann (»Mythos Morphin«)

9.4.3 Nichtmedikamentöse Verfahren

Physiotherapeutische Behandlungen bei Lymphödemen haben einen hohen Stellenwert (▶ Kap. 3). Eine ausreichende Schmerzlinderung der durch das Lymphödem hervorgerufenen Druckstellen ist mit einer medikamentösen Schmerztherapie alleine nicht möglich. Die Durchführung der **Lymphdrainage** trägt erheblich zur Druckentlastung und somit zu einer Schmerzlinderung bei [7].

Kleinere kontrollierte Studien weisen darauf hin, dass **Massagen** zu einer Symptomlinderung beitragen [3].

Die **Strahlentherapie** ist eine kausale schmerztherapeutische Maßnahme und zeigt bei schmerzhaften Knochenmetastasen eine gute Wirkung. Die Auswertung einer großen Studie zeigt, dass 25% der Patienten mit Knochenmetastasen innerhalb eines Monats eine Schmerzfreiheit und 42% der Patienten eine 50%ige Schmerzlinderung erfuhren [15]. Zu beachten ist jedoch Folgendes:
- Die Schmerzlinderung tritt mit einer zeitlichen Verzögerung von 2–4 Wochen ein, manchmal auch später, so dass für die Zwischenzeit eine medikamentöse Analgesie erforderlich ist.
- Nach initialer Bestrahlung kann eine Schmerzverstärkung eintreten.
- Bei fortgeschrittener Erkrankung und begrenzter Lebenserwartung, individuelle Abwägung der Effektivität und Belastungen durch die Strahlentherapie, insbesondere wenn die Bestrahlung nur stationär durchgeführt wird.

Obwohl keine gesicherten Daten über die Anwendung von Kunsttherapie und Musiktherapie vorliegen, werden diese Maßnahmen bei tumorbedingten Schmerzen häufig mit Erfolg eingesetzt.

■ **Kunsttherapie**

Die Kunsttherapie ist eine therapeutische Disziplin aus dem Bereich der künstlerischen Therapien, die auf Impulse in den USA und Europa Mitte des 20. Jahrhunderts zurückgeht. Dazu zählen malerische oder zeichnerische Medien, plastisch-skulpturale Gestaltungen oder auch fotografische Medien. Dadurch können die Patienten unter therapeutischer Begleitung innere und äußere Bilder ausdrücken, kreative Fähigkeiten entwickeln und ihre sinnliche Wahrnehmung ausbilden. Die Kunsttherapie ist in den letzten Jahren in klinisch-medizinischen Behandlungskonzepten zu einem Bestandteil des biopsychosozialen Angebots im ambulanten und stationären Bereich sowie in der Präventionsmedizin als auch in der Akuttherapie geworden. Sie dient hier der Krankheitsvorsorge, der akuten Krankheitsbewältigung und -verarbeitung und der Rehabilitation.

Lange bevor es die Disziplin »Kunsttherapie« gab, haben sich bildende Künstler mit ihren inneren Bildern und ihrem Bezug zur Wirklichkeit auseinandergesetzt. Die bekanntesten unter ihnen sind Edvard Munch (1863-1944 »Der Schrei«) und Frieda Kahlo (1907-1954 »Selbstbildnis mit Dornenhalsband«).

Die **klinische Kunsttherapie** beruht auf folgenden Funktionsebenen:
- als Kreativangebot (Entspannung),
- als supportive, psychosoziale und psychotherapeutische Betreuung wie Coping (Bewältigung einer schwierigen Lebenssituation).

■ **Musiktherapie**

» Die Musik drückt aus, was nicht gesagt werden kann und worüber zu schweigen unmöglich ist.

Dieses Zitat des französischen Dichters **Victor Hugo** (1802-1885) trifft den Kern der Musiktherapie. Die Musik soll dem Patienten die Möglichkeit geben, Gefühle auszudrücken.

Über das Medium Musik können Gefühle hörbar und dadurch erlebbar gemacht werden.

Schwierige Lebenssituationen wie z. B. chronische Erkrankungen, Stress, Konflikte können besser verarbeitet und Selbstheilungsprozesse angeregt werden. In der aktiven Form gestalten und erleben Patient und Therapeut gemeinsam Musik. Musikalische Vorkenntnisse des Patienten sind nicht notwendig. Es geht darum, bestimmte für den Patienten belastende Situationen und Gefühle »nachzuspielen« auf einem Instrument seiner Wahl. Zentrales Instrumentarium für die **aktive musiktherapeutische Arbeit** sind Perkussionsinstrumente, da diese einfach zu bedienen sind. Dazu gehören
- Trommeln,
- kleine Rhythmusgeräte aus Holz und Metall oder
- Xylophone.

Die **rezeptive Form** der Musiktherapie beinhaltet das Anhören von Entspannungsmusik, angeleitet durch den Therapeuten mit Körper- und Phantasiereisen.

Musiktherapie kann in jedem Alter als Einzel- oder Gruppentherapie angewandt werden. Sie bewirkt einen besseren Umgang mit Schmerz und dient auch der Verbesserung der Lebensqualität bei unterschiedlichen Erkrankungen. Weiterhin hilft sie bei der Stressverarbeitung und dem Erhalt und der Verbesserung der Gedächtnisleistungen. Psychologische, kognitive und soziale Defizite sollen so minimiert und die seelische, körperliche und geistige Gesundheit erhalten, gefördert oder wiederhergestellt werden.

Bei der Musiktherapie wird gezielt Musik eingesetzt mit dem Ziel, über die Musik einen Zugang zum Menschen zu finden und diesen therapeutisch zu nutzen.

Fazit
- Zur Behandlung von Tumorschmerzen nach WHO-Stufe I stehen Nicht-Opioid-Analgetika zur Verfügung.
- Bei längerer Gabe von traditionellen NSAR (einschließlich Coxibe) sind gastrointestinale und kardiovaskuläre Risiken und Kontraindikationen zu beachten (▶ Kap. 3).
- NSAR sind bei Knochenschmerzen wirksam und haben einen opioidsparenden Effekt.

— Niederpotente Opioide werden in der Stufe II zusätzlich zu den Medikamenten der Stufe I gegeben, wenn Schmerzen mit diesen allein nicht mehr beherrscht werden können.

— Bei niederpotenten Opioiden Höchstdosierung bzw. Tagesmaximaldosis beachten, bei Überschreiten können zunehmende Nebenwirkungen auftreten. Hier sollte auf WHO-Stufe III gewechselt werden.

— Zur Langzeittherapie werden retardierte Analgetika eingesetzt, nichtretardierte Analgetika sind zur Dosistitration und als Zusatzmedikation bei Schmerzspitzen geeignet.

— Bei starken Schmerzen oder zu erwartender rascher Schmerzverstärkung kann die WHO-Stufe II übersprungen werden.

— WHO-Stufe II und III nicht kombinieren!

— Die Applikation von Pflastersystemen ist bei Patienten mit einem stabilen und gleichmäßigen Opioidbedarf sowie bei Passagehindernis oder therapieresistentem Erbrechen indiziert.

— Einsatz von Koanalgetika bei speziellen Schmerzcharakteristika und Schmerzsyndromen.

— Einsatz von Begleitmedikamenten: prophylaktisch oder therapeutisch

— Psychosoziale Faktoren beeinflussen das subjektive Schmerzempfinden!

— Nichtmedikamentöse Verfahren wie die Kunst- oder Musiktherapie sollten, obwohl die Datenlage unzureichend ist, als adjuvante Maßnahme in Erwägung gezogen werden.

Literatur

1. AVP Arzneiverordnung in der Praxis (2007) Tumorschmerzen. Arzneimittelkommission der deutschen Ärzteschaft, 3. Auflage
2. Brandes VM, Terris D, Fischer C et al. (2010) Receptive music therapy for the treatment of depression: a proof-of-concept study and prospective controlled trial of efficacy. Psychotherapy and Psychosomatics 79: 321–322 (DOI: 10.1159/000319529)
3. Cassileth BR, Vickers AJ (2004) Massage therapy for symptom control: outcome study at a major cancer center. J Pain Symptom Manage 28: 244–249
4. Donner B, Raber M, Zenz M (1998) Experiences with the prescription of opioids: a patient questionnaire. J Pain Symptom Manage 15: 231–234
5. Kutzer K (1991) Recht auf Schmerzbehandlung. Schmerz 5: 53–55
6. Mercadante S, Radbruch L, Caraceni A et al. (2002) Episodic (breakthrough) pain. Pain Consensus conference of an expert working group of the European Association for Palliative Care
7. Mondry TE, Riffenburgh RH, Johnstone PA (2004) Prospective trial of complete decongestive therapy for upper extremity lymphedema after breast cancer therapy. Cancer J 10: 42–48
8. Portenoy RK, Hagen NA (1990) Breaktrough pain: definition, prevalence and characteristics. Pain 41: 273–281
9. Portenoy RK (1989) Cancer pain. Epidemiology and syndromes. Cancer 63: 2298–2307
10. Radbruch L, Sabatowski R, Petzke F (2001) Transdermal Fentanyl for the management of cancer pain: a survey of 1005 patients. Pall Med 15: 309–321
11. Saunders C (1967) The management of terminal pain. London Edward Arnold
12. Schug SA, Zech D (1997) Therapie des chronischen Krebsschmerzes. In: Handbuch der Palliativmedizin. Schattauer Stuttgart
13. Sorge J (2007) Epidemiologie, Klassifikation und Klinik von Krebsschmerzen. In: Sorge J (Hrsg.) Lehrbuch der Palliativmedizin. Schattauer, Stuttgart
14. Thomm M (2009) Schmerzfrei sterben. Heilberufe spezial -Palliative Care 25–27
15. Wu JS, Wong R, Johnston M et al. (2003) Meta-analysis of dose-fractionation radiotherapy trials fort he palliative of painful bone metastases. Int J Radiat Oncol Biol Phys 55: 594–605
16. Zech DF et al. (1995) Validation of World Health Organiszation Guidelines for cancer pain relief: a 10-year prospective study. Pain 63: 65–76

Palliative Care und Palliativpflege

Thomas Montag

M. Thomm (Hrsg.), *Schmerzmanagement in der Pflege,*
DOI 10.1007/978-3-662-45414-5_10, © Springer-Verlag Berlin Heidelberg 2016

Zum Einstieg

Palliative Care ist ein multiprofessioneller und ganzheitlicher Ansatz zur Behandlung, Begleitung und Versorgung von Patienten mit unheilbaren, fortgeschrittenen und fortschreitenden sowie lebenszeitlimitierenden Erkrankungen. In diesem Kapitel soll neben einer allgemeinen Beschreibung des Palliativpflegekonzepts der Ansatz »Palliative Care« anhand dreier zentraler Themen aus der Palliativpflege deutlich gemacht werden. Das sind Schmerzbehandlung, Wund- und Dekubitusversorgung und Pflege in der Sterbephase.

Der Begriff »Palliative Care« lehnt sich an das lateinische »Pallium« (Mantel, Umhang) und das englische »care« (Sorge, Zuwendung, Betreuung, Fürsorge, sich kümmern). Er beschreibt einen umfassenden Versorgungsansatz, der sowohl eine lindernde Medizin und Pflege und gleichermaßen eine mitmenschliche, fürsorgende und begleitende Versorgung beinhaltet.

Schwerpunkt ist, die aus der Perspektive des Patienten wahrgenommene Lebensqualität zu verbessern oder zu stabilisieren. Voraussetzung dafür ist ein ganzheitliches Menschenbild, das alle in diesem Bereich tätigen Professionen (Medizin, Pflege, Sozialarbeit, Seelsorge, Psychologie, Physiotherapie…) teilen. Es sieht den Menschen in seiner Existenz in vier unterscheidbaren, aber gleichwertigen und untrennbar miteinander verwobenen Dimensionen:

- physisch,
- psychisch,
- spirituell und
- sozial.

> **❯❯** Auf allen vier Ebenen wird der Patient angesichts des (nahen) Todes existenziell berührt und manchmal auch erschüttert. Patienten und deren Angehörige in solchen Lebenssituationen zu begleiten und zu unterstützen bedarf spezialisierter fachlicher sowie hoher persönlicher und kommunikativer Kompetenz.

10.1   Entwicklung von Palliative Care

Palliative Therapieansätze sind in der Medizin und Pflege keine Erfindungen der Neuzeit, sondern waren über viele Jahrhunderte Hauptinhalt der Krankenversorgung. Bis weit in das 19. Jahrhundert hinein konnten nur wenige Krankheiten geheilt werden. In der Hauptsache bezog sich die ärztliche Kunst auf die Linderung der durch Krankheiten hervorgerufenen Symptome und die Pflege auf die Versorgung der Kranken. Mit der rasanten Entwicklung der Medizin in den letzten 100 Jahren, traten kurative, also die Grunderkrankung heilende Therapien in den Mittelpunkt und die lindernde Medizin verlor an Bedeutung. Institutionen wie Krankenhäuser und Arztpraxen konzentrierten sich vorwiegend auf medizinisch-diagnostische Maßnahmen mit dem Ziel, Krankheiten zu heilen [21]. Die sich ändernden Bedürfnisse und der besondere Versorgungsbedarf sterbender und unheilbar kranker Menschen wurde so nicht mehr wahrgenommen. Sterbende wurden häufig zum »Störfaktor« und gerieten fast vollständig aus dem Blick der Versorgung. Tod und Sterben wurden in der Gesellschaft der Moderne allgemein tabuisiert und insbesondere in der Medizin als Versagen und Niederlage empfunden.

> **❯❯** Der Tod ist für den Arzt nicht mehr Teil des Lebens, sondern eine medizinische Niederlage. Der Sterbende wird im Krankenhaus isoliert, »ihm kann nicht mehr geholfen werden«. Die Kommunikation zwischen Patient und Personal ist gestört. [21]

Auf diesem Hintergrund wuchs seit den 1960iger Jahren in Gesellschaft, Medizin und Pflege europaweit die Erkenntnis, dass Sterbende und Schwerkranke nicht ihren besonderen Bedürfnissen entsprechend behandelt, gepflegt und versorgt werden. Es entwickelte sich zunächst aus dem bürgerschaftlichen Engagement Einzelner die **Hospizbewegung** mit dem Schwerpunkt der ehrenamtlichen Begleitung sterbender Menschen und ihrer Familien. Sie setzte sich auch zum Ziel, den Themen Tod, Sterben und Trauer wieder einen angemessen Platz in der Gesellschaft zu geben und sie in die Öffentlichkeit zu tragen. Die Erkenntnis fasste aber bald auch bei engagierten Ärzten und Pflegekräften Fuß und fand so Eingang in die medizinische und pflegerische Versorgung.

1967 gründete die englische Ärztin, Krankenschwester und Sozialarbeiterin Cicely Saunders das St. Christopher's Hospice in London. Von hier gingen wesentliche Impulse für die Verbreitung der Palliativ- und Hospizidee in ganz Europa und weltweit aus. Mit der Gründung der ersten Palliativstation in Deutschland an der Uniklinik in Köln 1983 wurde der weiteren Entwicklung der Palliativmedizin und der Hospizbewegung in Deutschland ein wichtiger, initialer Impuls gegeben. 2014 gab es in Deutschland mehr als 300 Palliativstationen, über 214 stationäre Hospize für Erwachsene, 14 Kinderhospize, mehr als 1500 ambulante Hospizdienste, ca. 240 ambulante Teams für eine spezialisierte ambulante Palliativversorgung und über 100.000 Menschen, die sich ehrenamtlich in der Hospizbewegung engagieren (Quelle: Deutscher Hospiz- und Palliativverband e.V.).

Seit Einführung des Anspruchs auf spezialisierte ambulante Palliativversorgung (SAPV) für alle gesetzlich Versicherten (§ 37b SGB V) am 01.04.2007 und der Gesetzgebung zur Patientenverfügung 2009 entwickelte sich die Hospiz- und Palliativversorgung in Deutschland weiter rasant. Die, initiiert durch die SAPV-Gesetzgebung, entstehenden regionalen Palliativ- und Hospiznetzwerke sind Voraussetzung für den weiteren flächendeckenden Ausbau einer allgemeinen und spezialisierten ambulanten Palliativversorgung. Der zunehmende gesellschaftliche und politische Wille zur Weiterentwicklung der Hospiz- und Palliativversorgung spiegelt sich in der von Deutscher Gesellschaft für Palliativmedizin (DGP), dem Deutschen Hospiz- und Palliativverband (DHPV) und der Bundesärztekammer (BÄK) initiierten Entwicklung der »Charta zur Betreuung schwerstkranker und sterbender Menschen« wider, die in einem breiten gesellschaftlichen Konsensusprozess die Versorgung Sterbender und Schwerstkranker als gesellschaftlichen und gesundheitspolitischen Schwerpunkt entwickelt und in den kommenden Jahren zu einer nationalen Strategie ausgeweitet wird.

Die Einführung des Fachs Palliativmedizin als Pflicht- und Prüfungsfach in das Medizinstudium, die Verankerung palliativpflegerischer Inhalte in die Aus-, Fort- und Weiterbildung der Pflege und weiterer Berufe, postgraduale Masterstudiengänge in Palliative Care und die Entwicklung zertifizierter und qualitätsgesicherter Curricula werden dazu beitragen, dass sich die Palliativversorgung in den nächsten Jahren spürbar weiterentwickelt.

Die im März 2015 im onkologischen Leitlinienprogramm veröffentlichte S3-Leitlinie »Palliativmedizin für Patienten mit einer nicht heilbaren Krebserkrankung« stellt einen weiteren Meilenstein für eine wissenschaftlich fundierte, praxisrelevante Weiterentwicklung der Palliativmedizin dar.

10.2 Stellenwert der Palliativpflege

Die Pflege bildet eine wichtige Säule in der Palliativversorgung und versteht sich als Teil eines multiprofessionellen und interdisziplinären Versorgungsansatzes.

Nach modernem Pflegeverständnis resultiert die Pflegebedürftigkeit eines Menschen im Wesentlichen aus seinem subjektiven Krankheitserleben, seiner individuellen Betrachtungsweise von Gesundheit und Krankheit, seinen ganz eigenen Bewältigungsmöglichkeiten und seinen erlebten Ressourcen. Nach diesem Verständnis muss der Patient als Experte seines eigenen Gesundheitszustandes ernst -und wahrgenommen werden. In den Einrichtungen des Gesundheitswesens wird Pflege allerdings nicht selten auf die Bewältigung somatischer Folgen akuter bzw. chronischer Krankheitsprozesse reduziert [12].

Palliativpflege und Palliative Care stellen sich in besonderer Weise der Notwendigkeit, die Sichtweise des Patienten auf seine aktuelle Situation in den Mittelpunkt pflegerischen Handelns zu stellen und seine Bedürfnisse als Leitfaden für die Entwicklung von Versorgungskonzepten und als Ressource zu verstehen.

> **Die durch die unheilbare Erkrankung geprägte Zeit bis zum Lebensende wird von jedem Patienten einzigartig erlebt.**

Sein ganz eigener Bedarf an Unterstützung, Hilfe und Begleitung in dieser Lebensphase drückt sich in seinen individuellen Bedürfnissen aus. Hauptziel von Palliative Care und Palliativpflege ist es, die durch diese individuellen Bedürfnisse definierte Lebensqualität zu verbessern bzw. zu stabilisieren.

- **Definition der WHO**

Die WHO beschreibt Palliative Care als ein umfassendes, multi- und interprofessionelles Gesamtkonzept der Palliativversorgung:

» Palliative Care ist ein Konzept zur Verbesserung der Lebensqualität von Patienten und ihren Familien, die mit Problemen konfrontiert sind, die mit einer lebensbedrohlichen Erkrankung einhergehen, und zwar durch Vorbeugen und Lindern von Leiden, durch frühzeitiges Erkennen, Einschätzen und Behandeln von Schmerzen sowie anderer belastender Beschwerden körperlicher, psychosozialer und spiritueller Art.

Palliative Care:
- betont das Leben und betrachtet das Sterben als einen normalen Vorgang.
- zielt weder auf eine Beschleunigung noch eine Verzögerung des Todes.
- sorgt für die Erleichterung der Schmerzen und anderer quälender Symptome.
- integriert die psychologischen und spirituellen Aspekte der Behandlung und Begleitung.
- bietet ein Unterstützungssystem an, um dem Patienten behilflich zu sein bis zum Tod.
- bietet den Familien während der Erkrankung des Angehörigen und bei der Trauer nach seinem Tod Hilfe an.

10.2.1 Pflegekonzept

Die in der WHO-Definition genannten Grundsätze sind berufsgruppenübergreifend und bilden für die Pflegenden die Basis ihrer Arbeit im Gesamtkonzept Palliative Care. Unbestritten ist, dass der Versorgungsbedarf von unheilbar kranken und sterbenden Menschen nicht von einer Berufsgruppe oder Fachdisziplin allein abgedeckt werden kann, sondern nur durch Zusammenarbeit aller beteiligten Professionen mit ihrer jeweils eigenen Fach-

lichkeit in einem Team umfassend sichergestellt wird. Dazu gehören neben Medizin und Pflege gleichermaßen Seelsorge, Psychologie, Physiotherapie, Sozialarbeit, Case Management, Ehrenamt und andere therapeutische Berufe, wie z. B. Psychotherapie, Musiktherapie, Ergotherapie…

Die WHO-Definition deklariert wesentliche grundlegende Prinzipien, die für alle in der Palliativversorgung Tätigen Gültigkeit haben. Um diese Handlungsgrundsätze umsetzen zu können, sind qualifiziertes Wissen, geschulte Fähigkeiten sowie ausgebildete Wahrnehmungs-, Interaktions-, Kommunikations- und Sozialkompetenzen unabdingbare Voraussetzungen [12]. Dazu bedarf es einer grundlegenden palliativen Haltung, die die Individualität und Einzigartigkeit des Erlebens von Krankheit und Gesundheit akzeptiert sowie Sterben und Tod als natürlichen Teil des Lebens begreift.

In der Umsetzung des von der WHO-Definition postulierten ganzheitlichen und multiprofessionellen Ansatz von Palliative Care hat innerhalb der beteiligten Berufsgruppen (Medizin, Sozialarbeit, Pflege u. a.) neben der Entwicklung einer gemeinsamen, berufsgruppenübergreifenden Palliativkultur auch eine Spezialisierung der einzelnen Professionen stattgefunden. Palliativkultur meint hierbei ein gemeinsames und im Palliativteam vereinbartes Grundverständnis des Versorgungsansatzes von Palliative Care.

Die gemeinsame Wahrnehmung der Bedürfnisse des Patienten in seiner letzten Lebensphase aus der Perspektive der unterschiedlichen Professionen, die Begegnung mit seinen Defiziten und seinen Ressourcen und seiner individuellen Lebens- und Versorgungsrealität führt dabei zu gemeinsamen Handeln im Team. Dieser Prozess ist nicht immer konfliktfrei oder reibungslos und bedarf festgelegter Kommunikationsstrukturen, wie gemeinsamer, regelmäßiger Team- und Fallbesprechungen, Supervisionen und multiprofessionellen Visiten. So kann immer wieder und anhaltend ein Perspektivwechsel in der Sichtweise der Betroffenen gelingen und ein radikal auf die individuellen Bedürfnisse des Betroffenen und seiner Familie ausgerichtetes Versorgungskonzept entwickelt werden. Spezialisierung der Pflege im Konzept Palliative Care bedeutet die Entwicklung von einzelfallbezogenen Pflegekonzepten, die aus der direkten pflegerischen Beziehung der Pflegenden zum Patienten und seiner Familie entwickelt werden [12] und ihre Verankerung im multiprofessionellen Team finden.

> ❯❯ **Professionelles pallitivpflegerisches Handeln bedeutet, die Balance zu halten zwischen angemessener Aktivität, also unterstützendem Tun und dem bloßen »Sich zur Verfügung stellen« durch physische und geistige Anwesenheit, durch zugewandtes »Da-sein«.**

Entscheidend ist dabei, in Interaktion mit dem Patienten zunächst seine Bedürfnisse, Defizite und Ressourcen zu erkennen und wahrzunehmen. Erst im zweiten Schritt gilt es Handlungsmöglichkeiten abzuleiten.

Professionelles pallitivpflegerisches Handeln bedeutet auch, die persönliche Auseinandersetzung mit der eigenen Endlichkeit, dem eigenen Sterben und dem eigenen Tod zu suchen und vor diesem Erfahrungshintergrund Menschen, die am Ende ihres Lebens stehen, zu begegnen und sie zu begleiten.

So kann Lebensqualität im Sinne von Selbstbestimmtheit des Patienten verbessert bzw. gesichert werden. Er erhält bei der Bewältigung seiner Probleme Hilfe und Unterstützung, deren Art und Ausmaß er selbst bestimmen kann, um genügend Aufmerksamkeit und Energie für **sein** »Leben bis zuletzt« zu entwickeln.

Neben diesen grundsätzlichen Anforderungen an palliativ Pflegende, stellen sich im Pflegealltag sehr konkrete Aufgaben.

Aufgaben der Pflege in der Palliative Care
- Überwachung, Umsetzung und Evaluation der Schmerz- und Symptombehandlung
- Pflege und Unterstützung im Zusammenhang mit einzelnen Symptomen oder Symptomkomplexen, wie z. B.
  - Wundversorgung bei exulzerierenden Tumoren und Dekubitalgeschwüren
  - Unruhe und Orientierungsverlust
  - Luftnot
  - Mundtrockenheit
  - Übelkeit und Erbrechen
  - Schwäche
  - Müdigkeit
- Individuelle und bedürfnisorientierte Unterstützung bei der Bewältigung des täglichen Lebens wie z. B.
  - Körperpflege/Kleidung
  - Essen und Trinken (Ernährung, Stillen von Hunger und Durst)
  - Atmen
  - Sexualität und Zärtlichkeit
  - Ausscheidung
- Pflege und Begleitung in der Finalphase
- Beratung und Unterstützung der Betroffenen mit dem Ziel, weitgehend Selbstbestimmtheit bei gleichzeitig stark wechselnden oder abnehmenden Ressourcen zu ermöglichen
- Unterstützung und Begleitung der Angehörigen, auch über den Tod hinaus
- Pflege in der häuslichen Versorgung
- Versorgung der Verstorbenen

Eine praxisnahe Handlungshilfe stellen die 2014 überarbeiteten Pflegeleitlinien der Deutschen Gesellschaft für Palliativmedizin dar (▶ http://www.dgpalliativmedizin.de/pflege/pflegeleitlinien.html[4]).

10.2.2 Haltung in der Palliative Care

Neben Schmerzen und anderen Symptomen, leiden sterbende Menschen darunter, alles zu verlieren, was ihnen im Leben wichtig war, was ihnen Hilfe und Sicherheit gab. Pflegende sehen sich in ihrer alltäglichen Arbeit, die von großer körperlicher und emotionaler Nähe zum Patienten geprägt ist, dessen existentiellen Fragen, seinem sichtbaren und unsichtbaren, seinem ausgesprochenem und unausgesprochenem Leid, ausgesetzt. Die Konfrontation mit den Fragen, die dieses Leid widerspiegeln, geschieht nicht selten in konkreten Pflegesituationen und unvermittelt. Gerade in solchen Momenten, angesichts zunehmender Einschränkungen und Hilfsbedürftigkeit werden den Patienten die zunehmenden Verluste und die Unumkehrbarkeit des Krankheitsverlaufs schmerzlich bewusst werden.

Solche Fragen können sein:
- Werde ich sterben?
- Warum gerade ich?
- Wie wird das Sterben sein?

- Muss ich lange leiden?
- Wird meine Familie versorgt sein?
- Werde ich abhängig von anderen sein?
- Werde ich akzeptiert und geliebt oder nur noch eine Last sein?

Der Umgang mit solchen Fragen macht einen Paradigmenwechsel im Pflegekonzept notwendig, der den Schwerpunkt weg von einer hauptsächlich aktivierenden hin zu einer begleitenden und unterstützenden Pflege verlagert.

Die Konfrontation mit spirituellen oder existentiellen Fragestellungen kann bei Pflegenden aber auch zu Hilflosigkeit und einem Gefühl der Handlungsunfähigkeit führen. Um dem nicht unvorbereitet ausgeliefert zu sein, ist es notwendig, bei der Begleitung und Pflege von Patienten in palliativen Situationen, den eigenen pflegerischen Anspruch zu reflektieren und grundsätzlich neu zu definieren. Es geht darum, dem Patienten den Zugang zur Begegnung mit seiner Situation zu erschließen. »Helfen heißt nicht, jemanden an einer Erfahrung zu hindern, sondern in und nach einer Erfahrung beizustehen«[17]. Diese Aussage geht davon aus, dass Patienten die Fähigkeit haben, ihren eigenen Weg selbst zu finden. Statt sich als Pflegeperson ausschließlich vom erworbenen Wissen und Können leiten zu lassen, gilt es, auf das innere Wissen des Patienten zu hören bzw. ihn ermutigen, es zu aktivieren, zu entdecken und darauf zu vertrauen.

> ❯❯ Dabei steht neben dem aktiven Tun das Zuhören können und das beratende Gespräch im Mittelpunkt pflegerischen Handelns.

So ist es notwendig, zu verstehen und zu verinnerlichen, dass »Sprach-Handlungen auch Handlungen« also auch Aktivitäten sind [17].

Fazit
Palliativpflege, als eine an den Bedürfnissen des Patienten und seiner Lebensqualität orientierten Pflege, erfordert eine kritische Betrachtung erlernter Behandlungsmuster und berufsbiographisch bedingter Konditionierungen.
Es ist notwendig, eine entsprechende innere Haltung im alltäglichen Kontakt mit Betroffenen zu entwickeln und im Rahmen der Aus-, Fort- und Weiterbildung medizinisch-pflegerische sowie kommunikative, organisatorische und persönliche Kompetenzen für den Umgang mit schwerstkranken und sterbenden Menschen zu erwerben.

10.3   Schmerzbehandlung

Im Zusammenhang mit einer unheilbaren Erkrankung bedeutet der Schmerz für die meisten Patienten ein unmittelbares Erleben und Wahrnehmen der Unheilbarkeit und lässt oft keine anderen Gedanken als die an den Schmerz selbst zu. Tritt er akut auf, erzeugt er ein direktes und unmittelbares Bedrohungsgefühl und führt dem Patienten und seinen Angehörigen die Unheilbarkeit der Erkrankung und das bevorstehende Lebensende vor Augen.

> ❯❯ Insofern unterscheidet sich der Schmerz im Zusammenhang mit unheilbaren und zum Tode führenden Erkrankungen im Erleben der Betroffenen essenziell von Schmerzen, die im Zusammenhang mit sog. kurativen Erkrankungen auftreten.

Ist dort in der Regel die Ursache und der Sinn des Schmerzes noch erkennbar, ist dies bei lang anhaltenden Schmerzen oft nicht mehr der Fall und die Einschätzung der Schmerzstärke und ihre Lokalisation werden immer schwieriger. Insbesondere bei sterbenden bzw. unheilbar Kranken wird der Schmerz in seiner Multidimensionalität besonders deutlich und beinhaltet neben der sensorischen Komponente, die für die Behandler allzu oft im Vordergrund steht, immer auch kognitive, vegetative, motorische sowie emotionale, kulturelle und spirituelle Anteile.

10.3.1   Total Pain

Der Schmerz kann daher nicht als ein rein somatisches Symptom betrachtet werden, sondern er betrifft und erreicht immer den ganzen Menschen. Schmerz ist mehr als nur eine Verhaltensweise sondern ist gleichermaßen mit Begreifen und mit Gefühl verbunden [7] Cicely Saunders prägte 1967 den Begriff des »totalen Schmerzes« (»total pain«) und meint damit den Schmerz in seiner ganzen Dimension. Sie fordert für die Behandlung des »total pain« ein multiprofessionelles Konzept, das die emotionalen, sozialen und spirituellen Elemente des Schmerzes in den Blick nimmt.

Wir müssen heute die herkömmliche Definition des »ganzen Schmerzes« – mit seiner körperlichen, psychosozialen und geistigen Komponente erweitern. Auch das Engagement der Mitarbeiter, zusammen mit all den Leiden, die daraus erwachsen können, sind in dieses Konzept mit einzubeziehen. Auch die Wichtigkeit der »Familie« im weitesten Sinne des Wortes – sei sie gegenwärtig oder abwesend (ja selbst unabhängig davon, ob noch lebend oder tot) – muss neu erkannt und erforscht werden. Oft sind gerade hier verborgene Kräfte für sonst ausweglose Situationen zu erkennen [23].

Schmerz wird in der Literatur unterschiedlich definiert, am ehesten hat sich jedoch die Definition von McCafferey durchgesetzt [14]:

» Schmerz ist das, was die Person, die ihn erfährt, über ihn angibt; er ist vorhanden, wenn sie sagt, dass er da ist.

Voraussetzung für dieses Verständnis von Schmerz ist, dass der Patient subjektiv verbal Auskunft über sein Schmerzerleben geben kann. Gerade in der Palliativversorgung sehen wir aber immer wieder Patienten, die dies aus den unterschiedlichsten Gründen nicht können oder wollen.

10.3.2 Schmerz und Wahrnehmung

Beispiel: Unzureichende Schmerzkommunikation

Herr R. ist ein 84 jähriger Patient mit einem Blasenkarzinom, COPD, degenerativen Gelenk- und Wirbelsäulenerkrankungen und beginnender Demenz. Er wird zu Hause von seiner 73-jährigen Ehefrau, einer 24-Std.-Pflege und einem spezialisiertem ambulanten Palliativdienst betreut. Sein Hausarzt besucht ihn in größeren, aber regelmäßigen Abständen zu Hause und passt die medikamentöse Therapie an.

Herr R. leidet von außen wahrnehmbar unter starker Unruhe, Schlaflosigkeit, Sprachstörungen, einer wechselnden Beeinträchtigung seiner kognitiven Fähigkeiten und Luftnot – besonders unter Belastung. Diese Symptome belasten sowohl ihn als auch seine Ehefrau stark. Herr R. kann nur kurze Zeit auf dem Stuhl sitzen, entlastet dabei immer wieder das Gesäß, steht auf, läuft herum und spricht kaum. Nachts schläft er wenig, steht immer wieder auf und läuft umher. Die Frage nach Schmerzen verneint er oder reagiert mit Ablehnung oder herausforderndem Verhalten. Schlafmittel und Sedativa verändern seine Situation kaum. Die Kognitionsstörungen nehmen zu, er spricht kaum noch und schläft manchmal kurze Zeit vor Erschöpfung ein. Auch der Einsatz unterstützender Kommunikationsangebote (z. B. Validation) verbessert die Situation nicht und die Belastung für die Ehefrau und den Patienten selbst wird immer größer. Erst die Interpretation seiner Verhaltensveränderungen als Schmerzäußerungen und der Beginn einer entsprechenden medikamentösen Schmerztherapie verbessern die Situation. Herr R. wird trotz gleichzeitiger Reduzierung der sedierenden Medikamente ruhiger, er hat wieder Phasen anhaltender Wachheit und Orientiertheit und die Gesamtsituation entspannt sich deutlich.

Das Beispiel macht deutlich, dass Schmerz ein sehr subjektives Erleben ist und gerade von alten Menschen mit Wahrnehmungseinschränkungen nicht immer als solcher geäußert wird. Neben biographischen Gründen (»Schmerzen muss man aushalten«) und fehlendem Wissen über die Möglichkeiten moderner Schmerztherapie spielt dabei oft eine Rolle, dass Schmerzen subjektiv zwar als solche wahrgenommen werden, was aber nicht dazu führt, dass sie unmittelbar und direkt als Schmerz geäußert bzw. verbalisiert werden.

> Gerade Menschen mit Beeinträchtigung ihrer Wahrnehmung bedürfen in Bezug auf die Schmerzeinschätzung und Schmerztherapie einer besonderen Aufmerksamkeit.

Viele Patienten in der Palliativversorgung sind entweder zu eindeutigen verbalen Schmerzäußerungen nicht (mehr) in der Lage (z. B. in der Finalphase, im Zusammenhang mit neuropsychiatrischen Symptomen oder bei bestimmten neurologischen Krankheitsbildern wie der ALS) oder bewerten ihren vorhandenen Schmerz aus den unterschiedlichsten Gründen (religiös, kulturell, biographisch, irrationale Ängste vor Nebenwirkungen, Angst vor Sucht bzw. Abhängigkeit, »Opiatmythos«) nicht als ein aus ihrer Sicht primär behandlungsbedürftiges Symptom. In der Praxis äußert sich letzteres darin, dass Patienten die mögliche Bedarfsmedikation nicht einfordern, obwohl von außen betrachtet viel dafür spricht, dass sie Schmerzen haben (Schlaflosigkeit, Unruhe, das vorhandene Krankheitsbild) oder nicht einfordern können. Sie fragen wiederholt nach dem Sinn der Einnahme von Schmerzmedikamenten oder lehnen die Einnahme ab. Die Angst sich mit den Schmerzmedikamenten selbst Schaden zuzufügen ist dann genauso groß wie Angst vor dem weiteren Verlauf der Krankheit, dem Sterben oder dem Tod. Information, Schulung und Beratung der Patienten und ihrer Angehörigen sowie der Erwerb umfassender Kenntnisse von Wirkungen und Nebenwirkungen einer medikamentösen Schmerzbehandlung sind hier unerlässliche fachliche Aufgaben der Pflegenden. Gleichzeitig muss auch berücksichtigt werden, dass jeder Patient das Recht hat, über Art und Ausmaß der durchzuführenden Therapie selbst zu entscheiden und natürlich auch selbst bestimmt, inwieweit seine Schmerzen aus seiner subjektiven Sicht behandlungsbedürftig sind.

Grundlage für eine solche Entscheidungsmöglichkeit ist eine umfassende Information über die Möglichkeiten und Grenzen der modernen Schmerztherapie und die grundsätzliche Bereitschaft, eine diesbezügliche Entscheidung des Patienten nicht nur zu akzeptieren sondern auch als Ressource zu begreifen. Nicht selten fällt es uns schwer, wenn Selbsteinschätzung und Fremdeinschätzung sich deutlich voneinander unterscheiden, uns auch in dieser Frage als »Begleiter« und nicht als »Entscheider« zu verstehen. Das Grundkonzept von Palliative Care, die radikale Patientenorientiertheit, gilt selbstverständlich auch für den Bereich der Schmerztherapie.

> Schmerzerleben in der Palliativsituation ist nicht allein auf die rein körperlich sensori-
sche Ebene beschränkt, sondern Schmerzäußerungen schließen Belastungen, die sich aus dem irreversiblen und todbringenden Krankheitsverlauf ergeben, mit ein.

Äußerungen wie: »Es tut weh, gehen zu müssen!«, »Es schmerzt so, wenn ich meine Kinder sehe!«, »Was wird aus meiner Familie?«, »Ich kann mit meiner Frau nicht über meine Krankheit reden.« machen deutlich, dass die nichtsomatische Dimension von Schmerz in der Palliativpflege eine große Rolle spielt und besondere Aufmerksamkeit erfordert. Die dafür notwendige Kontinuität und Stabilität im Pflegeprozess lässt sich nur durch individuell orientierte Pflegekonzepte (z. B. Bezugspflege oder »primary nursing«) zur Verfügung stellen.

Schmerztherapie in Palliative Care ist aber nicht nur Aufgabe für Medizin und Pflege allein. Sie bedarf eines multiprofessionellen Ansatzes und eines umfassenden, professionellen Pflegeverständnisses und ist somit Aufgabe des gesamten Palliativteams. Der Erfolg einer medikamentösen Schmerztherapie hängt oft von der Mitwirkung von Seelsorge, Psychologie, Sozialarbeit, Physiotherapie und weiteren Therapiebereichen wie z. B. Kunst- oder Musiktherapie ab.

10.3.3 Schmerz in der Sterbephase

In der Finalphase, also der unmittelbaren Sterbephase, den letzten 48–72 Stunden des Lebens, kann es zu einer veränderten Intensität der Schmerzen kommen. Sie können verstärkt auftreten oder nachlassen. Für die Pflegenden ist es im Rahmen der Krankenbeobachtung und der Sterbebegleitung eine wesentliche Aufgabe, Schmerzen in der Finalphase einzuschätzen und zu dokumentieren sowie die verordnete medikamentöse Behandlung kompetent und fachlich korrekt nach den Regeln der Schmerztherapie umzusetzen. Meist ist der Patient aufgrund seiner veränderten Bewusstseinslage und zunehmender Schwäche zu diesem Zeitpunkt nicht mehr in der Lage, seine Schmerzen verbal zu beschreiben und die Beurteilung ist somit eher eine Fremdeinschätzung durch die Interpretation nonverbaler Äußerungen.

Anzeichen für eine Schmerzverstärkung
- Veränderte Mimik (Stirnfalte/Stirnrunzeln bis zum schmerzverzerrten Gesicht)
- Unterschiedlich starkes Stöhnen oder Klagen (gleich bleibendes, atemrythmisches Klagen oder Stöhnen bei entspanntem Daliegen und entspanntem Gesicht ist eher kein Zeichen von Schmerz sondern Zeichen für Entlastung und »sich mitteilen wollen«)
- Starke Abwehrbewegung bei Pflegemaßnahmen (z. B. Lagern)

Ist der Patient nicht mehr in der Lage, die Analgetika oral einzunehmen, ist mit einer Schmerzzunahme zu rechnen. Daher muss in einem solchen Fall die Applikationsform nach Rücksprache mit dem behandelnden Arzt auf einen parenteralen Zugangsweg umgestellt werden. Eine subkutan gelegte Butterflykanüle erleichtert die regelmäßige Bolusgabe der Analgetika. Eine vorübergehende rektale Verabreichung einer retardierten Opioidtablette ist in der Finalphase möglich. Diese Umstellung der Applikationsform ist v. a. dann sinnvoll, wenn sehr kurzfristig eine Anpassung erfolgen muss und keine ärztliche Verordnung für eine parenterale Applikation vorliegt. Grundsätzlich sollte eine für den Patienten sichere, möglichst einfache und gering belastende Applikationsform gewählt werden.

Grundsätze des Schmerzassessments
(bzw. der Durchführung der Schmerztherapie in der Finalphase)
- Umfassende Krankenbeobachtung
- Dokumentation des Schmerzverlaufs
- Fachlich korrekte Anwendung der verordneten Medikation
- Enger, kurzfristiger und vertrauensvoller Austausch mit dem behandelnden Arzt

10.3.4 Schmerzmanagement in der Pflege

Wenn wir in der Palliativpflege von radikaler Patientenorientiertheit sprechen, benötigen wir gerade im Bereich des Schmerzmanagements Konzepte, die das individuelle Krankheitserleben des Patienten und seine aktuelle Befindlichkeit und Bedürfnislage in den Mittelpunkt stellen. Schmerz hat Einfluss auf alle Lebensbereiche. Insbesondere die Alltagskompetenz sowie die Fähigkeit zur Selbstversorgung und zur sozialen Interaktion sind durch chronische Schmerzen im Zusammenhang mit einer fortschreitenden und unheilbaren Grunderkrankung besonders beeinträchtigt. Eine wichtige Aufgabe in der Pflege ist es deshalb, vor diesem Hintergrund Schmerz als übergreifendes und eigenständiges Phänomen zu erfassen, einzuschätzen und zu dokumentieren.

Legt man ein umfassendes und ganzheitliches Verständnis von Schmerz zugrunde, lassen sich folgende Schwerpunkte für ein Schmerzmanagement in der Palliativsituation festlegen:
- Schmerzanamnese und eine systematische, fortlaufende Einschätzung und Dokumentation der Schmerzen mit geeigneten Assessmentinstrumenten. Dazu gehören standardisierte Instrumente zur Schmerzeinschätzung wie numerische oder visuelle Analogskalen und das von der Deutschen Schmerzgesellschaft evaluierte Instrument BESD (**BE**urteilung von **S**chmerzen bei **D**emenz) bei wahrnehmungseingeschränkten Patienten (▶ Kap. 2, ▶ Kap. 12).
- Unterstützung der Patienten im Umgang mit Schmerzen und der Schmerztherapie durch Patienten- und Angehörigenedukation
- Organisation und Durchführung der medikamentösen, ärztlich angeordneten Schmerztherapie und Nebenwirkungsprophylaxe
- Nichtmedikamentöse Prophylaxe und Behandlung von schmerzmittelbedingten Nebenwirkungen in Absprache mit dem behandelnden Arzt
- Gezielter Einsatz von nichtmedikamentösen Maßnahmen in Ergänzung zur medikamentösen Schmerzbehandlung

Grundlage für die Wirksamkeit eines solchen Konzepts ist die gezielte Qualifikation der Pflegenden zum Erwerb des notwendigen Wissens zur Schmerzeinschätzung und zur medikamentösen und nichtmedikamentösen Schmerzbehandlung. Ziel sollte sein, die Unterschiedlichkeit zwischen

Fremd- und Selbsteinschätzung so gering wie möglich zu halten, das Selbsterleben und die individuellen Bewältigunsstrategien der Patienten in den Mittelpunkt zu stellen und so auch im Sinne eines edukativen Ansatzes individuelle Konzepte zur Schmerzbewältigung mit dem Patienten zu entwickeln.

10.4   Wund- und Dekubitusversorgung

10.4.1 Wunden bei exulzerierenden Tumoren

Tumore wachsen meist innerhalb der natürlichen Grenze der Haut und bleiben damit den Blicken der Außenwelt verborgen. Durchbrechen sie diese Grenze, wird die Krankheit durch offene und unheilbare Wunden auch nach außen sichtbar. Der Patient muss sich dann nicht nur mit der Veränderung seines Aussehens, sondern auch mit den Reaktionen seiner Mitmenschen auseinandersetzen. Diese Reaktionen erzeugen, auch wenn sie für den Patienten nachvollziehbar sind, einen hohen Leidensdruck, der zu innerem und äußerem Rückzug führen kann, zu dem Empfinden, nicht mehr zumutbar zu sein, und manchmal sogar zum einem verstärkten Todeswunsch. Zusätzlich kann eine meist unangenehme Geruchsentwicklung als Folge von Tumorzerfall oder Entzündungen neben der Körperbildveränderung eine weitere Belastung darstellen und zur sozialen Isolation des Patienten beitragen.

Aufgabe der Palliativpflege ist es, unter diesen Voraussetzungen für den Patienten Lebensbedingungen zu ermöglichen, die ihn in seiner Würde, seiner körperlichen und seelischen Integrität und damit in seinem Selbstwertgefühl stabilisieren. Da eine Heilung einer solchen Wunde nicht möglich ist, besteht die pflegerische Aufgabe darin, die für den Patienten belastenden Auswirkungen, wie z. B. Anblick oder Geruch, erträglich zu machen.

> ⊗ Der Befund der lokalen Wundsituation tritt in den Hintergrund, bedeutsam wird das Befinden des Patienten. Das Ziel der Verbesserung von Lebensqualität ist auch bei der Wundversorgung Leitfaden für pflegerisches Handeln!

Pflegeziele

Pflegeziele in der palliativen Wundversorgung beziehen sich auf den Patienten, seine Angehörigen und die Pflegenden. Sie berücksichtigen das unterschiedliche Erleben der Beteiligten und machen deutlich, dass der Verband einer Wunde nur einen Teil des Gesamtkonzepts der palliativen Wundversorgung darstellt.

- **Pflegeziele (Pflegeleitlinien DGP Fassung 2004)**
  - Der Patient
    - erhält fachgerechte medizinische und pflegerische Hilfe zur Linderung der Symptome, die durch den exulzerierenden Tumor auftreten.
    - fühlt sich mit seinen Ängsten in Bezug auf seine Erkrankung nicht allein.
    - erhält die Möglichkeit, seine Gefühle (z. B. Verzweiflung, Hoffnungslosigkeit, Wut oder Ekel) auszudrücken und fühlt sich darin wahr- und ernstgenommen.
    - findet Möglichkeiten, sich mit seinem veränderten Körperbild auseinanderzusetzen und Sprachlosigkeiten zu überwinden.
  - Die Angehörigen
    - fühlen sich mit ihren eigenen Gefühlen, Ängsten und in ihrer Hilflosigkeit verstanden und haben Gelegenheit, sich diesbezüglich zu äußern.
    - verfügen über Verhaltensweisen, mit dem Anblick und/oder Geruch des exulzerierenden Tumors umgehen zu können.
    - verstehen, wie groß die Belastung für den Patienten ist.
    - kennen Möglichkeiten und Grenzen der palliativpflegerischen Maßnahmen.
  - Die Pflegenden
    - wissen, dass und wie sich die Zielsetzung in der Versorgung eines exulzerierenden Tumors von der Zielsetzung anderer Wundbehandlungen unterscheidet.
    - sind in der Lage, entsprechend dem Ausmaß der Wunde, Pflegemaßnahmen auszuwählen, die dem Patienten ein höchstmögliches Maß an Wohlbefinden, Lebensqualität und Selbstständigkeit ermöglichen.

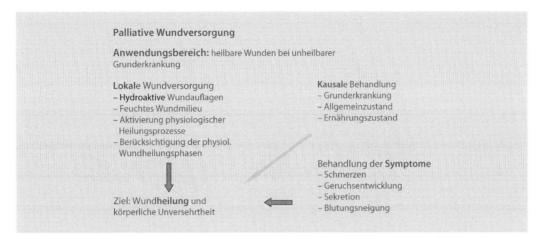

Palliative Wundversorgung

Anwendungsbereich: heilbare Wunden bei unheilbarer Grunderkrankung

Lokale Wundversorgung
– **Hydroaktive** Wundauflagen
– Feuchtes Wundmilieu
– Aktivierung physiologischer
  Heilungsprozesse
– Berücksichtigung der physiol.
  Wundheilungsphasen

Kausale Behandlung
– Grunderkrankung
– Allgemeinzustand
– Ernährungszustand

Behandlung der **Symptome**
– Schmerzen
– Geruchsentwicklung
– Sekretion
– Blutungsneigung

Ziel: Wund**heilung** und
körperliche Unversehrtheit

☐ **Abb. 10.1**   Palliative Wundversorgung für heilbare Wunden bei unheilbarer Grunderkrankung

— nutzen die Möglichkeit, Stomatherapeuten oder Wundmanager in die Behandlung zu integrieren.

— kennen Maßnahmen zur Behandlung von Infektionen, Blutungen und Geruchsentwicklung und wenden sie fachgerecht an.

— reflektieren die Bedeutung eines exulzerierenden Tumors für den Patienten und die Angehörigen im alltäglichen Leben.

— nehmen den Patienten auch mit seinem durch die Exulzeration veränderten Körperbild und dem damit verbundenen hohen Pflegeaufwand ganzheitlich wahr und schenken ihm Zuwendung.

— erkennen die eigene Belastung durch die Behandlung der exulzerierenden Wunde und können ihre eigenen Grenzen akzeptieren.

— reflektieren und akzeptieren ihre eigenen Gefühle und kommunizieren diese im Team.

Pflegemaßnahmen zur Wundversorgung exulzerierender Tumore

Grundsätzlich müssen zwei Ansätze der Wundversorgung in der palliativen Situation unterschieden werden, und es ist im Einzelfall zu überprüfen, inwieweit Methoden und Möglichkeiten der modernen Wundversorgung im Rahmen eines angemessenen und realistischen Wundversorgungskonzeptes im Einzelfall angewendet werden können.

■ **Heilbare Wunden bei unheilbarer Grunderkrankung**

Hierbei wird ein kurativer Ansatz der Wundversorgung verfolgt. Das heißt, das Behandlungsziel ist die Wundheilung und dient der Verbesserung der Lebensqualität des Patienten vor dem Hintergrund seiner unheilbaren und fortschreitenden Grunderkrankung. Es handelt sich im Allgemeinen um Wunden, die in einer angemessenen Behandlungszeit heilen können und bei denen die Behandlung selbst für den Patienten im Kontext seiner Grunderkrankung zumutbar ist (z. B. Dekubitus, Hautläsionen usw.). Die Entscheidung für einen solchen Ansatz kann nur im Rahmen einer umfassenden Information und Aufklärung des Patienten mit ihm gemeinsam getroffen werden (☐ Abb. 10.1).

■ **Unheilbare Wunden bei unheilbarer Grunderkrankung**

Diese Wunden sind meist durch die Grunderkrankung verursacht (z. B. exulzerierende Tumoren) und das Behandlungsziel einer Heilung kann nicht erreicht werden. Symptomlinderung und Lebensqualität stehen dabei im Vordergrund, und die Methoden und Möglichkeiten der modernen Wundversorgung werden ausschließlich nur zum Erreichen dieses Ziels eingesetzt (☐ Abb. 10.2).

Wichtige Voraussetzung für das Erreichen der angestrebten Pflegeziele ist eine ausführliche Wundanamnese (► Übersicht) und eine auf die Probleme abgestimmte lokale Wundbehandlung (☐ Tab. 10.1).

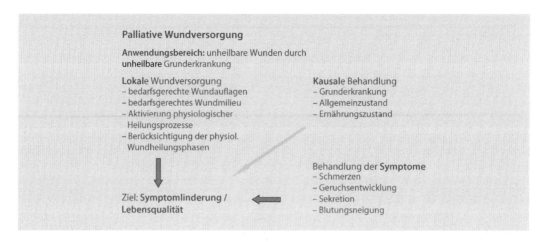

Palliative Wundversorgung

Anwendungsbereich: unheilbare Wunden durch
unheilbare Grunderkrankung

Lokale Wundversorgung
– bedarfsgerechte Wundauflagen
– bedarfsgerechtes Wundmilieu
– Aktivierung physiologischer
  Heilungsprozesse
– Berücksichtigung der physiol.
  Wundheilungsphasen

Kausale Behandlung
– Grunderkrankung
– Allgemeinzustand
– Ernährungszustand

Behandlung der **Symptome**
– Schmerzen
– Geruchsentwicklung
– Sekretion
– Blutungsneigung

Ziel: **Symptomlinderung /**
Lebensqualität

◘ Abb. 10.2   Palliative Wundversorgung für unheilbare Wunden bei unheilbarer Grunderkrankung

Wundanamnese

1. Lokalisation
2. Unterscheidung nach Wundarten
   – schmerzend
   – fistelnd
   – stark sezernierend
   – nekrotisierend
   – blutend
   – infiziert
   – übelriechend, verjauchend
3. Durchmesser, Tiefe, Farbe und Geruch
4. Beschaffenheit der Wundränder

10.4.2 Elemente der palliativen Wundversorgung

Palliative Wundversorgung besteht sich im Wesentlichen aus 3 Elementen:
- Assessment,
- Definition des Behandlungsziels und
- Festlegung des notwendigen Behandlungskonzeptes einschließlich Durchführung, Evaluation und (kurzfristige) Anpassung der notwendigen Maßnahmen.

▪ Assessment

Das Assessment umfasst neben der Einschätzung der lokalen Wundsituation alle für eine ganzheitliche (Wund)versorgung relevanten Aspekte

(◘ Abb. 10.3). Dabei spielen die Wünsche und Präferenzen des Patienten in Bezug auf seine Wundsituation (z. B. selbstständige Durchführung des Verbandwechsels als Möglichkeit, die Kontrolle über diese Eskalation der Erkrankung zu behalten) eine ebenso bedeutende Rolle wie die Prognose und die vorhandenen Symptome (z. B. Schmerzen oder Blutungen) und Belastungen (z. B. notwendige Lagerung) durch die Wundverhältnisse selbst aber auch möglicherweise hervorgerufen durch unreflektiert durchgeführte Maßnahmen (z. B. routinemäßiger Verbandswechsel nach Plan). Die Versorgungsrealität des Patienten (z. B. in der häuslichen Versorgung, im Hospiz oder im Krankenhaus) ist Grundlage für die Entwicklung eines machbaren und angemessenen Konzepts der Wundversorgung.

▪ Behandlungsziel

Das Behandlungsziel kann bei ähnlichen Wundverhältnissen sehr unterschiedlich sein und richtet sich auf der Grundlage des umfassenden Assessment in der Hauptsache nach den Wünschen und Präferenzen des Patienten und den angemessenen medizinisch-pflegerischen Möglichkeiten (◘ Abb. 10.3; ► Abschn. 10.3.2).

▪ Behandlungskonzept und Maßnahmen

Das Behandlungskonzept umfasst Maßnahmen und Behandlungsansätze, die sowohl die lokale Wundsituation betreffen, als auch die Gesamt-

☐ **Tab. 10.1** Wundbehandlung

Wundart	Behandlungsmöglichkeit
Schmerzende Wunde-/-umgebung	– Fachgerechte Durchführung der verordneten Schmerztherapie (gezielte Anwendung der verordneten Bedarfsmedikation mit einem nichtretardiertem Analgetikum) – Geeignete Spülflüssigkeiten verwenden – Lokale Analgesie nach ärztlicher Verordnung – Berührung der Wunde auf ein Mindestmaß begrenzen
Sezernierende, fistelnde Wunden	– Stark resorbierendes Verbandmaterial verwenden – Nach Möglichkeit Sekret auffangen, nicht verteilen, da Hautmazeration entstehen kann – Wundrandschutz: z. B. 3M Cavillon (Sprühflasche oder Lolly), Zinkcreme, Panthenolsalbe auf umgebende Haut, in manchen Fällen ist das Abdecken durch Hautschutzplatten bzw. Polyurethanfolie sinnvoll
Trockene, nekrotische Wunden	– Trockener Verband
Feuchte, nekrotische Wunden	– Steril abdecken, ggf. Salben-, bzw. Silikongaze auflegen, um ein Verkleben der Wundauflage mit dem Wundgrund zu vermeiden
Blutende Wunde bzw. Wundränder	**Ziel definieren** – Blutstillung – Begleitung und symptomorientierte Behandlung bei unstillbarer Blutung **Stillbare Blutung** – Atraumatisches Ablösen des Verbands (z. B. durch Auflegen von in Salbeitee getränkten Kompressen. Die im Tee enthaltenen Gerbstoffe führen zur Blutstillung) – Kompresse mit Otriven tränken und auf die blutende Wunde legen; nach kurzer Zeit sind leichte Blutungen gestoppt – Komprimieren der blutenden Wunde (**Cave**: nicht möglich bei schmerzempfindlichen Wunden) – Kalziumalginatauflagen haben eine blutstillende Eigenschaft – Zusätzlich nach ärztlicher Verordnung: getränkte Kompresse (alternativ auch Eiswürfel) mit Adrenalin (0,1%) oder Kompresse mit Privin oder Clauden GAZE (Vasokonstriktion) oder Tabotamp **Unstillbare Blutung** *Vorbereitende Maßnahmen* – Bei gefäßnahen Wunden und drohender Gefäßruptur, mögliche unstillbare Blutung mit Patienten, Angehörigen und im Team besprechen und notwendige Maßnahmen antizipativ vorbereiten – Notfallmedikation (Sedativa) in greifbarer Nähe deponieren – Dunkle Tücher zum Abdecken bereithalten – Beratung zu Patientenverfügung und Vorsorgevollmacht hinsichtlich einer absehbaren Situation, in der der Patient seinen Willen selbst nicht mehr äußern kann – Information über palliative Situation für Dienst- und Notärzte sichtbar bereitlegen *Bei Eintritt der unstillbaren Blutung* – Ruhe bewahren – Ggf. Arzt informieren – Verordnete Medikation anwenden – Wunde mit dunklen Tüchern abdecken (bei hellen Tüchern wird die Blutung sichtbarer und von dem Patienten und Angehörigen evtl. als belastender erlebt) – Patient nicht alleine lassen – Enge Begleitung der Angehörigen (insbesondere in der häuslichen Situation)

◻ **Tab. 10.1** Fortsetzung

Wundart	Behandlungsmöglichkeit
Infizierte Wunde	*Reinigen der Wundfläche* – Spülen der Wunde mit Octenidin, Polihexanid oder neutraler, steriler Spülflüssigkeit *Behandlung der Infektion* – Desinfektion der Wundfläche mit Octenidin oder Polihexanid oder Verwendung einer antiseptischen Spüllösung – Zeigt oben aufgeführtes Verfahren keine ausreichende Wirkung: lokales Spülen der Wundfläche mit 2,5 % wässriger Chlorophylllösung (**Cave**: grünliche Verfärbung des Wundgrunds und der Wundumgebung) – Zeigen die oben aufgeführten Maßnahmen keinen Erfolg: lokales Spülen mit einer Antibiotikumlösung je nach Erregerspektrum (z. B. Metronidazol bei anaeroben Keimen) ggf. mikrobiologische Untersuchung durchführen
Stark riechende Wunde	– Aktivkohleauflagen (ggf. mit Silberanteil) binden Geruch und auch Flüssigkeit, wenn direkter Kontakt mit der Wundflüssigkeit besteht – Alternativ oder bei hartnäckiger Geruchsbelästigung zusätzlich 2,5 % wässrige Chlorophylllösung (**Cave**: grünliche Verfärbung des Wundgrundes und der Wundumgebung) – Je nach Bedarf und Wunsch Kräuterduftkissen oder Dufttupfer auf den Verband legen – Verbesserung der Raumluft durch Duftlampe (herbe, frische Düfte, keine süßen, schweren Düfte) – Nilodor (künstlicher Geruchsbinder, sparsam anwenden) – Abdichtenden Verband anlegen (◻ Abb. 10.3) – Wundränder mit Zinkpaste bestreichen – Haushaltsfrischhaltefolie über die Saugkompresse spannen und die Enden der Frischhaltefolie auf die Zinkpaste platzieren (dichtet nach außen ab) – Über Frischhaltefolie kleine Einmalunterlagen mit Netzpflaster fixieren – Alternativ: Abdecken durch Polyurethanfolie

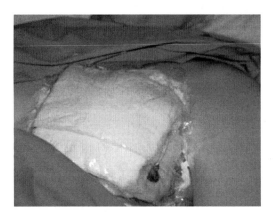

◻ **Abb. 10.3** Wundverschluss

situation des Patienten und seiner Angehörigen (◻ Tab. 10.1). Die Festlegung der notwendigen Maßnahmen erfolgt orientiert an der Entwicklung der jeweils aktuellen Bedürfnislage des Patienten. Dabei geht es weniger um den lokalen Befund der Wunde als vielmehr um das Befinden, also die Lebensqualität des Patienten. Auf diesem Hintergrund ist eine mitunter kurzfristige Evaluation und Anpassung der Maßnahmen notwendig.

10.4.3 Dekubitusprophylaxe und Dekubitusbehandlung

Dekubitusprophylaxe

Palliativpatienten sind durch Schwäche und langes Liegen dekubitusgefährdet. Nicht immer können die Risikofaktoren reduziert werden – ein Dekubitus entsteht.

Im allgemein anerkannten »Expertenstandard Dekubitusprophylaxe« des Deutschen Netzwerks für Qualitätsentwicklung in der Pflege heißt es dazu [4]:

» In der Standardaussage … wird die Verhinderung eines Dekubitus als zentrales Ziel formuliert, da der Entstehung eines Dekubitus in der Regel entgegengewirkt werden kann. Dennoch ist zu konstatieren, dass dieses Ziel nicht bei allen Personengruppen erreichbar ist. Einschränkungen bestehen für Personengruppen, bei denen die gesundheitliche Situation … eine andere Prioritätensetzung erfordert (Menschen in der Terminalphase ihres Lebens).

Die Entstehung eines Dekubitus kann also in der Palliativpflege nicht in jedem Fall abgewendet werden. Maßnahmen zur Dekubitusprophylaxe sollten aber dennoch im Rahmen einer antizipativen Pflege auch unter dem Aspekt einer möglichen Zunahme von Symptomen durch einen entstehenden Dekubitus (z. B. Schmerzen, unheilbare Wunden, Infektion) durchgeführt werden, sofern sie nicht dem Wunsch und Willen des Patienten entgegenstehen oder offensichtlich die Symptomlast vergrößern und Leiden verstärken.

Insbesondere für die Pflege und Behandlung in der Sterbephase muss dieser Ansatz jedoch weiter modifiziert und individuell angepasst werden. Hier stehen das erhöhte Ruhebedürfnis, die begrenzte zeitliche Prognose und die besondere Situation des Sterbenden im Mittelpunkt [2]. Es muss sorgfältig abgewogen werden, ob nicht vermeintlich notwendige Maßnahmen zur Dekubitusprophylaxe wie regelmäßige Lagerung nach Zeitplan oder die Verwendung eines Wechseldruckmatratzensystems eine höhere Belastung für den Sterbenden darstellen, als die Akzeptanz seines Ruhebedürfnisses oder der Verringerung des natürlichen Bewegungs- und Lagerungsimpulses als Ausdruck des erlöschenden Lebens.

> **Praxistipp**
>
> Die Inkaufnahme eines Dekubitus kann in der Finalphase eines Patienten bei ausreichender Schmerz- und Symptombehandlung und einer wunsch- und bedürfnisangepassten Lagerung eher zu einer Verbesserung des individuellen Wohlbefindens führen. Dabei sind eine regelmäßige Einschätzung seiner diesbezüglichen Bedürfnisse und Wünsche sowie die Evaluation der begleitenden Maßnahmen unerlässlich, um eine Zunahme der Symptomlast zu vermeiden.

Die ethische Dimension eines solchen Vorgehens erfordert allerdings in jedem einzelnen Fall einen sorgfältigen, nachvollziehbaren und dokumentierten Entscheidungsfindungsprozess (◘ Abb. 10.4).

Dekubitusbehandlung

Steht im Rahmen der Dekubitusprophylaxe der Wunsch des Patienten und seine Lebensqualität im Mittelpunkt, so sollte dies bei der Behandlung eines vorhandenen Dekubitus ebenso der Fall sein.

Wichtig ist zunächst die Festlegung des Behandlungsziels. Dabei geht es um eine Entscheidung zwischen einem kurativen oder einem palliativen Ansatz für die Dekubitusbehandlung. Leitlinie sollte auch hier das Bedürfnis des Patienten sein. Er muss, sollte dies möglich sein, umfassend informiert werden, um zwischen Nutzen und möglicher Einschränkung abwägen zu können. Grundlage für eine solche Entscheidung ist ein fachgerechtes Assessment der Wundsituation, ein Behandlungsplan für beide Möglichkeiten und eine realistische Einschätzung der Erreichbarkeit der möglichen Behandlungsziele.

Eine Entscheidung für den palliativen Ansatz, also die rein symptomatische Behandlung des Dekubitus mit der Möglichkeit der Ausbreitung und Verschlechterung des lokalen Befunds, birgt die Möglichkeit eines inneren Konfliktes bei einzelnen Pflegepersonen oder im gesamten Pflegeteam. Auf der einen Seite steht der Respekt vor der Entscheidung des Patienten mit seinen individuellen Bedürfnissen und auf der anderen Seite ein auf Heilung ausgerichtetes und so erlerntes Verständnis von Sorgfaltspflicht und Versorgungsauftrag (◘ Abb. 10.5). Hier können Teamentscheidungen, Fachwissen und eine sorgfältige Dokumentation von großer Hilfe sein.

Ist ein kurativer Wundbehandlungsansatz möglich, wird der Patient über die Möglichkeiten, Folgen und Einschränkungen während der Behandlung informiert. Führt eine, mit dem Patienten dann abgestimmte kurative Wundbehandlung zum Wundverschluss, so wird im Anschluss weiter die prophylaktische Behandlung der Risikofaktoren durchgeführt.

Ist die kurative Wundbehandlung nicht möglich oder entscheidet sich der Patient gegen eine solche, wird eine palliative Wundbehandlung

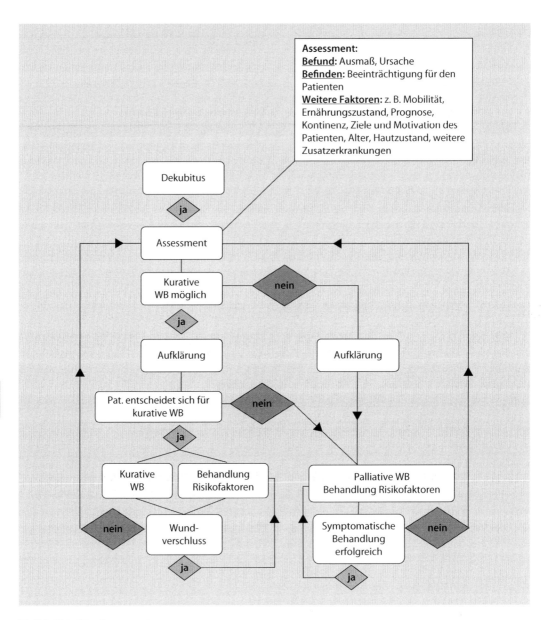

Assessment:
Befund: Ausmaß, Ursache
Befinden: Beeinträchtigung für den Patienten
Weitere Faktoren: z. B. Mobilität, Ernährungszustand, Prognose, Kontinenz, Ziele und Motivation des Patienten, Alter, Hautzustand, weitere Zusatzerkrankungen

Dekubitus

ja

Assessment

Kurative WB möglich — nein

ja

Aufklärung   Aufklärung

Pat. entscheidet sich für kurative WB — nein

ja

Kurative WB   Behandlung Risikofaktoren   Palliative WB Behandlung Risikofaktoren

nein   Wundverschluss   Symptomatische Behandlung erfolgreich   nein

ja   ja

◘ **Abb. 10.4**   Wundassessment

durchgeführt. In diesem Fall werden ausschließlich Symptome wie z. B. Schmerzen, starke Geruchs- oder Sekretbildung, Blutungsneigung usw. behandelt.

Kommt es im jeweils gewählten Behandlungsweg nicht zum angestrebten Ziel (Wundverschluss oder erfolgreiche Symptombehandlung), so wird das Wundassessment nochmals durchlaufen.

> **Auch bei Palliativpatienten kann ein kurativer Behandlungsansatz in der Wundversorgung möglich sein!**

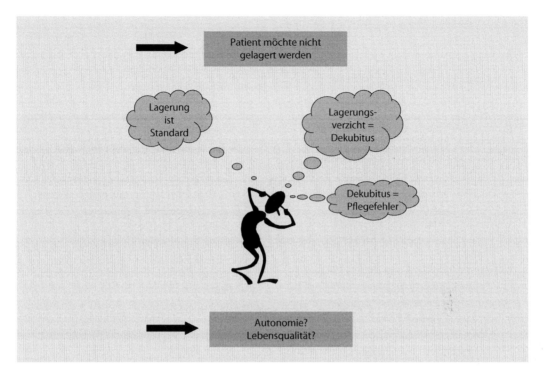

Patient möchte nicht gelagert werden

Lagerung ist Standard

Lagerungs- verzicht = Dekubitus

Dekubitus = Pflegefehler

Autonomie? Lebensqualität?

◼ **Abb. 10.5** Spannungsfeld Pflegender in der Begleitung von Palliativpatienten. Auf der einen Seite steht die Autonomie und Lebensqualität des Patienten und auf der anderen Seite der Schutz des Lebens (die Lagerung steht hier beispielhaft für andere Entscheidungsräume)

10.5 Das Lebensende: Pflege in der Sterbephase

Die letzte Zeit im Leben eines schwer kranken Menschen ist für ihn nicht einfach nur die Terminalphase einer unheilbaren Krankheit sondern eine sehr entscheidende Zeit seines Lebens: Sie bedeutet endgültiges Abschiednehmen und Weggehen von dieser Welt, aus seinem Leben. Es ist also eine wesentliche ärztliche und pflegerische Aufgabe, Kranke auch in dieser nicht selten höchst schwierigen Lebens- und Sterbenszeit angemessen zu behandeln und zu begleiten [9] Die Verantwortung, die Ärzte und Pflegende in dieser Phase der Erkrankung haben, beschreibt Cicely Saunders so:

» Das Sterben eines Menschen bleibt als wichtige Erinnerung zurück bei denen, die weiterleben. Aus Rücksicht auf sie, aber auch aus Rücksicht auf den Sterbenden ist es unsere Aufgabe, einerseits zu wissen, was Schmerz und Leiden verursacht, andererseits zu wissen, wie wir diese Beschwerden effektiv behandeln können. Was immer in den letzten Stunden geschieht, kann viele Wunden heilen, aber auch in unerträglicher Erinnerung verbleiben.

Jeder Mensch stirbt seinen ganz individuellen Tod, und somit ist das Erkennen, wann ein Mensch in der Finalphase seines Lebens angelangt ist, auch häufig für erfahrene Ärzte und Pflegende nicht einfach. Eine gezielte Krankenbeobachtung im Zusammenspiel mit Erfahrungen sind wichtige Voraussetzungen den wahrscheinlich bevorstehenden Tod bzw. das begonnene Sterben zu erkennen.

Bereits im Vorfeld der Finalphase sollten Wünsche, Fragen und Ängste des Patienten und der Angehörigen kommuniziert werden und ggf. in einer Patientenverfügung oder in anderer Form dokumentiert werden. Pflege- und Behandlungsziele müssen möglichst so geplant werden, dass Rahmenbedingungen für einen symptomarmen, ruhigen und den Wünschen und Plänen des Patienten gemäßen Sterbeprozess gestaltet werden können.

Die 10 Grundprinzipien für die Betreuung in der Sterbephase (nach [7]

1. Die Einschätzung, ob es sich um die Sterbephase handelt, soll durch ein multidisziplinäres Team (MDT) erfolgen.
2. Die Einschätzung sollte, wenn möglich und angemessen, mit dem Patienten besprochen werden, auf jeden Fall aber mit seinen Angehörigen.
3. Patienten, Angehörige und weitere Betreuende sollen Gelegenheit bekommen, über ihre Wünsche, Gefühle, Ängste, ihren Glauben und ihre Werte sprechen zu können.
4. Für die 5 wichtigsten Symptome, die sich in den letzten Stunden und Tagen des Lebens entwickeln können, soll eine Bedarfsmedikation verschrieben werden.
5. Alle laufenden Behandlungen und Interventionen sind durch das MDT zu überprüfen. Dazu gehören z. B. Vitalzeichen, Sauerstoff, Reanimationsstatus.
6. Das MDT muss den Ernährungsbedarf des Patienten überprüfen, einschließlich des Bedarfs an künstlicher Ernährung.
7. Das MDT muss den Flüssigkeitsbedarf des Patienten überprüfen, einschließlich des Bedarfs an künstlicher Flüssigkeitszufuhr.
8. Wenn möglich und angemessen, sollte der Behandlungsplan dem Patienten vollständig erläutert werden, auf jeden Fall aber den Angehörigen.
9. Das behandelnde Team soll die Patientenbedürfnisse regelmäßig im Verlauf einschätzen. Dazu gehören z. B. Symptomlast, Mundpflege, Wohlbefinden, körperliche Integrität, Privatsphäre, Würde.
10. Die Versorgung des verstorbenen Patienten und die Betreuung und Begleitung seiner Angehörigen soll in einer würdevollen, respektvollen und umfassenden Art und Weise erfolgen.

Körperliche Anzeichen des bevorstehenden Todes (Auswahl)
- Vermehrte Müdigkeit und Teilnahmslosigkeit
- Längere Schlafphasen bis hin zum Koma
- Reduzierung von Nahrungs- und Flüssigkeitsaufnahme
- Reduzierung der Urinausscheidung
- Kalte Füße, Arme, Hände (schwache Durchblutung) oder übermäßiges Schwitzen
- Dunkle, livide Verfärbung der Körperunterseite, Hände, Knie und/oder der Füße (Marmorierung)
- Bleiche »wächserne« Haut
- Ausgeprägtes Mund-Nasen-Dreieck
- Schwacher Puls
- Blutdruckabfall
- Reduzierte Wahrnehmung der Außenwelt (Zeit, Raum, Personen)
- Veränderter Atemrhythmus (Cheyne-Stokes-Atmung)
- Präfinale Rasselatmung

Die pflegerische Betreuung der Patienten in den letzten Lebenstagen und -stunden muss sich dem veränderten und reduzierten Allgemeinzustand des Patienten anpassen. Die Pflegesituation ist beim Patienten häufig gekennzeichnet von:
- Zunehmender Immobilität oder motorischer Unruhe
- Abnehmenden körperlichen und kognitiven Ressourcen und Fähigkeiten
- Reduzierung von Hunger und Durst bzw. Einschränkung von Essen und Trinken
- Einschränkung der verbalen Kommunikationsfähigkeit
- Angst und Orientierungsverlust
- Rasselatmung
- Stark wechselnder Intensität und Art von Schmerzen und anderen Symptomen
- Mundtrockenheit

Neben einer angemessenen, den Bedürfnissen des Sterbenden entsprechenden, einfühlsamen pflegerischen Versorgung, spielt häufig die Therapie der meist instabilen Symptome und Beschwerden eine bedeutende Rolle. Eine regelmäßige und intensive Krankenbeobachtung ist hierbei eine der wichtigsten pflegerischen Aufgaben.

> **Praxistipp**
>
> Für die Beurteilung der Symptom- und Schmerzsituation in der Sterbephase ist eine regelmäßige Fremdeinschätzung meist die einzige Möglichkeit, festzustellen, ob die Symptome des Sterbenden ausreichend behandelt sind.

In der Finalphase können Symptome, die bisher zufrieden stellend behandelt wurden, sich wieder verstärken und neue Symptome können innerhalb dieses kurzen Zeitraums auftreten. Anhand der Symptome Rasselatmung, Schmerz und Mundtrockenheit soll hier der besondere palliativpflegerische Auftrag in der Sterbephase verdeutlicht werden.

10.5.1 Rasselatmung

Die Rasselatmung, auch als präfinales Rasseln oder Todesrasseln bekannt, ist ein Symptom, das bei 60–90% der Sterbenden auftritt [11]. Es handelt sich hierbei um eine geräuschvolle Atmung in den letzten Stunden oder Tagen des Lebens bei Patienten in wachem bis komatösem Zustand, die unfähig sind, Speichel reflektorisch zu schlucken oder Schleim aus der Trachea abzuhusten. Das rasselnde Atemgeräusch wird durch eine lockere Sekretansammlung in den Luftwegen oder im Glottisbereich verursacht. Die Sekretion wird durch die Speicheldrüsen und die bronchiale Mukosa verursacht und unterhalten. Der Verlust von Schluck- oder Hustenreflex und eine zurückgebeugte Haltung des Patienten bewirken eine Ansammlung des Sekrets im Oropharynx, der oberen Trachea und den großen Bronchien.

Um die Bedeutung dieses Symptoms für den Patienten zu erkennen ist eine gezielte Krankenbeobachtung notwendig.

Kriterien für die Krankenbeobachtung
- Gesichtsausdruck, Mimik und Gestik
- Vigilanz
- Atemgeräusche
- Atemtyp und -frequenz
- Salivation
- Körperreaktionen

In der Regel wirkt das Gesicht des meist schläfrigen Patienten trotz der rasselnden Geräusche entspannt. Die Atemfrequenz kann erhöht sein, normalisiert sich meist im weiteren Verlauf und geht kurz vor dem Tod in eine Bradypnoe über. Der Atemrhythmus kann sich von einer gleichmäßigen und regelmäßigen zu einer ungleichmäßigen (Cheyne-Stokes-)Atmung verändern. Zum kompetenten pflegerischen Umgang mit diesem Symptom gehört neben der Kenntnis medizinischer Behandlungsmöglichkeiten auch, differenzieren zu können, für wen der beteiligten Personen das Symptom ein Problem bzw. eine Belastung darstellt. Für den Patienten, die Angehörigen oder das betreuende Team? Wenn der Patient entspannt und ruhig wirkt, liegt der Schluss nahe, dass der Sterbende unter diesem Symptom nicht leidet. Das mit den Angehörigen und im Team immer wieder zu kommunizieren, kann in diesem Zusammenhang pflegerischer Auftrag sein.

Wirkt der Sterbende durch die Rasselatmung unruhig, angespannt und gequält, sollte es Ziel sein, dieses Symptom mit medikamentösen und/oder pflegerischen Maßnahmen zu lindern.

Mögliche Pflegemaßnahmen
- Lagerung (leichte Oberkörperhochlagerung oder 30°-Seitenlagerung)
- Begleitung und Information der Angehörigen (Information, Gespräch, Sicherheit vermitteln, Gefühle zulassen, Entlastung anbieten)
- Durchführung der ärztlich verordneten, medikamentösen Behandlung der Rasselatmung (z. B. die regelmäßige s.c.-Injektion von Anticholinergika wie z. B. Scopolamin)

Das Absaugen des Sekrets wird bei der Rasselatmung häufig diskutiert, ist aber meist nicht sinnvoll und nicht empfehlenswert. Die Maßnahme kann für den Patienten belastend sein und ist wegen der schnellen Nachbildung des Sekrets als wenig effektiv einzustufen. Dennoch kann ein oberflächliches, vorsichtiges Absaugen des Sekrets aus der Mundhöhle und dem vorderen Rachenraum kurzfristig Erleichterung verschaffen und v. a. den Angehörigen beim Ertragen der Situation helfen.

10.5.2 Mundtrockenheit

Das Symptom der Mundtrockenheit ist bei fast allen sterbenden Patienten zu finden und äußert sich meist durch ein starkes Verlangen, den Mund anzufeuchten, durch Durstgefühl, Veränderungen des Geschmacks, schmerzhafte Missempfindungen sowie Schwierigkeiten beim Kauen, Schlucken und Sprechen. Eine ausgeprägte Mundatmung sowie die Dehydratation und die Einnahme bestimmter Medikamente können Gründe für eine auftretende Mundtrockenheit bei Patienten in der Finalphase sein.

Der Mund gehört zu den wahrnehmungsstärksten Zonen des menschlichen Körpers. Vieles über die Sinne des Mundes Erlebte steigert das Wohlbefinden und die Lebensqualität. Für eine Berührung dieser Intimzone braucht es Vertrauen zwischen Patient und Pflegeperson. Viele Patienten mit langer Krankengeschichte, insbesondere Krebskranke, verbinden aufgrund von negativen Erfahrungen im Zusammenhang mit vorangegangenen Therapien unangenehme und schmerzhafte Empfindungen mit der Mundpflege. Erkrankungen der Mund- und Rachenschleimhaut (z. B. Mukositis mit »painful mouth« oder Soor) sind häufig Nebenwirkungen tumorspezifischer Therapien wie Zytostatikabehandlung oder Radiotherapien. In diesem Zusammenhang gemachte Schmerz- und Leiderfahrungen können mitverantwortlich für Abwehr und Skepsis gegenüber Mundpflegemaßnahmen sein und überlagern positive Assoziationen und Erinnerungen.

In der Sterbephase kann die Mundpflege bei eingeschränkter verbaler Kommunikationsfähigkeit eine wichtige Form der nonverbalen Kommunikation sein. Die positive Stimulierung basaler Reize wie z. B. Geschmack oder Geruch können wesentlich zum Wohlbefinden des Patienten beitragen und eröffnen Pflegenden wie Angehörigen Möglichkeiten zur nonverbalen Kontaktaufnahme. Informationen über Vorlieben des Patienten bei Nahrung und Getränken sind dabei unerlässlich. Hauptziel ist die Erreichung von Wohlbefinden und positiver Wirkung auf die Lebensqualität.

- **Pflegeziele zur Mundtrockenheit in der Finalphase**
  - Der Patient
    - öffnet den Mund freiwillig.
    - verbindet mit der Mundpflege Wohlbefinden.
    - hat eine feuchte, nichtschmerzende Mundschleimhaut.
    - leidet nicht unter der Mundtrockenheit.
    - behält die Selbstbestimmtheit über den Intimbereich Mund.
  - Die Angehörigen
    - lernen, die Mundpflege durchzuführen, wenn dies von dem Patienten gewünscht ist.
    - werden in ihren Möglichkeiten unterstützt und ermutigt, ihre Grenzen auszudrücken und ihre eigenen Gefühle zu reflektieren.
    - lernen, sich mit ihrer veränderten Rolle auseinanderzusetzen.
    - können aktiv etwas für den Sterbenden tun, ihm einen letzten Dienst erweisen.
  - Die Pflegenden
    - wissen um die Bedeutung einer positiven Wahrnehmung über die Mundschleimhaut für die Lebensqualität des Sterbenden.
    - kennen Behandlungsmöglichkeiten von Mundtrockenheit und können diese indviduell einsetzen.
    - integrieren die Bedürfnisse und Wünsche des Patienten.
    - wissen, dass der Mund zu den Intimzonen des Menschen gehört und somit ein einfühlsamer Umgang bei der Durchführung der Mundpflege wichtig ist.
    - reflektieren eigene Gefühle (z. B. Ekel) im Zusammenhang mit der Mundpflege.

⸺ wissen, dass aus der Bedeutung der Mundpflege im pflegerischen Selbstverständnis und den Bedürfnissen des Patienten Spannungen im Pflegeteam entstehen können. Sie kommunizieren die Pflegeplanung für die Mundpflege ausreichend im Team.

■ **Pflegemaßnahmen zur Anregung des Speichelflusses und zur Mundbefeuchtung**

Anregung des Speichelflusses, durch
⸺ saure Tees (z. B. Hagebutte, Malve) oder andere bevorzugte Getränke.
⸺ Kauen eines Kaugummis oder einer harten Brotrinde (sofern möglich).
⸺ Lutschen saurer (Zitronen)drops (sofern möglich):
    ⸺ Allein die Vorstellung der Frucht und ihres sauren Geschmacks löst meist schon Speichelfluss aus. Durch die Lutschbewegung wird gleichzeitig die Zunge von Belag gereinigt.
    ⸺ **Cave:** Vorsicht bei defekter Mundschleimhaut!
⸺ gefrorene Fruchtstücken (z. B. Ananas; das in der Ananas enthaltene Enzym Bromelain hat einen antiphlogistischen Effekt. Durch faserige Konsistenz der Ananas wird gleichzeitig die Zunge von Belag gereinigt).
⸺ zu Eiswürfeln gefrorenen Getränken:
    ⸺ Je nach Vorlieben können dem Patienten Lieblingsgetränke (z. B. Orangensaft, Apfelsaft, Cola, Bier, Sekt, Kaffee usw.) als kleine gefrorene Stücke zum Lutschen angeboten werden.
    ⸺ Hinweis: Bei somnolenten Patienten sollte das Eisstück in die Mitte einer aufgefalteten Mullkompresse (10 × 10 cm) gelegt und eingedreht werden. Die Kompresse sollte dem Patienten so in den Mundgelegt werden, dass sie ein Stück aus dem Mund hängt, um somit ein Verschlucken zu verhindern. Die Patienten beginnen meist leicht an der Kompresse zu saugen und führen dadurch mit minimalen Ressourcen eine selbstständige Mundpflege durch.
⸺ sanfte Massage der Speicheldrüsen.

⸺ ätherische Öle:
    ⸺ Zitronenöl in einer Duftlampe erzeugt Zitronenduft und regt die Mundspeichelproduktion an.

■ **Regelmäßige Mundbefeuchtung**

In der Sterbephase kann durch regelmäßiges, Befeuchten des Mundes mit Lösungen, die der Patienten mag (Tee, Saft, Eiswasser, Wasser, Mundspüllösungen usw.) das unangenehme Gefühl der Trockenheit und des Dursts gelindert werden. Die Befeuchtung kann über ein Auswischen mit einem in Lösung getränkten Tupfer erfolgen oder, besonders bei Schmerzen im Mund, durch ein leichtes Besprühen der Mundschleimhaut mittels eines Zerstäubers durchgeführt werden.

Selbsterfahrungsübungen in der Mundpflege im Rahmen von moderierten Fortbildungsveranstaltungen können Pflegenden selbst einen guten Zugang zum Thema Mundpflege eröffnen. Die Reflektion der eigenen Empfindungen und Reaktionen im Zusammenhang mit alltäglichen Pflegemaßnahmen, wie der Mundpflege, erhöhen die Sorgfalt und die Sensibilität bei der Organisation und Durchführung der Mundpflege.

Fazit

Die Betreuung schwerstkranker und sterbender Menschen stellt für Pflegende sowohl in einem spezialisierten multiprofessionellen Palliativteam als auch in der allgemeinen Krankenversorgung eine besondere Aufgabe dar. Überall wo Menschen sterben, müssen entsprechende Kompetenzen in unterschiedlicher Ausprägung vorhanden sein.
Fachliches Wissen, pflegerische Fähigkeiten und Fertigkeiten sowie eine positive Haltung gegenüber Schwerstkranken und Sterbenden bilden die wichtigsten Säulen für eine den Bedürfnissen der Patienten und ihrer Angehörigen entsprechenden Palliativversorgung.

Literatur

1.   Büche DJ (2007) Phänomene der Chronifizierung des Schmerzes. In: Knipping C (Hrsg) Lehrbuch Palliative Care. Hans Huber, Bern

2. Bundesarbeitsgemeinschaft Hospiz e.V., Deutscher Caritasverband e.V., Diakonisches Werk der Evangelischen Kirche in Deutschland e.V. (2004): SORGSAM Qualitätshandbuch für stationäre Hospize. Hospiz Wuppertal
3. Deutsche Gesellschaft für Palliativmedizin (2004) Leitlinie Palliativpflege – Exulzerierende Wunden ► www.dgpalliativmedizin.de. Letzter Zugriff: 13.3.2015
4. Deutsche Gesellschaft für Palliativmedizin (2014) Pflegeleitlinien. ► http://www.dgpalliativmedizin.de/pflege/pflegeleitlinien.html. Zugegriffen: 19.06.2015
5. Deutsches Netzwerk für Qualitätsentwicklung in der Pflege (2014) Expertenstandard Schmerzmanagement in der Pflege bei chronischen Schmerzen. Fachhochschule Osnabrück
6. Deutsches Netzwerk für Qualitätsentwicklung in der Pflege (2004) Auszug aus der Buchveröffentlichung Expertenstandard Dekubitusprophylaxe in der Pflege. ► www.dnqp.de/ExpertenstandardDekubitusprophylaxe.pdf
7. Ellershaw J, Lakhani M (2013) Best Care for the dying patient. BMJ 347:f4428
8. Husebe S (2002) Was ist Schmerz? In: Pleschberger S, Heimerl K, Wild M (Hrsg), Palliativpflege Grundlagen für Praxis und Unterricht. Facultas, Wien
9. Jonen-Thielemann I (2007) Sterbephase in der Palliativmedizin. In: Aulbert E, Nauck F, Radbruch L (Hrsg.) Lehrbuch der Palliativmedizin. 2. Auflage. Schattauer, Stuttgart
10. Kern M, Nauck F (2006) Letzte Lebensphase. In: Deutsche Gesellschaft für Palliativmedizin (Hrsg.). Lehren, Lernen, Leben – Handreichung Palliative Care und Hospizarbeit. ► www.dgpalliativmedizin.de. Letzter Zugriff: 13.3.2015
11. Klaschik E, Nauck F (2002) Finalphase In: Zenz M, Donner B (Hrsg.) Schmerz bei Tumorkranken. Interdisziplinäre Diagnostik und Therapie. Wissenschaftliche Verlagsgesellschaft, Stuttgart
12. Knigge-Demal B (2003) Der situationsorienitierte Ansatz in der Fachdidaktik Pflege. Vortrag in dem Workshop Fachdidaktik Ergotherapie und Physiotherapie, Bielefeld
13. Knipping C (2006) Assessment und Pflegediagnosen in Palliative Care. In: Knipping C (Hrsg.) Lehrbuch Palliative Care. Hans Huber, Bern
14. McCaffery M (1997) Schmerz. Ein Handbuch für die Pflegepraxis. Ullstein Mosby. Berlin Wiesbaden
15. Montag T (2009) Partner im Schmerzmanagment, Patienten und Behandlungsteam. In: Elke Steudter (Hrsg.) pflegen palliativ 1: 24
16. Montag T et al. (2007) Besonderheiten der Pflege in der Palliativmedizin. Palliativmedizin 8: 101–115
17. Müller M (2005) Die Sprache in der Palliativmedizin. Vortrag auf dem Kongress der Deutschen Gesellschaft für Palliativmedizin, Aachen 2005
18. Müller M, Kern M (2007) Teamarbeit in der Palliativmedizin. In: Aulbert E, Nauck F, Radbruch L (Hrsg.) Lehrbuch der Palliativmedizin. 2. Auflage, Schattauer, Stuttgart
19. Müller-Mundt G, Schaeffer D (2002) Symptommanagemet und Pflege am Beispiel chronischer Schmerzzustände. In: Pleschberger S, Heimerl K, Wild M (Hrsg), Palliativpflege Grundlagen für Praxis und Unterricht. Facultas, Wien
20. Leitlinienprogramm Onkologie (2015) S3-Leitlinie »Palliativmedizin für Patienten mit einer nicht heilbaren Krebserkrankung«. ► http://www.leitlinienprogramm-onkologie.de/Palliativmedizin.80.0.html. Letzter Zugriff: 13.3.2015
21. Radbruch L, Nauck F, Aulbert E (2007) Grundlagen der Palliativmedizin; Definition, Entwicklung und Ziele. In: Aulbert E, Nauck F, Radbruch L (Hrsg.) Lehrbuch der Palliativmedizin. 2. Auflage. Schattauer, Stuttgart
22. Thomm M (2009) Das Symptom Atemnot. Heilberufe spezial: Palliative Care S 30–31
23. West T (1993).: Wie ein interdisziplinäres Team funktioniert. In: Saunders C (Hrsg.) Hospiz und Begleitung im Schmerz. Herder, Freiburg
24. World Health Organization (2010) Definition of palliative Care. ► http://www.who.int/cancer/palliative/definition. Letzter Zugriff: 12.3.2015

Schmerzbehandlung im Alter

Monika Thomm

M. Thomm (Hrsg.), *Schmerzmanagement in der Pflege,*
DOI 10.1007/978-3-662-45414-5_11, © Springer-Verlag Berlin Heidelberg 2016

Zum Einstieg

In den letzten Jahren haben Schmerzforscher und Geriater erkannt, dass das Thema »Einfluss des Alters auf die Schmerzbehandlung« ein forschungswürdiges Problem darstellt. Vorangegangen ist die Erfahrung, dass Alter und Schmerz nicht untrennbar miteinander verbunden sein müssen. Das bedeutet, eine adäquate und wirksame Schmerzbehandlung ist auch für ältere Patienten leistbar und hilft, die im Alter oft fatalen Folgeschäden unbehandelter Schmerzen zu vermeiden. Hierzu zählen v. a. der soziale Rückzug aus dem gesellschaftlichen Leben, Vereinsamung, Immobilität und schließlich die Pflegebedürftigkeit. Die moderne Medizin hält zwar ein umfangreiches algesiologisches Instrumentarium bereit, dennoch ist die schmerztherapeutische Versorgung älterer Menschen in Deutschland unzureichend. In der Literatur finden sich einige wenige Studien, z. B. aus Spanien [7] und Schweden ▶ [2], die sich mit der Behandlung chronischer Schmerzen und der Komorbidität im höheren Lebensalter auseinandersetzen.

Ein weiterer Grund für die Notwendigkeit der verstärkten Auseinandersetzung mit dem Problem »Schmerz im Alter« liegt in der demographischen Entwicklung der Bevölkerung.

■ **Demographische Daten**

Im Jahr 2015 leben in der gesamten Bundesrepublik 81 Millionen Menschen. Ende 2013 waren 18% der Bevölkerung jünger als 20 Jahre, auf die 65- bis 80-Jährigen entfielen 15% und auf die über 80-Jährigen 5%. Die übrigen 61% stellten Personen im sog. Erwerbsalter (20–65 Jahre).

Die Relationen zwischen alten und jungen Menschen werden sich im Jahre 2060 insofern stark verändern, dass nur etwa 51% der Bevölkerung im Erwerbsalter sein wird, ca. 20% werden 65 bis 80 Jahre alt, 13% über 80 Jahren und ca. 16% unter 20 Jahren sein[25].

Der allgemein höhere Lebensstandard und v. a. eine bessere medizinische Versorgung haben in den letzten Jahrzehnten einen deutlichen Anstieg der Lebenserwartung bewirkt. Die aus der Statistik bekannte grafische Darstellungsform, die noch immer als »Alterspyramide« beschrieben wird mit vielen jungen und wenigen alten Menschen hat ihre Form schon längst verloren. So gleicht ihr Bild heute eher einer »zerzausten Wettertanne«, wie der Bevölkerungsstatistiker Flaskämper treffend beschrieben hat (■ Abb. 11.1). Obwohl die Älteren das »Spiegelbild unserer eigenen Zukunft« sind, ist es umso erstaunlicher, dass immer noch zu wenige wissenschaftliche Arbeiten vorliegen.

11.1   Komorbidität im Alter

11.1.1   Was ist ein geriatrischer Patient?

Ein geriatrischer Patient hat nicht nur ein erhöhtes Risiko der **kognitiven** und sensorischen Beeinträchtigung, sondern auch der **Komorbidität**, der Multimedikation und multipler therapeutischer Interventionen und des Verlustes an Aktivitäten und Partizipation, d. h. von Art und Umfang der Teilhabe am sozialen Umfeld. Daher treten bei der Diagnostik und Behandlung von älteren Menschen oftmals Probleme auf, die bei jüngeren Menschen seltener bei der Therapie von Bedeutung sind. Scharfe Grenzen – z. B. das Lebensalter – sind nicht zu ziehen und würden so mancher rüstigen Mitsiebzigerin auch nicht gerecht. Anstelle des kalendarischen Alters ist vielmehr das biologische Alter als notwendiges Kriterium zu sehen.

Für Ärzte, Pflegekräfte und andere Berufsangehörige, die an der Behandlung des alten Menschen beteiligt sind, ist es oft schwer zu erkennen und zu beurteilen, welche Probleme der eigentlichen Grunderkrankung und welche dem Alterungsprozess zugrunde liegen. Des Weiteren fällt damit die Entscheidung schwer, welche Probleme mit der Behandlung der Krankheit bereits mittherapiert werden bzw. welche davon unabhängig einer separaten Therapie bedürfen[21]. Darüber hinaus ist bei dieser Problematik der Aspekt des Therapieziels zu beachten: Während bei jüngeren Patienten überwiegend die Heilung vordergründig ist, steht bei alten Menschen »…eine Ausrichtung an den individuellen Ressourcen oder eine an der Optimierung der Lebensqualität ausgerichtete Behandlungsplanung…« im Vordergrund[21].

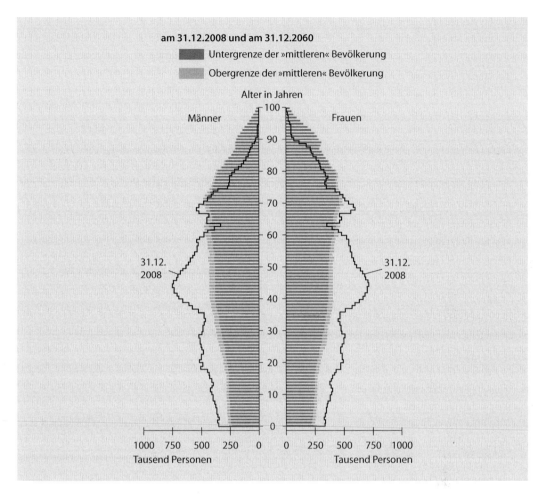

am 31.12.2008 und am 31.12.2060

■ Untergrenze der »mittleren« Bevölkerung

■ Obergrenze der »mittleren« Bevölkerung

Alter in Jahren

Männer — Frauen

31.12. 2008 — 31.12. 2008

Tausend Personen — Tausend Personen

◘ Abb. 11.1 Altersaufbau der Bevölkerung Deutschlands 2008 und 2060. (Statistisches Bundesamt, Wiesbaden 2009, Bevölkerung Deutschlands bis 2060. 12. Koordinierte Bevölkerungsvorausberechnung; [25])

11.1.2 Typische Komorbiditäten

Eine geriatrische »Karriere« beginnt nicht selten mit dem Verlust der Mobilität. Erkrankungen des Bewegungsapparates fesseln den Patienten an die Wohnung und führen oftmals zur sozialen Isolation und Vereinsamung.

Die häufigsten Schmerzdiagnosen, die bei älteren Menschen gestellt werden, sind:

━ Degenerative Wirbelsäulenerkrankungen
━ Koxarthrose
━ Gonarthrose
━ Osteoporose
━ Arterielle Verschlusskrankheit (pAVK)
━ Trigeminusneuralgie
━ Rheumatische Erkrankung
━ Angina pectoris
━ Postzosterische Neuralgie

Auf Befragen berichten 75% der älteren Menschen (n = 263) über Schmerzen im unteren Rücken, in der Hüfte und im Bein und bezeichnen ihren Schmerz in der letzten Woche als stark bis unerträglich[4]. Auch kommen bei den Älteren häufiger sturzbedingte Verletzungen vor, die chronische Schmerzen auslösen können (◘ Tab. 11.1; [8, 28]). Mehr als ein Drittel der 65-Jährigen und Älteren stürzt einmal pro Jahr, in der Hälfte der Fälle wiederholt. Annähernd einer von 10 Stürzen verursacht eine schwerwiegende Verletzung wie Oberschenkelhalsfraktur,

▣ **Tab. 11.1** Risikofaktoren für Stürze bei selbstständig lebenden Senioren	
Risikofaktor	**Anstieg des relativen Risikos**
Balancedefizit	×1,7
Gangdefizit	×2,3
Schwierigkeiten aufzustehen	×2,2
Kognitive Beeinträchtigung	×1,9
Zentral wirksame Medikamente	×1,9
Inkontinenz	×2,3
Visuseinschränkung	×1,6
Stürze in den vorausgegangenen 3(–6) Monaten	×3,8

subdurales Hämatom oder Weichteil- und Kopfverletzung.

Zusätzlich zur Schmerzerkrankung leiden die älteren Menschen unter multiplen Organ- und anderen Erkrankungen (Komorbidität; [4]):

- Muskuloskelettales System
- Herz-Kreislauf-System
- Atmungssystem
- Augen, HNO
- Nervensystem
- Gastrointestinaltrakt
- Urogenitaltrakt
- Endokrinium, Syn.: endokrines System
- Psyche

Zusammen mit dem Nachlassen sensorischer und kognitiver Leistungen und weiterer Erkrankungen entsteht »ein Merkmalskomplex« aus:

- Immobilität,
- intellektuellem Abbau,
- Instabilität und
- Inkontinenz.

» Diese »vier geriatrischen I's« unterhalten einen fatalen Automatismus sich gegenseitig verstärkender Einschränkungen und stellen die größte Bedrohung für einen erfüllten Lebensabend dar[13].

Das primäre Ziel sollte die Wiederherstellung der Mobilität sein; sinnvoll ist es, die Ursache der Bewegungseinschränkung zu beseitigen, z. B. durch Implantation einer Totalendoprothese. Zusätzlich oder ersatzweise ist der Einsatz von Unterarmgehstützen und/oder Rollatoren sinnvoll, um die körperliche Funktionseinschränkung teilweise zu kompensieren, auch dann, wenn die Heilung des Grundleidens nicht mehr möglich ist. Die Physiotherapeuten und die Pflegenden leisten dabei die entscheidende Hilfestellung.

❯ Schmerzdiagnostik in der Geriatrie muss die sensorischen, kognitiven und funktionellen Kompetenzen der Patienten berücksichtigen. Die Häufigkeit von Schmerzdiagnosen im Alter ist abhängig von der Methode der Erhebung!

11.1.3 Inzidenz von Tumorerkrankungen

Mit zunehmendem Alter steigt das Risiko, an einem Tumorleiden zu erkranken, deutlich an. Krebs ist neben Herz-Kreislauf-Erkrankungen die häufigste Todesursache bei Patienten über 65 Jahre. Es ist anzunehmen, dass Tumorschmerzen bei geriatrischen Patienten ein immer häufiger anzutreffendes Problem darstellen werden. Charakteristische Krebsarten für die ältere Bevölkerungsgruppe sind Prostatatumore bei Männern und Mammakarzinome bei Frauen. Sie sind jedoch weniger von Bedeutung als die altersbedingten Einschränkungen der Reaktion von Körper und Psyche auf die Erkrankung, die Verträglichkeit von Behandlungen, die kognitive Verarbeitung des Kranken mit seiner Erkrankung und des familiären Umgangs mit dem Patienten.

❯ Bis heute gibt es keine differenzierten Regeln der Krebsdiagnostik, -therapie und -nachsorge für Menschen verschiedener Lebensalter, das Vorgehen muss sich den alterstypischen Bedingungen im somatischen, psychischen und sozialen Bereich anpassen.

Krebs beim alten Menschen bedeutet zunächst einmal Addition von vorbestehenden altersbedingten Behinderungen mit dem Leiden der Krebserkrankung. Auftretende Schmerzen müssen erkannt, diagnostiziert und wie bei allen anderen Altersgruppen entsprechend behandelt werden. Die Krebserkrankung im Alter sollte jedoch gesondert und differenziert bewertet werden, sowohl von der Krankheit her, als auch von deren Träger. Der natürliche Verlauf der Krebserkrankung in den verschiedenen Organsystemen bei alten Menschen variiert erheblich. Manche Tumore zeigen eine so geringe Malignität, dass sie ohne weiteres konservativ behandelt werden können, andere Tumore sind so bösartig und prognostisch ungünstig, dass bei derzeitigem Wissensstand nur unterstützende und palliative Maßnahmen in Frage kommen. Die Therapie maligner Erkrankungen sollte beim alten Krebspatienten folgende Gesichtspunkte berücksichtigen:

- Verkürzte Lebenserwartung
- Der alte Mensch stirbt häufiger **mit** einem bösartigen Tumor als **an** einem bösartigen Tumor.
- Ältere Menschen streben im Gegensatz zu jüngeren nicht um jeden Preis ein längeres Leben an.
- Im Einzelfall sorgfältige Abwägung von Nutzen und Risiko therapeutischer Maßnahmen
- Die spirituelle Einstellung des Patienten zu Leben und Tod
- Bei diagnostischen und/oder therapeutischen Maßnahmen die individuellen Bedürfnisse des Patienten berücksichtigen
- Den Patienten nicht zu einer Behandlung drängen
- Bestmögliche Gestaltung für die verbleibende Zeit (eigene Umgebung)

Vor dem Hintergrund dieser Überlegungen gewinnen symptomatische palliative Maßnahmen eine größere Bedeutung gegenüber kurativem medizinischem Vorgehen.

11.2 Schmerzmessung

Für die Gruppe der älteren Menschen gelten ebenfalls die ausgesprochenen Empfehlungen, der Selbstauskunft immer Vorrang vor einer Fremdeinschätzung zu geben und zu Beginn einer jeden Pflegemaßnahme die Schmerzsituation zu erfragen[11]. Nur derjenige kann die Schmerzintensität beurteilen, der den Schmerz tatsächlich hat.

Für die Bedürfnisse der Schmerztherapie beim alten Menschen gilt es, aus der Fülle der angebotenen Verfahren zur Schmerzerfassung einfache und den Patienten wenig belastende, aber validierte und sensible Skalen auszuwählen. Vor Beginn der analgetischen Therapie sollten im Rahmen der Schmerzdiagnose nicht nur die Schmerzintensität, sondern auch Informationen zur Schmerzqualität sowie zur Vorgeschichte, Vormedikation und zum sozialen Hintergrund erhoben werden.

Fragen nach Lokalisation, Qualität, Intensität, auslösenden und verstärkenden Faktoren oder lindernden Maßnahmen können zu einer differenzierteren Schmerzdiagnose führen. Patientenfragebögen, z. B. von der Deutschen Schmerzgesellschaft können hierbei hilfreich sein. Neben diesen standardisierten Schmerzerfassungsbögen empfehlen sich gerade bei älteren Patienten auch alltagsbezogene Fragen:

- »Können Sie morgens schon wieder selbst das Frühstücksbrötchen einkaufen«?
- »Können Sie selbstständig die Körperpflege durchführen«?

Die Antworten auf diese oder ähnliche Fragen lassen wertvolle Rückschlüsse auf die Wirksamkeit der Behandlung zu.

Wichtiger als die initiale Schmerzmessung ist jedoch die wiederholte Überprüfung anhand einer eindimensionalen Skala in Ruhe und Bewegung, wie z. B. VRS (verbale Rangskala) oder NRS (numerische Rangskala; ▶ Kap. 2) Diese Skalen bieten gegenüber Analogskalen, besonders bei geriatrischen Patienten, Vorteile in der Handhabung, der guten Verständlichkeit und des geringen Zeitaufwands. Als Variante bietet sich auch ein Schmerzthermometer als Modifikation einer verbalen Skala an [1].

Eine amerikanische Vergleichsstudie über 6 verschiedene Methoden zur Schmerzerfassung, die 1986 von Jensen et al., durchgeführt worden ist, zeigte folgendes Ergebnis[14]:

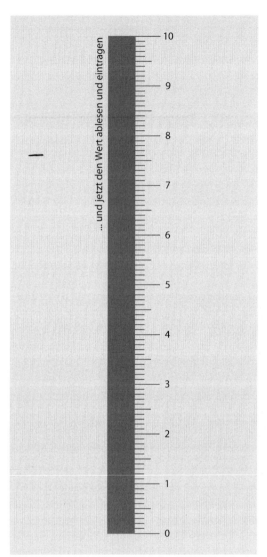

… und jetzt den Wert ablesen und eintragen

○ **Abb. 11.2**   Vertikale Schmerzskala

Die Schmerzmessung mittels der VAS (visuelle Analogskala; ▶ Kap. 2) war bei 40% der älteren Patienten aufgrund des mentalen Status und kognitiver Einschränkung nicht möglich, so dass die einfachen Skalen wie VRS und NRS bevorzugt werden sollten. Wird eine numerische Skala eingesetzt, zeigen Studienergebnisse, dass ältere Menschen diese zuverlässiger anwenden, wenn die Skala vertikal gehalten wird (○ Abb. 11.2 verglichen mit ▶ Abb. 2.1 ▶ Kap. 2; [1]).

Die erhobenen Werte sollten in der täglichen Routine standardisiert im Krankenblatt dokumentiert werden, so dass die regelmäßige Überprüfung erleichtert wird. Ein bis zwei Stunden nach Gabe eines neuen oder zusätzlichen Analgetikums – je nach Pharmakokinetik – sollte durch eine zusätzliche Befragung die Wirkung überprüft werden. Bei mangelnder Effektivität könnten bestimmte Grenzwerte automatisch eine Überprüfung der Schmerzdiagnose einleiten. Nicht zuletzt sollte der Patient mit Hilfe eines kurzen Fragebogens nicht nur zum Erfolg, sondern auch zu seiner Zufriedenheit mit der Schmerztherapie befragt werden.

> **Eine der wichtigsten Regeln im Umgang mit Alterspatienten lautet: Glauben Sie dem Patienten, wenn er über Schmerzen klagt [18]!**

Tipps für die Schmerzmessung bei Alterspatienten:
- Besonders bei alten Menschen immer das gleiche Schmerzmessinstrument benutzen.
- Initiale Schmerzmessung zu Beginn des pflegerischen Auftrags [9].
- Verlaufskontrolle beinhaltet tägliche Messung der Schmerzintensität, mindestens 2-mal/Schicht, bei ambulanten Patienten bei Wiedervorstellung, einfache Skalen wie VRS oder NRS bevorzugen (▶ Kap. 2).
- Dem Patienten ausreichend Zeit zur Beantwortung lassen.
- Dokumentation der erhobenen Messwerte im Krankenblatt oder Patientenakte.

11.2.1   Strukturiertes Schmerzinterview

Ein weiteres Erhebungsinstrument zur Erfassung von Schmerz und schmerzbedingten Problemen im Alter bietet das strukturierte Schmerzinterview, das vom Arbeitskreis »Alter und Schmerz« der Deutschen Schmerzgesellschaft entwickelt worden ist [3]. Die Erhebungsbögen erfassen folgende Parameter:
- Schmerzlokalisation
- Schmerzintensität und -häufigkeit
- Schmerzverstärkung und -linderung
- Schmerzbedingte Behinderung
- Erlebte Kontrolle über den Schmerz

— Stimmung
— Kognitives Screening

Das strukturelle Schmerzinterview ist an geriatrischen Schmerzpatienten ab 75 Jahren – mit und ohne kognitive Beeinträchtigung (operationalisiert durch die Mini-Mental State Examination;[11]) – erprobt worden. Es liefert für Patienten mit leichter und mittlerer kognitiver Einschränkung gut verwertbare Resultate.

11.3 Schmerzwahrnehmung

In der Literatur sind nur wenige Daten über altersbedingte Veränderungen der Verarbeitung der nozizeptiven Signale (Schmerzwahrnehmungssignale) im peripheren und zentralen Nervensystem vorhanden. Die klinische Erfahrung zeigt jedoch, dass im Alter häufiger schmerzlose Herzinfarkte und fehlende abdominelle Schmerzen bei Magengeschwüren oder -perforationen anzutreffen sind. Das hat zu der Hypothese einer altersbedingten Abnahme der Nozizeption (Wahrnehmung von Schmerz; ▶ Kap. 1) geführt. Diese Erfahrung lässt aber nicht darauf schließen, dass Alter allein zu einer Verminderung der Schmerzsensibilität oder der Schmerzwahrnehmung führt. Wegen der oft bestehenden Multimorbidität alter Patienten ist in diesen Fällen jedoch meist nicht feststellbar, ob die Veränderungen in den Schmerzäußerungen auf altersbedingte funktionelle Veränderungen in den Schmerzwegen zurückgehen oder auf andere altersbedingte Faktoren. So klagen nur 2% der alten Patienten, besonders solche mit Demenz, nach einer Lumbalpunktion über Kopfschmerzen, während dies 40% der jüngeren tun. Die Gründe für diesen Unterschied sind nicht bekannt und sollten dazu anregen, intensivere Forschungsarbeit auf diesem Gebiet zu betreiben.

> Die Schmerzwahrnehmung bleibt auch im Alter erhalten:»Age is not an analgesic«! – also Alter ist kein Analgetikum!

11.3.1 Unabsichtliches Leugnen von Schmerzen

Es gibt ältere Patienten, die das Wort »Schmerz« in ihrem Sprachgebrauch nicht benutzen. Es bereitet ihnen oftmals Mühe, ihre Probleme und Bedürfnisse auszudrücken. Ein Grund ist vielleicht, dass die »Kriegsgeneration« es nicht gelernt hat »zu jammern« oder sich zu beklagen, nach dem Motto »Erleiden, Erdulden«. Daher ist es nicht verwunderlich, dass sie die Frage nach Schmerzen verneinen. Werden Schmerzen verneint, obwohl der Patient eine Diagnose hat, die mit Schmerzen assoziiert ist, empfiehlt es sich, nachzufragen [12]. Als Alternative kann der Arzt oder das Pflegepersonal zur Schmerzerfassung verwandte Begriffe, wie z. B. Leiden oder Qualen verwenden. Mögliche Fragen hierbei sind »Tut es Ihnen irgendwo weh?«, »Ist Ihnen nicht wohl?«, »Quält Sie etwas?«

> Wichtig ist, dem Patienten ausreichend Zeit zur Antwort zu lassen [12, 18].

Ältere Menschen thematisieren eher die Folgen von Schmerzen wie z. B. Lustlosigkeit, Schlafstörungen oder Beeinträchtigungen der Alltagsfunktion, als die Schmerzen an sich [3]. Andere ältere Patienten sehen und akzeptieren ihren Schmerz als schicksalhafte Folge des Alterungsprozesses in der Annahme, dass ihre Schmerzen nicht zu behandeln sind. Oft messen sie ihren körperlichen Beschwerden eine geringere Bedeutung zu, um anderen nicht zur Last zu fallen, oder sie befürchten eine Verschlechterung ihrer Erkrankung.

Praxistipp

Besonders ältere Patienten sind häufig der Meinung, dass das Pflegepersonal wissen muss, wann sie unter Schmerzen leiden (»passive Pflegekonsumenten«). Die Pflegenden müssen daher den Patienten erklären, dass sie über Schmerzen informiert werden müssen, um handeln zu können [26, 27].

Patienten, die in einer Zeit aufgewachsen sind, in der Krankenhäuser vielfach als »Sterbehäuser« eingestuft wurden, können ihre Schmerzen auch dann leugnen, wenn sie gezielt darauf angesprochen werden, möglicherweise aus Angst vor stationärer Einweisung oder vor schmerzhaften diagnostischen Untersuchungen – »underreporting of pain«[19].

> Das Auftreten von Schmerzen darf nicht als normales Begleitsymptom des Alterungsprozesses missverstanden oder hingenommen werden, denn dieser verbreitete Mythos stellt einen wesentlichen Grund für die Unterversorgung älterer Menschen mit Schmerzmedikamenten dar [12].

11.3.2 Kommunikationsprobleme

Die Kommunikationsfähigkeit älterer Patienten kann durch Schwerhörigkeit und Fehlsichtigkeit beeinträchtigt sein, die eine Schmerzmessung auch mittels einfacher Skalen, wie der VRS, NRS oder eines Schmerztagebuchs erheblich erschweren können. Oftmals ist es für die Pflegenden nicht ersichtlich, ob der Patient unter Beeinträchtigungen der Sinneswahrnehmung bzw. Kommunikationsfähigkeit leidet. Hier können Beobachtungen und Fragen wie z. B. »Beschreiben Sie Ihre Schmerzen« oder »Lesen Sie mir bitte das Etikett auf Ihrem Medikamentenröhrchen vor« Klarheit schaffen. Ist der Patient auch dazu nicht in der Lage, sollte das nonverbale Verhalten des Patienten, wie Mimik und Körperhaltung und direkte Schmerzäußerung, z. B. Stöhnen zur Diagnostik und Messung des Schmerzes herangezogen werden.

> Die Familienangehörigen können bei der Interpretation der Verhaltensmuster nützliche Hinweise geben.

- **Multidimensionaler Ansatz zur Schmerzerfassung [18]**
- Überblick der gesamten Krankengeschichte.
- Erhebung des funktionellen Status.
- Wenn möglich, Evaluierung der Schmerzintensität mittels einer Schmerzskala, die der Patient versteht, evtl. »Kinderskala« benutzen. Verwenden Sie die gleiche Skala immer wieder beim gleichen Patienten und erklären Sie, wenn nötig, die Bedeutung der Skalierung jedes Mal aufs Neue.
- Da der ältere Patient häufig mehr als ein Schmerzsyndrom aufweist, bitten Sie ihn, mit dem Finger die Schmerzstellen zu lokalisieren und die Schmerzen der Intensität nach einzuordnen.
- Gehen Sie nicht davon aus, dass der Patient ohne Aufforderung über seine Schmerzen spricht.
- Machen Sie dem Patienten und seiner Familie klar, dass das Pflegeteam nicht immer wissen kann, wann der Patient unter Schmerzen leidet.
- Kann der Patient nicht über seine Schmerzen sprechen, ermuntern Sie die Angehörigen, alle auf Schmerzen hinweisende Verhaltensmuster des Patienten zu beschreiben.
- Versuchen Sie, Informationen bezüglich der Schmerzen vom Patienten selbst zu erfahren; bei verwirrten Patienten sollten Sie die Angehörigen um Hilfe bitten.
- Achten Sie auf verändertes Kommunikationsverhalten, z. B. ein ehemals gesprächiger Patient wird schweigsam.
- Achten Sie auf den Gesichtsausdruck, z. B. gerunzelte Stirn, fest geschlossene oder weit aufgerissene Augen.
- Beobachten Sie die Körperbewegungen, achten Sie z. B. auf ständiges Hin- und Her bewegen des Kopfes, Anziehen der Beine an den Unterleib, Unfähigkeit, die Hände still zu halten.
- Fragen Sie nach Veränderungen der täglichen Aktivitäten oder sonstigen veränderten Verhaltensweisen, z. B. Reizbarkeit, Abbau von sozialen Kontakten oder plötzliches Einstellen von Routinearbeiten. Kurzfristig auftretende Verwirrtheitszustände können auf Schmerzen hindeuten, haben aber oft andere Ursachen, wie z. B. Infektionen, Kachexie, Exsikkose oder Störungen des Elektrolythaushalts.
- Verabreichen Sie, nach Verordnung des behandelnden Arztes, die Initialdosis eines Analgetikums und achten Sie auf die Wirksamkeit.

11.3.3 Ziele der Schmerztherapie bei älteren Menschen

Primäres Ziel einer Schmerztherapie im Alter ist neben der Schmerzlinderung der Erhalt und die Förderung der Funktion. Deshalb sollte die Therapie chronischer Schmerzen auch bei dieser Patientengruppe multimodal erfolgen.

11.4 Medikamentöse Schmerztherapie

11.4.1 Altersphysiologische Veränderungen

Eine sichere und effektive Anwendung von Analgetika bei der Behandlung chronischer Schmerzen im Alter erfordert genaue Kenntnisse der altersphysiologischen Veränderungen und der altersspezifischen pharmakodynamischen Wirkung der Analgetika; denn »..das Altern ist ein besonderer und individueller Prozess, der sich bei jedem Menschen unterschiedlich vollzieht...« [20]. Das Wissen um die Verteilung der Medikamente im Organismus, den Metabolismus und deren Ausscheidung ist Voraussetzung, um beim Alterspatienten die unterschiedlichen Reaktionen auf Analgetika zu verstehen.

11.4.2 Verteilung der Medikamente im Körper

Die Faktoren, die für die Verteilung von Medikamenten im Körper verantwortlich sind, verändern sich mit zunehmendem Alter [20, 22, 28].

- **Körperfettgewebe und Gesamtkörperwasser**
Die relative Zunahme des Körperfettgewebes kann bei Verabreichung lipophiler (fettlöslicher) Analgetika, z. B. Buprenorphin und Fentanyl zu verzögerter Wirkung führen. Folglich muss die zu verabreichende Dosis mit zunehmendem Alter nach individueller Wirkung und Nebenwirkungen vorsichtig angepasst werden.

Im Alter vermindert sich das Gesamtkörperwasser. Die Applikation hydrophiler (wasserlöslicher) Analgetika, z. B. Morphin führt folglich zu einer höheren Analgetikumwirkung gegenüber jüngeren Patienten. Es empfiehlt sich, mit einer niedrigeren Anfangsdosis zu beginnen und nach individueller Wirkung zu erhöhen oder zu reduzieren.

> **Praxistipp**
>
> Initiale Einstellung mit niedrigeren Analgetikadosierungen als bei jüngeren Patienten und Anpassung der Medikamente nach individueller Wirkung und Nebenwirkungen!

- **Serumproteine**
Bei vielen Medikamenten wie z. B. aus der Gruppe der nichtsteroidalen Analgetika (NSAR), die sich in hohem Maße an Serumproteine binden, bleibt ein Rest ungebunden, der frei im Blut zirkuliert und pharmakologisch aktiv wird. Obwohl der normale Alterungsprozess wahrscheinlich keinen Einfluss auf die Konzentration und Zusammensetzung der Serumproteine hat, können krankheitsbedingte Veränderungen und Kachexie zu einer Abnahme der Proteine beitragen [16]. Wenn weniger Proteine im Blutkreislauf zirkulieren, haben verabreichte Medikamente aufgrund des höheren Anteils an ungebundenen Substanzen eine größere Wirkung. Somit steigt das Risiko der Nebenwirkungen und Toxizität.

> ❯ Abnahme der Serumproteine durch chronische Erkrankungen und unzureichende Ernährung!Medikamente mit hoher Eiweißbindung, z. B. NSAR's können bei älteren Patienten eine verstärkte pharmakologische Wirkung zeigen und zu Toxizitätserscheinungen führen!

- **Leber- und Nierenfunktion**
Im Alter nimmt die Enzymaktivität der Leberzellen ab. Die verabreichten Medikamente werden langsamer metabolisiert, wodurch sich der hepatische Abbau von Analgetika, z. B. Naproxen, und Psychopharmaka, z. B. Diazepam, verringert und deren Wirkdauer verlängert.

Der Alterungsprozess verursacht in der Niere strukturelle und funktionelle Veränderungen mit

Abnahme der Nierengröße, verminderte renale Durchblutung, sinkende glomuläre Clearance und abnehmende tubuläre Sekretion. Die im Alter häufig auftretende Herzinsuffizienz trägt zusätzlich zu einer eingeschränkten Nierenfunktion bei. Die Medikamente werden langsamer eliminiert und haben somit eine verlängerte Wirkdauer und/oder Intoxikationen zur Folge.

11.4.3 Medikamente in der Schmerztherapie

Der Einsatz von Analgetika sollte sich an dem WHO-Stufenplan[29], insbesondere jedoch an den individuellen Bedürfnissen des Patienten orientieren. Welches Analgetikum eingesetzt wird, ist auch beim Alterspatienten abhängig von der Schmerzursache und der Schmerzlokalisation.

Adjuvanzien

Koanalgetika wie die Antikonvulsiva (z. B. Pregabalin, Gabapentin) und Antidepressiva (Amitriptylin, Clomipramin) sind Medikamente, die nicht zur Gruppe der Analgetika zählen, die jedoch bei spezifischen Krankheitsbildern wie z. B. einer Trigeminusneuralgie oder postzosterischer Neuralgie zu einer Schmerzreduktion führen können. Sie können auf jeder Stufe der Analgetikatherapie indiziert sein. Bei älteren Patienten wird aufgrund der physiologisch eingeschränkten Leber- und Nierenfunktion eine geringere Dosierung empfohlen.

> **Praxistipp**
>
> Bei **anhaltenden** Nebenwirkungen wie Müdigkeit und Schwindel sollte auf eine Dauertherapie mit Antikonvulsiva und/oder Antidepressiva verzichtet werden und auf ein anderes Medikament wie z. B. ein Opioid umgestellt werden.

Kortikosteroide und **Bisphosphonate** können gleichermaßen unter Berücksichtigung der Nebenwirkungen auch für ältere Patienten eingesetzt werden; die Begleitmedikamente wie z. B. Laxanzien und Antiemetika ebenfalls.

■ **Topische Therapieformen**

Versatis-Pflaster (Lidocain 5%) findet auch bei alten Menschen Anwendung. Zur Zeit Ist die Zulassung nur auf die Postzosterneuralgie beschränkt (► Abschn. 3.2.4, »Andere Koanalgetika«).

Qutenza-Wirkfolie findet bei allen neuropathischen Schmerzen Anwendung (► Abschn. 3.2.4, »Andere Koanalgetika«).

Nichtopioidhaltige Analgetika

■ **WHO-Stufe I**

Die Anwendung von Paracetamol stellt beim Alterspatienten eine sichere Nicht-Opioid-Therapie dar. Da ältere Patienten häufig an kardiologischen und kardiovaskulären Erkrankungen leiden, ist Paracetamol die Alternative zu tNSAR und zu den Cox-2-Hemmern. Zu beachten ist jedoch die verlängerte Halbwertszeit bei chronischer Lebererkrankung.

Metamizol ist ebenfalls ein sicheres Antirheumatika. Als Nebenwirkungen können bei allen Altersgruppen Blutbildveränderungen, allergische Reaktionen und – bei schneller i.v.-Injektion – Blutdruckabfall auftreten.

Die Verabreichung der traditionellen nichtsteroidalen Antirheumatika (tNSAR) weist für ältere Patienten mit altersbedingten Begleiterkrankungen ein deutlich erhöhtes Risiko in der Langzeittherapie auf. Sie sollten nur bei akut entzündlichen Erkrankungen eingesetzt werden.

Zur Risikogruppe zählen Patienten mit
- Durch Diuretika bedingten Flüssigkeitsverlust
- Herzinsuffizienz in Verbindung mit Stauungslunge
- Eingeschränkter Nierenfunktion
- Leberzirrhose

Die häufigsten der schweren Nebenwirkungen von tNSAR:
- Magenulzera und deren Komplikationen im Gastrointestinaltrakt
- Renale Nebenwirkungen
- Unerwünschte Effekte auf das kardiovaskuläre System wie Hypertonie, Herzinsuffizienz, Begünstigung von thromboembolischen Ereignissen wie Herzinfarkt, Apoplex

Coxibe (z. B. Celecoxib) haben bei gleicher Wirksamkeit einen Sicherheitsvorteil im Gastrointestinalbereich, jedoch keinen Vorteil renaler Nebenwirkungen. Das kardiovaskuläre Risiko ist bei Einnahme von Coxiben erhöht!

> **⊘** Aufgrund der potenziellen Organtoxizität von tNSAR und Coxiben beim Alterspatienten ist eine strenge Indikationsstellung erforderlich!

Opioide

Opioide finden ihren Einsatz bei mittelstarken bis starken tumorbedingten Schmerzen. Bei nichttumorbedingten Schmerzen ist eine Verordnung von Opioiden gleichermaßen gerechtfertigt. Sie stellen beim Alterspatienten durchaus eine sinnvolle therapeutische Alternative zu einer Medikation mit tNSAR dar. Die Verabreichung sollte zwar nach festem Zeitschema vorgenommen, jedoch den individuellen Bedürfnissen des Patienten angepasst werden. Eine Tabletteneinnahme kann z. B. regelmäßig nach dem Aufstehen oder nach den Mahlzeiten erfolgen. Für die Dauermedikation werden beim älteren Schmerzpatienten vorzugsweise Opioide in Retardform (Wirkdauer 8–12 h bzw. bis 72 h, bzw. bis zu 7 Tagen, z. B. Tramadol, Morphin, Fentanyl-Pflaster, Buprenorphin-Pflaster (Norspan)) eingesetzt, die ausreichend lange Einnahmeintervalle und gleichzeitig einen zusammenhängenden Nachtschlaf gewährleisten können, der nicht durch Analgetikaeinnahmen unterbrochen werden muss und nicht zuletzt zur Patientencompliance beitragen.

▪ WHO-Stufe II: Niederpotente Opioide

Aus der Medikamentengruppe der schwachen Opioide haben sich besonders für den alten Patienten Tilidin/Naloxon und Tramadol bewährt.

Die Dosierung ist jedoch immer abhängig von der Nieren- und Leberfunktion. Tilidin hat sich bei Leberfunktionstörungen als ungeeignet erwiesen [13].

▪ WHO-Stufe III: Hochpotente Opioide

Bei starken bis unerträglichen Schmerzen sind die hochpotenten Opioide das Mittel der Wahl auch für

geriatrische Patienten wie z. B. Morphin, Fentanyl-Pflaster, Buprenorphin-Pflaster, Hydromorphon.

Pflastersysteme werden häufig bei älteren Patienten bevorzugt. Als Gründe werden eine geringere Obstipationsrate und ein ungestörter Nachtschlaf angegeben [15].

Zu den in der Therapie chronischer Schmerzen bei Älteren eher ungeeigneten starken Opioide zählen Pethidin und Pentazocin. Pethidin kann Krampfanfälle und Pentazocin psychotische Effekte, wie Verwirrtheit oder Halluzinationen, auslösen.

- Individuelle Indikationsstellung unter Abwägung von Nutzen und Risiko
- Medikamenteneinnahme den individuellen Bedürfnissen des Patienten anpassen
- Therapiebeginn mit reduzierter Dosis
- Dosisanpassung im Laufe der Behandlung: »Dosistitration am Schmerz«
- Zusatzmedikation in nichtretardierter Form bereitstellen, z. B. Tramadol-Tropfen (WHO-Stufe II), nichtretardierte Morphintabletten (WHO-Stufe III), je nach Erkrankung

> **⊘** Körpergröße und -gewicht sind keine Parameter für die Anfangsdosierung von Opioiden! Für die Titrierung im Alter gilt die Faustregel: »Start low, go slow!« – niedrigdosiert beginnen und langsam steigern.

▪ Nebenwirkungen von Opioiden

Die häufigsten Nebenwirkungen einer Opioiddauertherapie sind Müdigkeit, Sedierung, Übelkeit, Erbrechen und Obstipation, die jedoch in der Regel mit entsprechenden Begleitmedikamenten behandelt werden können.

Die Obstipation ist unter der Gabe von Opioiden ein häufig hartnäckiges Problem. Es sollte prophylaktisch regelmäßig ein Laxans verordnet werden. Da viele ältere Patienten ihre eigene Methode zur Behandlung der Obstipation entwickelt haben, werden neue Methoden oftmals abgelehnt. Es empfiehlt sich daher, soweit wie möglich, die für den Patienten »altbewährte Methode« weiterzuführen.

Schwere Nebenwirkungen unter Opioiden sind auch bei älteren Patienten sehr selten, wenn die Analgetika in einer der Schmerzstärke angepassten Dosierung verordnet werden. Atemdepression, Sucht- oder Toleranzentwicklung sind bei korrekter Therapie nicht zu befürchten. Bei Hinweisen auf »Angststörungen, Depression, Persönlichkeitsstörungen, somatoformen Störungen und bei Abhängigkeit/Missbrauch von psychotropen Substanzen ist eine Opioidtherapie in ein interdisziplinäres Behandlungskonzept einzubetten, dass die Komorbidität berücksichtigt« [24].

Bei therapieresistenten Nebenwirkungen und/oder unzureichender Analgesie, Umstellung auf ein anderes orales/transdermales Opioid oder eine andere Applikationsform wie z. B. als Ultima Ratio eine subkutane Opioiddauerinfusion.

> Vor Beginn einer Langzeittherapie mit Opioiden ist die psychische und somatische Komorbidität abzuklären!

11.4.4 Lokale Schmerzblockaden mit Lokalanästhetika

Auch bei älteren Menschen werden Nervenblockaden zur Linderung von Schmerzsyndromen durchgeführt.

Triggerpunktinfiltrationen bei myofaszialen Schmerzen mit Lokalanästhetika (1–2 ml) sollen den Teufelskreis Schmerz → Muskelverspannung → verstärkter Schmerz durchbrechen. Die Maßnahme ist jedoch in jedem Falle mit funktionellen Behandlungsansätzen zu kombinieren.

Bei älteren Menschen können auch spezifische invasive Verfahren bei entsprechender Indikation zum Einsatz kommen wie z. B. Grenzstrangblockaden am Ganglion stellatum und/oder ganglionäre Opioidanalgesien am Ganglion cervicale superius bei z. B. postzosterischer Neuralgie oder sympathischer Reflexdystrophie (▶ Kap. 3).

11.5 Multimodale Therapie

Nichtmedikamentöse Therapieverfahren haben additiv zur medikamentösen Schmerztherapie auch im Alter einen hohen Stellenwert, vorausgesetzt, die Behandlung wird der Zielgruppe angepasst. Eine weitere Voraussetzung ist eine gezielte Schulung und Beratung – ein Hauptaufgabengebiet der Pflege – über das Krankheitsbild und die

Bedeutung der aktiven Mitarbeit des Patienten in der Therapie [9]. Alte Menschen haben häufig falsche Vorstellungen bezüglich der Bedeutung des Schmerzes, z. B. chronischen Schmerz als Warnsignal zu interpretieren. Weiterhin sind sie der Meinung, dass körperliche Aktivität die Ursache für den Schmerz ist und somit schadet und dass Ruhe heilt und Aktivität Gefahren birgt [5]. Die Erwartung, dass Aktivität unkontrollierbare Gefahren hervorruft, ist ein wesentliches Hemmnis, den Empfehlungen nach mehr körperlicher Aktivität zu folgen. Diese Erwartungen werden als »fear avoidance beliefs« (Angst-Vermeidungs-Einstellungen) bezeichnet [5].

Fear-Avoidance-Beliefs-Skala
Wenn ich täglich mindestens 30 Minuten körperlich aktiv bin, dann
- kann das meinem Rücken schaden
- kann ich mir dabei Verletzungen zuziehen
- verstärken sich dabei meine Schmerzen
- besteht ein Risiko zu fallen
- kann ich meinen Rücken nicht genug schonen

Die Edukation darf sich daher nicht nur auf die Information über den Nutzen körperlicher Aktivität beziehen, sie muss auch die vorhandenen Ängste ansprechen und Wege aufzeichnen, wie diese überwunden werden können. Den besten Erfolg bei der Überwindung der Angst –wie bei der Behandlung anderer Angstzustände – verspricht die Konfrontation mit dem ängstlichen Verhalten. Aufbauend auf einer Analyse der Verhaltensweisen, die von den Patienten ohne Angst ausgeführt werden können, muss eine allmähliche Steigerung des Schwierigkeitsgrades der Übungen stattfinden [1]. Voraussetzung für aktivierende Maßnahmen bzw. für die Teilnahme an einem Trainingsprogramm, ist eine angemessene und ausreichende Schmerzmedikation.

Beispiele nichtmedikamentöser Maßnahmen:
- Aktivierende Physio- oder Sporttherapie
- Physikalische Maßnahmen wie Kälte-Wärme-Applikation

- Elektrotherapie, z. B. transkutane elektrische Nervenstimulation (TENS; ▶ Kap. 3)
- Hydrotherapie wie Fango, Heusäckchen, Lehm, Moorbäder
- Krankengymnastik und Ergotherapie
- Biofeedback

> **Die passiven physikalischen Maßnahmen spielen eine untergeordnete Rolle in der multimodalen Therapie!**

- **Psychologische Verfahren**
- Entspannungsverfahren
- Imagination
- Visualisierung
- Aufmerksamkeitslenkung (Bewältigungsstrategien)
- Kognitive Verfahren

Praxistipp

Motivation zu körperlicher Aktivität ist ein unverzichtbarer Bestandteil der Schmerztherapie! Edukation durch das Pflegepersonal bewirkt Inanspruchnahme der angebotenen Maßnahmen, Mitarbeit und Bewegungsverhalten! Edukation ist der Schlüssel zum Erfolg der Schmerztherapie bei geriatrischen Patienten!

Die Behandlung von Schmerzsyndromen im Alter stellt an alle um den Patienten bemühten Personen hohe Anforderungen. Um erfolgreich zu sein, verlangt die Durchführung einer solchen Schmerztherapie umfangreiche Kenntnisse der Physiologie, bzw. der altersbedingten Veränderungen, der Pharmakologie und Grundkenntnisse im psychosozialen und seelsorgerischen Bereich. Durch die Vielschichtigkeit der altersbedingten Erkrankungen kommt es zu häufig wechselnden Symptombildern, die durch gezielte Krankenbeobachtung erkannt werden können und eine gewisse Einschätzung des Krankheitsverlaufs ermöglichen. Daraus können im therapeutischen Team folgerichtige Handlungsweisen für die weitere Behandlung abgeleitet werden. Denn gerade die Krankenbeobachtung und das Erkennen der Bedürfnisse durch nonverbale Verhaltensweisen haben in der Schmerzbehandlung des älteren Menschen einen hohen Stellenwert.

Wichtig zur Verlaufskontrolle bzw. zur Überprüfung der eingeleiteten Maßnahmen ist die regelmäßige Schmerzerfassung, möglichst immer mit dem gleichen Schmerzmessinstrument. Durch bestehende kognitive Einschränkungen ist es oftmals notwendig, die Skalierung bei jeder Messung erneut zu erklären.

Die Pflege des alten Menschen beruht nicht nur auf pflegerischen Verrichtungen und Fertigkeiten, sondern beinhaltet eine ganzheitliche Sicht, die den Patienten als »Ganzes« wahrnimmt und auch die Familienangehörigen und Freunde integriert. Je besser es den Pflegenden gelingt, sich in den Patienten einzufühlen, je besser er deren Bedürfnisse und das soziale Umfeld kennt, desto besser wird sich der ältere Mensch verstanden fühlen und desto größer wird auch das gegenseitige Vertrauen sein. Dass eine so verstandene Pflege-Patient-Beziehung auch Probleme aufwerfen kann, versteht sich von selbst. So gilt denn für beide, für Patient und Pflege, der Satz von Maria Ebner-Eschenbach:

> Nicht wie die Dinge sind, sondern wie wir sie betrachten, macht unser Schicksal aus.

Fazit

- Alte Menschen empfinden Schmerzen anders.
- Alte Menschen äußern Schmerzen anders.
- Altersspezifische Schmerzmessinstrumente anwenden.
- Möglichst immer das gleiche Instrument benutzen.
- Die nonverbale Kommunikation beachten.
- Medikamentöse Therapie nach individuellen Bedürfnissen: »start low, go slow«.
- Multimodales Schmerztherapiekonzept bevorzugen.

Literatur

1. AGS Panel on persistent pain in older persons (2002) The management in persistent pain in older persons. J Am Geriatrics Soc 50: 205–224
2. Antonov K, Isacson D (1996) Use of analgetics. Sweden Soc Sic Med 42: 1473–1481
3. Basler HD (2001) Ein strukturiertes Schmerzinterview für geriatrische Patienten Schmerz 15: 164–171
4. Basler HD, Hesselbarth S, Kaluza G, Schuler M, Sohn W, Nikolaus T (2003) Schmerz 17: 252–260

5. Basler HD Quint S Wolf U (2004) Z Med Psychol 13: 147–154
6. Basler H et al. (2001) Schmerz und Alter.-Ein vernachlässigtes Gebiet? Stand der Forschung und offene Fragen. Deutsche Schmerzgesellschaft Initiativgruppe Schmerz und Alter. ► www.gdss.org. Letzter Zugriff: 03.02.2015
7. Bassals A, Bosch F, Banos JE (2002) How does the general population treat their pain? A survey in Catalonia Spain. J Pain Sym Man 23: 318–328
8. Brown SR et al. (2000) Urinary incontinence: does it increase risk for falls and fractures? Study of Osteoporotic Fractures Research Group. J Am Geriatr Soc 48: 721–725
9. Expertenstandard »Schmerzmanagement in der Pflege bei chronischen Schmerzen« (2014) Deutsches Netzwerk für Qualitätsentwicklung in der Pflege DNQP. Fachhochschule Osnabrück
10. Flower RJ, Moncada S, Vane JR (1985) Drug therapy of inflammation. In: Gilman AG et al. (eds) Goodmann and Gilmans the pharmacological basis of therapeutics. Macmillan New York 7: 674–715
11. Folstein MF (1975) »Mini-Mental-State«: a practical method for grading the cognitive state of patients for the clinician. J Psychiatr Res 12: 189–198
12. Herr K, Garant L (2001) Assessment and measurement of pain in older adults. Clin Geriatr Med 17: 457–478
13. Interdisziplinärer Arbeitskreis Schmerz im Alter (1999) Ein Kompendium für Hausärzte. Lukon München
14. Jensen P et al. (1986) The measurement of clinical pain in older adults. Clin Geriatr. Med 17: 457–478
15. Kulbe C, Radbruch L, Loick G et al. (1997) Obstipation und Laxanziengebrauch unter transdermalem Fentanyl im Vergleich zu oralem Morphin. Schmerz 11: 54–58
16. Lamy PP (1983) The elderly, undernutrition and pharmacokinetics J Am Geriatr Soc 31: 560–562
17. Lonergan ET (1983) Aging and the kidney adjustingtraitment to physiological change Geriatrics 43: 27–33
18. McGaffrey M, Beebe A, Latham J (1997) Schmerz - Ein Handbuch für die Pflegepraxis. Deutsche Ausgabe. Ullstein Mosby, Berlin Wiesbaden
19. Nikolaus T (1994) Chronischer Schmerz im Alter. Quelle u. Meyer, Wiesbaden
20. Pagliaro LA, Pagliaro AM (1986) Age-dependent drug selection and response. In: Pagliaro LA, Pagliaro AM (eds) Pharmacological aspects of nursing. Mosby, St. Louis
21. Pientka L, Friedrich C (2000) Evidence based medicine and the elderly. Z Gerontol Geriatr 33: 77
22. Reidenberg MM (1982) Drugs in the elderly. Med Clin North Am 66:1073–1078
23. Schmucker DL (1984) Drug disposition in the elderly a review of the critical factors J Am Geriatr Soc 31: 144–149
24. Sorgatz H et al. (2002) Langzeitanwendung von Opioiden bei nichttumorbedingten Schmerzen. Deutsches Ärzteblatt 33: 2180–2185
25. Statistisches Bundesamt (2009) Bevölkerung Deutschlands bis 2060. ► http://www.destatis.de. Letzter Zugriff: 3.05.2015
26. Thomm M (2001) Besonderheiten der Schmerztherapie beim alten Menschen. intensiv 9: 115–124
27. Thomm M (2005) Schmerzpatienten in der Pflege. Kohlhammer, Stuttgart
28. Tromp AM et al. (1998) Predictors for falls and fractures in the Longitudinal Aging Study Amsterdam. J Bone Mineral Res 13: 1932–1939
29. World Health Organisation (1986) Cancer pain relief. WHO, Genf

Schmerzbehandlung bei dementen Menschen

Monika Thomm

M. Thomm (Hrsg.), *Schmerzmanagement in der Pflege*,
DOI 10.1007/978-3-662-45414-5_12, © Springer-Verlag Berlin Heidelberg 2016

Zum Einstieg

Das Erkennen der Schmerzen bei an fortgeschrittener Demenz erkrankten Menschen ist ein komplexer und schwieriger Prozess, der die Berücksichtigung vieler Faktoren erfordert. Zunächst sollte die Pflege alle verfügbaren Informationen über die Krankengeschichte sichten. Die Beobachtungen und Erfahrungen des interdisziplinären Teams und der Angehörigen sollten zur Erkennung möglicher Schmerzen miteinbezogen werden. Die wichtigsten Aufgaben fallen ohne Zweifel den unmittelbar betreuenden Personen zu. Denn sie sind »rund um die Uhr« in ständigem Kontakt mit den Betroffen, die sich nicht mehr artikulieren können, und die Pflege ist somit in der Lage, früher als die behandelnden Ärzte – diese sind meistens nur für kurze Zeit vor Ort – auffällige Verhaltensmuster zu interpretieren.

12.1   Kommunikation und Beobachtung

Bei fortgeschrittener Demenz mögliche Schmerzen Betroffener zu erfassen, ist eine große Herausforderung für das gesamte Behandlungsteam, da diese Menschen noch weniger als andere alte Menschen ihren Schmerzen Ausdruck geben können. Man könnte sie diesbezüglich fast als »sprachlose« Patienten bezeichnen. Wichtig bei dementen Menschen ist, aktiv nach möglichen Schmerzen zu suchen. Ziel der Schmerzerfassung ist auch bei dieser Patientengruppe, ihnen trotz des Verlusts der Kommunikationsfähigkeit eine adäquate Schmerzbehandlung zukommen zu lassen und sie nicht im Vergleich zu anderen älteren Menschen inadäquat zu behandeln. Durch den Verlust der Kommunikationsfähigkeit steigt hierdurch das Risiko einer nicht hinreichenden Schmerzbehandlung [3].

> ❯❯ Three most important elements of the palliative approach in dementia: 1. communication, 2. communication, 3. communication. [2]

Wie bei vielen Problemen in der Behandlung geriatrischer Patienten (▶ Kap. 11) hängt die Güte der Ergebnisqualität mit dem Gelingen von Kommunikation auf allen erforderlichen Ebenen ab.

1. Um mit den Betroffenen zu kommunizieren, müssen sie auf der Gefühlsebene abgeholt werden. Alle Versuche einen Menschen, der nicht mehr in der Lage ist, logisch zu denken, mit der Realität zu konfrontieren, behindert nur das gegenseitige Verstehen und ist somit zum Scheitern verurteilt.

2. Die einzelnen Teammitglieder entwickeln individuelle Beziehungen zu ihren Patienten und erleben sie in den vielfältigsten Situationen. Das gibt ihnen die Gelegenheit, die unterschiedlichen Verhaltensweisen und Reaktionen zu beobachten. Werden diese Beobachtungen bei Dienstübergabe weitergegeben und dokumentiert, gelingt es gemeinsam, die Verhaltensweisen des Demenzkranken genauer zu interpretieren.

3. Die Kommunikation mit den Angehörigen ist von großer Bedeutung und Wichtigkeit. Sie sind in besonderer und anderer Weise mit dem an Demenz Erkrankten vertraut als das betreuende Team. Da sie ihn länger kennen und ihn in unterschiedlichsten Situationen erlebt haben, können sie seinen Ausdruck und sein Verhalten oft besser deuten als jede andere Person. Je enger die Beziehung zu dem geliebten Menschen ist, desto sensibler sind die Gefühle für Schmerzen oder anderer Befindlichkeiten. Im Zusammenspiel mit dem Fachwissen und der nötigen professionellen Distanz der Pflegenden, können diese Beobachtungen oft wesentlich weiterhelfen [7].

Auch schwer demenziell Erkrankte können noch immer über ihren Körper und durch ihr Verhalten zu uns »sprechen«. Diese indirekten Schmerzzeichen sind allerdings mehrdeutig und demnach nicht so leicht zu deuten wie verbale oder pantomimische Mitteilungen [7].

Indirekte Schmerzzeichen
- Verkrampfte Haltung
- Schonhaltung
- Unsicheres Gehen

- Zunehmende Bewegungsunlust
- Häufige Stürze
- Verstärkter Rückzug
- Verschlechterung des Allgemeinzustands
- Veränderter Atemrhythmus
- Appetitlosigkeit
- Erhöhter Blutdruck
- Unruhe
- Schreien
- Anklammern
- Ratlosigkeit, Verwirrtheit
- Ständiges Läuten
- Schlafstörungen

»Schmerz ist das, was der Patient sagt« [10]. Aber wie helfen wir unseren »sprachlosen« Patienten bei ihren Schmerzen? Auf der sprachlichen Ebene zeigen kognitiv beeinträchtigte Menschen Störungen der Wortfindung und Sinnerfassung sowie Probleme in der praktischen Umsetzung des Gehörten. Damit ist der Einsatz von eindimensionalen oder gar mehrdimensionalen Schmerzskalen und -bögen begrenzt. Vereinzelt ist versucht worden, bei Alzheimer-Dementen mit dem Begriff »Unbehaglichkeit« zu arbeiten und definierte das als einen negativen emotional-psychischen Zustand. Die Veränderung der Unbehaglichkeit wurde mit der Discomfort Scale for Dementia of the Alzheimer's Type (DS-DAT) ermittelt, die aus 9 verschiedenen Verhaltensänderungen besteht. Doch ist die Aussage für die Beurteilung von Schmerzen nur bedingt aussagekräftig. Besser geeignet ist das »Strukturierte Interview zur Diagnose der Alzheimer- und Multiinfarktdemenz« (SIDAM), das aber den Gedächtnisambulanzen vorbehalten ist.

12.2 Schmerzdiagnostik

Eine Verbesserung der schmerztherapeutischen Versorgung setzt eine Verbesserung der Schmerzdiagnostik in dieser Patientengruppe voraus[12].

Eine Möglichkeit, Schmerzen bei Demenzkranken zu erfassen, ist die Beobachtung ihres Verhaltens. Schmerzen können sich als aggressive Zustände, Apathie oder motorische Unruhe zeigen,

welche allzu häufig als alleinige Folge der Demenz fehl interpretiert werden.

Für Demenz-Kranke wurden seit dem Jahr 1993 spezielle Skalen in Frankreich entwickelt, einmal die **ECPA** (Echelle Comportementale de la Douleur pour Personnes Agées non communicantes) und die **Doloplus-Skala**.

- Die **ECPA** ist in unterschiedlichen deutschen Fassungen veröffentlicht worden. Eine anwendbare deutsche Version ist die BISAD-Skala (Beobachtungsinstrument für das Schmerzassessment bei alten Menschen mit Demenz; [5]).
- Die **Doloplus-Skala** liegt in keiner offiziellen deutschen Fassung vor und es liegt keine veröffentlichte Testung einer deutschsprachigen Version vor (Datenbanken CINAHL, EMBASE, MedLine und CareLit 11.2008).

Beide Skalen werden von Pflegenden möglichst in Kooperation mit dem behandelnden Arzt ausgefüllt. Sie dienen der Ersterfassung von Schmerzen bei dementen Personen und dann jeweils zur Verlaufskontrolle. Dabei gelten **Verhaltensauffälligkeiten** als Hinweis auf Schmerzen.

12.2.1 Pain Assessment in Advanced Dementia (PAINAD)-Beurteilung von Schmerzen bei Demenz (BESD)

Ein im Jahre 2003 in englischer Sprache publiziertes Messinstrument zeigt, dass es den testpsychologischen Gütekriterien der Objektivität, Reliabilität und Validität entspricht [1]. Es weist darauf hin, dass es die wünschenswerten Anforderungen an die Messqualität für verbal nicht kommunikationsfähige Patienten erfasst und trägt somit in einem hohen Maße dazu bei, die Schmerzdiagnostik und letztendlich die Schmerzbehandlung bei dieser Patientengruppe zu verbessern. Es handelt sich um eine Skala zur Beobachtung des Schmerzverhaltens mit der Bezeichnung »Pain Assessment in Advanced Dementia« (PAINAD; [14]). Hierbei werden 5 beobachtbare Verhaltensweisen erfasst:

- Atmung,
- negative Lautäußerungen,
- Gesichtsausdruck,

━ Körpersprache und
━ Reaktion auf Tröstung.

Außer dem Trost-Item handelt sich um behaviorale Kategorien zur Erfassung des Schmerzes bei Demenz [11].Die Skala bezieht sich ausschließlich auf die Beobachtung des Verhaltens und nicht etwa auf Urteile über Änderungen von Verhaltensweisen oder Veränderungen der Kognitionen oder der sozialen Interaktionen [1].

Die Verhaltensweisen sind in einer begleitenden Testanweisung erklärt. Wie bei der numerischen Ratingskala (NRS) werden Eckwerte von 0–10 zugrunde gelegt, um das Schmerzverhalten zu quantifizieren.

Der Arbeitskreis »Schmerz und Alter« der Deutschen Schmerzgesellschaft hat diese Skala ins Deutsche übersetzt unter dem Namen »Beurteilung von Schmerzen bei Demenz« (BESD; ◘ Abb. 12.1).

Beobachtungsanleitung und Auswertung

━ Geben Sie an, in welcher Situation die Beobachtung stattfindet (z. B. im Sitzen, im Bett liegend, während des Waschens oder Gehens).
━ Bitte beobachten Sie die/den BewohnerIn in dieser Situation 2 Minuten lang und schauen, ob sich die beschriebenen Verhaltensweisen zeigen.
━ Kreuzen Sie anschließend in dem Beobachtungsbogen die zutreffenden Verhaltensweisen an (Spalte »ja«).
━ Markieren Sie bitte zur Kontrolle auch die Spalte »nein«, wenn Sie ein Verhalten nicht beobachtet haben.
━ Zu den einzelnen Begriffen gibt es eine ausführliche Beschreibung, die Sie vor dem Ausfüllen gewissenhaft durchlesen sollten.

Die Beobachtung bezieht sich auf 5 Kategorien: Atmung, negative Lautäußerungen, Gesichtsausdruck, Körpersprache und Trost. Für jede Kategorie sind maximal 2 Punktwerte zu vergeben. Für die Auswertung addieren Sie die in der rechten Spalte angegebenen Werte über die einzelnen Kategorien, wobei Sie nur den jeweils höchsten erzielten Wert pro Kategorie berücksichtigen. Es ist ein maximaler Gesamtwert von 10 für Schmerzverhalten möglich. Ein Grenzwert für das Vorhandensein oder die Behandlungsnotwendigkeit von Schmerzen kann bisher nicht ausreichend zuverlässig angegeben werden. Bisherige Studien kommen zu unterschiedlichen Ergebnissen [9, 15]. Grundsätzlich können aber selbst Werte von 0 Punkten Schmerzen nicht sicher ausschließen, die Patienten zeigen lediglich kein erkennbares Schmerzverhalten.

Praxistipp

Die BESD-Skala ist vom Arbeitskreis Krankenpflege und medizinische Assistenzberufe der Deutschen Schmerzgesellschaft professionell verfilmt worden. Der Film steht zum Download unentgeltlich auf der Homepage der Deutschen Schmerzgesellschaft zur Verfügung (▶ http://dgss.org).

Schon in einer im Jahre 2006 durchgeführten Studie des Arbeitskreises »Schmerz und Alter« der Deutschen Schmerzgesellschaft »Beurteilung von Schmerzen bei Demenz (BESD) – Untersuchung zur Validität eines Verfahrens zur Beobachtung des Schmerzverhaltens« handelt es sich um eine prospektive Beobachtungsstudie mit 3-facher Messung:
━ vor Intervention (Schmerzmittelgabe) t_1
━ zwei Stunden nach Intervention t_2
━ 24 Stunden nach Intervention t_3.

Die Hypothese lautet, dass der Einsatz einer analgetischen Medikation bei Patienten mit erhöhten BESD-Werten zu einer Verringerung dieser Werte führt. Es wurden 12 verbal nicht kommunikative, multimorbide Demenzpatienten in der Akutgeriatrie im Alter von 84,3 Jahren (Mittelwert) eingeschlossen. Die Einschlusskriterien waren mit Schmerz assoziierte Erkrankungen sowie beobachtetes Schmerzverhalten. Alle Patienten erhielten Analgetika nach WHO-Stufenplan II bzw. III (▶ Kap. 3). Bei fünf Patienten wurde die Medikation ab t_2 bis t_3 ausgesetzt. Das Schmerzverhalten wurde bei allen 3 Messungen durch das gleiche geschulte Pflegepersonal mit Hilfe der BESD-Skala nach einer Beobachtungszeit von 2 Minuten während der Routinearbeit dokumentiert. Zwei Stunden (t_2) nach Schmerzmittelgabe zeigte sich ein signifikantes verringertes Schmerzverhalten, das auch bei fortgesetzter Medikation bis t_3 aufrecht erhalten werden konnte. Bei der anderen Teilgruppe, die ab t_2 bis t_3 keine Analgetika erhielt, wurde erneut eine Zunahme des Schmerzverhaltens deutlich. Dieses Ergebnis zeigt, dass die Schmerzmedikation Einfluss auf das Schmerzverhalten und somit eine Verringerung der Schmerzstärke zur Folge hat. Dies wird als Beleg dafür gewertet, dass die BESD-Skala tatsächlich Schmerz misst [1].

12.2.2 Beobachtungsinstrument für das Schmerzassessment bei alten Menschen mit Demenz (BISAD)

Das Beobachtungsinstrument BISAD wurde ausschließlich für die Anwendung bei Menschen mit schwerer Demenz entwickelt, die sich sprachlich nicht mehr äußern können. Menschen mit leichter bis mittelschwerer Demenz können oft noch Auskunft geben. Bei dieser Patientengruppe hat die Selbstauskunft absolut Vorrang! BISAD wurde bei Menschen mit schwerer Demenz getestet, die im Pflegeheim leben und nicht bei Menschen im ambulanten Bereich oder im Krankenhaus (◘ Abb. 12.2) [5].

Die BISAD-Anwendung wird in drei Schritten empfohlen:

1. Reine **Beobachtung** und Dokumentation des Verhaltens mittels BISAD. Hier spielen Gründe für das Verhalten *keine* Rolle.
2. **Bewertung** der Beobachtungsergebnisse im Rahmen einer umfassenderen pflegerischen Diagnostik. Das heißt, es werden mögliche Gründe für das Verhalten von Schmerzen,

demenztypische Verhaltensweisen, andere Bedürfnisse des Bewohners mit berücksichtigt.

3. Bei Unsicherheiten, bei neuen Bewohnern, Verdacht auf Schmerzen oder Therapieänderung empfiehlt sich eine **Besprechung** im Team (Fallbesprechung) und mit dem behandelnden Arzt.

Anm. der Verfasserin: Detaillierte Informationen entnehmen Sie bitte den »Hinweisen zur Verwendung von BISAD« [6].

- Beobachtungsskalen tragen dazu bei, die Aufmerksamkeit für Schmerzen zu schärfen.
- Das Schmerzverhalten wird systematisch erfasst und erleichtert die Dokumentation.
- Die Skalen unterstützen die Effektivitätsprüfung eingeleiteter Therapien.
- Sie unterstützen die Kommunikation im interdisziplinären Team (z. B. Fallbesprechungen).

Fazit
- Demenzkranke »primär in ihrem So-Sein akzeptieren«[4]
- Über die Angehörigen erfragen, ob der Betroffene vor Beginn der Demenz an einer schmerzhaften Erkrankung wie z. B. Osteoporose, Arthritiden, Gonarthrose, Koxarthrose oder Tumorerkrankung gelitten hat und ob er regelmäßig Schmerzmedikamente eingenommen hat.
- Durchführung der Schmerzmessung möglichst immer von der gleichen Pflegekraft in der gleichen Situation.
- Übliches Verhalten beobachten.
- Regelmäßig auf Schmerzverhalten prüfen, v. a. während Aktivitäten.
- Validierte Beobachtungsskalen zur Schmerzerfassung benutzen (BESD, BISAD) und dokumentieren.
- Schmerzverhalten dokumentieren.
- Wenn Schmerzen vermutet werden, Versuchsdosis eines Analgetikums – in Absprache mit dem Arzt– verabreichen.
- Wirkung des Medikaments abwarten und den Patienten beobachten.

BESD
BEurteilung von Schmerzen bei Demenz

*Beobachten Sie den Patienten/die Patientin zunächst zwei Minuten lang. Dann kreuzen Sie
die beobachteten Verhaltensweisen an. Im Zweifelsfall entscheiden Sie sich für das
vermeintlich beobachtete Verhalten. Setzen Sie die Kreuze in die vorgesehen Kästchen.
Mehrere positive Antworten (außer bei Trost) sind möglich. Addieren Sie nur den jeweils
höchsten Punktwert (maximal 2) der fünf Kategorien.*

Name des/der Beobachteten: ………………………..

Ruhe
Mobilisation und zwar durch folgender Tätigkeit: ……………….....…………

Beobachter/in: ……………………………..……………………………

1. Atmung (unabhängig von Lautäußerung)	nein	ja	Punkt-wert
– normal	☐	☐	0
– gelegentlich angestrengt atmen	☐	☐	1
– kurze Phasen von Hyperventilation (schnelle und tiefe Atemzüge)	☐	☐	
– lautstark angestrengt atmen	☐	☐	2
– lange Phasen von Hyperventilation (schnelle und tiefe Atemzüge)	☐	☐	
– Cheyne Stoke Atmung (tiefer werdende und wieder abflachende Atemzüge mit Atempausen)	☐	☐	
2. Negative Lautäußerung			
– keine	☐	☐	0
– gelegentlich stöhnen oder ächzen	☐	☐	1
– sich leise negativ oder missbilligend äußern	☐	☐	
– wiederholt beunruhigt rufen	☐	☐	2
– laut stöhnen oder ächzen	☐	☐	
– weinen	☐	☐	
Zwischensumme 1			

Pain Assessment in Advanced Dementia (PAINAD) Scale Warden, Hurley, Volicer et al. 2003
© 2007der deutschen Version Matthias Schuler, Diakonie-Krankenhaus, Mannheim, Tel: 0621 8102 3601, Fax: 0621 8102
3610; email: M.Schuler@diako-ma.de
Nicht – kommerzielle Nutzung gestattet. Jegliche Form der kommerziellen Nutzung, etwa durch Nachdruck, Verkauf oder
elektronische Publikation bedarf der vorherigen schriftlichen Genehmigung, ebenso die Verbreitung durch elektronische
Medien.
Fassung Dezember 2008

◘ **Abb. 12.1**   BESD-Skala. (Mit freundl. Genehmigung von PD. Dr. Mathias Schuler, Sprecher AK Schmerz und Alter)

Name des/der Beobachteten: ....

3. Gesichtsausdruck	nein	ja	Punkt-wert
– lächelnd oder nichts sagend	☐	☐	0
– trauriger Gesichtsausdruck	☐	☐	
– ängstlicher Gesichtsausdruck	☐	☐	1
– sorgenvoller Blick	☐	☐	
– grimassieren	☐	☐	2

4. Körpersprache			
– entspannt	☐	☐	0
– angespannte Körperhaltung	☐	☐	
– nervös hin und her gehen	☐	☐	1
– nesteln	☐	☐	
– Körpersprache starr	☐	☐	
– geballte Fäuste	☐	☐	
– angezogene Knie	☐	☐	2
– ich entziehen oder wegstoßen	☐	☐	
– schlagen	☐	☐	

5. Trost			
– trösten nicht notwendig	☐	☐	0
– Ist bei oben genanntem Verhalten ablenken oder beruhigen durch Stimme oder Berührung möglich?	☐	☐	1
– Ist bei oben genanntem Verhalten trösten, ablenken, beruhigen nicht möglich?	☐	☐	2
Zwischensumme 2			
Zwischensumme 1			
Gesamtsumme von maximal 10 möglichen Punkten			__/10

Andere Au älligkeiten:

....

....

....

....

Pain Assessment in Advanced Dementia (PAINAD) Scale Warden, Hurley, Volicer et al. 2003
© 2007der deutschen Version Matthias Schuler, Diakonie-Krankenhaus, Mannheim, Tel: 0621 8102 3601, Fax: 0621 8102 3610; email: M.Schuler@diako-ma.de
Nicht – kommerzielle Nutzung gestattet. Jegliche Form der kommerziellen Nutzung, etwa durch Nachdruck, Verkauf oder elektronische Publikation bedarf der vorherigen schriftlichen Genehmigung, ebenso die Verbreitung durch elektronische Medien.
Fassung Dezember 2008

◘ **Abb. 12.1**   Fortsetzung

BISAD

Beobachtungsinstrument für das Schmerzassessment bei alten Menschen mit Demenz

Bitte zutreffende Aussage auswählen, Punktzahl eintragen und anschließend umseitig alle Punkte addieren.

I Beobachtung vor der Mobilisation	Ermittelten Wert hier eintragen

I Beobachtung vor der Mobilisation

1. Gesichtsausdruck: Blick und Mimik

– Entspanntes Gesicht .... (0)

– Sorgenvolles Gesicht .... (1)

– Die Person verzieht von Zeit zu Zeit das Gesicht .... (2)

– Ängstlicher Blick und / oder verkrampftes Gesicht .... (3)

– Vollkommen erstarrter Ausdruck .... (4)

2. Spontane Ruhehaltung (Suche nach einer schmerzfreien Schonhaltung)

– Keine Schonhaltung .... (0)

– Die Person vermeidet eine bestimmte Position .... (1)

– Die Person nimmt eine schmerzfreie Schonhaltung ein .... (2)

– Die Person sucht ohne Erfolg nach einer schmerzfreien Schonhaltung .... (3)

– Die Person bleibt unbeweglich, wie von Schmerzen gelähmt .... (4)

3. Bewegung (oder Mobilität) der Person (innerhalb und / oder außerhalb des Bettes)

– Die Person bewegt sich (bzw. bewegt sich nicht) wie gewohnt* .... (0)

– Die Person bewegt sich wie gewohnt*, vermeidet aber bestimmte Bewegungen .... (1)

– Langsamkeit, Seltenheit der Bewegungen im Gegensatz zur Gewohnheit* .... (2)

– Immobilität im Gegensatz zur Gewohnheit* .... (3)

– Reglosigkeit ** oder starke Unruhe im Gegensatz zur Gewohnheit* .... (4)

* bezieht sich auf den / die vorangegangenen Tag(e)
** oder völlige Unbeweglichkeit
N.B. Patienten im Wachkoma können mittels dieses Bogens nicht eingeschätzt werden

4. Über die Beziehung zu Anderen
(Gemeint sind Beziehungen jeglicher Art, mittels Blicken, Gesten oder verbalem Ausdruck)

Gleiche Art des Kontakts wie gewohnt* .... (0)

Kontakt ist schwerer herzustellen als gewohnt* .... (1)

Vermeidet die Beziehung, im Gegensatz zur Gewohnheit* .... (2)

Fehlen jeglichen Kontakts, im Gegensatz zur Gewohnheit* .... (3)

Totale Teilnahmslosigkeit, im Gegensatz zur Gewohnheit* .... (4)

* bezieht sich auf den / die vorangegangenen Tag(e)

Zwischensumme:

Fortsetzung umseitig

Echelle comportemental de la douleur pour personnes âgées non communicantes (ECPA), Morello, Jean, Alix et al. 2007
© 2005, 2007 der deutschen Version: Thomas Fischer, Charité – Universitätsmedizin Berlin
Tel. 0351 / 46902 77, Thomas.Fischer@ehs-dresden.de
Nicht – kommerzielle Nutzung gestattet. Jegliche Form der kommerziellen Nutzung, etwa durch Nachdruck, Verkauf oder elektronische Publikation bedarf der vorherigen schriftlichen Genehmigung, ebenso die Verbreitung durch elektronische Medien.

◘ **Abb. 12.2**   BISAD-Skala. (Mit freundl. Genehmigung von Prof. Dr. rer. cur.Thomas Fischer)

II Beobachtung während der Mobilisation

		Ermittelten Wert hier eintragen

5. Ängstliche Erwartung bei der Pflege

– Die Person zeigt keine Angst .... (0)

– Ängstlicher Blick, ängstlicher Eindruck .... (1)

– Die Person ist unruhig .... (2)

– Die Person ist aggressiv .... (3)

– Schreie, Seufzer, Stöhnen .... (4)

6. Reaktionen während der Mobilisation

– Die Person lässt sich mobilisieren oder bewegt sich selbst ohne dem besondere Aufmerksamkeit zu schenken .... (0)

– Die Person blickt angespannt und scheint die Mobilisation und Pflege zu fürchten .... (1)

– Die Person hält sich mit den Händen fest oder führt die Hände der Pflegeperson während der Mobilisation oder Pflege .... (2)

– Die Person nimmt während der Mobilisation oder Pflege eine schmerzfreie Schonhaltung ein .... (3)

– Die Person wehrt sich gegen die Mobilisation oder Pflege .... (4)

7. Reaktionen während der Pflege der schmerzenden Bereiche

– Keinerlei Reaktion während der Pflege .... (0)

– Reaktion während der Pflege, nicht darüber hinausgehend .... (1)

– Reaktion auf Anfassen der schmerzenden Bereiche .... (2)

– Reaktion auf leichte Berührung der schmerzenden Bereiche .... (3)

– Annährung an die schmerzenden Bereiche ist unmöglich .... (4)

8. Während der Pflege vorgebrachte Klagen

– Die Person klagt nicht .... (0)

– Die Person klagt, sobald die Pflegekraft sich ihr zuwendet .... (1)

– Die Person fängt an zu klagen, sobald eine Pflegekraft anwesend ist .... (2)

– Die Person stöhnt oder weint leise undspontan .... (3)

– Die Person schreit oder klagt heftig und spontan .... (4)

Zwischensumme

Übertrag erste Seite

Gesamtpunktzahl

Echelle comportemental de la douleur pour personnes âgées non communicantes (ECPA), Morello, Jean, Alix et al. 2007
© 2005, 2007 der deutschen Version: Thomas Fischer, Charité – Universitätsmedizin Berlin
Tel. 0351 / 46902 77, Thomas.Fischer@ehs-dresden.de
Nicht – kommerzielle Nutzung gestattet. Jegliche Form der kommerziellen Nutzung, etwa durch Nachdruck, Verkauf oder elektronische Publikation bedarf der vorherigen schriftlichen Genehmigung, ebenso die Verbreitung durch elektronische Medien.

◻ **Abb. 12.2** Fortsetzung

Literatur

1. Basler HD, Hüger D, Kunz R et al. (2006) Beurteilung von Schmerz bei Demenz. Schmerz 20: 519–526
2. Borasario GD (2007) The trajectory of end of life in patients with dementia and the palliative approach. Vortrag am 01.06.2007
3. Closs S, Barr B, Briggs M (2004) Cognitive status and analgesic provision in nursing home residents. Br J Gen Pract 54: 919–921
4. Dörner K (2004) Das Gesundheitsdilemma. Ullstein Berlin
5. Fischer T (2005) Multimorbidität im Alter. Echelle Comportementale de la Douleur pour Personnes Agées non communicantes. BISAD Deutsche Version der ECPA. Graduiertenkolleg Charite, Berlin
6. Fischer T (2012) Schmerzeinschätzung bei Menschen mit schwerer Demenz. Das Beobachtungsinstrument für das Schmerzassessment bei alten Menschen mit schwerer Demenz (BISAD). Huber, Bern
7. Kojer M (2009) Patients suffering from dementia: how to recognize the signals. MMW Forschr Med 151: 36–38
8. Likar R, Bernatzky G, Märkert D, Ilias W (2009) Schmerztherapie in der Pflege. Springer, Wien New York
9. Lukas A et al. (2013) Observer-rated pain assessment instruments improve both the detection of pain and the evaluation of pain intensity with dementia. Eur J Pain 17 (10): 1558–1568
10. McGaffrey M, Beebe A, Latham J (1997) Schmerz – Ein Handbuch für die Pflegepraxis. Deutsche Ausgabe. Ullstein Mosby, Berlin
11. Snow AL, O'Malley KJ, Cody M et al. (2004) A conceptual model of pain assessment for noncommunicative persons with dementia. Gerontologist 44: 807–817
12. Stolee P, Hillier L, Esbaugh J (2005) Instruments for the assessment of pain in older persons with cognitive impairment. J Am Geriatr Soc 53: 319–326
13. Villaneuva M, Smith T, Erickson J et al. (2003) Pain assessment for the dementing elderly (PADE): reliability and validity of a new measure. J Am Med Dir Assoc 4: 1–8
14. Warden V, Hurley A, Volicer L (2003) Development and psychometric evaluation of the Pain Assessment in Advanced Dementia (PAINAD) Scale. J Am Med Dir Assoc 4: 9–15
15. Zwakhalen SM et al. (2012) Which score most likely represents pain on the observational PAINAD pain scale for patients with dementia? J Am Med Directors Assoc 13(4): 384–389

Schmerzen bei Frühgeborenen, Kindern und Jugendlichen

Andrea Menke, Tanja Hechler, Boris Zernikow

M. Thomm (Hrsg.), *Schmerzmanagement in der Pflege*,
DOI 10.1007/978-3-662-45414-5_13, © Springer-Verlag Berlin Heidelberg 2016

Zum Einstieg

Im Gegensatz zu Erwachsenen sind Kinder häufig im Alltag während des Spielens mit Schmerzerfahrungen konfrontiert. Kinder erleben zudem spezifische Schmerzerfahrungen z. B. beim Zahnen und unvorhersehbare starke Schmerzen bei invasiven medizinischen Eingriffen, wie z. B. Punktionen, die mit intensiven negativen Gefühlen verbunden sein können. Diese Eingriffe lösen Ängste und Stressempfinden sowohl beim Kind als auch bei den Eltern aus, was zu einer verstärkten Schmerzwahrnehmung einerseits und Problemen bei der Durchführung des Eingriffs andererseits führen kann.

Kinder sind ihren Schmerzerfahrungen schutzlos ausgeliefert. Bei medizinischen Prozeduren fehlt es, so insbesondere Kindern unter 5 Jahren, an Verständnis für die Schmerzauslösung und den zeitlichen Rahmen. Dieses Unverständnis führt zu ausgeprägten kindlichen Ängsten bei medizinischen Untersuchungen oder Prozeduren.

Bis heute werden Schmerzen bei Kindern und insbesondere bei sehr kleinen Kindern, nicht angemessen behandelt [24]. Die Gründe dafür sind vielfältig: Schmerzen wurden lange Zeit als unvermeidbar verstanden – »sie gehören dazu«. Kinder, die Schmerzen gut ertragen können, gelten auch heute noch als »tapfer«. Bundesweit ist die Versorgungssituation von Kindern und Jugendlichen mangelhaft, was sich als inadäquate schmerztherapeutische Versorgung akuter Schmerzen sowie in defizitären Versorgungsstrukturen für chronisch schmerzkranke Kinder zeigt. Gründe sind fehlende ärztliche Kenntnisse über die Auswahl und Dosierung von Analgetika, Mangel an ausreichend und einschlägig geschultem Personal, Zeitdruck und Fehlen einer spezialisierten Infrastruktur.

■ **Die zentrale Rolle der Kinderkrankenschwester**

Für die Optimierung der pädiatrischen Schmerztherapie spielen Gesundheits- und Kinderkrankenpflegende eine zentrale Rolle. Im Gegensatz zu Erwachsenen können insbesondere Frühgeborene, Säuglinge oder Kleinkinder nicht ausreichend verbal über ihr Schmerzempfindungen Auskunft geben. Eine Bewertung der eingesetzten schmerzreduzierenden Interventionen ist dadurch erheblich erschwert. Es obliegt den Gesundheits-/Kinder-krankenpflegenden, als denjenigen, die den engsten Kontakt zu den Patienten und Eltern haben, das Schmerzempfinden dieser Patientengruppe einzuschätzen und die Informationen an das Behandlungsteam weiter zutragen. Sie übernehmen damit maßgeblich Verantwortung für die schmerztherapeutische Versorgung. Des Weiteren sind sie das Bindeglied zwischen dem Kind, seinen Eltern und dem Behandlungsteam. Sie können maßgeblich zur Optimierung der Kommunikation beitragen. Dies ist insbesondere vor dem Hintergrund wichtig, dass bei der Schmerzbehandlung von Kindern und Jugendlichen die Eltern immer intensiv in die Behandlung miteinbezogen werden müssen.

13.1   Schmerzen bei Frühgeborenen

Frühgeborene, Kinder deren Geburt vor der 36. Schwangerschaftswoche lag, sind aufgrund ihrer neurologischen Entwicklungssituation für die adäquate Schmerzverarbeitung nicht ausgerüstet. Das bedeutet, dass die Schmerzschwelle im Vergleich zum Neugeborenen niedriger liegt. Die bewusste Schmerzwahrnehmung ist mit der Entwicklung der thalamokortikalen Projektionsbahnen (Möglichkeit der bewussten Schmerzwahrnehmung) ab ca. der 24.–26. Schwangerschaftswoche vollständig.

Frühgeborene leiden häufig unter einer physiologischen Allodynie bzw. Hyperalgesie. Nach der Geburt sind sie vielen Stressfaktoren ausgeliefert: Kälte, Lärm, Licht, Trennung von der Mutter, Unreife der Organe, pränataler Stress, Angst, Hunger, Durst. Die invasiven Maßnahmen wie Intubation, Legen einer Infusion/zentraler Zugang oder Kleben von Pflastern verursachen Schmerzen. Schmerz hat Auswirkungen auf den gesamten Organismus. Es kommt zu einer eingeschränkten Atemfunktion mit Tachypnoe, Apnoen, Bradykardien, Hyperkapnie, einer Immunsuppression mit erhöhter Infektanfälligkeit, erniedrigter Urinausscheidung, einem erhöhten intrakraniellen Druck und zu Veränderungen im Katabolismus. Die Entstehung einer Schmerzsensibilisierung, d. h. einer erhöhten Reaktion auf bestehende Schmerzen wird begünstigt [17]. Es kommt zu einer vermehrten Schmerzreaktion bei späteren medizinischen Maßnahmen, z. B.

Blutentnahmen oder Impfungen. In der Folge kann sich ein erhöhter Analgetikabedarf bei späteren medizinischen Prozeduren entwickeln [29].

13.1.1 Schmerzmessung bei Frühgeborenen

Schmerzäußerungen von Neugeborenen ähneln oft deren Verhalten bei Hunger oder bei Distress (Stressfaktoren nach der Geburt) aus anderen Gründen. In diesen Situationen obliegt es dem Pflegepersonal zu erkennen, welche schmerztherapeutische Intervention geeignet ist. Erste Voraussetzung für die Prävention bestehender Schmerzen ist daher eine angemessene und valide Schmerzmessung zum Erkennen therapiebedürftiger Schmerzzustände. Bei Frühgeborenen erfolgt die Schmerzmessung anhand von Fremdbeurteilung durch die Eltern oder dem therapeutischen Team durch Verhaltensbeobachtung und/oder der Messung physiologischer, biochemischer Parameter (◘ Tab. 13.1).

Für Früh- und Neugeborene stehen derzeit mehr als 45 Schmerzmessinstrumente (◘ Tab. 13.2) zur Verfügung. Es existieren unterschiedliche Messinstrumente für unterschiedliche Problembereiche, z. B. Früh- und Neugeborene mit und ohne medikamentöse Analgosedierung, für invasive Eingriffe usw.

13.1.2 Schmerztherapeutische Maßnahmen für Frühgeborene durch Pflegekräfte

> Grundsätzlich ist die beste Schmerztherapie bei Frühgeborenen und Säuglingen die Schmerzvermeidung, d. h. Pflegekräfte sollten sich im multiprofessionellen Team dafür engagieren, sämtliche medizinischen Prozeduren und Eingriffe schmerzfrei zu gestalten.

Durch die Nähe zum Frühgeborenen und seiner Eltern haben Pflegekräfte der multimodalen Schmerztherapie die Aufgabe, die Schmerzen und v. a. den Erfolg der eingesetzten Interventionen systematisch einzuschätzen. Sie unterstützen den Kinderarzt in der medikamentösen Schmerzthera-

◘ Tab. 13.1	Parameter für Schmerzen bei Frühgeborenen
Verhaltensäußerung	Mimik Muskeltonus/Körperhaltung Schlaf-Wach-Rhythmus Schrei
Physiologie	Herzfrequenz/Blutdruck Atemfrequenz O_2-Sättigung Intrakranieller Druck Transkutane pCO_2-Messung
Hormone/Biochemie	Katecholamine Kortisol Laktat Insulin

pie und ergänzen das medikamentöse Schmerzmanagement durch nichtmedikamentöse Strategien. Nach angemessener Schulung übernehmen Pflegekräfte zudem die wichtige Aufgabe der Kommunikation mit den Eltern sowie deren Schulung und Beratung.

Grundsätzlich gilt, den Frühgeborenen immer wieder Ruhephasen zur Erholung einzuräumen, in dem pflegerische und ärztliche Maßnahmen gebündelt werden sollen. Das bedeutet für die Praxis, dass z. B. eine körperliche Untersuchung in eine »Pflegerunde« mit Wickeln und Umlagern integriert ist. Weitere schmerz- und stressreduzierende Maßnahmen sind Lärmvermeidung und der sensible Umgang mit Licht. Als nichtmedikamentöse Maßnahmen haben sich zudem 2 Strategien bewährt, die auch wissenschaftlich evaluiert wurden [18]:

= das nichtnutrive Saugen (Schnuller!) und
= das Verabreichen von 20- bis 30%iger Glukose vor invasiven Maßnahmen.

Weitere Möglichkeiten sind Stillen oder die sog. »Känguru-Methode«. Dabei wird das Frühgeborene aufrecht auf die nackte Haut der Mutter gelegt. Hier ist es Aufgabe der Pflegekräfte, die Eltern systematisch in diesen Maßnahmen zu unterstützen. Vor dem endotrachealen Absaugen hat sich das »facilitated tucking« d. h. Frühgeborene werden nach dem Absaugen für einige Minuten in einer annähernd embryonalen Haltung festgehalten, in Studien als schmerzreduzierend herausgestellt. Der

⬛ Tab. 13.2 Schmerzmessinstrumente

Schmerzmessung im prä-/frühverbalen Alter

Instrument	Items	Vorteil	Nachteil
Postoperative Schmerzen			
KUSS (Kindliche Unbe-hagens- und Schmerz-skala [2])	– Weinen – Gesichtsausdruck – Rumpfhaltung – Beinhaltung – Motorische Unruhe Die Items werden mit 0–2 Punkten bewertet; ab 4 Punkte therapie-bedürftige Schmerzen	Einfach und schnell in der Handhabung. Therapeutischer Bedarf ab 4 Punkten. Breiter Altersbereich wird abgedeckt. Gut validiert	Keine
Invasive Maßnahmen			
BPSN (Berner Schmerz-score für Neugeborene [4])	– Schlaf – Weinen – Beruhigung – Hautfarbe – Gesichtsmimik – Körperausdruck – Atmung – Herzfrequenz – O_2-Sättigung Die Items werden mit 0–3 Punkten bewertet; therapiebedürftige Schmerzen ab 10 Punkten	Auch ohne Vitalpara-meter verwendbar (»subjektive Indika-toren«)	
NIPS (Neonatal Infant Pain Scale [22])	– Gesichtsausdruck – Weinen/Schreien – Armbewegungen – Beinbewegungen – Atmung – Wachheit/Aufmerksamkeit Die Items werden mit 0–2 Punkten bewertet	Gut validiert, schnell und einfach zu hand-haben	Skala ist nicht sym-metrisch. Geringe Trennschärfe in der Graduierung von Schmerzen. Arm- und Beinbewegungen sind überschneidende Krite-rien und bringen keine Zusatzinformation
Beatmung			
Sedierungsbogen nach Hartwig [12]	– Motorik – Mimik – Augen öffnen – Toleranz der Beatmung – Reaktion beim Absaugen Ab 12 Punkte therapiebedürftige Schmerzen	Einfach zu hand-haben. Direkte Berücksichtigung der Maßnahme des Absaugens	Unzureichend validiert. Erfasst neben Schmer-zen auch Distress

Einsatz multisensorischer Stimulation, z. B. von Musik oder bekannten Gerüchen, kann ebenfalls Schmerzen reduzieren.

Fazit

— Schmerzmessung im Säuglingsalter erfolgt an-hand von Fremdbeurteilung.

— Schmerzen und Stress können das spätere Schmerzverhalten und die Entwicklung des ZNS beeinflussen.

— Schmerz- und Stressvermeidung sollten primä-re Behandlungsziele sein.

— Eine Versorgung von Frühgeborenen sollte multiprofessionell und multimodal erfolgen.

━ Nichtmedikamentöse Maßnahmen in Kombination mit Glukoselösung sind zu bevorzugen.

━ Pharmakologische Schmerztherapie nach Indikation – postoperativ obligat!

13.2 Schmerzen bei Säuglingen und Kleinkindern (1.–3. Lebensjahr)

Säuglinge und Kleinkinder sind nicht in der Lage, über empfundene Schmerzen zu kommunizieren. Hier spielt – ähnlich wie bei Frühgeborenen – die Fremdeinschätzung eine zentrale Rolle. Zwar können Kleinkinder zwischen dem ersten und dritten Lebensjahr, in der Regel auf Nachfrage Schmerz und Schmerzort beschreiben, ihre objektive Darstellung entspricht aber noch nicht der Wahrnehmung von Erwachsenen.

> Eltern sind in der Regel am besten in der Lage, die Schmerzäußerung ihrer Kinder zu interpretieren. Umso entscheidender ist es daher, Eltern von Beginn an in schmerztherapeutische Maßnahmen mit einzubeziehen.

Schmerzen bei medizinischen Prozeduren spielen in dieser Altersgruppe eine große Rolle. So erfolgen z. B. die meisten Impfungen in den ersten beiden Lebensjahren. Gerade durch eine gute Vorbereitung der Maßnahme und Kooperation aller Beteiligten kann Schmerz und Stress erheblich reduziert werden. Ein kleiner invasiver Eingriff kann durch ruhiges Vorgehen, genügend Zeit und ausreichende Schulung von Kind und Eltern entspannt vor sich gehen.

Pflegekräfte fungieren auch bei dieser Altersgruppe als Beobachter und Unterstützer. Sie beobachten Verhaltensänderungen bei den Kindern und geben diese an das Behandlungsteam weiter. Gleichzeitig fungieren sie als Vermittler zwischen den verschiedenen Berufsgruppen und den Eltern.

13.2.1 Schmerzmessung bei Säuglingen und Kleinkindern

Zur Schmerzmessung nutzt man die Fremdbeurteilung durch die Eltern und das therapeutische Team.

Insgesamt unterscheidet man 4 Arten von Fremdbeurteilungsskalen [13].

━ Verhaltenschecklisten: diese Checklisten geben eine Liste an Verhaltensweisen wie z. B. Weinen vor, die entweder beobachtet wird oder nicht: Kindliche Unbehagens- und Schmerzskala (KUSS) [2].

━ Ratingskalen: Ratingskalen beinhalten die Beurteilung der Intensität, Häufigkeit und Dauer eines Verhaltens: Toddler-Preschooler Postoperative Pain Scale (TPPS) [33].

━ Globale Ratingskalen: Eine globale Ratingskala liefert eine globale Einschätzung des Beurteilers über den Schmerz des Kindes. Dabei kann jedes metrische Instrument zur globalen Einschätzung genommen werden: numerische Ratingskala (NRS).

━ Globale Ratingskalen mit Verhaltensanker: Eine globale Ratingskale mit Verhaltensanker präsentiert dem Beurteiler eine Schmerzskala, z. B. 0 bis 5. Für jeden dieser Werte wird ein bestimmtes Verhaltensmuster beispielhaft beschrieben, das dem Beurteiler die Einschätzung erleichtert.

Für die Erfassung prozeduraler Schmerzen und postoperativer Schmerzen haben sich 2 Messinstrumente gut bewährt (◘ Tab. 13.3):

━ FLACC [27] und

━ Children's Hospital of Eastern Ontario Pain Scale (CHEOPS, [26]).

Postoperative Schmerzen zu Hause können mittels der Parents' Post-Operative Pain Measure (PPM, [3]) gemessen werden. Zur Erfassung der emotionalen Beeinträchtigung die Procedure Behavioral Check List (PBCL, [23]) oder die Procedure Behavioral Check List-Revised (PBRS-R, [19]).

13.2.2 Schmerztherapeutische Maßnahmen für Kleinkinder durch Pflegekräfte

Die Gesundheits-/Kinderkrankenpflegenden sind neben der Schmerzbeobachtung und Dokumentation für die Durchführung einzelner invasiver Eingriffe verantwortlich. Bei schmerzhaften Proze-

◻ **Tab. 13.3**   Schmerzmessung bei Kleinkindern (1–3 Jahre)

Postoperative Schmerzen

Instrument	Items	Vorteil	Nachteil
FLACC (Face, Leg, Activity, Cry, Consolability; [27])	– Gesichtsausdruck – Beinbewegungen – Aktivität – Schreien – Möglichkeiten zur Beruhigung (je 0–2 Punkte)	Altersbereich 2 Monate–7 Jahre. Einfach in der Anwendung, breiter	Nicht ausreichend validiert
CHEOPS (Children's Hospital of Eastern Ontario Pain Scale; [26])	– Schrei – Mimik – Spontane verbale Äußerungen – Rumpfhaltung – Beinhaltung – Spontanes Berühren des Wundgebiets (0–2 oder 1–3 Punkte)	1–5 Jahre	Umständlich in der Handhabung mit verschiedenen gleichwertigen Subkategorien; nicht für den deutschen Sprachraum validiert
PPM (Parents' Post-Operative Pain Measure; [3])	15 Items, die zweifach gestuft gescort werden (0 oder 1)	0–18 Jahre. Hohe Beobachterübereinstimmung; gute interne Konsistenz; gute Konstruktvalidität: Gute Daten zur Sensitivität	Nicht für den deutschen Sprachraum validiert

duren ist es ihre Aufgabe, die Situation in Zusammenarbeit mit den Eltern gut vorzubereiten. Eltern sollten daher immer an schmerzhaften Situationen teilnehmen können. Bei stark belasteten oder sehr ängstlichen Eltern haben sich kurze Schulungen als hilfreich erwiesen [21].

Eine gute Aufklärung der Eltern und altersentsprechend auch des Patienten ist sinnvoll. Blutentnahmen z. B. sind schmerzhaft! Auch spielt der Zeitpunkt eines invasiven Eingriffs eine große Rolle. Ist das Kind ausgeschlafen, ist es hungrig? Eine kindgerechte Gestaltung der Umgebung ist unerlässlich. Kreative Ideen sind gefordert, z. B. Handpuppen, Fingerspiele, Singen zur Ablenkung. Auch sollte ausreichend Zeit für den Eingriff und das anschließende Trösten gewährt werden. Nach Möglichkeit sollen schmerzhafte Eingriffe nicht im Patientenzimmer erfolgen, das Zimmer und das Bett gelten als »Sicherheitszone – hier wird nicht gepiekt!«.

Ist der Einsatz von Schmerzmedikamenten angezeigt bzw. angeordnet, sind die Gesundheits-/Kinderkrankenpflegenden für die Auswahl der besten Applikationsform verantwortlich. Auch hier ist häufig Kreativität gefragt. Einige Medikamente können durch einen Sauger oder mit der Spritze in den Mund gegeben werden. Der Geschmack von Medikamenten sollte unbedingt beachtet werden.

Fazit
- Schmerzvermeidung ist für Säuglinge und Kleinkinder die beste Schmerztherapie.
- Schmerzeinschätzung erfolgt durch Fremdbeurteilung anhand von validierten Messinstrumenten.
- Schmerztherapie sollte nach den Bedürfnissen der Kinder erfolgen und immer die Eltern mit einschließen.

13.3   Schmerzen bei Kindern und Jugendlichen (4.–18. Lebensjahr)

Ab etwa dem **4. Lebensjahr**, bei kognitiv gut entwickelten Kindern bereits früher, können Schmerzen mit Hilfe von Selbsteinschätzungsskalen sog. Self-report-Instrumente verwendet werden. Von entscheidender Bedeutung ist, dass der Untersucher eine kindgerechte Sprache wählt, die das Kind verstehen kann. Im Allgemeinen ist die Sprachfähigkeit der meisten 4- bis 5-Jährigen so weit ausgebildet, dass ein Verständnis von Schmerz oder Wörtern ähnlicher Bedeutung z. B. »Wehtun«, »Aua« möglich ist. Die Kinder können mit Hilfe von Erläuterungen zwischen Schmerz und Schmerzfreiheit unterscheiden und sie sind in der Lage, Bilder und Symbole zu benutzen, sowie die Bedeutung von relationalen Begriffen wie »weniger«, »gleich« und »mehr« zu verstehen.

Die Beurteilung der eigenen Schmerzen wird immer auch durch die persönliche Erfahrung mit Schmerz geprägt. Da die meisten jüngeren Kinder auf nur wenige Schmerzerfahrungen als Referenzereignis zurückgreifen können, ist daran zu denken, dass der allgemeine Distress wie Angst, Wut, Unsicherheit, bei einer erstmaligen größeren Verletzung stärkere Reaktionen hervorrufen kann als bei schmerzerfahrenen Kindern [1]. Ebenso ist die Validität der Schmerzmessung bei sehr reaktiven Kindern eingeschränkt, weil Schmerz nicht mehr von Distress zu unterscheiden ist.

Eine Verbesserung der Messung kann erreicht werden, indem – häufig mehrmals – in beruhigender Weise auf das Schmerzverständnis des Kindes eingegangen wird. Andererseits muss berücksichtigt werden, dass wiederholte invasive Prozeduren oder chronische Schmerzen zu einer Schmerzsensibilisierung führen können.

Ältere Kinder ab etwa **7 Jahren** können Schmerzlokalisation, -intensität und -qualität anhand von Skalen bereits gut einschätzen. Ihre kognitiven Fähigkeiten sind so weit entwickelt, dass sie frühere Schmerzerfahrungen zur Beurteilung ihrer aktuellen Schmerzen zum Vergleich heranziehen können.

Bei der Altersgruppe der **Jugendlichen** verändert sich das Schmerzverständnis noch einmal stark [20]. Pubertät, Gruppenkommunikationsstil, das Bedürfnis nach Unabhängigkeit und Selbstkontrolle können die Schmerzmessung beeinflussen [11]. Eine altersgerechte Gestaltung der Testverfahren und zunehmende Autonomie in der Testsituation sollten bedacht werden. Gerade bei Jugendlichen ist eine eindimensionale Erfassung der Schmerzin-

tensität aufgrund der komplexen Schmerzempfindung auf den Ebenen der Kognitionen, Emotionen und des Verhaltens nicht ausreichend. In dieser Altersgruppe empfiehlt sich der Einsatz von multidimensionalen Testverfahren (▶ Abschn. 13.3.2).

Neben akuten Schmerzerfahrungen, z. B. beim Zahnarzt oder bei Infektionen können sich in dieser Gruppe auch chronische Schmerzen entwickeln. Aufgrund der Komplexität des Schmerzgeschehens kann es bei betroffenen Kindern und Jugendlichen zu massiven Beeinträchtigungen der Lebensqualität kommen. Viele Kinder mit chronischen Schmerzen sind nicht mehr in der Lage, die Schule zu besuchen oder am Alltag teilzunehmen. In diesen Fällen ist eine multiprofessionelle und multimodale Schmerztherapie indiziert (▶ Kap. 3).

13.3.1 Schmerzmessung bei Kindern und Jugendlichen (4.–18. Lebensjahr)

In dieser Altersgruppe werden zur Schmerzeinschätzung Selbsteinschätzungsskalen eingesetzt (◘ Tab. 13.4).

Ab einem Alter von 7 Jahren ist es neben einfachen Skalen möglich, auch multidimensionale Verfahren zur Schmerzerfassung einzusetzen, insbesondere bei chronischen Schmerzen.

13.3.2 Multidimensionale Instrumente: Messung von Schmerzverhalten, schmerzbezogener Beeinträchtigung und Schmerzbewältigung bei chronischen Schmerzen

Unter multidimensionalen Messinstrumenten werden Messinstrumente verstanden, die neben einer Skala für die Schmerzintensität weitere relevante Bereiche des Schmerzerlebens abfragen. Die systematische Schmerzanamnese ist das wichtigste Instrument der klinischen Schmerzdiagnostik im Kindes-, Jugend- und Erwachsenenalter [34]. Interviews oder Fragebögen erfassen die Schmerzdimensionen Intensität, Qualität, Affektivität und Schmerzverhalten, wobei die Wahl eigener Worte

☐ Tab. 13.4 Skalen zur Selbsteinschätzung der Schmerzen bei Kindern und Jugendlichen

Instrument	Items	Vorteil	Nachteil
VAS (Visuelle Analogskala; [32])	10 cm lange horizontale oder vertikale Linie mit den Polen »kein Schmerz« und »stärkstmöglicher Schmerz«, Erfassung der Dimensionen Schmerzintensität bzw. Schmerzaffektivität möglich	3 Jahre – Erwachsenenalter. Reliabel und valide; sensibel für Veränderungsmessung	Farbige graphische Skalen (s. unten) werden besser verstanden als diese klassische Form
Faces Pain Scale-Revised [16]	Messung der Schmerzintensität und des Schmerzaffektes durch eine Skala von 7 Erwachsenengesichtern (0–6) von »kein Schmerz« bis »schlimmstmöglicher Schmerz«	4–12 Jahre. Sehr gute Testgütekriterien. Mäßige Reliabilität bei Kindern <6 Jahren. Akute, rekurrierende und chronische Schmerzen	Form und Ausdruck der Gesichter finden bei Kindern nur geringe Akzeptanz

z. B. »es sticht in meinem Kopf« oder nonverbale Methoden wie Malen des Schmerzes, dem Kind die genaue Beschreibung der Schmerzen und ihrer Qualität erleichtern.

Begleitsymptome der Schmerzen, Beeinträchtigungen durch den Schmerz, bisherige Behandlungsbemühungen und Schmerzbewältigungsstrategien des Kindes und der Eltern sowie erste Informationen über möglicherweise schmerzrelevante Faktoren des sozialen Umfelds sollten Bestandteile des Anamneseschemas sein. Es gibt bisher nur wenige solcher Instrumente. Ein Beispiel ist der Deutsche Schmerzfragebogen für Kinder und Jugendliche (DSF-KJ), der in verschiedenen Dimensionen als Kind- Jugend- und Elternversion zur Verfügung steht.

13.3.3 Schmerztherapeutische Maßnahmen für Kinder und Jugendliche durch Pflegekräfte

Zentral bei jeder pflegerischen Maßnahme ist die genaue Diagnostik der bestehenden Schmerzen. Bei akuten Schmerzen oder Schmerzen im Rahmen medizinischer Prozeduren empfiehlt sich bei Kindern insbesondere das Etablieren von kindge-

rechten Ablenkungsstrategien, Möglichkeiten der Entspannung, unterstützende Maßnahmen für eine gute Schlafhygiene und thermische Anwendungen. Zu den pflegerischen Maßnahmen zählen die zahlreichen Möglichkeiten der kutanen Stimulation (Gegenirritationsverfahren), z. B. Massagen und Einreibungen, spezielle Teil- oder Ganzkörperwaschungen, Vibrationstherapie aber auch elektrische Nervenstimulation, die Schmerzen »aufheben« sollen [15].

Bei Jugendlichen ist es Aufgabe der Gesundheits/KinderkrankenpflegerIn, den Jugendlichen zusammen mit seinen Eltern in selbstständigen Schmerzbewältigungsstrategien zu unterstützen. Hier sind der Kreativität keine Grenzen gesetzt. Studien setzen vermehrt PC-Spiele ein, z. B. virtuelle Realitätsspiele [7].

Die Initiierung und Einleitung psychologischer schmerztherapeutischer Interventionen wie kognitive Ablenkungsstrategien und Einsatz von Verstärkersystemen, insbesondere bei bestehenden chronischen Schmerzen, erfolgt im Zusammenspiel zwischen psychologischem Schmerztherapeuten und dem Kinderkrankenpflegepersonal. Den zeitlich größten Anteil bei der Umsetzung und Einübung der psychologischen Interventionen übernimmt das Pflegepersonal. Pflegende übernehmen das Coaching des Kindes und der Eltern, um die Interventionen in den Alltag zu integrieren und deren Wirksamkeit gemeinsam zu evaluieren.

Fazit
- Bei Kindern werden zur Schmerzmessung Selbst- und Fremdbeurteilungsskalen eingesetzt, um ein umfassendes Bild des erlebten Schmerzes zu erhalten.
  - Ab dem 4. Lebensjahr sind Kinder in der Lage, erlebte Schmerzen verbal zu beschreiben.
  - Ab dem Alter von 7 Jahren können Kinder neben bestehenden Schmerzen auch andere Bereiche des Schmerzes beschreiben.
  - Multidimensionale Verfahren werden insbesondere für den Bereich chronischer Schmerzen empfohlen.
- Eltern sollten immer in die schmerztherapeutische Behandlung mit einbezogen werden.
- Bei Jugendlichen gilt es, den Patienten zunehmend in seiner Eigenverantwortung zu unterstützen, selbstverständlich auch hier in Zusammenarbeit mit den Eltern.
- Eine Unterscheidung zwischen akuten und chronischen Schmerzen ist zentral für den Einsatz angemessener schmerztherapeutischer Maßnahmen.
- Insbesondere bei chronischen Schmerzen erfolgt die Behandlung multimodal in einem multiprofessionellen Team.

13.4 Altersabhängige medikamentöse Schmerztherapie

In der Pädiatrie spielt die Medikamentengabe eine zentrale Rolle, weil die Compliance von Kindern oftmals nur sehr schwer zu erreichen und aufrecht zu halten ist. Vor Beginn einer medikamentösen Schmerztherapie (◘ Tab. 13.5, ◘ Tab. 13.6, ◘ Tab. 13.7, ◘ Tab. 13.8) und bei der Wahl des Applikationsmodus ist es deshalb vorteilhaft, die individuellen Vorlieben und Abneigungen des Kindes genau zu erfassen.

- Kann und will das Kind Tabletten schlucken?
- Welche geschmacklichen Vorlieben gibt es?
- Ist dem jugendlichen Patienten eine rektale Medikamentengabe peinlich?

All diese Fragen sollte das Behandlungsteam mit dem Kind und den Eltern besprechen. Wenn möglich, ist die orale Medikamentengabe zu bevorzugen.

Die meisten **oral** zu verabreichenden Wirkstoffe gibt es in unterschiedlichen Applikationsformen: Tablette, Dragee, Kapsel, Saft, Pulver, Kügelchen, Tropfen etc. Der Arzt sollte über die verfügbare Form, Tablettengröße und Geschmacksrichtung Auskunft geben können. Häufig ist von praktischer Bedeutung, ob die Tablette geteilt oder gemörsert werden kann und darf.

> ❯ Um eine größtmögliche Compliance zu erreichen, sollte gemeinsam mit dem Kind und den Eltern die akzeptabelste Applikationsform gewählt werden.

Wenn Kinder Tabletten oder Kapseln nicht schlucken können, kann ein Tablettentraining mit kleinen Bonbons oder Leerkapseln erfolgen. Joghurts oder Puddings vereinfachen bei jüngeren Patienten die Einnahme. Auch durch Lieblingsgetränke kann die Tabletteneinnahme »versüßt« werden [15].

> ❗ **Cave**
> Einige Medikamente dürfen nicht in Verbindung mit Milchprodukten eingenommen werden, ▸ Packungsbeilage.

Die Tabletteneinnahme kann zu Spannungen zwischen Eltern und Kind führen. In einigen Fällen ist es sinnvoll, die Eltern durch Fachpersonal zu entlasten. Die Unterstützung im stationären Bereich durch Musiktherapeuten oder Klinikclowns kann jüngere Kinder spielerisch zur Tabletteneinnahme veranlassen. Einige Medikamente sind auch in der schnell wirksamen **sublingualen** Darreichungsform erhältlich. Für eine rasche Wirkstoffaufnahme ist eine intakte und feuchte Mundschleimhaut Voraussetzung. In problematischen Ausnahmefäl-

13

■ **Tab. 13.5**   Schmerzmedikamente in der Pädiatrie: Nicht-Opioid-Analgetika

Medikament	Applikation	Einzeldosis	Dosisintervall	Tageshöchstdosis (bis 50 kgKG)	Tageshöchstdosis (Erwachsene)	Präparatebeispiel
Diclofenac	p.o.; Supp	1 mg/kgKG	(6–)8 h	3 mg/kgKG/d	150 mg/d	Voltaren Tabletten 12,5; 25; 50 mg Supp ab 12,5 mg
Ibuprofen	p.o.; Supp	10 mg/kgKG	6(–8) h	40 mg/kgKG/d	2400 mg/d	Nurofen Saft (5 ml =100 mg) Supp ab 60 mg
Metamizol	p.o.; Supp; i.v. als Kurzinfusion (15 min)	15 mg/kgKG	(4–)6 h	75 mg/kgKG/d	5000 mg/d	Novalgin Tropfen (1 Tr = 25 mg) Supp 300 und 1000 mg
Paracetamol	p.o.; Supp	15 mg/kgKG, Ladungsdosis zu Beginn der Therapie: 30 mg/kgKG	(4–)6 h	<2 Jahre 60 mg/kgKG/d >2 Jahre 90 mg/kgKG/d	4000 mg/d	Ben-u-ron Saft (5 ml =200 mg); Supp ab 75 mg
Paracetamol	i.v. als Kurzinfusion über höchstens 15 min	<1 Jahr 7,5 mg/kgK >1 Jahr 15 mg/kgKG	6 h	<1 Jahr 30 mg/kgKG/d >1 Jahr 60 mg/kgKG/d	4000 mg/d	Perfalgan 10 mg/ml (Flaschen a 500 oder 1000 mg)

◘ Tab. 13.6 Schmerzmedikamente in der Pädiatrie: Opioide für starke und sehr starke Schmerzen (WHO III)

Applikationsart		Übliche Startdosis für Kinder mit einem Körpergewicht >10 kg und einem Lebensalter >6 Monate
Buprenorphin		
Intravenös	Bolus	0,003 mg/kgKG (max. 0,15 mg) alle 6 h
	PCA-Bolus	0,001 mg/kgKG (max. 0,06 mg)
	DTI -	0,0005 mg/kgKG/h (max. 0,03 mg/h)
Sublingual		0,004 mg/kgKG (max. 0,2 mg) alle 8 h
Hydromorphon		
Intravenös	Bolus	0,01 mg/kgKG (max. 0,5 mg) alle 3 h
	PCA-Bolus	0,004 mg/kgKG (max. 0,2 mg)
	DTI	0,005 mg/kgKG/h (max. 0,2 mg/h)
Oral	Nichtretardiert	0,03 mg/kgKG (max. 1,3 mg) alle 4 h
	Retardiert	0,06 mg/kgKG (max. 4 mg) alle 8 h
Morphin		
Intravenös/subkutan	Bolus	0,05 mg/kgKG (max. 3 mg) alle 3 h
	PCA Bolus	0,02 mg/kgKG (max. 2 mg)
	DTI	0,02 mg/kgKG/h (max. 0,5 mg/h)
Oral	Nichtretardiert	0,2 mg/kgKG (max. 5 mg) alle 4 h
	Retardiert	0,4 mg/kgKG (max. 10 mg) alle 8 h
Oxycodon		
Intravenös/subkutan	Bolus	0,04 mg/kgKG (max. 2 mg) alle 4 h
	PCA Bolus	0,02 mg/kgKG (max. 1,3 mg)
	DTI	0,02 mg/kgKG/h (max. 0,5 mg/h)
Oral	Nichtretardiert	0,1 mg/kgKG (max. 5 mg) alle 4 h
	Retardiert	0,2 mg/kgKG (max. 10 mg) alle 8 h

Für Säuglinge <6 Monate und Kinder mit einem Körpergewicht von <10 kg oder bei Kindern mit einem Zerebralschaden sollten die Startdosen von Opioiden um 2/3 auf 1/3 der hier angegebenen Dosis reduziert werden. Immer sollten die Folgedosen bei Opioiden am Erfolg langsam titriert werden. Maximale Einzeldosis bei Beginn einer Opioidtherapie bei älteren Kindern, Jugendlichen und jungen Erwachsenen. Im Falle einer Dauertropfinfusion (DTI) ist die maximale Stundendosis angegeben. Parenteral wird Piritramid wie Morphin dosiert. CAVE: Piritramid (Dipidolor) ist mit vielen Substanzen inkompatibel und sollte möglichst über eigenen i.v.-Zugang infundiert werden.

len ermöglicht das Legen einer **Magensonde** die Medikamentengabe.

In der Schmerztherapie bei Erwachsenen gibt es langjährige Erfahrungen mit der **transdermalen** Medikamentenapplikation. Durch das Angebot von für Kinder ab 2 Jahren zugelassener transder-maler therapeutischer Systeme (TTS) kann diese Applikationsform nun auch in der Pädiatrie verstärkt genutzt werden.

Eine **intravenöse** Schmerztherapie ist im häuslichen Bereich induziert, wenn das Kind bereits über einen zentralvenösen Katheter verfügt. Dabei

◘ Tab. 13.7   Schmerzmedikamente in der Pädiatrie: Opioide für mäßig starke und starke Schmerzen

Applikationsart		Übliche Startdosis für Kinder mit einem Körpergewicht >10 kg und einem Lebensalter >6 Monate
Tramadol		
Intravenös	Bolus	1 mg/kgKG (max. 50 mg) alle 4 h
	PCA Bolus	0,3 mg/kgKG (max. 10 mg)
	DTI	0,3 mg/kgKG/h (max. 10 mg/h)
Oral	Nichtretardiert:	1 mg/kgKG (max. 50 mg) alle 4 h
	Retardiert:	2 mg/kgKG (max. 100 mg) alle 8 h
Tilidin/Naloxon		
Oral	Nichtretardiert	1 mg/kgKG (max. 50 mg) alle 4 h
	Retardiert	2 mg/kgKG (max. 100 mg) alle 8 h

Eine Dosis von 10 mg/kg/d oder 600 mg/d sollte nicht überschritten werden.

◘ Tab. 13.8   Schmerzmedikamente in der Pädiatrie: Koanalgetika

Medikament	Dosis	Indikation
S-Ketamin (S-Ketanest)	0,5–3 mg /kgKG/d i.v. als Dauertropf-infusion	– Neuropathische Schmerzen – Schmerzhafte Eingriffe (dann höhere Dosis) – Terminale Analgosedierung (kombiniert mit Midazolam)
Gabapentin (Neurontin)	Schrittweise Aufdosierung innerhalb von 3–7 d auf 15–30 mg/kgKG/d p.o. in 3 ED. Max. 60 mg/kgKG/d	– Neuropathische Schmerzen, einschießend
Amitriptylin (Saroten)	Beginn mit 0,2 mg/kgKG/d p.o. abends steigern über 2–3 Wochen (alle 2–3 d um 25%) Zieldosierung: 1 mg/kgKG/d oder geringst wirksame Dosis	– Neuropathische Schmerzen, brennend – Phantomschmerz nach Amputation – Schmerzbedingte Schlafstörungen

13

sollte dem Kind möglichst viel Bewegungsspielraum gegeben werden, um das Alltagsleben nicht unnötig einzuschränken. Die Umstellung von oraler Applikation auf eine Infusionspumpe wird von Eltern und Kind häufig als Steigerung der Medikation gesehen, was Ängste auslöst und die Familie oftmals eine Bedrohung durch die vermutete Verschlechterung des Allgemeinzustands fürchten lässt. Um solche Reaktionen zu vermeiden, ist eine ausführliche Schulung und Beratung von Patienten und Angehörigen notwendig.

Ist die intravenöse Verabreichung unmöglich, besteht bei ausgewählten Medikamenten als weitere Option die **subkutane** Applikation.

13.5   Psychologische Schmerzbewältigungsstrategien

13.5.1   Akutschmerz

Kinder erleben häufig unvorhersehbare starke Schmerzen bei invasiven medizinischen Eingriffen. Diese Eingriffe lösen Ängste und Stressempfinden sowohl beim Kind als auch bei den Eltern aus.

Aufgrund der Subjektivität des Schmerzerlebens und der damit verbundenen Gedanken und Gefühle sind psychologische Interventionen zur Schmerz- und Stressbewältigung heutzutage ein integrativer Bestandteil bei zahlreichen medizinischen Eingriffen. Es ist Aufgabe des Psychologen, das Versorgungsteam zu schulen, das dann Kind und Eltern in den erlernten Strategien unterstützt.

Ziel der psychologischen Interventionen ist es, die wahrgenommenen Schmerzen und den emotionalen Stress während eines Eingriffs für das Kind und seine Eltern zu reduzieren, indem das Kind selbstständig Strategien erwirbt, die Schmerzsituation zu bewältigen, bei gleichzeitiger Maximierung von Motivation zur aktiven Mitarbeit und Erleben hoher Selbstwirksamkeit.

Psychologische Interventionen haben ihren Platz bei obligat schmerzhaften und belastenden medizinischen Maßnahmen. Gerade bei jüngeren Kindern spielt bei den meisten invasiven Maßnahmen Angst und Unwohlsein eine zentrale Rolle. Deshalb müssen psychologische Aspekte nicht nur bei den größeren Eingriffen wie bei Knochenmark- und Lumbalpunktionen, Operationen und Verbrennungen – zusätzlich zur Analgosedierung – berücksichtigt werden.

Akute Tumor-, Entzündungs- und Verletzungsschmerzen lassen sich durch verhaltensmedizinische Maßnahmen kaum beeinflussen. Dennoch können die Kinder auch hier Strategien erlernen, um zwischen der Wahrnehmung von Schmerz und Angst zu unterscheiden, Schmerzen neu zu bewerten und Möglichkeiten der körperlichen Entspannung zu finden.

13.5.2 Chronischer Schmerz

Häufige Störungsbilder, bei denen chronische Schmerzen im Kindes- und Jugendalter eine zentrale Rolle spielen, sind u. a. rheumatoide Erkrankungen, Kopfschmerzen, gastrointestinale Beschwerden und Schmerzstörungen, die in dem multiaxialen Klassifikationsschema für psychische Störungen des Kindes- und Jugendalters (nach der ICD-10 der World Health Organisation, WHO) als somatoforme Störungen beschrieben werden [31].

> ❯❯ Chronische Schmerzen bei Kindern werden als prolongierte Schmerzen, die mindestens 3 Monate andauern oder Schmerzen, die innerhalb eines Zeitraums von mindestens 3 Monaten wieder auftreten, definiert [25].

Chronische Schmerzen sind mit einer Prävalenz von 30–50% häufig im Kindes- und Jugendalter [10, 28]. Etwa 8% aller Kinder und Jugendlichen berichten, dass ihre Schmerzen stark und beeinträchtigend sind. Bei etwa 2–3% der Kinder sind die Beeinträchtigungen infolge chronischer Schmerzen so hoch, dass häufige Schulfehltage und emotionaler Stress sowohl für das Kind als auch für die Familie die Folge sind. Die Beeinträchtigungen durch chronische Schmerzen scheinen sich dabei gegenseitig zu beeinflussen und zu verstärken [5, 9]. Die Eltern oder Bezugspersonen der Kinder sind häufig emotional stark belastet und neigen zu Reaktionen auf die Schmerzen, die den Teufelskreis der Schmerzen zusätzlich verstärken können. Zusätzlich werden die schmerzbezogenen Beeinträchtigungen durch inadäquate schmerzbezogene Bewältigungsstrategien [30], katastrophisierende schmerzbezogene Gedanken [6] und fehlende Selbstwirksamkeit trotz bestehender Schmerzen der Kinder negativ beeinflusst.

Bei der psychologischen Schmerztherapie von Kindern und Jugendlichen haben sich kognitiv-verhaltenstherapeutische Interventionen als wirksam erwiesen. Der zentrale Fokus der Therapie liegt auf den negativen Folgen der bestehenden Schmerzen, z. B. die schmerzbezogene Beeinträchtigung. Eine Reduktion der subjektiven Schmerzerfahrung wird ebenfalls angestrebt, steht allerdings zunächst nicht im Fokus der Behandlung [8].

Unter kognitiver Verhaltenstherapie versteht man eine Kombination aus kognitiven und verhaltensbezogenen Interventionen, die darauf abzielen, die Verstärkung der Einflussfaktoren auf ungünstiges Verhalten, Gefühle und Kognitionen zu reduzieren [14]. Eccleston [8] nennt Interventionsstrategien, die üblicherweise in der Therapie bei Erwachsenen eingesetzt werden:

- Veränderung der positiven Verstärkung des Schmerzverhaltens, z. B. durch Reduzierung der Aufmerksamkeit durch die Eltern bei bestehenden Schmerzen
- Veränderung der negativen Verstärkung des Schmerzverhaltens, z. B. durch stufenweise Reintegration in den Schulalltag
- Positive Verstärkung für schmerzfreies Verhalten, z. B. durch Punktepläne und Belohnungssysteme

- Aufbau von körperlicher Fitness, z. B. durch Aufbau eines sozialen Sportverhaltens wie Fußball
- Kognitive Umstrukturierung von dysfunktionalen Gedanken (»ich werde das nie schaffen«), z. B. durch Realitätstestung der Annahmen im Alltag
- Steigerung der Selbstwirksamkeit bei bestehenden Schmerzen, z. B. durch eine umfassende Edukation und Rückmeldung von Erfolgen

Bei der Behandlung von Kindern und Jugendlichen müssen diese Interventionen um 2 zentrale Interventionen ergänzt werden:
- Einbeziehen des Familiensystems, z. B. durch umfassende Edukation der Familienmitglieder und Anleitung der Eltern zur Unterstützung von aktiven Schmerzbewältigungsstrategien
- Einbeziehen des Lehrpersonals, z. B. durch Vermittlung eines biopsychosozialen Modells für bestehende Schmerzen [14]

Sowohl im ambulanten als auch im stationären Behandlungssetting übernimmt die Pflegekraft in Absprache mit der psychologischen Schmerztherapeutin wichtige Aufgaben bei der psychologischen Schmerztherapie.

Fazit
Für eine angemessene Schmerztherapie bei Kindern und Jugendlichen sind folgende Punkte wichtig:
- Bei der Wahl des **Schmerzmessinstruments** muss das Entwicklungsalter und die Schmerzart berücksichtigt werden. Die Pflegekraft muss in entsprechende Messinstrumente sorgfältig eingearbeitet werden, da ihr v. a. die Beobachtung und Beurteilung der Schmerzen zukommt und damit der Beurteilung der Wirksamkeit von Interventionen. Insbesondere bei Früh- und Neugeborenen sollte die Dokumentation der Schmerzen gemeinsam mit der Dokumentation der Vitalparameter erfolgen.
- Berücksichtigung der **Komplexität des Schmerzgeschehens** sowohl im Bereich der Diagnostik als auch für die Schmerztherapie. Eine Unterscheidung zwischen akuten und chronischen Schmerzen ist unabdingbar, um über die eingesetzten Messinstrumente aber

v. a. die eingesetzten Interventionen zu entscheiden.
- Sowohl die Schmerzmessung als auch die eingesetzten Interventionen sollten an die »**Welt des Kindes**« angepasst werden. Dabei sind der Kreativität keine Grenzen gesetzt. Bei Jugendlichen gilt es, die Selbstständigkeit im Umgang mit Schmerzen zu fördern.
- **Eltern** sind ein zentraler Bestandteil jeglicher Schmerzbehandlung und bei jeder Altersgruppe.
- Die Schmerztherapie (sowohl für akute als auch für chronische Schmerzen) sollte **multimodal** erfolgen, d. h. es werden sowohl medikamentöse als auch psychologische Interventionen eingesetzt.
- Schmerztherapie muss aufgrund der Komplexität des Schmerzgeschehens **multiprofessionell** erfolgen, dabei spielen Pflegekräfte eine zentrale Rolle.
- Die Grundlagen der **medikamentösen Schmerztherapie** und mögliche Nebenwirkungen sollten Gesundheits/Kinderkrankenpflegenden bekannt sein.
- Kreative Methoden zur Erhöhung der **Compliance der Medikamenteneinnahme** (z. B. Einsatz eines Klinikclowns) sollten insbesondere bei jüngeren Kindern eingesetzt werden.
- Beim Einsatz von **psychologischen schmerztherapeutischen Interventionen** obliegt der Pflegekraft in Absprache mit der psychologischen Schmerztherapeutin die Durchführung der Interventionen. Bei Jugendlichen finden neuerdings auch PC-Spiele ihren Einsatz.

Nico, 5 Jahre
Nico leidet an einer Epidermolyis bullosa. Hierbei handelt es sich um eine angeborene Hauterkrankung mit Blasenbildung. Die regelmasig durchzuführenden Verbandwechsel, bei ihm insbesondere an den Fusen, sind sehr schmerzhaft. Um die Verbandwechsel für Nico ertraglich zu machen, kommt er seit 2007 regelmasig in die Schmerzambulanz. Die Medikamente mussen immer wieder dem Gewicht angepasst und nichtmedikamentose Strategien altersentsprechend mit Nico und seinen Eltern besprochen werden. Derzeit nimmt Nico regelmasig Novalgin und bei Bedarf zusatzlich Valoron ein.

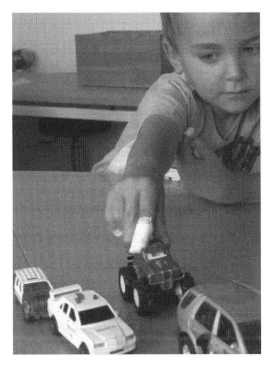

🔲 **Abb. 13.1   Nico, 5 Jahre.** Diagnose: Epidermolysis bullosa

Er bespricht mit seinen Eltern, welche Medikamente er benotigt und wie er sich zusatzlich ablenkt (Autokarten, Fernsehen, Mithelfen beim Verbandwechsel). Dieses Vorgehen fuhrt zu einer deutlich verbesserten Lebensqualitat bei Nico (🔲 Abb. 13.1).

Literatur

1. Abu-Saad HH, Kroonen E, Halfens R (1990) On the development of a multidimensional Dutch pain assessment tool for children. Pain 43: 249–256
2. Büttner W (1998) Die Erfassung des postoperativen Schmerzes beim Kleinkind. Arcis, München
3. Chambers CT, Reid GJ, McGrath PJ, Finley GA (1996) Development and preliminary validation of a postoperative pain measure for parents. Pain 68: 307–313
4. Cignacco E, Mueller R, Hamers JP, Gessler P (2004) Pain assessment in the neonate using the Bernese Pain Scale for Neonates. Early Hum Dev 78: 125–131
5. Claar RL, Walker LS (2006) Functional assessment of pediatric pain patients: Psychometric properties of the Functional Disability Inventory. Pain 121: 77–84
6. Crombez G, Bijttebier P, Eccleston C et al. (2003) The child version of the pain catastrophizing scale (PCS-C): A preliminary validation. Pain 104: 639–646
7. Das DA, Grimmer KA, Sparnon AL, McRae SE, Thomas BH (2005) The efficacy of playing a virtual reality fame in modulating pain for children with acute burn injuries: A randomized controlled trial. BMC Pediatrics 5: 1–10
8. Eccleston C (2001) Role of psychology in pain. Br J Anaest 87: 144–152
9. Eccleston C, Crombez G, Scotford A, Clinch J, Connell H (2004) Adolescent chronic pain: Patterns and predictors of emotional distress in adolescents with chronic pain and their parents. Pain 108: 221–229
10. Fendrich K, Vennemann M, Pfaffenrath V et al. (2007) Headache prevalence among adolescents – the German DMKG headache study. Cephalalgia 27: 347–354
11. Gillies ML, Smith LN, Parry-Jones W (1999) Postoperative pain assessment and management in adolescents. Pain 79: 207–215
12. Hartwig S, Roth B, Theisohn M (1991) Clinical experience with continuous intravenous sedation using midazolam and fentanyl in the pediatric intensive care unit. Eur J Pediatr 150: 784–788
13. Hechler T, Denecke H, Hünseler C, Schroeder S, Zernikow B (2009) Messen und Erfassen von Schmerz. In: Zernikow B (Hrsg) Schmerztherapie bei Kindern, Jungendlichen und jungen Erwachsenen. Springer, Heidelberg
14. Hechler T, Dobe M, Damschen U, Denecke H (2009) Psychologische Interventionen bei chronischen Schmerzen im Kindes- und Jugendalter. In: Zernikow B (Hrsg) Schmerztherapie bei Kindern. Springer, Heidelberg
15. Henkel W, Behlert J, Geiss C et al. (2009) Arbeitsgebiete der Kinderkrankenpflege. In: Zernikow B (Hrsg) Schmerztherapie bei Kindern, Jugendlichen und jungen Erwachsenen. Springer, Heidelberg
16. Hicks CL, von Baeyer CL, Spafford PA, van Korlaar I, Goodenough B (2001) The Faces Pain Scale - Revised: Toward a common metric in pediatric pain measurement. Pain 93: 173–183
17. Hohmeister J, Demirakca S, Zohsel K, Flor H, Hermann C (2009) Responses to pain in school-aged children with experience in a neonatal intensive care unit: Cognitive aspects and maternal influences. Eur J Pain 13:94–101
18. Hünseler C, Roth B, Michel E, Dubbel G, Zernikow B (2009) Klinisch-pharmakologische Grundlagen der Schmerztherapie. In: Zernikow B (Hrsg) Schmerztherapie bei Kindern, Jugendlichen und jungen Erwachsenen. Springer, Heidelberg
19. Katz E, Kellerman J, Siegel S (1980) Behavioral distress in children with cancer undergoing medical procedures: Developmental aspects. J Consult Clin Psychol 48: 356–365
20. Kropp P (2004) Psychologische Schmerzdiagnostik bei Kindern. Schmerz 18: 61–74
21. Labouvie H, Kusch M, Hechler T (2009) Psychologische Interventionen bei akuten Schmerzen im Kindes- und Jugendalter. In: Zernikow B (Hrsg) Schmerztherapie bei Kindern, Jugendlichen und jungen Erwachsenen. Springer, Heidelberg

22. Lawrence J, Alcock D, McGrath PJ et al. (1993) The development of a tool to assess neonatal pain. Neonatal Netw 12: 59–66

23. LeBaron S, Zeltzer LK (1984) Assessment of acute pain and anxiety in children and adolescents by self-reports,observer reports and a behavior checklist. J Consult Clin Psychol 52: 729–738

24. McCaffery M, Ferrell BR (1997) Nurses knowledge of pain assessment and management: how much progress have we made? J Pain Symptom Manage 14: 175–188

25. McGrath PA (1999) Chronic pain in children. In: Crombie IK, Croft PR, Linton SJ, LeResche L, Von Korf M (eds.) Epidemiology of pain. IASP Press, Seattle

26. McGrath PJ, Johnson G, Goodman JT et al. (1985) CHEOPS: A behavioral scale for rating postoperative pain in children. In: Fields HL, Dubner R, Cervero F (eds) Advances in pain research and therapy, Vol 9. Proceedings of the 4th World Congress on Pain. Raven Press, New York

27. Merkel SI, Voepel-Lewis T, Shayevitz JR, Malviya S (1997) The FLACC: A behavioral scale for scoring postoperative pain in young children. Pediatr Nurs 23: 293–297

28. Perquin CW, Hazebroek-Kampschreur AAJM, Hunfeld JAM et al. (2000) Pain in children and adolescents: A common experience. Pain 87: 51–58

29. Peters JW, Schouw R, Anand KJ et al. (2005) Does neonatal surgery lead to increased pain sensitivity in later childhood? Pain 114:444–454

30. Reid GJ, Gilbert CA, McGrath PA (1998) The Pain Coping Questionnaire: Preliminary validation. Pain 76: 83–96

31. Remschmidt H, Schmidt M, Poustka F (2006) Multiaxiales Klassifikationsschema für psychische Störungen des Kindes- und Jugendalters nach ICD-10 der WHO. Hans Huber, Bern

32. Scott P, Ansell B, Huskisson E (1977) Measurement of pain in juvenile chronic polyarthritis. Ann Rheum Dis 36: 186–187

33. Taddio A, Katz J, Hersich AL, Koren G (1997) Effects of neonatal circumcision on pain response during subsequent routine vaccination. Lancet 34: 599–603

34. Zernikow B, Hechler T (2008) Schmerztherapie bei Kindern und Jugendlichen. Deutsches Ärzteblatt 105: 511–522

13

Stumpf- und Phantomschmerzen

Monika Thomm

M. Thomm (Hrsg.), *Schmerzmanagement in der Pflege*,
DOI 10.1007/978-3-662-45414-5_14, © Springer-Verlag Berlin Heidelberg 2016

Zum Einstieg

Nach Amputationen entwickeln die meisten Patienten ein Phantomglied, d. h. ein Gefühl, die amputierte Extremität sei noch vorhanden. 60–80% der Amputierten entwickeln Phantomschmerzen. An der Entstehung sind periphere, spinale und zentrale Prozesse beteiligt. Die Behandlung ist oftmals schwierig und umfasst medikamentöse, psychotherapeutische und physiotherapeutische Verfahren, die durch Regionalanästhesien ergänzt werden kann.

Stumpfschmerzen sind schmerzhafte Empfindungen im Bereich des Amputationsstumpfes. Sie sind überwiegend nozizeptiv (▶ Kap. 1 und ▶ Kap. 9).

Phantomschmerzen sind schmerzhafte Empfindungen in einem amputierten oder denervierten Köperteil. Man spricht hier von einem Deafferenzierungsschmerz, der nach dem Verlust eines Körperteils entstehen kann (◘ Abb. 14.1).

14.1   Postamputationssyndrom

Phantomschmerzen, Phantomsensationen und Stumpfschmerzen werden unter dem Begriff Postamputationssyndrom zusammengefasst (◘ Tab. 14.1).

Der französische Wundarzt Ambroise Paré (1510–1590) war wohl einer der ersten, der das »Postamputationssyndrom« beschrieb. Er unterschied bereits zwischen schmerzlosen Phantomempfindungen und Phantomschmerzen, entwickelte Theorien zur Pathogenese und Therapie und entwickelte bewegliche Gliedmaßenprothesen.

14.1.1   Phantomschmerzen

Empfindungen im Phantom treten bei bis zu 95% aller Patienten in den ersten Tagen nach der Amputation auf. Bei ca. 75% sind diese Wahrnehmungen bereits primär schmerzhaft und nehmen mit der Zeit ab, nur in 5–10% entwickeln sich schwerste persistierende Schmerzen. Im Einzelfall können sich die Schmerzen erst Jahre nach der Amputation manifestieren, z. B. mit Auftreten eines Diabetes mellitus. Es sind jedoch auch über Jahrzehnte anhaltende Schmerzen möglich. 526 britische Kriegs-

veteranen wurden hinsichtlich der Persistenz von Phantomschmerzen untersucht [3]: 16% der Befragten gaben an, keinerlei Schmerzen im Phantomglied zu haben, bei 37% ließen sie deutlich nach, 44% empfanden die Schmerzen über die Zeit unverändert und 3% gaben sogar eine Schmerzzunahme im Laufe der Jahre an.

Phantomschmerzen können nach jeder Amputation eines Körperteils auftreten. Am häufigsten betroffen sind die Extremitäten (60–80%), aber auch Rektumamputationen (18%), Mastektomien (13%) und Zahnextraktionen (0,1%).

Der **Schmerzcharakter** ist sehr variabel, am häufigsten werden die Schmerzen als brennend, stechend, krampfartig oder einschießend beschrieben (neuropathisch) und werden meist am distalen Ende des Phantoms lokalisiert. Manche Patienten benutzen sehr lebhafte Beschreibungen, wie »die Zehen bohren sich in die Fußsohle« [5]. Die Schmerzen treten meist intermittierend und attackenartig auf, können jedoch auch andauernd vorhanden sein. Die Häufigkeit der Attacken wird von den Befragten mit mehrmals täglich bis wöchentlich angegeben. Die Dauer der Attacken beträgt bei 50% der Patienten wenige Minuten, bei 25% bis zu einer Stunde und bei den restlichen Patienten länger. Wetterwechsel, Stress aber auch Entspannung (abendliche Schmerzverstärkung) begünstigen das Auftreten von Phantomschmerzen.

Oft gleichen Phantomschmerzen den Schmerzen, die bereits vor der Amputation bestanden, z. B. bei Tumoren, Ischämien oder Osteomyelitiden.

> ❯❯ Einige retrospektive Studien zeigen auf, dass vorbestehende starke oder auch lang andauernde Schmerzen Risikofaktoren für das Auftreten von Phantomschmerzen sind!

Nahezu alle Patienten erleben nach einer Amputation **Phantomsensationen,** die jedoch selten zu einem Problem werden. Hierunter versteht man nicht schmerzhafte Empfindungen oder Wahrnehmungen (Stellungs-, Bewegungs-, Kribbel-, Druckempfinden) im amputierten Körperteil direkt nach der Amputation. Interessanterweise gleichen Lage und Haltung der Extremität direkt vor der Amputation den Empfindungen im Phantom nach der Operation. Bei Amputationen nach einem Trauma kann z. B. die Erinnerung an die Lage einer ver-

⊡ Tab. 14.1	Begriffsdefinition
Phantom	Empfindungen in einem nicht mehr vorhandenen Körperteil
Phantomglied	Gefühl, als wäre nach einer Amputation noch ein intakter Körperteil vorhanden
Phantomsensationen	Nichtschmerzhafte Empfindung in einem denervierten Körperteil. Fließender Übergang zu Phantommissempfindungen und -schmerzen
Phantomschmerzen	Schmerzen im Phantom
Stumpfschmerzen	Schmerzen im Amputationsstumpf, die in das Phantom ausstrahlen können

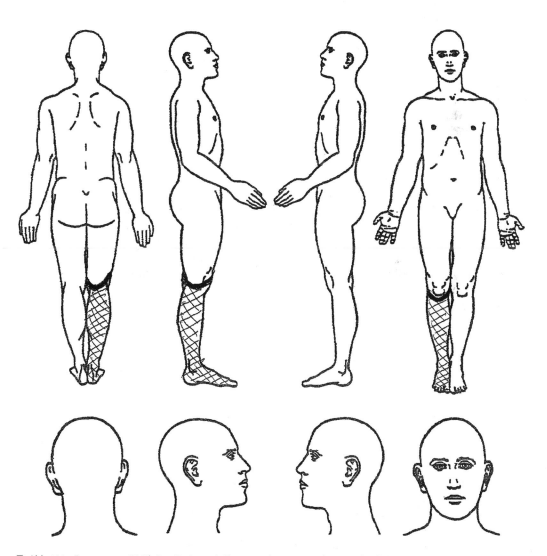

⊡ **Abb. 14.1**   Topogramm: 56-jähriger Patient mit Phantomschmerzen nach Unterschenkelamputation. Auszug aus dem Deutschen Schmerzfragebogen der Deutschen Schmerzgesellschaft. (Mit freund. Genehmigung der Deutschen Schmerzgesellschaft)

⬛ **Tab. 14.2**	Schmerzmodulierende Faktoren (Auswahl)
Äußere Faktoren	Berühren, Massieren des Stumpfes
	Prothesennutzung
	Therapie
	Rehabilitation
	Wetterwechsel
Innere Faktoren	Miktion, Defäkation
	Genetische Prädisposition
	Stress
	Psychische Begleiterkrankungen
	– Angst
	– Depression
	Sonstige Begleiterkrankungen
	– Allgemeiner Infekt
	– Bandscheibenvorfall
	– Wirbelsäulendegeneration
	– Zentrale Blutung

letzten Extremität am Unfallort im Phantom persistieren. Ein von Amputierten beschriebenes Phänomen ist das zeitweise »Vergessen« des Verlusts der Extremität – Sentiment de la réalitéconcrète. So berichten Patienten häufig, dass sie morgens beim Aufstehen gestürzt sind, weil sie auf dem »Phantombein« stehen wollten [5].

Ein häufig beobachtetes Phänomen ist das sog. »**Telescoping**«, das sich ca. bei einem Drittel der Patienten entwickelt. Hierunter versteht man eine zunehmende Verkürzung des Phantoms, bis sich das distale Phantomglied, z. B. eine kleine Hand oder ein kleiner Fuß direkt am Amputationsstumpf zu befinden scheint. Die Erklärung des Telecopings ist im Detail unklar.

Ein Verblassen des Phantoms im Bewusstsein des Betroffenen nennt man »**Fading**« oder Verdämmern. Die Veränderungen treten meist innerhalb der ersten 1–2 Jahre nach Amputation auf, die letztendlich jedoch aufhören. Bereits verdämmerte Phantome können bei einer Stumpfverletzung erneut auftreten und dann auch wieder als schmerzhaft empfunden werden.

14.1.2 Stumpfschmerzen

Stumpfschmerzen treten typischerweise direkt nach einer Amputation auf. Hierbei handelt es sich um Wundschmerzen, die mit fortschreitender Heilung abnehmen. Nach abgeschlossener Wundheilung entwickeln ca. 14% der Patienten lang anhaltende chronische Schmerzen.

Der **Schmerzcharakter** von Stumpfschmerzen ist ebenso variabel wie der von Phantomschmerzen. Häufiger als bei Phantomschmerzen imponieren Stumpfschmerzen als Dauerschmerzen oder belastungsabhängig auftretende Schmerzen. Es wird zwischen nozizeptiven und neuropathischen Stumpfschmerzen oder aus einer Kombination aus beiden Schmerzarten unterschieden.

- **Ursachen**
- Ein nozizeptiver Stumpfschmerz kann durch ein akutes oder ein chronisches Geschehen auftreten.
- Der akute Nozizeptorschmerz kann durch lokale Prozesse wie durch einen postoperativen Wundschmerz, zu enger Verband, Hämatome, Infektionen sowie durch Sekretverhalt getriggert werden.
- Der chronische Nozizeptorschmerz kann durch überschießende Kallusbildung, Tumoren, Narben, Osteitis, Osteomyelitis, AVK, Thrombosen, Lymphödem, Fisteln, Hauterkrankungen (venöses/lymphatisches Ödem) und durch mangelhaften Prothesensitz entstehen.
- Neuropathische Stumpfschmerzen sind Folge von Nervendurchtrennungen und/oder Neurombildung.

> ❱ Die Unterscheidung von Stumpf- und Phantomschmerzen ist oftmals sehr schwierig, da sie häufig gleichzeitig auftreten und sich wechselseitig beeinflussen können.

- **Schmerzmodulierende Mechanismen**
Stumpf- und Phantomschmerzen sind durch innere und äußere Umstände modulierbar (⬛ Tab. 14.2). Bei Amputation der unteren Extremitäten können Phantomschmerzen bereits durch Miktion oder Defäkation getriggert werden. Emotionale Reize, Erinnerungen oder Assoziationen an das Unfallgeschehen (»flashbacks«) im Rahmen einer posttraumatischen Belastungsstörung können ebenfalls Phantomschmerzattacken auslösen.

Nach den heutigen Erkenntnissen sind sowohl periphere als auch spinale und zentrale Mechanismen und Strukturen in das Phänomen des Postamputationssyndroms eingebunden. Die Amputation als initiales Ereignis aktiviert periphere Mechanismen, die sich über das Hinterhorn des Rückenmarks, über den Hirnstamm, den Thalamus bis in die Großhirnrinde fortpflanzen. Letztere sind für die unterschiedlichen Wahrnehmungen im Phantomglied verantwortlich.

14.1.3 Diagnostik

Anamnese und Untersuchung sind, wie bei anderen chronischen Schmerzsyndromen, die Grundvoraussetzungen der Diagnostik.

■ **Anamnese**
Die Abgrenzung zwischen Phantomschmerz und Stumpfschmerz erfolgt allein aus der Anamnese. Folgende Punkte müssen erfragt werden:
- Amputation → Zeitpunkt, Grund, Anästhesieverfahren, ggf. Nachamputationen
- Schmerzen → Beginn, Lokalisation, Charakter, Häufigkeit, Dauer, Intensität, Auslöser, Triggerpunkte, Beeinflussbarkeit
- Therapie → Schmerzbehandlung, Erfolg, prothetische Versorgung
- Neurologische Vorerkrankungen
- Psychosoziale Situation → Beruf, Familie, Erwerbsfähigkeit, rechtliche Auseinandersetzungen

> **Praxistipp**
>
> Zur standardisierten Erhebung, im Besonderen der Schmerzanamnese, ist der Fragebogen der Deutschen Schmerzgesellschaft zu empfehlen.

■ **Untersuchung des Amputationsstumpfs**
- Inspektion → Druckstellen durch die Prothese, blasses oder livides Hautkolorit, Verletzungen
- Palpation → Narben, tastbare Knochensporne und Neurome, Pulsstatus
- Seitenvergleichende Temperaturmessung → Hinweise auf Durchblutungsstörungen
- Sensibilitätsprüfung → Hyperalgesie, Allodynie

- Neurologischer Status → Ergänzung durch elektrophysiologische Untersuchungen
- Untersuchung der Wirbelsäule sowie benachbarter Gelenke des Stumpfes → pathologische Veränderungen können Stumpf- und Phantomschmerzen unterhalten.

Bei neu auftretenden Schmerzen und Zunahme der Intensität sollte nach auslösenden Faktoren gesucht werden. Bei plötzlicher Änderung der Schmerzsymptomatik oder bei erneutem Auftreten von Schmerzen im Stumpf oder Phantom, nachdem sie bereits abgeklungen waren, ist ebenfalls eine Ursachenklärung geboten.

■ **Differenzialdiagnosen**
Differenzialdiagnostisch können vertebragene Veränderungen wie z. B. Spinalkanalstenosen, Bandscheibenvorfälle, Herpes zoster, Durchblutungsstörungen oder Wunden im Stumpfbereich für eine veränderte Schmerzsymptomatik verantwortlich sein. Bei Tumorpatienten kann die Schmerzverstärkung durch ein Tumorrezidiv oder eine Metastasierung bedingt sein.

■ **Weiterführende Diagnostik**
- Laborparameter → Entzündungsparameter
- Röntgen → Triggerpunkte im Stumpf, Wechsel von Schmerzcharakter und -intensität
- CT/MRT → unauffälliges Röntgen
- Dopplersonografie → kalte Haut im Bereich des Stumpfes
- Diagnostische Lokalanästhesie → Triggerpunkte im Stumpf, tastbare Neurome
- Diagnostische Sympathikusblockade →bei Therapieresistenz

14.2 Therapie von Phantomschmerzen

Die Behandlung von Phantomschmerzen gestaltet sich oft sehr schwierig. In der Literatur sind viele Therapieansätze beschrieben, deren Effektivität jedoch nicht ausreichend evaluiert ist. Es sind medikamentöse von nichtmedikamentösen sowie chirurgischen Interventionen zu unterscheiden. Zu erwähnen ist die zusätzliche Prävention

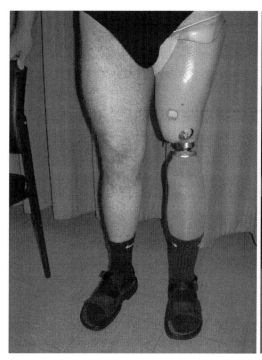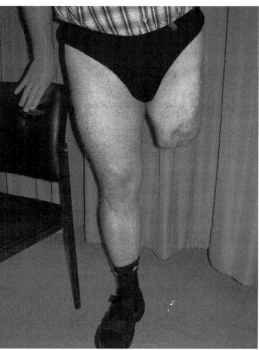

☐ Abb. 14.2   54-jähriger Patient mit prothetischer Versorgung nach Unterschenkelamputation

☐ Tab. 14.3 Medikamentöse Therapie	
Substanzgruppe	**Beispiel**
Trizyklische Antidepressiva	Amitriptylin
Antikonvulsiva	Carbamazepin, Gabapentin, Pregabalin
Lokalanästhetika	Lidocain
Opioide	Tilidin/Naloxon, Morphin, Fentanyl
Kalzitonin	Lachskalzitonin
NMDA-Rezeptorantagonisten	Ketamin
Capsaicin	Capsaicin 8%

mittels regionalanästhesiologischer Verfahren (▶ Abschn. 14.2.2).

14.2.1 Medikamentöse Therapie

Zur Behandlung neuropathischer Schmerzen (☐ Tab. 14.3) ist die Wirksamkeit trizyklischer **Antidepressiva** wie z. B. Amitriptylin (▶ Kap. 3) nachgewiesen. Selektive Serotoninwiederaufnahmehemmer (SSRI) hingegen scheinen weniger wirksam zu sein. Die Effektivität von Antikonvulsiva, z. B. Gabapentin ist erwiesen. Entgegen früherer Annahmen, dass Opioide bei neuropathischen Schmerzen unwirksam seien, ist die positive Wirkung mittlerweile gut belegt.

Die Anwendung von Capsaicin 8% hat nachweislich eine hohe Wirksamkeit bei peripheren neuropathischen Schmerzen [5](▶ Kap. 3).

Für die Wirkung von **NMDA-Rezeptorantagonisten** wird nur Ketamin positiv bewertet.

Als wirksam bei der Behandlung von Phantomschmerzen hat sich die i.v. oder s.c.-Gabe von Lachskalzitonin erwiesen. Lachskalzitonin reguliert den Kalziumspiegel und kann zu einer Schmerzlinderung beitragen.

Nicht-Opioid-Analgetika(▶ Kap. 3) sind zur Kupierung von Phantomschmerzen nicht effektiv. Eine gute Wirkung zeigen sie jedoch bei nozizeptiven Stumpfschmerzen.

Metamizol sollte jedoch aufgrund seines verstärkenden Effekts auf die deszendierende Schmerzhemmung auch Einsatz finden. Nichtsteroidale Antirheumatika (NSAR; ▶ Kap. 3) wie z. B. Naproxen sind in der Frühphase direkt nach der Amputation hilfreich.

> **Phantomschmerztherapie**
> - Lachskalzitonin sollte in der Frühphase
>   - entweder i. v. oder s.c. appliziert werden (100–200 IE/Tag), kann jedoch auch bei chronischen Phantomschmerzen versuchsweise eingesetzt werden.
>   - Kein Effekt nach 3–5 Tagen → Abbruch
> - Capsaicin 8% Anwendung bei chronischen Phantomschmerzen
> - Antikonvulsiva
> - Antidepressiva
>
> Analgetika nach WHO-Stufenplan, z. B. Tilidin/Naloxon, Tramadol, Fentanyl (▶ Kap. 3)

- **Invasive Therapie in der Frühphase**
- Diagnostische Sympathikusblockaden (z. B. Stellatum-, Ischiadikus-, Grenzstrangblockade)
  - Bei Schmerzreduktion → Blockadeserie von ca. 8–10 Blockaden
  - Kein Effekt → Therapie chronifizierter Phantomschmerzen
- Ultima Ratio → intrathekale Opioidapplikation neurochirurgische Verfahren, z. B. SCS (»spinal cord stimulation«)

> ⟩ Keine Dauertherapie mit NSAR selbst bei guter Effektivität (Nebenwirkungen)!

14.2.2 Phantomschmerzprophylaxe

In mehreren randomisierten jedoch **nichtdoppelblinden** Studien wurde gezeigt, dass eine vor der Amputation beginnende Phantomschmerzprophylaxe über eine rückenmarknahe Regionalanästhesie das Auftreten von Phantomschmerzen senkt. Die überarbeitete S3-Leitlinie (2012) »Behandlung akuter perioperativer und posttraumatischer Schmerzen« postuliert, dass »eine prä-, intra- und postoperative Analgesie über ein peripheres oder epiduralesKatheterverfahren verwendet werden kann, um prä- und postoperative Schmerzen und möglicherweise die Inzidenz schwerer Phantomschmerzen zu lindern. Wenn das nicht möglich ist, soll eine i.v.-PCA (»patient-controlled-analgesia«) in Kombination mit Nicht-Opioid-Analgetika genutzt werden.« Rückenmarknahe Regionalanästhesie ist eine sinnvolle Phantomschmerzprophylaxe [1].

> **Therapieschema für eine rückenmarknahe Analgesie**
> Ein langwirksames Lokalanästhetikum, z. B. Naropin 0,2% in Kombination mit einem hochpotenten Opioid wie z. B. Morphin (3 mg) sollte so lange appliziert werden, bis der Patient kontinuierlich schmerzfrei ist. Dieses Schema sollte postoperativ für mindestens 3 Tage weitergeführt werden.

Der **NMDA-Antagonist Ketamin** kann bei chronifizierten Phantomschmerzen zu einer mehrstündigen Schmerzreduktion führen. Eine präventive Wirkung scheint auch möglich zu sein. Bei Patienten, die zusätzlich zur Regionalanästhesie Ketamin erhielten, war das Auftreten starker Phantomschmerzen niedriger als bei Patienten, die kein Ketamin erhalten hatten.
- Vor OP-Beginn: 0,5 mg/kgKG, Infusion 24 h: 2 µg/kgKG/min, Infusion 48 h: 1 µg/kgKG/min

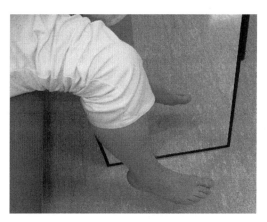

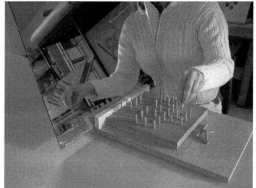

◘ Abb. 14.3   Spiegeltherapie. Bewegungen frei im Raum, Z. n. traumatischer Unterschenkelamputation (ohne Medium). (Mit freundl. Genehmigung von Claudia Wölk, Ergotherapie UniReha, Uniklinik Köln)

◘ Abb. 14.4   Spiegeltherapie. Mit Steckspiel (mit Medium). (Mit freundl. Genehmigung von Claudia Wölk, Ergotherapie UniReha, Uniklinik Köln)

- ▪ **Chirurgische Maßnahmen**
- ⚏ Ausreichende Weichteildeckung des Stumpfes
- ⚏ Einlegen der Nervenenden in wenig druckbelastete Bereiche
- ⚏ Primärer Wundverschluss

14.3   Therapie von Stumpfschmerzen

- ⚏ Kausale Therapie: Re-Operation, Prognose ist von der Stumpfbeschaffenheit abhängig!
- ⚏ Antikonvulsiva
- ⚏ Antidepressiva
- ⚏ Analgetika nach WHO-Stufenplan (► Kap. 3)
- ⚏ Evtl. Nervenblockaden → Lokalanästhetikainfiltrationen der Narbe, Triggerpunkte

> ❯ Um Stumpfschmerzen zu verhindern, muss die Prothese richtig sitzen. Anziehhilfen sorgen für Passgenauigkeit!

14.3.1   Nichtmedikamentöse Maßnahmen

Bei den nichtmedikamentösen Maßnahmen ist die prothetische Versorgung am besten mit myoelektrischen Prothesen anzustreben (◘ Abb. 14.2). Schlecht sitzende Prothesen durch Alterung und Formveränderungen des Prothesenschafts können das Wiederauftreten von Phantomschmerzen begünstigen.

Weitere nichtmedikamentöse Verfahren:
- ⚏ Transkutane elektrische Nervenstimulation (TENS; ► Kap. 3), bei Phantomschmerzen auch kontralaterale Anlage versuchen)
- ⚏ Akupunktur
- ⚏ Massage am Stumpf
- ⚏ Aromatherapie
- ⚏ Psychologische/psychosomatische Interventionen
  - ⚏ Entspannungstechniken nach Jacobson
  - ⚏ Ablenkungsverfahren, z. B. Imagination
  - ⚏ Biofeedback
- ⚏ Spiegeltherapie
  - ⚏ Bei der Spiegelbox nach Ramachandran entsteht für den Patienten der Eindruck, die fehlende Extremität sei noch vorhanden. Dies geschieht durch Spiegelung der noch vorhandenen Extremität. Somit gelingt es einigen Patienten, schmerzhafte Empfindungen oder Haltungen zum Beispiel einer Phantomhand aufzulösen (◘ Abb. 14.3; ◘ Abb. 14.4; ◘ Abb. 14.5).

> **Pflegerisches Vorgehen**
> ▬ Schmerzassessment zu Beginn des pflegerischen Auftrags einschließlich PainDE-TECT-Bogen zur Verifizierung des neuropathischen Schmerzes

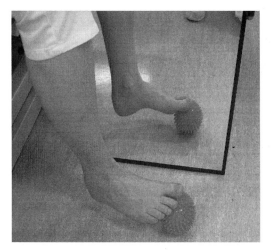

Abb. 14.5 Spiegeltherapie. Mit Igelball (mit Medium). (Mit freundl. Genehmigung von Claudia Wölk, Ergotherapie UniReha, Uniklinik Köln)

- Verlaufskontrolle zur Wirksamkeitsüberprüfung der medikamentösen Therapie
- Adäquate Lagerung des Stumpfes
- Verbandwechsel und Wundkontrolle nach ärztlicher Anordnung
- Prothesenanpassung und -korrektur veranlassen. Überwachung des Patienten nach invasiven schmerztherapeutischen Maßnahmen
- Transkutane elektrische Nervenstimulation (TENS; ▶ Kap. 3)
- Anwendung von Capsaicin 8% (Qutenza) bei chronischen Phantomschmerzen
- Psychologische/psychosomatische Behandlung z. B. Entspannungstechniken, Imagination mit dem behandelnden Arzt veranlassen
- Kommunikation: Ablenkung, positive Einstellung fördern (Freizeitgestaltung, Familie)
- Physiotherapeutische bzw. ergotherapeutische Behandlung (Spiegeltherapie) einleiten
- Evtl. Rehabilitationsmaßnahme einleiten

Fazit

- Die Inzidenz von Phantomschmerzen liegt bei 60–80%. In der Initialphase sind die Schmerzen am stärksten, nehmen jedoch mit der Zeit ab. Bei den meisten Patienten klingen die Schmerzen nach einigen Wochen ab.
- Unter dem Postamputationssyndrom werden Phantome, Phantomglieder, Phantomempfindungen, Phantomschmerzen und Stumpfschmerzen zusammengefasst.
- Phantomschmerzen gehören zum Postamputationssyndrom. Sie können nach Amputationen oder Nervendurchtrennungen auftreten
- Phantomschmerzen treten meist intermittierend, attackenartig, mehrmals täglich bis wöchentlich auf. Die Dauer der Attacken beträgt bei den meisten Patienten wenige Minuten.
- Vorbestehende Schmerzen sind Risikofaktoren für das Auftreten von Phantomschmerzen.
- Die Unterscheidung von Stumpf- und Phantomschmerzen ist schwierig, da sie häufig gleichzeitig auftreten und sich wechselseitig beeinflussen können.
- Stumpfschmerzen sind entweder Nozizeptorschmerzen, neuropathische Schmerzen oder eine Kombination aus beiden.
- Die Mechanismen, die dem Postamputationssyndrom zugrunde liegen, sind noch nicht alle geklärt. Einigkeit besteht darin, dass periphere, zentrale und spinale Faktoren beteiligt sind.
- Die Behandlung erfolgt multimodal, d. h. medikamentös, psychotherapeutisch und physiotherapeutisch. Zur Prävention sollten regionalanästhesiologische kathetergestützte Verfahren eingesetzt werden.

Literatur

1. AWMF (2012) S3-Leitlinie Behandlung akuter perioperativer und posttraumatischer Schmerzen. ▶ http://www.awmf-online.de, Letzter Zugriff: 4.5. 2015
2. Diener HC, Maier C (2008) Das Schmerz-Therapie-Buch, 2. Aufl. Urban & Schwarzenberg, München Wien
3. Lacoux PA, Crombie IK, Macrae WA (2002) Pain in traumatic upper limb amputees in Sierra Leone. Pain 99: 309–312

4. Maihofner C, Heskamp M-L (2013) Prospective, non-
    interventional study on the tolerability and analgesic
    effectiveness over 12 weeks after a single application
    of capsaicin 8% cutaneous patch in 1044 patients with
    peripheral neuropathic pain: first results of the QUEPP
    study. Curr Med Res Opin 6: 673–683.
5. Steffen P (2006) Phantomschmerz – Diagnostik und
    Therapie. Anasthesio Intensivmed Notfallmed Schmerz-
    therapie AINS 6: 378–386
6. Zenz M, Jurna I (2001) Lehrbuch der Schmerztherapie.
    Wissenschaftliche Verlagsgesellschaft, Stuttgart

Rückenschmerzen/ Kreuzschmerzen

Monika Thomm

M. Thomm (Hrsg.), *Schmerzmanagement in der Pflege*,
DOI 10.1007/978-3-662-45414-5_15, © Springer-Verlag Berlin Heidelberg 2016

Zum Einstieg

Der Versorgung von Rückenschmerzen gebührt besondere Aufmerksamkeit. Rückenschmerzen sind ein großes sozialmedizinisches und gesundheitsökonomisches Problem. Diagnostik und Therapie von Rückenschmerzen erfolgen wenig standardisiert, sind in vielen Details umstritten und weisen erhebliche Unterschiede zwischen Arztgruppen, Einrichtungen und Regionen auf. Eine präventionsorientierte, sektorübergreifende Gestaltung der Versorgung kann die kostenintensive Chronifizierung der Patienten verhindern. Daraus resultieren eine geringere Beeinträchtigung der Lebensqualität der Betroffenen, geringere Kosten für unser Gesundheitssystem und freiwerdende Mittel für notwendige, zweckmäßige Leistungen.

■ **Epidemiologie**

Nach Angaben des Robert-Koch-Instituts in Berlin leiden etwa 15% der Patienten mit Rückenschmerzen an spezifischen Rückenschmerzen; also an Rückenschmerzen, bei denen eine spezifische Ursache wie ein Bandscheibenvorfall oder eine Spinalkanalstenose vorliegt. In 85% der Fälle handelt es sich um »**unspezifische Rückenschmerzen**« (Kreuzschmerzen), die sich tendenziell spontan rückbilden. Rückenschmerzen gehören zu den am häufigsten angegebenen körperlichen Beschwerden.

In Deutschland berichteten nach den Daten des Bundesgesundheitssurveys von 1998 39% der Frauen und 31% der Männer (18–80 Jahre) darüber, während der letzten 7 Tage Kreuzschmerzen gehabt zu haben. Frauen und Männer zwischen 50 und 59 Jahren sind mit einer Prävalenz von 44% bzw. 39% am häufigsten betroffen.

In einer großen bevölkerungsbasierten Studie aus Deutschland [9] betrug die Punktprävalenz von Rückenschmerzen 37%, die 1-Jahresprävalenz 76% und die Lebenszeitprävalenz 86%. 80% der Betroffenen hatten jedoch nur geringe Schmerzen, während 12% der Fälle starke Schmerzen mit erheblicher Beeinträchtigung angaben. Bei dieser Studie handelte es sich um eine postalische Befragung von insgesamt 9263 Personen.

■ **Sozioökonomische Bedeutung**

Bei Rückenschmerzen kann man von einer Volkskrankheit sprechen. Sie gehören zu den teuersten Erkrankungen in allen Industrieländern. In Deutschland verursachten sie nach Angaben der Gesundheitsberichterstattung des Bundes aus dem Jahre 2006 direkte Kosten in Höhe von 8,4 Milliarden Euro pro Jahr. Nach internationalen Schätzungen sind etwa 85% der Gesamtkosten indirekte Kosten, die durch Arbeits- und Erwerbsunfähigkeit den Produktivitätsausfall bedingen. Nur rund 15% der Gesamtkosten werden für die medizinische Behandlung aufgewendet. Rückenschmerzen führen seit Jahren auch die Statistiken von Arbeitsunfähigkeit, medizinischer Rehabilitation und vorzeitiger Berentung an [3].

15.1 Nichtspezifische Rücken-/Kreuzschmerzen

15.1.1 Klassifikation

Rücken-/Kreuzschmerzen werden nach Ursache, Dauer, Schweregrad und Chronifizierungsgrad klassifiziert. Bezüglich des zeitlichen Verlaufs wird folgendermaßen unterschieden:

- Akut/subakut
- Chronisch/chronisch rezidivierend

Unter akuten nichtspezifischen Rücken-/Kreuzschmerzen – im Volksmund auch als Hexenschuss benannt – versteht man Schmerzen, die weniger als 6 Wochen anhalten. Schmerzepisoden, die länger als 6 Wochen bestehen, werden subakut genannt. Wenn die Symptome schon länger als 12 Wochen bestehen, spricht man von chronischen bzw. chronisch rezidivierenden Rücken-/Kreuzschmerzen (▶ Kap. 7).

Die Einteilung der Schwere der Rückenschmerzen erfolgt anhand der Graduierung chronischer Schmerzen nach Korff [4]. Das Ausmaß der Schmerzintensität und der schmerzbedingten Beeinträchtigungen der täglichen Aktivitäten lassen sich in 5 Schweregrade unterscheiden. Das Mainzer Stadienmodell der Schmerzchronifizierung (MPSS) wird üblicherweise zur Bestimmung des Chronifizierungsstadiums angewendet, wobei die Patienten nach den Ergebnissen einer strukturierten Schmerzanamnese wie zeitlicher Verlauf, Schmerzlokalisation, Medikamenteneinnahme, Inanspruchnahme des Gesundheitswesens einem von 3 Stadien zugeteilt werden können (▶ Kap. 7).

15.1.2 Prognose und Verlauf von Rücken-/Kreuzschmerzen

Grundsätzlich ist festzuhalten, dass Rückenschmerzen in der Regel selbstbegrenzend sind. Die Genesungsrate akuter Rücken-/Kreuzschmerzen in 6 Wochen beträgt ca. 90%. Es wird jedoch ein großer Teil der Betroffenen nicht schmerzfrei und sie haben ein erhöhtes Risiko, eine erneute Rückenepisode zu erleiden. Obwohl nur 10% der Patienten chronifizieren, verursacht diese Gruppe die höchsten gesundheitsbezogenen Kosten. Deshalb ist es umso bedeutsamer, diese Risikogruppe frühzeitig zu identifizieren und einer Chronifizierung entgegenzuwirken.

Beim Management des Kreuzschmerzes muss die Akuterkrankung von der chronischen Erkrankung unterschieden werden. Der Übergang in ein chronisches Schmerzsyndrom, bei dem das Ausmaß der Schmerzen meist durch die morphologischen Befunde nur unzureichend erklärt ist, hängt von weiteren Faktoren ab.

- Rentenbegehren
- Psychische Disposition
- Soziale Begleitumstände, z. B. Arbeitsplatzverlust, soziale Isolation
- Prolongierte Krankschreibung
- Iatrogene Verursachung
  - Unnötige wiederholte Diagnostik wie z. B. Bildgebung
  - Unnötige therapeutische Maßnahmen wie z. B. Blockadeserien
  - Unkritisch langer Einsatz von Analgetika
  - Nichtbeachtung der Komorbiditäten (**Yellow Flags**)

15.1.3 Charakteristika nichtspezifischer Rücken-/Kreuzschmerzen

- Rückenschmerz ohne Hinweise auf eine ursächliche Erkrankung (spezifische Ursachen) wie z. B. eine Fraktur, Tumorerkrankung, Entzündung, Bandscheibenvorfall.

- Der nichtspezifische Rücken-/Kreuzschmerz bleibt in den meisten Fällen auf eine Region der Wirbelsäule beschränkt.
- Schmerzen im Kreuz mit oder ohne Ausstrahlung .

Warnhinweise: Red Flags – Yellow Flags
- **Red Flags** bedeuten spezifische Ursachen
  - Tumorerkrankungen
  - Entzündungen (auffällige Laborparameter)
  - Unfallgeschehen
  - Kortisoneinnahme
  - Frakturen
  - Osteoporose
  - Neurologische Ausfälle
  - Wurzelkompressionen
  - Instabilitäten
  - Kaudasyndrom (Sphinkter-ani-Parese, perianaler Sensibilitätsverlust, Reithosenanästhesie), enger Spinalkanal mit gehstreckenabhängigen Schmerzen und Müdigkeit in den Beinen und/oder sensomotorischen Ausfällen
- **Yellow Flags** bedeuten Risikofaktoren für eine Chronifizierung
  - Psychische Faktoren wie Angst, Depression, Selbstüberforderung, Selbstwertdefizite, Krankheitsverhalten, Krankheitsbewältigung
  - Schmerzbezogene Kognitionen (im Sinne automatischer Gedanken): z. B. Katastrophisieren, Hilflosigkeit, Hoffnungslosigkeit
  - Fear-Avoidance-Beliefs (Angst-Vermeidungs-Überzeugungen; ▶ Kap. 11)
  - Passives Schmerzverhalten, z. B Vermeidungsverhalten
  - Soziale Faktoren wie belastende und unzufriedene Arbeitsverhältnisse, Rentenbegehren, Mobbing, Belastung in der Familie, Partnerschaft

---

Der nichtspezifische Rücken-/Kreuzschmerz wird oftmals von Muskelverspannungen begleitet, die zu einer Schmerzverstärkung führen können. Es können Myogelosen (kleine Knoten in der Muskulatur) entstehen, wenn einzelne Muskelbereiche angespannt sind. Ein Muskelhartspann tritt dann auf, wenn größere Muskelflächen verhärtet sind.

■ **Ursachen**

Die **Ursache** des nichtspezifischen Rücken-/Kreuzschmerzes ist meist unklar, denn es lässt sich keine eindeutige Pathologie der Schmerzen feststellen. Die Bezeichnung »nichtspezifischer Rücken-/Kreuzschmerz« –fälschlicherweise oftmals mit »unwichtig« gleichgesetzt – hat jedoch den entscheidenden Vorteil, dass sie die Aufmerksamkeit von der ausschließlichen Betrachtung struktureller bzw. funktioneller Veränderungen dahingehend lenkt, dass das Auftreten als ein multifaktorielles Geschehen verstanden wird. Spezifische Rücken-/Kreuzschmerzen, die ursächlich z. B. durch Tumoren, Infektionen, Osteoporose auftreten, lassen sich in der Regel leicht diagnostizieren.

Schwieriger wird es bei den nichtspezifischen Rücken-/Kreuzschmerzen, bei denen neben somatischen Faktoren (eingeschränkte Funktionsfähigkeit) auch psychische (Krankheitsverhalten, Krankheitsbewältigung) und soziale Faktoren (belastende Arbeitsverhältnisse) bei der Krankheitsentstehung und an der Aufrechterhaltung berücksichtigt werden müssen. Die Mehrzahl der in den letzten Jahren durchgeführten prospektiven Studien hat gezeigt, dass diese psychosozialen Faktoren (▶ Übersicht) für den Krankheitsverlauf von nichtspezifischen Rücken-/Kreuzschmerzen größere Bedeutung haben als körperliche Faktoren wie z. B. radiologische Befunde.

Zur Verhinderung von chronischen Verläufen ist es sinnvoll, diese Risikofaktoren möglichst frühzeitig bzw. innerhalb der ersten 2 Wochen ab Beginn der akuten Phase zu erfassen. Ein späterer Zeitpunkt hat den erheblichen Nachteil, dass die Akzeptanz psychologischer Zusammenhänge für die Betroffenen mit zunehmendem Fortschreiten eines vorrangigen somatischen Ansatzes schwieriger wird [6]. Bei anhaltenden Schmerzen, die länger als 12 Wochen andauern, ist eine weitergehende somatische und psychosoziale Diagnostik erforderlich.

■ **Krankheitsverhalten**

Akute Schmerzen wie z. B. Rückenschmerzen sind ein Warnsignal, das instinktiv einen sofortigen Rückzug und eine Vermeidung schmerzauslösender Situationen bewirkt. Dieses Vermeidungsverhalten kann sich jedoch gerade bei akuten Rückenschmerzen als Hindernis erweisen. Die gelernte Angst vor Bewegung kann zu immer größerer Inaktivität und letztendlich zu einer Chronifizierung führen.

> ❯❯ **Der Bewegungsmangel verstärkt die Rückenschmerzen, die Muskelmasse und der Mineralgehalt der Knochen nimmt ab. Es kommt zu einem Funktionsverlust der Koordination von Muskeln, Sehnen, Bändern und Gelenken. Die Bewegungslosigkeit verursacht somit mehr Schaden als Schmerzen.**

Eine solche Inaktivitätsreaktion auf (Rücken-)schmerzen, die zwar kurzfristig sinnvoll, aber langfristig schädlich ist, wird psychologisch als »**Vermeidungsverhalten**« definiert. Der Motor dieses Verhaltens ist die Angst vor Schmerz. Die Angst, durch Bewegung Rückenschmerzen zu provozieren oder zu verstärken, führt dazu, dass sich der Betroffene immer weniger bewegt. Jede Andeutung von Bewegung und Belastung wird mit ängstlicher Aufmerksamkeit registriert, so dass Bewegung an sich als schmerzhaft empfunden wird.

15.1.4   Diagnostik und klinisches Bild

■ **Lokalisation**

Rückenschmerzen können in allen Bereichen des Rückens auftreten (❏ Abb. 15.1; [7]):

- In der Halswirbelsäule (zervikal)
- In der Brustwirbelsäule (thorakal)
- Im Lendenwirbelbereich (lumbal)

■ **Erstuntersuchung**

- Allgemeine Anamnese
- Körperliche Untersuchung (orthopädisch-neurologisch)

■ **Schmerzerhebung**

▶ Kap. 2.

- Wann tritt der Schmerz auf? Wo tritt der Schmerz auf? Ist der Schmerz dauernd vorhanden oder tritt er nur episodisch (z. B. zyklusabhängig) auf?

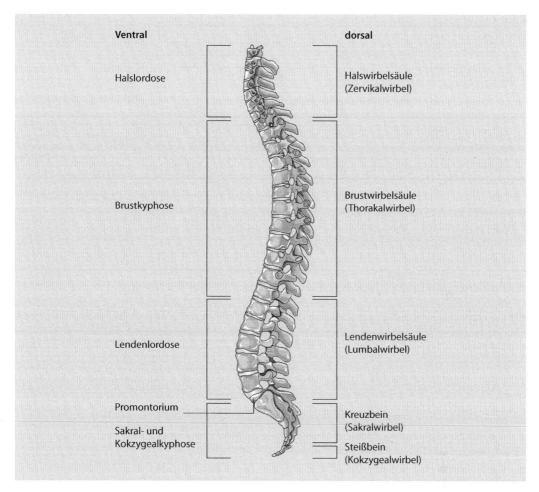

◻ **Abb. 15.1**   Menschliche Wirbelsäule

Labels in figure:
Ventral — dorsal
Halslordose — Halswirbelsäule (Zervikalwirbel)
Brustkyphose — Brustwirbelsäule (Thorakalwirbel)
Lendenlordose — Lendenwirbelsäule (Lumbalwirbel)
Promontorium — Kreuzbein (Sakralwirbel)
Sakral- und Kokzygealkyphose — Steißbein (Kokzygealwirbel)

= Gibt es tageszeitliche Schwankungen?
= Wie stark ist der Schmerz in Ruhe und bei Bewegung?
= Wie ist der Schmerzcharakter?
= Strahlt der Schmerz aus?
= Liegen aktuelle psychische Belastungen vor?

• **Diagnostische Kriterien**
= Die Schmerzen treten im Rückenbereich unterhalb des Rippenbogens nur auf einer Seite oder auf beiden Seiten des Rückens, oberhalb der Gesäßfalten mit oder ohne Ausstrahlung ins Bein auf.
= Schmerzcharakter → dumpf, tief sitzend, schlecht lokalisierbar.

= Morgens starke Schmerzen (Anlaufschwierigkeiten), die sich im Tagesverlauf jedoch bessern.
= Verschlimmerung der Schmerzen durch starre Körperhaltungen im Sitzen und Stehen, nachts bei Lagewechsel.
= Besserung der Beschwerden in der Regel durch körperliche Aktivität.

• **Bildgebende Verfahren**
Nationale VersorgungsLeitlinie Kreuzschmerz August 2013 (A: starke Empfehlung, B: Empfehlung, O: Option; [6])
   Die unkritische Anwendung bildgebender Verfahren ist mit hohen direkten und indirekten

Kosten verbunden. Durch die Untersuchung entstehen primäre Kosten, insbesondere jedoch die Folgekosten durch Chronifizierung bzw. nichtindizierte Maßnahmen.

Indikationen zu bildgebenden Verfahren

- Bei akutem Kreuzschmerz: nach klinischem Ausschluss gefährlicher Verläufe durch Anamnese und körperliche Untersuchung **keine Indikation** (A)
- Entsprechend klinischem Verdacht bei Warnhinweisen/**Red Flags** Bildgebung durchführen (A)
- Einmalige Indikation bei subakutem Kreuzschmerz, der nach 6-wöchiger leitliniengerechter Therapie keine Besserung ausgeprägter und aktivitätseinschränkender Schmerzen oder eine Progression erfährt (A)
- Sofern Bildgebung noch nicht erfolgt, bei chronischem Kreuzschmerz (>12 Wochen) trotz leitliniengerechter Therapie nach Ausschluss von psychosozialen Chronifizierungsfaktoren einmalige bildgebende Diagnostik (A)
- Bei Vorliegen psychologischer Chronifizierungsfaktoren Bildgebung **nur bei klinischen Hinweisen auf Organpathologie**, bei länger als 12 Wochen anhaltendem (chronischem) **Kreuzschmerz** und weiterbestehenden zunehmenden neurologischen Ausfällen (**Red Flags** ▸ Übersicht) (A)

- **Weitere Labor- oder bildgebende Untersuchungen und/oder fachärztliche Überweisung**
- Bei Warnhinweisen je nach Verdachtsdiagnose, z. B. Knochenmetastasen (◘ Abb. 15.2) und Dringlichkeit (A)

15.1.5 Therapie

Nichtmedikamentöse und invasive Therapieverfahren

Nationale VersorgungsLeitlinie Kreuzschmerz (A: starke Empfehlung, B: Empfehlung, O: Option; [6])
- Bei akutem Kreuzschmerz
    - **Körperliche Aktivität beibehalten** (Vermeidung von Immobilisation) mit dem Ziel,

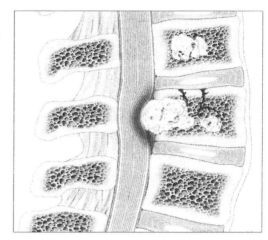

◘ **Abb. 15.2**   Knochenmetastasen. (Mit freundl. Genehmigung der Fa. Pfizer)

Schmerzepisoden/Arbeitsunfähigkeit zu vermeiden bzw. zu verkürzen (A)
    - Keine Verordnung von Bewegungstherapie (auch Krankengymnastik) (A)
- Bei subakutem/chronischem Kreuzschmerz
    - Bewegungstherapie als primäre Behandlung (A)
- Bei akutem und chronischem Kreuzschmerz **keine** starke Empfehlung (A)
    - Bettruhe
      Kommentar: In Einzelfällen kann Bettruhe bei **akutem** nichtspezifischem Kreuzschmerz aufgrund der Schwere der Beschwerden für wenige Stunden bis wenige Tage notwendig sein. Häufige Bettruhe bei **chronischem** nichtspezifischem Kreuzschmerz trägt zu einem ungünstigen Krankheitsverlauf bei und kann zusätzlich zu negativen Auswirkungen wie z. B. Muskelatrophie und Thromboembolien führen. Bettruhe kann zu chronischer Beeinträchtigung führen und die Rehabilitation behindern.
    - Akupunktur, TENS, Interferenztherapie, Kurzwellendiathermie, Lasertherapie, Magnetfeldtherapie, Orthesen, Kältetherapie, Traktionsbehandlung, therapeutisches Ultraschall, PENS (perkutane elektrische Nervenstimulation)

> **Praxistipp**
>
> Bei chronischem nichtspezifischem Kreuz-
> schmerz möglichst die täglichen körperlichen
> Aktivitäten beibehalten bzw. deren baldige
> schrittweise Wiederaufnahme anstreben.

❯❯ Invasive Therapieverfahren sollen bei Patienten mit nichtspezifischem Kreuzschmerz
nicht eingesetzt werden! (A)

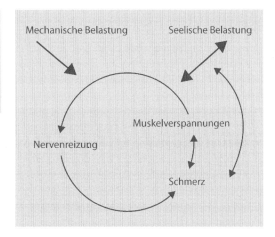

━ Akuter Kreuzschmerz
  ▬ Wärmetherapie kann in Verbindung mit
    aktivierenden Maßnahmen angewendet
    werden (O).
  ▬ Manipulation/Mobilisation kann angewen-
    det werden (O).
  ▬ Keine Massage (A).
  ▬ Frühzeitige angemessene Schulung und
    Beratung (A)
    Kommentar: Die Schulung und Beratung
    durch die **Pflege** und die Ärzte hat beim
    akuten Rückenschmerz eine besondere Be-
    deutung (◧ Abb. 15.3; [7]).
━ Akuter/subakuter Kreuzschmerz
  ▬ Progressive Muskelrelaxation kann angebo-
    ten werden (O).
  ▬ Massage kann angewendet werden bei sub-
    akutem Kreuzschmerz in Kombination mit
    Bewegungstherapie (O).
  ▬ Kognitive Verhaltenstherapie soll bei sub-
    akutem Kreuzschmerz und Vorliegen
    psychosozialer Risikofaktoren angeboten
    werden (A).
  ▬ Schulung und Beratung (A) Kernpunkte
    einer angemessenen Beratung:
  ▬ Gute Prognose.
  ▬ Bedeutung körperlicher Aktivität.
  ▬ Kein Bedarf einer Röntgenuntersuchung
    der Wirbelsäule.
  ▬ Option weiterer diagnostischer Maßnah-
    men bei Persistenz oder Verschlechterung
    der Beschwerden.
━ Chronischer Kreuzschmerz
  ▬ Keine Verordnung von Wärmetherapie (B).
  ▬ Progressive Muskelrelaxation sollte ange-
    wendet werden (B).

◧ **Abb. 15.3** Teufelskreis bei akuten Rückenschmerzen

  ▬ Manipulation/Mobilisation kann ange-
    wendet werden in Kombination mit Bewe-
    gungstherapie (O).
  ▬ Massage kann angewendet werden bei
    chronischem Kreuzschmerz in Kombina-
    tion mit Bewegungstherapie (O).
  ▬ Kognitive Verhaltenstherapie
    (▶ Abschn. 7.4.2) soll angeboten werden,
    eingebunden in ein multimodales Behand-
    lungskonzept (A) (▶ Kap. 3.1).
  ▬ Ergonomie (A)
    Ergonomie umfasst die Gestaltung der
    Arbeitsaufgaben, der Arbeitsplätze ein-
    schließlich der eingesetzten Maschinen
    und Geräte sowie der erforderlichen Be-
    wegungsabläufe. Bei der Überprüfung der
    Arbeitsplätze nach ergonomischen Ge-
    sichtspunkten sollten die Arbeitssicherheit
    sowie der Betriebsarzt einbezogen werden.
  ▬ Prävention: Ergonomie, Maßnahmen am
    Arbeitsplatz (ergonomische Gestaltung, Ver-
    haltensprävention, Förderung der Arbeits-
    platzzufriedenheit) sollten zur Prävention
    von Kreuzschmerz eingesetzt werden (A).
  ▬ Schulung und Beratung (A).
    Kommentar: Schulungsmaßnahmen, die
    zur Rückkehr zu den normalen Aktivitäten
    ermutigen und dies konkret fördern, sollen
    für Menschen mit chronischem unspezi-
    fischem Kreuzschmerz in der Regelversor-
    gung kontinuierlich durchgeführt werden.

Patienten mit chronischem unspezifischem Kreuz-schmerz sollten im Rahmen multimodaler Thera-piekonzepte behandelt werden.

Kriterien zur Zuweisung in eine multimodale Behandlung von chronischem nichtspezifischem Kreuzschmerz:

- Vor der multimodalen Behandlung soll, wenn möglich, ein strukturiertes multiprofessionel-les Assessment mit anschließender Teambe-sprechung zur Erstellung eines Therapieplans durchgeführt werden (A).
- Spätestens nach 6 Wochen Schmerzdauer und alltagsrelevanten Aktivitätseinschränkungen, z. B. Arbeitsunfähigkeit bei Erwerbstätigen oder bei Nichtberufstätigen Unfähigkeit, die üblichen alltäglichen Aufgaben oder Aktivitä-ten auszuführen (A).

- **Rückenschule**
Der Besuch von Rückenschulen kann nur emp-fohlen werden, wenn diese dem biopsychosozia-len Ansatz folgen, an modernen Konzepten wie z. B. Angst-Vermeidung (»fear-avoidance-be-lief«, ▶ Abschn. 7.4.2, ▶ Tab. 7.3) und Funktionalität (»functional restoration«) orientiert sind und nicht mit den klassischen »Richtig-falsch-Dichotomien« (griech. Zweiteilung) arbeiten [7].

- Eine Rückenschule, die auf einem biopsycho-sozialen Ansatz basiert, kann bei subakutem nichtspezifischem Kreuzschmerz oder rezidi-vierendem nichtspezifischem Kreuzschmerz empfohlen werden (B).
- Eine Rückenschule, die auf einem ausschließ-lich biopsychosozialen Ansatz beruht, sollte bei chronischem nichtspezifischem Kreuz-schmerz angewendet werden (A).

To-do für Pflegekräfte
- Dem Patienten vermitteln, dass gerade die Aktivität den Rückenschmerz lindert und dass Bewegungsmangel die Rücken-schmerzen weiter verstärkt!
- Die beste Sitzhaltung ist die nächste Sitz-haltung!

- Den Patienten unterstützen, die Angst vor vermeintlich auftretenden Schmerzen bei aktiven Bewegungsübungen zu durch-brechen.
- Den Patienten ermuntern, über seine Ängste zu sprechen.
- Dem Patienten behutsam nahelegen, dass Stress und seelische Überforderung zu Muskelverspannungen führen können, die in Rückenschmerzen münden können.
- Den Patienten beraten, dass sich durch die Behandlung der psychischen Probleme die Rückenschmerzen oftmals lindern lassen.
- Dem Patienten vermitteln, dass durch psychotherapeutische Verfahren wie der Verhaltenstherapie Angewohnheiten und Einstellungen verändert werden können, die zu Verspannungen/Rückenschmerzen geführt haben.
- Dem Patienten aufzeigen, dass er durch seine Inaktivität den Verlust seiner Lebens-qualität erfahren kann.
- Den Patienten motivieren, seine alltägli-chen Tätigkeiten möglichst schnell wieder aufzunehmen.
- Den Patienten schulen, nur die angeord-neten Medikamente streng nach Therapie-plan einzunehmen.

Medikamentöse Therapie
Nationale VersorgungsLeitlinie Kreuzschmerz (A: starke Empfehlung, B: Empfehlung, O: Option; [6])

- **Paracetamol**
- Bei leichtem bis moderatem akuten Kreuz-schmerz: Behandlungsversuch kurzfristig überprüfen, maximale Tagesdosis: 3 g (O) Kommentar: Aufgrund der Gefahr der Parace-tamolintoxikation wurde die Dosierungsemp-fehlung entgegen der Angaben der Fachinfor-mation auf maximal 3 g/Tag reduziert.
- Bei subakutem/chronischem Kreuzschmerz: kurzzeitig und in möglichst niedriger Dosie-rung und nur zur Behandlung kurzer Exazer-bationen (O).

- **tNSAR (traditionelle Nichtsteriodale Antirheumatika)**
  - Bei akutem/chronischem Kreuzschmerz in limitierter Dosierung:
    - 1,2 g Ibuprofen oder
    - 100 mg Diclofenac oder
    - 750 mg Naproxen als maximale Tagesdosis
  - Bei unzureichender Wirkung und unter Beachtung und ggf. Prophylaxe der möglichen Nebenwirkungen, Erhöhung auf:
    - 2,4 g Ibuprofen oder
    - 150 mg Diclofenac oder
    - 1,25 g Naproxen als maximale Tagesdosis (B)
  - Bei gastrointestinalen Risiken
    - Prophylaxe mit Protonenpumpenhemmer (Magenschutz; B)

> - tNSAR nur in der niedrigsten wirksamen Dosierung so kurzzeitig wie nötig einsetzen. (B)
> - tNSAR sollen nicht parenteral verabreicht werden. (A)

- **COX-2-Hemmer (NSAR)**
  - Bei akutem/chronischem nichtspezifischem Kreuzschmerz, wenn tNSAR kontraindiziert oder nicht vertragen werden (»off label use«), z. B. Arcoxia, Celebrex (O)
    Kommentar: »off lable use« Kriterien:
  - Nachgewiesene Wirksamkeit
  - Günstiges Nutzen-Risiko-Profil
  - Fehlende Alternativen – Heilversuch

- **Opioide**
  - Niederpotente Opioide wie z. B. Tramadol, Tilidin/Naloxon können eingesetzt werden bei fehlendem Ansprechen auf Analgetika wie Paracetamol und tNSAR (O).
  - Überprüfung der Opioidtherapie bei akutem nichtspezifischem Kreuzschmerz nach spätestens 4 Wochen, bei chronischem nichtspezifischem Kreuzschmerz nach spätestens 3 Monaten. Tritt die gewünschte Schmerzlinderung/Funktionsverbesserung nicht ein, ist die Fortsetzung der Opioidtherapie kontraindiziert! (A)
  - Kein Einsatz transdermaler Opioide bei akutem/subakutem Kreuzschmerz (A).

- Wenn Opioide zum Einsatz kommen, sind zur Reduktion des Suchtrisikos Opioide mit langsamem Wirkungseintritt (Retardpräparate!) den schnell wirksamen (nichtretardierten) vorzuziehen. Medikamentengabe nach festem Zeitschema (Statement).

- **Muskelrelaxanzien**
  - Wenn nichtmedikamentöse Maßnahmen oder alleinige Gabe von Nicht-Opioid-Analgetika bei akutem/chronischem Kreuzschmerz keine Besserung bewirken, z. B. Tetrazepam, Baclofen (O).

> **⊗ Cave**
> Flupirtin (Katadolon) **keine** Anwendung bei akutem und chronischem nichtspezifischem Kreuzschmerz (A). Leberschäden bis hin zum akuten Leberversagen, Flupirtin-Abhängigkeit.

- **Antidepressiva**
  - Noradrenerge oder noradrenerg-serotonerge Antidepressiva (SNRI) (► Kap. 3) als Nebenmedikation eines therapeutischen Gesamtkonzepts zur Schmerzlinderung bei **chronischem** nichtspezifischem Kreuzschmerz. Nebenwirkungen und Kontraindikationen beachten (O).
  - Antidepressiva vom SSNRI-Typ sollten nicht regelhaft und nur bei indikationsrelevanter Komorbidität wie schwerer Depression, Angststörung bei nichtspezifischem Kreuzschmerz eingesetzt werden (B).

- **Antikonvulsiva (Antiepileptika)**
  - Keine Anwendung von Gabapentin, Carbamazepin, Pregabalin bei nichtspezifischem Kreuzschmerz (B)

- **Phytotherapeutika (Heilpflanzen)**
  - Keine Anwendung zur Schmerztherapie bei akutem und chronischem nichtspezifischem Kreuzschmerz (B)

- **Perkutan applizierbare Medikamente**
  - Keine Anwendung bei akutem, subakutem und chronischem nichtspezifischem Kreuzschmerz (B)

◘ **Tab. 15.1** Red-Flag-Symptome, weiterführende Diagnostik	
Frakturen, Trauma bei älteren Menschen (Osteoporosegefahr)	Röntgen, MRT
Tumor(anamnese)/ Infektion, Gewichtsverlust, Fieber, Schmerzverstärkung bei Nacht	Röntgen, CT, MRT, Skelettszintigraphie, Laboruntersuchungen
Progrediente Parese, Kaudasyndrom, Miktionsstörung	MRT, CT

- Intravenös oder intramuskulär applizierbare Schmerzmittel, Glukokortikoide und Mischinfusionen
- Keine Anwendung bei akutem und chronischem nichtspezifischen Kreuzschmerz (B)

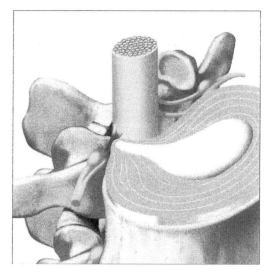

◘ **Abb. 15.4**   Radikulopathie, chronische Lumboischialgie. (Mit freundl. Genehmigung der Fa. Pfizer)

15.2   Spezifische Rücken-/ Kreuzschmerzen

15.2.1   Definition und Pathogenese

Spezifische Kreuzschmerzen werden durch klar definierbare Ursachen ausgelöst (**Red Flags**) und erfordern somit eine spezifische und oftmals fachübergreifende Therapie (◘ Tab. 15.1) zur Erfassung der Symptome.

Des Weiteren müssen Risikofaktoren für eine Chronifizierung (**Yellow Flags**) identifiziert werden.

Die häufigsten Ursachen lumbaler **radikulärer** Symptome (Neuropathie) sind Bandscheibenvorfälle und knöcherne degenerative Veränderungen:
- Spondylarthrose
- Spondylolisthese
- Hypertrophie der Wirbelbogengelenke und der Ligamenta flava

Radikulopathien können auch von lokalen Raumforderungen ausgehen (◘ Abb. 15.4):
- Extra- und intradurale Tumore
- Knochenmetastasen
- Blutungen

Sie können auch durch Entzündungen hervorgerufen werden:
- Spondylodiszitis (kombinierte bakterielle Entzündung eines Wirbelkörpers – Spondylitis – sowie der benachbarten Bandscheibe – Diszitis)
- Radikulitis/Wurzelneuritis (Entzündung der Nervenwurzel, begleitet von Missempfindungen wie Kribbeln, Schmerzen, Taubheit)
- Herpes zoster
- Lyme-Borreliose
- Spinaler Abszess
- Meningeosis carcinomatosa und/oder lymphomatosa

Die Schmerzsymptomatik beim chronischen (spezifischen) Rücken-/Kreuzschmerz ist häufig nicht nur auf den Rückenbereich begrenzt, sondern strahlt meistens in die Extremitäten aus. Werden die Schmerzen im Ausbreitungsgebiet einer oder mehrerer Nervenwurzeln wahrgenommen oder bestehen Sensibilitätsstörungen, Reflexabschwächungen oder motorische Ausfälle, bezeichnet man die Schmerzen als radikulär. Hier spricht man von chronischen Rücken-/Kreuzschmerzen **mit neuropathischer Komponente** oder **Neuropathie** im Rücken oder **Lumboischialgie**. Sind die Grenzen unscharf, spricht man von pseudoradikulären Rücken-/Kreuzschmerzen.

Neuropathische Schmerzen entstehen nach einer Schädigung oder Erkrankung somatosensorischer Nervenstrukturen im peripheren oder zentralen Nervensystem (Gehirn und Rückenmark). Spezielle neurophysiologische Verfahren wie z. B. die quantitative Thermotestung tragen zur Identifizierung neuropathischer Schmerzen bei.

Somatosensorische Symptome und Zeichen:
- Sensible Ausfälle wie Hypästhesie, Hypalgesie
- Brennende Dauerschmerzen v. a. in Ruhe
- Einschießende Attacken und evozierte (durch einen Nervenimpuls hervorgerufen) Schmerzen

Wie bei allen Schmerzarten ist die Schmerzerhebung auch bei Rückenschmerzen sehr wichtig:
- Beginn und Dauer der Schmerzen
- Liegt ein Dauer- und/oder ein intermittierender Schmerz vor
- Schmerzcharakter
- Schmerzlokalisation
- Schmerzmessung mit evaluierten Skalen
- Dokumentation der erhobenen Parameter
- Erfassung des Ruhe- und Dauerschmerzes
- Erfassung des Schmerzchronifizierungsgrads (► Kap. 7)

> Mit Hilfe des painDETECT-Fragebogens (Erfassung der Schmerzintensität, -muster und -qualität) liegt ein validiertes Instrument zur Erfassung neuropathischer Schmerzen vor (► Kap. 2).

- **Diagnostische Kriterien**
- Anamnestische Kriterien einer Nervenverletzung, Schmerzzeichnung (Topogramm) des Patienten zu Hilfe nehmen
- Objektiver Nachweis einer Verletzung im Nervensystem
- Typische somatosensorische Symptome

> Ein Hauptschmerz im Rücken mit radikulärer Ausstrahlung in die gesamte Extremität ist typisch für eine Wurzelkompression.

- **Failed-back- oder Postnukleotomiesyndrom**
Beschwerden nach operativen Eingriffen im Sinne eines »**Failed-back-**« oder **Postnukleotomiesyndroms** sind auf falsche Indikationen, Rezidive, un-

vollständige Operationen, Segmentinstabilitäten oder psychosoziale Belastungsfaktoren zurückzuführen.

- **Pseudoradikuläres Syndrom**
Hier besteht eine radikulär anmutende Schmerzsymptomatik. Der neurologische Untersuchungsbefund ist jedoch unauffällig.

Ursachen sind meist orthopädische oder rheumatologische Erkrankungen:
- Koxarthrose
- Facettensyndrom
- Ileosakralgelenksyndrom
- Kokzygodynie
- Tendomyopathien bei Überlastungen oder Muskelzerrungen

15.2.2 Medikamentöse Therapie

Die medikamentöse Therapie sollte sich an der S1-Leitlinie »Therapie neuropathischer Schmerzen« (September 2012; (A: starke Empfehlung [Standard], B: Empfehlung, C: Option) orientieren [1] und an der S3-Leitlinie »Langzeitanwendung von Opioiden bei nichttumorbedingten Schmerzen«.

Die Therapieziele müssen mit dem Patienten eindeutig erörtert werden, um zu hoch gesteckte Ziele und damit Enttäuschungen, die zu Schmerzverstärkung führen können, schon im Vorfeld zu vermeiden.
- Mit einer medikamentösen Therapie ist eine 30–80%ige Schmerzreduktion zu erwarten.
- Bei allen medikamentösen Therapien sprechen ca. 20–40% der Patienten nur unzureichend auf die Therapie an (Nonresponder, <30% Schmerzreduktion) oder leiden an nicht tolerierbaren Nebenwirkungen.
- Bei der Therapieplanung ist zu beachten, dass die Zulassung der einzelnen Substanzen variieren kann und die Verschreibung zum Teil »off-label« erfolgt.

- **Antikonvulsiva** (► Kap. 3)
- **Gabapentin** (Neurontin) 3 Einzeldosen/Tag, Steigerung um 300 mg täglich bei jüngeren Patienten, Maximaldosis: 3600 mg, Dosisanpassung bei Niereninsuffizienz, bei alten Patienten schrittweise Dosissteigerung alle 3 Tage (A)

- **Pregabalin** (Lyrica) Startdosis: 75–150 mg. Steigerung bis zur Enddosis alle 2–3 Tage, Zieldosis: 300–600 mg. Kaum Medikamenteninteraktionen, Dosisanpassung bei Niereninsuffizienz (A)
- Deutliche schlafverbessernde Wirkung, erfolgreiche Mitbehandlung der evtl. vorhandenen Komorbidität!

- **Antidepressiva** (▶ Kap. 3)
Trizyklische Antidepressiva (TCA)
- **Amitriptylin** (Saroten) 1 Einzeldosis zur Nacht, bei älteren Patienten mit 10 mg beginnen, bei jüngeren kann mit 25 mg retard begonnen werden. Die wirksame und tolerierbare Dosierung liegt zwischen 25 und 75 mg retard/Tag (A).

- **SNRI**
- **Cymbalta, Trevilor** (Duale Serotonin-/Noradrenalinwiederaufnahmehemmer) können zur Behandlung der diabetischen Neuropathie empfohlen werden (A).

- **SSRI**
- **Cipramil, Fluctin** (Selektive Serotoninwiederaufnahmehemmer) sind bei neuropathischen Schmerzen nicht Mittel der Wahl (C).

- **Nicht-Opioid-Analgetika**
- Bei neuropathischen Schmerzen sind Nicht-Opioid-Analgetika wie Paracetamol, Metamizol und tNSAR/NSAR nur wenig wirksam (A).
- Trotz alledem sind diese Substanzen in der Vergangenheit zu ca. 40% zur Behandlung neuropathischer Schmerzen verschrieben worden. Aufgrund der ernsten Nebenwirkungen wie gastrointestinale Ulzera und Nierenschädigung sind diese Analgetika nicht in der Leitlinie enthalten (A).

- **Topische Therapieform**
- Capsaicin 8% Anwendung bei Radikulopathien kann zur Analgetikareduktion und zur Verkleinerung des schmerzhaften Areals führen (▶ Kap. 3, ▢ Abb. 15.5).

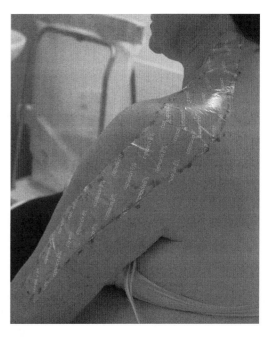

▢ **Abb. 15.5** Qutenza-Anwendung bei zerviakler Radikulopathie

- **Opioide**
▶ Kap. 3.
  Da belegt ist, dass neuropathische Schmerzen opioidsensibel sind, finden sie ihren Einsatz auch bei neuropathischen Schmerzen. Es können je nach Schmerzstärke niederpotente, z. B. Tramadol und hochpotente Opioide, z. B. Morphin, Tapentadol (Palexia), Jurnista, Palladon, Fentanyl-Pflaster, Norspan-Pflaster zum Einsatz kommen.
- Opioide sollten, wie bei anderen chronischen Schmerzsyndromen, auch bei chronischen spezifischen Rücken-/Kreuzschmerzen in Form von langwirksamen Formulierungen (orale retardierte Opioide oder transdermale Systeme) eingesetzt werden (▢ Abb. 15.6).
- Die wirksame Dosis muss durch Titration gefunden werden.
- Opioidtherapie regelmäßig überprüfen.

Wie bei allen chronischen Erkrankungen sollte auch der chronische spezifische Rücken-/Kreuzschmerz vor dem Hintergrund eines biopsychosozialen Krankheitskonzepts verstanden werden, so dass die Therapie multimodal erfolgen muss (▶ Kap. 3).

18. Malen Sie bitte in den nachfolgenden Körperschemata ein, **wo** Sie **überall** Schmerzen haben.

Bitte kennzeichnen Sie das **ganze** Schmerzgebiet (durch Schraffierung mit Bleistift oder Kugelschreiber bzw. durch Malen mit Farbstiften oder Textmarkern etc.), damit wir wirklich wissen, wo Sie **überall** Schmerzen haben.

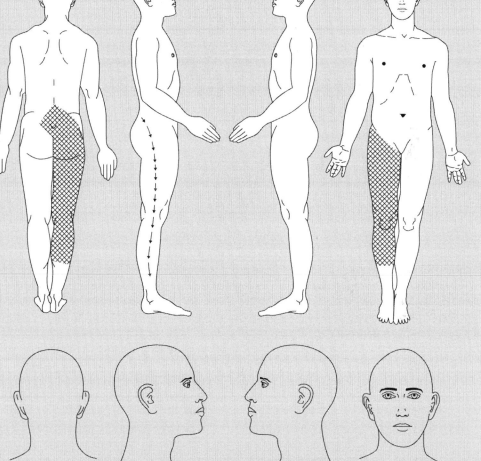

HABEN SIE AUCH WIRKLICH **ALLE** SCHMERZORTE EINGEZEICHNET?

◨ **Abb. 15.6** Topogramm. Patient mit chronischen spezifischen Rücken-/Kreuzschmerzen und neuropathischer Komponente. (Auszug aus dem Deutschen Schmerzfragebogen der Deutschen Schmerzgesellschaft, mit freundl. Genehmigung)

15.2.3 Invasive Verfahren

- **Prialt intrathekal**
- Bei richtiger Indikationsstellung kann das Schneckengift Prialt (Ziconotid) über einen intrathekalen Dauerkatheter verabreicht werden.
- Sehr streng ausgewähltes Patientengut!
- Patienten vor Behandlung psychiatrisch-psychologisch begutachten (▶ Kap. 3)!

- **Neurochirurgisches Verfahren: SCS**
Die epidurale Rückenmarkstimulation oder »spinal-cord-stimulation« (SCS; »TENS von innen«, Anm. der Verfasserin) ist ein modernes Verfahren zur Behandlung chronischer Schmerzen. Bei diesem Verfahren werden elektrische Impulse geringer Intensität zur Stimulation der Nerven im Rückenmark verwendet. Diese Stimulation überlagert die Übertragung der Schmerzsignale an das Gehirn. Der Patient nimmt diese Neurostimulation als Kribbelparästhesie wahr, die zu einer Schmerzreduktion führt.

Für eine Stimulation des Rückenmarks werden ein oder mehrere Elektrodenkabel (Leads) im Epiduralraum implantiert. Diese Leads enthalten Elektroden, die elektrische Signale abgeben und so eine Stimulation bewirken. Die Leads sind an einen Impulsgeber mit Batterie angeschlossen, der direkt unter der Haut implantiert wird. Der Impulsgeber ist programmierbar. Je nach Impulsfrequenz beträgt die Lebensdauer der Batterie 3–9 Jahre.

> **Strenge Indikationsstellung!!**

- Einschlusskriterien:
Patienten mit chronischen (neuropathischen, sympathisch unterhaltenen, ischämischen) medikamentös und psychotherapeutisch nicht ausreichend behandelbaren oder therapieresistenten Schmerzen.
- Ausschlusskriterien:
Nicht ausreichend behandelte seelische Störungen oder Patienten, bei denen Risiken durch die **psychologische** oder **psychiatrische** oder **psychosomatische Evaluation** festgestellt wurden, Substanzabusus und -abhängigkeit, sekundärer Krankheitsgewinn, Unfähigkeit, das Stimulationssystem zu bedienen, fortgeschrittene maligne Erkrankung, Infektionen im Implantationsbereich.

Fazit
Rückenschmerzen/Kreuzschmerzen sind einerseits zwar banal, andererseits jedoch ein komplexes Phänomen. Bedeutsam ist, möglichst frühzeitig die psychosozialen Risiken zu beachten. Nach Ausschluss spezifischer Ursachen (**Red Flags**) reichen in der Regel einfache Methoden wie kurzfristige Medikation, Schulung und Beratung und Aktivierung aus. Wenn jedoch die psychosozialen Risikofaktoren (**Yellow Flags**) nicht berücksichtigt werden, kann der unspezifische Kreuzschmerz chronifizieren.

Das Ziel der Behandlung ist die Wiederherstellung der Funktionalität (»functional restauration«). Dieser Functional-Restauration-Ansatz zeichnet sich durch eine klare sportmedizinische Orientierung unter verhaltenstherapeutischen Prinzipien aus. Das Vorgehen konzentriert sich auf eine Verringerung der subjektiv erlebten Behinderungen mittels einer Veränderung situativer Rahmenbedingungen und kognitiv-behavioraler Prozesse. Primäres Ziel dieser Behandlungsform ist die schnelle Reintegration in den Arbeitsprozess. Die Pflege spielt bei diesem Krankheitsbild oftmals eine verlaufsentscheidende Rolle. Gerade die Schulung und Beratung des Patienten, insbesondere dahingehend, den Patienten zu motivieren, seine alltäglichen Tätigkeiten möglichst schnell wieder aufzunehmen mit dem Ziel, wieder ein lebenswertes Leben führen zu können.

> Ein Medikament bei Rückenschmerzen ist auf der ganzen Welt vorhanden: geeignetes individuell angepasstes körperliches Training vom Kindes- bis zum Greisenalter. Seiner Anwendung steht leider das physikalische Gesetz der Trägheit entgegen, und damit müssen wir nun einmal leben! (Unbekannter Autor)

Literatur

1. Deutsche Gesellschaft für Neurologie (2012) S1-Leitlinie Therapie neuropathischer Schmerzen. ▶ http://www.dgn.org. Letzter Zugriff: 18.02.2015
2. Deutsche Gesellschaft für Neurologie (2008) S1-Leitlinie Lumbale Radikulopathie. ▶ http://www.dgn.org. Letzter Zugriff: 18.02.2015
3. EXPERT-PANEL »Rückenschmerz« der Bertelsmann Stiftung (2007) Leitfaden für Entscheider und Gestalter. Bertelsmann, Gütersloh

4. Korff M, Ormel J, Keefe FJ, Dworkin SF (1992) Grading the severity of chronic pain. Pain 50: 133–149

5. Lühmann D et al. (1998) Die Evaluation von Rücken- schmerzprogrammen als medizinische Technologie. Nomos 2 Health Technology Assessment, Baden-Baden

6. NVL Kreuzschmerz (2013) ▶ http://www.versorgungs- leitlinien.de. Letzter Zugriff: 22.02.2015

7. Patientenleitlinie zur NVL Kreuzschmerz (2013) ▶ www.patientenleitlinien.de. Letzter Zugriff: 13.02.2015

8. Pfingsten M (2008) Rückenschmerzen – eine interdiszi- plinäre Herausforderung. Schmerztherapie 24: 7–9

9. Schmidt CO, Raspe H, Pfingsten M et al. (2007) Back Pain in the German Adult Population. Spine 32: 2005–2011

Herpes zoster

Monika Thomm

M. Thomm (Hrsg.), *Schmerzmanagement in der Pflege*,
DOI 10.1007/978-3-662-45414-5_16, © Springer-Verlag Berlin Heidelberg 2016

Zum Einstieg

In Deutschland erkranken jährlich ca. 350.000 Menschen an einem Herpes zoster, rund 2/3 davon sind über 50 Jahre. Da bis zum 40. Lebensjahr 98% der Bevölkerung mit dem Varizella-zoster-Virus Kontakt hatte (meist klinisch in Form der Windpocken) sind praktisch alle Menschen gefährdet, an einer Herpes-zoster-Infektion zu erkranken. 20–30% der Bevölkerung erkranken im Laufe des Lebens an einem Herpes zoster, ab einem Alter von 85 Jahren liegt die Inzidenz bei ca. 50%.

■ **Definition**

Die Zosterneuralgie (Gürtelrose, Gesichtsrose, Wundrose) ist eine akute neurodermale Erkrankung, die hauptsächlich ältere und immunsupprimierte Menschen betrifft. Nach Reaktivierung bzw. Reinfektion latenter Varizella–zoster–Viren in den Spinal- und Hirnnervenganglien durch z. B. Schwächung des Immunsystems, befallen die Viren die peripheren Nerven, die Hirnnerven und die Haut. Bei der Mehrzahl der Patienten heilen die akuten Hauterscheinungen innerhalb von 1–2 Monaten folgenlos ab.

>> Keine Herpes-zoster-Erkrankung ohne vorausgegangene Windpockeninfektion!

Chronifizieren können die Schmerzen nach Abheilen der Effloreszenzen. Die definitorische Abgrenzung der Schmerzen während einer Zosterinfektion gegenüber einer postzosterischen Neuralgie wird in der Literatur nicht einheitlich gehandhabt. Wegen der hohen Spontanheilungsrate in der Frühphase erscheint es allerdings sinnvoll, nur ein Persistieren der Schmerzen für länger als 6, mindesten jedoch 3 Monate nach Abheilung der Hauteffloreszenzen zugrunde zu legen.

Der volkstümliche Ausdruck »Gürtelrose« ist darauf zurückzuführen, dass sich bei besonders ausgeprägten Erscheinungsformen die rötliche Hauterscheinung, häufig ausgehend von der Wirbelsäule, ein- oder beidseitig gürtelförmig ausbreiten kann und lokal eine »Wundrose« hervorruft. Dieser »Sammelbegriff« ist eine altertümliche Definition für eine akute, lokal begrenzte Hautentzündung. Die wissenschaftlich korrekte Bezeichnung Herpes

zoster leitet sich vom griechischen »herpein« (kriechen) und »zoster« (Gürtel) ab. Häufig werden die verkürzten Begriffe »Zoster« für Herpes zoster und »Herpes« für Herpes simplex verwechselt, obwohl es sich um 2 verschiedene virale Erkrankungen mit unterschiedlichen Erregern handelt.

■ **Lokalisation und Inzidenz des akuten Herpes zoster**

Prinzipiell kann jedes Versorgungsgebiet der sensiblen Nervenwurzeln (Dermatome) durch die neurodermale Entzündung befallen werden. Es gibt jedoch Häufungen in den thorakalen Dermatomen, hier insbesondere im Bereich Th5 (�‍▢ Tab. 16.1; ▢ Abb. 16.1). In den von N. trigeminus innervierten Hautarealen ist in 13% der Fälle der erste Trigeminusast betroffen. Hier spricht man von einem Zoster ophthalmicus, der in 25–70% mit einer Keratitis oder Iritis einhergeht. Bei der Hälfte der Patienten ist mehr als ein Segment befallen. Bei Befall des N. facialis (Zoster oticus) entwickelt sich neben Schmerzen und Ausschlag im inneren Gehörgang eine periphere Fazialisparese mit relativ schlechter Prognose.

■ **Formen**
- Zoster im Rückenbereich: meist einseitiger Verlauf thorakal
- Zoster im Gesichtsbereich: im Bereich der Trigeminusäste
- Zoster duplet: selten bilateral oder unilateral
- Zoster generalis: gesamter Körper befallen

16.1   Akuter Herpes zoster

■ **Ursachen**

Eine akute Herpes-zoster-Infektion tritt nach Reaktivierung latenter Varizella-zoster-Viren durch unterschiedliche exogene Reize wie UV-Licht, Traumata und endogene Reize, wie z. B. durch ein geschwächtes Immunsystem, Fieber, Malignom, Aids, Stress, Zytostatika und Alter auf. Im Umkehrschluss sollte jedoch eine diagnostische Abklärung zum Ausschluss eines Malignoms durchgeführt werden.

◻ Tab. 16.1 Häufigkeit einzelner Zosterlokalisation	
Lokalisation	**Inzidenz (%)**
Thorax	54
Gesicht	3–20
Zervikal	10–20
Bilateral	<1
Rezidiv/gleiche Lokalisation	50
rezidivierend	1-8

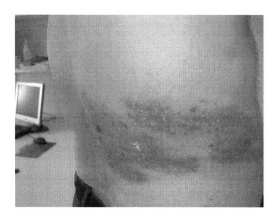

◻ Abb. 16.1 Akuter thorakaler Herpes zoster. (Mit freundl. Genehmigung der Schmerzambulanz der Charité, Berlin)

■ **Diagnostik und klinische Symptome**

Diagnostisch wegweisend ist der charakteristische halbseitige Hautausschlag im Bereich der Dermatome. In seltenen Fällen können die Effloreszenzen fehlen, was zu erheblichen differenzialdiagnostischen Schwierigkeiten führt (Zoster sine herpete).

Bei der Routineblutuntersuchung finden sich unspezifische Entzündungsparameter. Beweisend sind spezifische IgM-Antikörper gegen das Varizella-zoster-Virus im Serum. Bei Kontrollen nach 10 Tagen lässt sich ein deutlicher Titeranstieg des IgE um mehr als das Vierfache nachweisen oder die Isolierung durch Punktieren des pathogenen viralen Antigens aus der Bläschenflüssigkeit.

Die akute Phase der Erkrankung ist **immer** durch das Auftreten heftiger Schmerzen im betroffenen Dermatom charakterisiert, z. B. Rückenschmerzen, die dem Ausschlag einige Tage vorausgehen können. Zusätzlich leiden die Patienten unter allgemeinen Krankheitssymptomen.

- Abgeschlagenheit, Appetitlosigkeit, Schlafstörungen, depressive Verstimmung, Temperaturerhöhung.
- Hautrötung, papulöse Bläschenbildung (Exanthem) für 1–2 Wochen, Juckreiz.
- Heftigste Berührungsschmerzen, die sog. dynamische Berührungsallodynie: hierbei wird z. B. die Kleidung auf der Haut als heller Schmerz empfunden. Im Gegensatz dazu bewirkt eine feste Berührung im befallenen Areal (Gegenirritation) oft sogar eine Erleichterung.
- Brennender, stechender, reißender intensiver Dauerschmerz im befallenen Segment, kann auch in die Nachbarsegmente ausstrahlen.

Sind die motorischen Anteile des Vorderhorns oder der Nervenwurzeln betroffen, können neben Sensibilitätsstörungen und Schmerzen auch ausgeprägte Lähmungen hinzutreten. Breitet sich der Zoster am ganzen Körper aus (Zoster generalis) oder entwickelt sich eine Myelitis oder Enzephalitis ist die Prognose eher ungünstig.

16.1.1 Therapie

Die Therapieziele in der Akutphase sind die Verhinderung einer Ausbreitung der Viren, besonders bei immunsupprimierten Patienten, das Bekämpfen der akuten Schmerzen, um eine chronische Zosterneuralgie zu vermeiden.

Obligat ist die virustatische Behandlung, die ca. eine Woche lang durchgeführt werden soll. Die Virustatika bewirken eine schnellere Abheilung der Hauterscheinungen.

- Virustatika, z. B. Aciclovir (Zovirax) 5-mal 800 mg oral für 5–7 Tage oder 3-mal 5–10 mg/kgKG i.v. für 5–6 Tage

Medikamentöse Therapie

- Analgetika nach WHO-Stufenplan
  - NSAR, z. B. Ibuprofen, Proxen
  - Opioide, z. B. Tramadol, Morphin
- Antikonvulsiva, z. B. Lyrica, Gabapentin
- Antidepressiva, z. B. Amitriptylin
- Lokale Kühlung

- Pasta zinci
- Evtl. Kortikoide → können analgetisch wirken und das Ausmaß der Hautläsionen vermindern. Bei alten Menschen bestehen häufig Kontraindikationen bei z. B. Diabetes mellitus.

> Entscheidend für das Verhindern der Virenreplikation ist die frühzeitige Behandlung der Therapie (innerhalb 48 h nach Ausbruch des Exanthems).

Invasive Therapie

Wenn keine ausreichende Schmerzlinderung durch die analgetische Therapie erzielt werden kann oder bei Risikopatienten, z. B. bei Immunsuppression, Zoster ophtalmicus, sollte möglichst frühzeitig mit der Durchführung einer Serie von Sympathikusblockaden begonnen werden. Voraussetzung für diese Maßnahme ist, dass das befallene Dermatom im Einzugsbereich blockierbarer Nerven liegt (Kopfbereich, zervikale und thorakale Segmente, lumbosakrale Segmente).

- Je nach betroffenem Segment: nach Abheilen der Bläschen Sympathikusblockaden mit Lokalanästhetika: Stellatum-, Interkostal-, lumbale Grenzstrangblockaden, Epiduralanästhesien, GLOA (▶ Kap. 3) z. B. am Ganglion stellatum, Ganglion cervicale superius

> Ohne deutliche initiale Besserung der Beschwerden muss der Sinn langer Injektionsserien bezweifelt werden.

16.2   Postzosterneuralgie

- **Diagnostik und klinische Symptome**

Für die Diagnose einer postzosterischen Neuralgie ist der Nachweis einer zuvor durchgemachten akuten Zosterinfektion entscheidend.

Das befallene Dermatom weist in der Regel Narbenbildungen mit einem pigmentierten Randsaum auf.

Weiterhin leiden die Patienten unter:

- Parästhesien, Dysästhesien, Hyperpathie, Hyperästhesie, Allodynie, Hyperalgesie
- Quälendem Juckreiz, kurzen neuralgieformen Schmerzattacken (selten!)

- Allodynie mit Ausbreitung in benachbarte narbenfreie Segmente

16.2.1   Therapie

Medikamentöse Therapie

Auch bei der postzosterischen Neuralgie ist das Vorgehen nach Stufenplan sinnvoll.

- Antidepressiva, z. B. Amitriptylin
- Antikonvulsiva, z. B. Lyrica
- Analgetika nach WHO-Stufenplan → Opioide, z. B. Tramadol, Durogesic SMAT, Hydromorphon (▶ Kap. 3).

Praxistipp

Da das Wirkungs- und Nebenwirkungsspektrum der einzelnen Medikamente interindividuell sehr unterschiedlich ist, muss für jeden Patienten ein individuelles Therapieschema bezüglich der Art und Dosis der eingesetzten Medikamente erarbeitet werden.

Topische Therapieformen

Die lokale Applikation von Lokalanästhetika auf die betroffenen Hautareale ist bewiesen. Die Wirkung liegt im Bereich der kutanen Nervenendigungen, eine systemische Wirkung besteht bei regelrechter Anwendung nicht.

- **Lidocainpflaster**

Das Lidocainpflaster (Versatis) ist ein Arzneimittel in Form eines Pflasters, das mit 5%iger Lidocainlösung (700 mg) angereichert ist. Lidocain ist ein Lokalanästhetikum, das seit vielen Jahren im anästhesiologischen bzw. zahnärztlichen Bereich zur Schmerzlinderung eingesetzt wird. Es lindert nicht nur Schmerzen (ohne die Haut zu betäuben), sondern verringert die sehr schmerzhafte und unangenehme Allodynie, indem es als Barriere gegen Schmerzauslöser wie z. B. Kleidung dient.

Das Pflaster hat eine Größe von 9 × 13 cm und wird auf das schmerzhafte Areal aufgeklebt und für 12 h innerhalb eines Zeitraumes von 24 h belassen. Je nach Größe des betroffenen Hautareals können bis maximal 3 dieser Pflaster geklebt werden oder es kann auf die benötigte Größe zugeschnitten werden (◘ Abb. 16.2).

Als Nebenwirkungen können lokalisierte Reaktionen wie Hautausschlag oder Schwellungen an der Applikationsstelle auftreten, die jedoch nach Entfernen des Pflasters nach kurzer Zeit abklingen. Die bekannten Nebenwirkungen bei i.v.-Applikation von Lidocain wie Ohrensausen, Benommenheit, Kribbeln, Schwindel, Herzrhythmusstörungen treten unter der transdermalen Applikation nicht auf [3].

- **Capsaicinwirkfolie (Qutenza)**
Der Inhaltsstoff von Qutenza, Capsaicin, kommt in der Natur in Chilischoten vor und ist ein selektiver Agonist für den TRPV1-Rezeptor (»transient receptor potential vanilloid 1«), der als einer der Hauptrezeptoren bei der Übertragung und Modulation von Schmerzsignalen gilt. Der Hautkontakt mit der in Qutenza enthaltenen extrem hohen Konzentration an Capsaicin (8% w/w) bewirkt eine anhaltende, reversible Desensibilisierung der hyperaktiven Nozizeptoren, was zur Schmerzlinderung führt [4]. Qutenza kann als Monotherapie oder in Kombination mit anderen Arzneimitteln angewendet werden. Das Medikament ist verschreibungspflichtig. Die analgetische Wirksamkeit und Sicherheit von Qutenza wurden in einer klinischen Studie, in die mehr als 1.600 Patienten eingeschlossen wurden, untersucht. Die Wirkfolie bewirkte nachweislich eine signifikante Linderung neuropathischer Schmerzen [1][6].

Indikationen sind:
- Behandlung peripherer neuropathischer Schmerzen bei Erwachsenen und
- postzosterische Neuralgie.

Mehr Informationen über Handhabung und unerwünschte Wirkungen ▶ Abschn. 3.2.4, »Andere Koanalgetika«.

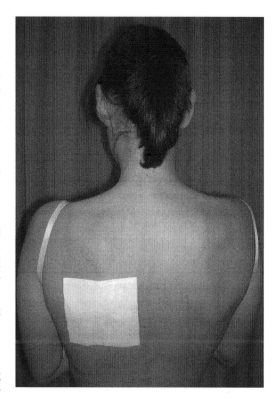

◘ **Abb. 16.2**   Patientin mit aufgeklebtem Lidocainpflaster bei postzosterischer Neuralgie

Invasive Therapie
Bei Versagen der medikamentösen Therapie empfiehlt sich auch bei postzosterischen Neuralgien die Durchführung einer Serie von Sympathikusblockaden oder der risikoärmeren Opioidinjektionen an den Grenzstrang, z. B. GLOA (▶ Kap. 3). Bei Befall des unteren Thorakalbereichs können alternativ Interkostalblockaden oder eine Epiduralanästhesie in Frage kommen.

> **Kommt es innerhalb von 8 Wochen zu keiner signifikanten Besserung der Beschwerden, sollte diese Therapieform abgebrochen werden.**

Nichtmedikamentöse Maßnahmen
- Transkutane elektrische Nervenstimulation (TENS)
    - Elektroden nicht im allodynischen Bereich platzieren, da durch die Reizung der Aβ-

> **Praxistipp**
>
> Die Anwendung der Pflastersysteme bei der postzosterischen Neuralgie schließt eine systemische Therapie mit Analgetika nicht aus.

Fasern die Schmerzen erheblich verschlimmert werden können.

- Akupunktur
- Psychologische/Psychosomatische Interventionen (► Kap. 7)
    - Entspannungstechniken nach Jacobson
    - Ablenkungsverfahren, z. B. Imagination
    - Biofeedback

16.3   Impfung gegen Herpes zoster

Die Impfung gegen Herpes zoster wird zur Primärprävention für über 60-Jährige empfohlen, da sie die Inzidenz von Herpes zoster und postzosterischer Neuralgie signifikant verbessern kann. Der weltweit erste Impfstoff steht in Deutschland seit dem Jahre 2010 zur Verfügung. Falls trotz Impfung eine Gürtelrose auftritt, verläuft diese deutlich milder und mit weniger Komplikationen.

In einer der größten klinischen Studien in der Geschichte der Erwachsenenimpfstoffe – der Singles Prevention Study – mit 36.546 Menschen im Alter von über 60 Jahre, ist der Impfstoff randomisiert und doppelblind gegen Placebo geprüft worden. Der Impfstoff konnte die Inzidenz von Herpes zoster und der postzosterischen Neuralgie sowie Stärke und Dauer der neuropathischen Schmerzen signifikant reduzieren. Der Impfstoff senkte die Herpes-zoster-Häufigkeit um 51% und das Auftreten der postzosterischen Neuralgie um 67%. Generell wurde der Impfstoff gut vertragen. Als Nebenwirkungen traten v. a. lokale Reaktionen an der Injektionsstelle auf [5].

Fazit
- Schmerzmessung, -dokumentation zu Beginn der Behandlung und nach jeder therapeutischen Maßnahme.
- Die Compliance des Patienten durch Selbstbeobachtung unterstützen und trainieren, z. B. Schmerztagebuch führen.
- Verbandwechsel und Wundkontrolle bei akutem Herpes zoster nach ärztlicher Anordnung.
- Verabreichung von Medikamenten nach ärztlicher Anordnung, Kontrolle von Wirkung und Nebenwirkungen.
- Den Patienten auf die Notwendigkeit der ärztlichen Anordnung hinweisen und bei der Umsetzung unterstützen.
- Vorhandene Ressourcen nutzen und fördern.
- Hygienehinweise.
- Kommunikation: Ablenkung, positive Einstellung fördern (Freizeitgestaltung, Familie).
- Überwachung des Patienten nach invasiven schmerztherapeutischen Maßnahmen.
- TENS.
- Psychologische/psychosomatische Behandlung einleiten.

Literatur

1. Backonja M et al. (2008) NGX-4010, a high-concentration capsaicin patch, for the treatment of postherpetic neuralgia: a randomised, double-blind study. Lancet Neurology 7: 1106–1112
2. Diener HC, Maier C (2008) Das Schmerz-Therapie-Buch, 3. überarbeitete Auflage, Urban & Schwarzenberg, München Wien
3. Dworkin N et al. (2007) Review and Recommendations: Pharmacologic management of neuropathic pain: evidence-based recommendations Pain 132: 237–251
4. Knotkova H et al. (2008) Capsaicin (TRPV1 agonist) therapy for pain relief: Farewell or Revival? Clin J Pain 24: 142–154
5. Oxman MN et al. (2005) A vaccine to prevent Herpes zoster and Postherpetic neuralgia in older adults. N Engl J Med 352: 2271–2284
6. Simpson DM et al. (2008) Controlled trial of high-concentration capsaicin patch for treatment of painful HIV neuropathy. Neurology 70: 2305–2313
7. Watson CP, Tyler KL, Bickers DR et al. (1993) A randomized vehicle-controlled trial of topical capsaicin in the treatment of postherpetic neuralgia. Clin Ther 15: 510–526
8. Zenz M, Jurna I (2001) Lehrbuch der Schmerztherapie. Wissenschaftliche Verlagsgesellschaft mbH, Stuttgart

Fibromyalgie

Frank Petzke

M. Thomm (Hrsg.), *Schmerzmanagement in der Pflege*,
DOI 10.1007/978-3-662-45414-5_17, © Springer-Verlag Berlin Heidelberg 2016

Zum Einstieg

Chronische Schmerzen in mehreren Körperregionen ohne nachweisbare körperliche Ursache sind häufig und klinisch relevant. Das Fibromyalgiesyndrom (FMS) ist eine extreme Ausprägung dieser Symptomatik und zusätzlich durch eine erhöhte Schmerzempfindlichkeit, Erschöpfung/Müdigkeit, Schlafstörungen, Morgensteifigkeit, kognitive, affektive Störungen und viszerale Beschwerden gekennzeichnet. Die Ausprägung der Symptomatik kann zu einer erheblichen Einschränkung der körperlichen und seelischen Funktionalität und Beeinträchtigung der Lebensqualität führen.

Das Fibromyalgiesyndrom (FMS) wird bis heute kontrovers diskutiert und von verschiedenen medizinischen Fachgebieten oft unterschiedlich eingeordnet. In der Rheumatologie wurde erstmalig in Abgrenzung zu anderen und nachweislich entzündlichen Formen rheumatischer Erkrankungen die Idee eines generalisierten »Weichteilrheumatismus« entwickelt. Schon die ersten Definitionsvorschläge wiesen neben den chronischen Schmerzen in mehreren Körperregionen auf eine Vielzahl unspezifischer Begleitsymptome hin [11, 16]. Mit der zweiten Version der S3-Leitlinie zum Fibromyalgiesyndrom deutet sich ein wachsender interdisziplinärer Konsens an.

17.1 Diagnosestellung

17.1.1 ACR-Kriterien

Vom American College of Rheumatology (ACR) wurden 1990 Kriterien zur Klassifikation entwickelt, mit der primären Zielsetzung, in wissenschaftlichen Untersuchungen berücksichtigte Patienten und Patientinnen einheitlich auszuwählen. Trotz dieser Einschränkung wurden die Kriterien zunehmend auch in der klinischen Praxis genutzt. Der in diesem Kapitel referierte Wissensstand basiert in erster Linie auf Studien, die Patienten mit den beiden folgenden Kriterien untersuchten [15]:
1. chronische Schmerzen an mehreren Körperregionen (»chronic widespread pain«, CWP) und
2. Druckschmerz an 11 von 18 definierten Tender Points.

Ein **CWP** liegt dann vor, wenn die Schmerzen mehr als 3 Monate bestehen und sowohl im Achsenskelett (Wirbelsäule oder vorderer Brustkorb) als auch auf der rechten und linken Körperhälfte sowie oberhalb und unterhalb der Taille auftreten. Schmerzen an der Lendenwirbelsäule zählen dabei auch als Schmerzort unterhalb der Taille.

Tender Points werden mit dem Daumen mit einem maximalen Druck von ca. 4 kg/cm^2 palpiert, was in etwa dem Erblassen des Nagelbettes entspricht. Löst dieser Druck einen Schmerz aus, ist der Tender Point positiv. Sind mehr als 10 der 18 Tender Points (◘ Tab. 17.1) positiv, spricht man von einem Fibromyalgiesyndrom.

Positive Tender Points sind als generalisierte Erhöhung der Druckschmerzempfindlichkeit zu verstehen, bei Patienten mit FMS ist letztlich eine erhöhte Druckschmerzempfindlichkeit am ganzen Körper zu finden, gesunde Menschen haben im Durchschnitt 1–5 Tender Points. Die Palpation von Kontrollpunkten an Stirn, Daumen oder Unterschenkel bietet deshalb keine zusätzlichen Informationen, insbesondere ist eine Prüfung der Glaubwürdigkeit der Patienten damit nicht möglich.

In epidemiologischen Untersuchungen mit diesen Kriterien sind in westlichen Industrienationen 1–3% der Bevölkerung betroffen, Frauen 4- bis 6-mal häufiger als Männer. Das Vorkommen bei Frauen nimmt mit steigendem Lebensalter zu und erreicht zwischen dem 50. und 60. Lebensjahr einen Altersgipfel.

Chronische Schmerzen an mehreren Körperregionen (»chronic widespread pain«, CWP) finden sich in der allgemeinen Bevölkerung noch häufiger (5–13% Betroffene, Frauen : Männer 2:1). Weitere körperliche und seelische Beschwerden sind bei Patienten mit CWP ebenfalls häufiger als in der Normalbevölkerung [10]. Das Fibromyalgiesyndrom entspricht somit einem Extrem im Rahmen dieses Kontinuums aus Schmerzen, Schmerzausdehnung, Schmerzempfindlichkeit und biopsychosozialem Distress (für eine Übersicht ▶ interdisziplinäre S3-Leitlinie [1]).

17.1.2 Klinische Diagnose

Der Schmerz beim FMS wird meist diffus in der Muskulatur angegeben, aber auch an Sehnenansät-

Tab. 17.1 Tender Points	
Tender Point	**Lokalisation**
Okzipital	Ansatz des M. trapezius am Hinterkopf
Zervikal	Seitliche Bänder zwischen den Halswirbelkörpern 5 und 6
Zweite Rippe	Knorpel- und Knochengrenze der zweiten Rippe
Trapezius	Mittlerer oberer Rand des M. trapezius
Ellenbogen	2 cm distal des Epikondylus lateralis
Supraspinatus	Ursprung oberhalb der Spina scapulae
Gluteal	Oberer, äußerer Quadrant der Glutealmuskulatur
Trochanter major	Dorsaler Rand des Trochanter major
Knie	Medialer Fettkörper am Kniegelenk

zen und Gelenken, mit häufigem Wechsel in Lokalisation und Intensität. Er kann akut und schubartig auftreten oder sich langsam und kontinuierlich steigern, starke Belastung verstärkt typischerweise die Schmerzen, viele Patienten berichten aber auch eine Schmerzlinderung durch körperliche Aktivität.

> **Praxistipp**
>
> Die Diagnose eines FMS kann klinisch beim Vorliegen chronischer Schmerzen in mehreren Körperregionen und typischen Begleitsymptomen wie Morgensteifigkeit, Schwellungsgefühlen an Händen und Gesicht, körperlicher und geistiger Müdigkeit/Erschöpfung und nicht erholsamem Schlaf gestellt werden.

Die Voraussetzung von 11 positiven Tender Points ist nicht zwingend. In der deutschen FMS-Leitlinie [1] und vom ACR wurde eine Diagnose nach symptombasierten Kriterien vorgeschlagen [16]. In diesem Kontext kommt der Tender-Point-Untersuchung nur eine orientierende Funktion zu, als Marker für die Schmerzempfindlichkeit.

Die systematische Erhebung von weiteren Symptomen und Beeinträchtigungen, der Belastbarkeit, des subjektiven Krankheitsverständnisses und psychosozialer Stressoren sowie der Vorbehandlungen ist notwendig, um die Beeinträchtigung durch die Erkrankung zu beurteilen.

Die frühzeitige Stellung der Diagnose kann für die weitere Planung und Führung der Versorgung von Vorteil sein, da Betroffene dann angemessen aufgeklärt werden können und eine Chronifizierung durch eine lange und frustrane Patientenkarriere verhindert werden kann.

17.1.3 Differenzialdiagnose

Das FMS ist keine reine Ausschlussdiagnose. Bei Vorliegen der typischen Beschwerden kann die Diagnose gestellt werden. Dennoch sollten folgende Laboruntersuchungen als Hinweis auf andere Krankheitsursachen aus der Neurologie, Orthopädie und Rheumatologie zur Basisdiagnostik durchgeführt werden:

- BSG, CRP, kleines Blutbild (z. B. Polymyalgia rheumatica, Frühformen einer rheumatoiden Arthritis)
- CK (z. B. Muskelerkrankungen, Statinbehandlung)
- Kalzium
- TSH (z. B. Hypothyreose, Autoimmunthyreoiditis)

Weitere Laboruntersuchungen sind nur entsprechend der Anamnese und dem körperlichen Untersuchungsbefund indiziert. Nach entsprechender Behandlung einer Begleiterkrankung ist zu prüfen, ob ein FMS weiterhin vorliegt.

17.1.4 Begleiterkrankungen

Bei verschiedenen **rheumatologischen Krankheitsbildern** ist das zusätzliche Auftreten eines FMS beschrieben, so kommt ein FMS bei Patienten mit Lupus erythematodes in 15%, bei Psoriasisarthritis um 24% und bei rheumatoider Arthritis bis zu 20% der Fälle vor. Dies ist auch wichtig für die Beurteilung der rheumatologischen Grunderkrankung und möglicher therapeutischer Ansätze.

Das FMS wird heute in erster Linie [1] als ein **funktionelles somatisches Syndrom** beschrieben, da chronische Schmerzen ohne erklärende Organschädigung oder biochemische Abweichung vorliegen. Eine Überlappung mit anderen, mehr lokalisierten funktionellen somatischen Syndromen wie Reizdarmsyndrom (bis zu 34%), Reizblase, Spannungskopfschmerz, Myoarthropathie der Kiefergelenke, chronischem Unterbauchschmerz, funktionellen Herz-Kreislauf-Beschwerden, Tinnitus und chronischem Müdigkeitssyndrom (bis zu 24%) findet sich in vielen Fällen. Auch die Migräne ist mit 22% häufig bei weiblichen Patienten mit FMS.

Andere **muskuloskeletale Ursachen** von Schmerzen, wie eine Arthrose, degenerative Veränderungen und myofasziale Schmerzen können ein schmerzverstärkender Faktor sein und sollten im Rahmen der klinischen Untersuchung und Diagnostik berücksichtigt werden.

Psychiatrische Symptome und Erkrankungen sind bei Patienten mit FMS häufig. Mehr als 50% der Patienten leidet während ihres Lebens an einer schweren Depression (Major-Depression), zum Diagnosezeitpunkt sind 14–26% betroffen. Auch eine posttraumatische Belastungsstörung und Angststörungen sind häufige Begleiterkrankungen. Ein Teil der Patienten erfüllt auch die Kriterien für eine somatoforme Schmerzstörung oder einer undifferenzierten Somatisierungsstörung.

Risikofaktoren für das Auftreten oder die Entwicklung eines FMS sind dabei folgende biologische Faktoren: Entzündlich-rheumatische Erkrankungen: Genpolymorphismen des 5HT2-Rezeptors, Lebensstilfaktoren wie Rauchen, Übergewicht und mangelnde körperliche Aktivität. Psychische Faktoren sind körperliche Misshandlung in Kindheit und Erwachsenenalter, sexueller Missbrauch in Kindheit und Erwachsenenalter und Stress am Arbeitsplatz [12].

17.2 Pathophysiologie

Die Ursachen und Mechanismen für die Entwicklung und Aufrechterhaltung des FMS bleiben trotz vielfältiger Forschungsaktivitäten unklar. Vielleicht einheitlichster und überzeugendster Befund sind die vielfältigen Hinweise auf eine Verstärkung der Schmerzverarbeitung. Dies hat zum Konzept eines zentralnervösen »Überempfindlichkeitssyndroms« geführt [16].

Die Muskelfunktion wurde aufgrund der Schmerzen in der Muskulatur und den schmerzhaften Tender Points vielfältig untersucht. Dabei fanden sich keine spezifischen strukturellen Veränderungen. Störungen der Energieversorgung wurden vereinzelt beschrieben, ohne dass ein kausaler Bezug hergestellt werden konnte. In gleicher Weise können Störungen der Schlafarchitektur, insbesondere in REM-Schlafphasen, nicht als ursächlich gesehen werden [1].

Beim FMS kann eine familiäre Häufung beschrieben werden. Die entsprechenden genetischen Aspekte wurden untersucht. Häufungen von Polymorphismen von Genen mit Einfluss auf die Schmerzverarbeitung (Serotonintransportergen, Katechol-O-Methyl-Transfrase (COMT), Dopaminrezeptor D4) wurden beschrieben, allerdings fehlen bisher große und prospektive Studien, um diese ersten Ergebnisse zu sichern. Ein laborchemischer Marker hat sich trotz vielfältiger Untersuchungen nicht bestätigen lassen. Die beim FMS häufig erhöhten Werte von Substanz P im Liquor, einem wichtigen Mediator in der Schmerzverarbeitung, finden sich auch bei anderen chronischen Schmerzsyndromen.

Eine Störung der körperlichen Stressantwort auf körperliche und seelische Ereignisse steht in engem Zusammenhang mit der Entwicklung eines FMS. Klinisch relevante Veränderungen zeigen sich aber meist nur in Untergruppen. Im autonomen Nervensystem findet sich ein erhöhter basaler Tonus des Sympathikus mit einer abgeschwächten Reaktion auf Stress. Die Hypothalamus-Hypophysen-Nebennieren-Achse zeigt ebenfalls eine Erhöhung der basalen Kortisonspiegel und eine Hyporeaktivität auf Stress (Übersicht ▶ [12]).

Die erhöhte Schmerzempfindlichkeit konnte in vielen Untersuchungen bestätigt werden [13]. Zusammenfassend zeigt sich eine generell erhöhte Empfindlichkeit für schmerzhafte und noxische Reize, wie z. B. Kälte, Hitze, elektrische Reizung und hohe Lautstärke bei gleichzeitig normalen Wahrnehmungsschwellen [4].

Ergebnisse der funktionellen Bildgebung unterstützen diese Befunde [6] und weisen auf die Unabhängigkeit dieser verstärkten Schmerzwahrnehmung von affektiven Faktoren hin. Als möglicher Mechanismus dieser Verstärkung oder Augmentation wird eine Störung der zentralen deszendierenden hemmenden Strukturen diskutiert [13]. Entsprechend kann bei Patienten mit FMS Schmerz schlechter durch Schmerz gehemmt werden, als es bei Gesunden der Fall ist [9].

Diese Aussagen legen nahe, dass das klinische Bild und die Pathophysiologie des FMS nicht einheitlich sind. Entsprechend konnten Untergruppen mit unterschiedlicher Ausprägung biologischer und psychischer Krankheitsfaktoren identifiziert werden [5, 14].

Zusammenfassend kann das FMS im Rahmen eines biopsychsozialen Modells erklärt werden. Individuelle prädisponierende, auslösende und unterhaltende Faktoren und Mechanismen bestimmen das Krankheitsbild. Ausgehend von einer lebensgeschichtlich und genetisch bestimmten Empfindlichkeit für Stress und Schmerz, kann sich in der Interaktion mit biologischen und psychosozialen Stressoren das FMS als gemeinsame Endstrecke entwickeln [3].

17.3 Therapie

17.3.1 Grundsätze

Die Information der Patienten über das Krankheitsbild spielt eine zentrale Rolle. Dies sollte einerseits das oben erwähnte biopsychosoziale Modell sowie spezifische Aspekte des FMS umfassen. Dabei ist es wichtig den Patienten zu vermitteln, dass die geklagten Beschwerden als echt an- und wahrgenommen werden. Trotz unklarer Pathophysiologie gibt es verschiedene gut belegte Ansätze, die Beschwerden zu lindern, wobei eine komplette Symptomfreiheit selten zu erreichen ist. Das Therapiekonzept sollte primär einen multimodalen Ansatz (▶ Abschn. 3.1) verfolgen, d. h. psychologische, körpertherapeutische und ggf. medikamentöse Ansätze kombinieren und die beschriebenen Komorbiditäten berücksichtigen.

Initial ist ein ambulanter Therapieansatz sinnvoll, bei ausbleibender Besserung ist früh eine Therapie in einem multimodalen Programm sinnvoll,

die meist teilstationär und seltener stationär angeboten werden. Die Wirksamkeit der verschiedenen Therapien ist individuell sehr unterschiedlich, die Patienten müssen eine große Eigenverantwortung und -initiative übernehmen, bis ein hilfreiches Therapiekonzept identifiziert werden kann. Die Langzeitversorgung vieler Patienten stellt eine große und nicht selten schwierige Herausforderung dar.

17.3.2 Psychotherapie und Psychomodulation

Liegen eine ungünstige oder maladaptive Krankheitsbewältigung, eine deutliche Beeinflussung der Symptomatik durch Beziehungsstrukturen, Alltagsstress oder bestehende psychische Komorbiditäten vor, sollte rechtzeitig eine entsprechende Diagnostik und ggf. eine Psychotherapie durchgeführt werden. Verfahren der Verhaltenstherapie (kognitiv und operant) verbessern Schmerz, Stimmung und Funktion [7], wobei sich unterschiedlich gute Effekte in verschiedenen Patientengruppen andeuten [14]. Zwar tritt der Therapieeffekt oft erst verzögert ein, ein Langzeiteffekt von bis zu einem Jahr ist jedoch vielfach nachgewiesen.

Allgemeine psychologische Techniken, wie Entspannungsverfahren, progressive Muskelrelaxation und Biofeedback zeigen als Einzelmaßnahmen meist nur geringe Effekte und sollten deshalb in umfassendere Behandlungskonzepte integriert werden.

17.3.3 Nichtmedikamentöse Verfahren

Aktivierende Therapieverfahren in Form verschiedener Techniken der medizinischen Trainingstherapie (aerobes Ausdauertraining, aber auch Kraft- und Flexibilitätstraining) zeigen einen überwiegend positiven Effekt. Dabei ist eine individuell angepasste Dosierung notwendig, für manche Patienten ist es auch notwendig, klare Belastungsgrenzen zu definieren. Letztlich profitieren aber Patienten, die ein regelmäßiges Ausdauertraining mit steigender Intensität durchführen können. Vielen Patienten gelingt dies nicht. Balneo- und Spatherapie, Bewegungsbäder sowie eine Ganzkörperwärmetherapie sind für viele Patienten zeitlich befristet sinnvoll, die Schmerzlinderung kann dann für andere aktivierende Begleittherapien genutzt werden. Viele Verfahren sind kaum untersucht oder zeigen keine Effekte wie z. B. TENS, Massage, Chirotherapie und Magnetfeldtherapie (▶ Abschn. 3.4; [1]).

Alternative und komplementäre Therapien werden von den meisten Patienten regelmäßig eingesetzt, allerdings liegen nur wenige Nachweise für eine Wirksamkeit vor. Akupunktur ist für einzelne Patienten hilfreich, für andere ist schon die Prozedur sehr schmerzhaft. Meditative Bewegungstherapien wie Tai Chi oder Qigong dagegen zeigen gute und positive Effekte.

17.3.4 Medikamentöse Therapie

In Europa gibt es keine speziell für die Behandlung des FMS zugelassenen Medikamente, während in den USA eine Reihe von Pharmaka (Pregabalin, Duloxetin, Milnacipran) zugelassen worden sind. Trizyklische Antidpressiva und in erster Linie Amitriptylin lindern Schmerz und verbessern Funktion und Schlafqualität, zumindest wenn sie zeitlich begrenzt eingesetzt werden. Ein langsames Einschleichen (z. B. in Tropfenform) wird empfohlen, Dosen von 25–50 mg sind in der Regel ausreichend. Für die Serotoninwiederaufnahmehemmer Fluoxetin (20–60 mg) und Paroxetin (20 mg) konnten geringe Effekte nachgewiesen werden, sie sollten aber nur bei komorbider Depression eingesetzt werden. Für den selektiven Serotonin-Noradrenalin-Wiederaufnahmehemmer Duloxetin (60–90 mg) liegen positive Effekte für Schmerz, Stimmung und Funktion vor bei besserer Verträglichkeit. Auch hier ist die Verordnung auf eine komorbide Depression beschränkt, ansonsten ist die Gabe »off label« [8].

Bei den Antikonvulsiva konnte Pregabalin in einer Dosierung von 300–450 mg/Tag Schmerzen und Schlafstörung reduzieren, auch hier ist eine komorbide Angststörung die Indikation, um einen Off-Label-Einsatz zu umgehen. Der Einsatz typischer Analgetika wie starker Opioide und NSAR ist nicht hilfreich, insbesondere starke Opioide sollten gemieden werden. Für Tramadol gibt es zumindest für die kurzfristige Anwendung positive Hinweise. Eine Vielzahl anderer Medikamente wurde unter-sucht, ohne einen eindeutigen Effekt zu zeigen (Übersicht ▶ [8]).

Ob eine längerfristige medikamentöse Behandlung indiziert und effektiv ist, ist leider nicht klar. Eine regelmäßige Überprüfung der Wirksamkeit ist deshalb zu empfehlen, ggf. auch mit einem Auslassversuch.

17.3.5 Multimodale Therapien

Durch eine hohe Behandlungsdichte und die Integration medizinischer, psychologischer und körperbezogener Therapien soll durch eine multimodale Therapie das FMS günstig beeinflusst werden. Auch hier ist eine Anpassung an die individuell relevanten Faktoren notwendig. Verbesserungen von Symptomen und Lebensqualität konnten auch längerfristig erzielt werden [1, 2]. Die optimalen Inhalte für Patienten mit FMS werden noch untersucht.

17.4   Besonderheiten in der Pflege

Eine offene Grundhaltung und Respekt vor den geschilderten Beschwerden ist eine wichtige Voraussetzung für den Aufbau einer vertrauensvollen Beziehung mit diesen Patienten. Es ist eine große Verantwortung, beim einzelnen Patienten zwischen den »typischen« und »bekannten« FMS-Symptomen und Hinweisen auf andere Erkrankungen zu differenzieren. Die Angaben der Patienten, insbesondere zu neu aufgetretenen oder untypischen Schmerzen (nicht wie sonst beim FMS), sollten deshalb sehr ernst genommen und konsequent abgeklärt werden (◘ Abb. 17.1).

Patienten mit FMS werden außer in entsprechenden schmerztherapeutischen Einrichtungen selten primär wegen ihres FMS stationär behandelt, allenfalls zur Diagnostik. Im Rahmen anderer Krankenhausaufenthalte wird die Diagnose von den Patienten oft auch selber gar nicht angegeben. Dabei haben die Patienten wahrscheinlich einerseits ein erhöhtes Risiko, an starken Schmerzen im Rahmen akuter Erkrankungen oder auch nach Operationen zu leiden, andererseits sind sie besonders empfindlich für die Nebenwirkungen von dann eingesetzten Medikamenten.

18. Malen Sie bitte in den nachfolgenden Körperschemata ein, **wo** Sie **überall** Schmerzen haben.

Bitte kennzeichnen Sie das **ganze** Schmerzgebiet (durch Schraffierung mit Bleistift oder Kugelschreiber bzw. durch Malen mit Farbstiften oder Textmarkern etc.), damit wir wirklich wissen, wo Sie **überall** Schmerzen haben.

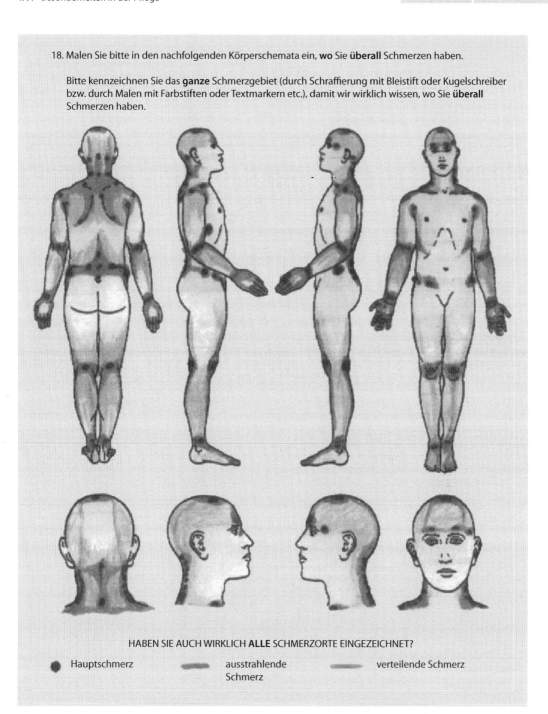

HABEN SIE AUCH WIRKLICH **ALLE** SCHMERZORTE EINGEZEICHNET?

● Hauptschmerz ▬▬ ausstrahlende Schmerz ▬▬ verteilende Schmerz

☐ **Abb. 17.1** Topogramm: 55-jährige Patientin mit Fibromyalgiesyndrom. (Mit freundl. Genehmigung der Uniklinik Köln)

Viele Patienten haben trotz positiver Einstellung und angemessener medizinischer, psychologischer und physiotherapeutischer Behandlung weiterhin Schmerzen und Einschränkungen der Lebensqualität. Hier kann dann das Ziel nur Unterstützung in der Akzeptanz und Bewältigung der jeweiligen Situation sein. »Einfache« Lösungen gibt es meist nicht.

Fibromyalgia. Report of the Multicenter Criteria Committee. Arthritis Rheum 33: 160–172

16. Wolfe F, Clauw DJ, Fitzcharles MA, Goldenberg DL et al. (2011) Fibromyalgia criteria and severity scales for clinical and epidemiological studies: a modification of the ACR Preliminary Diagnostic Criteria for Fibromyalgia. J Rheumatol 38(6): 1113–1122

17. Yunus MB (2007) Fibromyalgia and overlapping syndroms: the unifying concept of central sensitivity syndroms: Semin Arthr Rheum 36: 339–356

Literatur

1. AWMF (2012) Fibromyalgiesyndrom (04/2012). ► http://www.uni-duesseldorf.de/AWMF/index.html. Letzter Zugriff: 27.03.2015
2. Burckhardt CS (2006) Multidisciplinary approaches for management of fibromyalgia. Curr Pharm Des 12: 59–66
3. Diatchenko L, Nackley AG et al. (2006) Idiopathic pain disorders – pathways of vulnerability. Pain 123: 226–230
4. Dohrenbusch R (2002) Sind Patienten mit Fibromyalgie »hypervigilant«? Schmerz 15: 38–47
5. Giesecke T, Williams DA et al. (2003) Subgrouping of fibromyalgia patients on the basis of pressure-pain thresholds and psychological factors. Arthritis Rheum 48: 2916–2922
6. Gracely R, Petzke F et al. (2002) Functional Magnetic Resonance Imaging Evidence of Augmented Pain Processing in Fibromyalgia. Arthritis Rheum 46: 1333–1343
7. Häuser W, Bernardy K et al. (2009) Efficacy of multicomponent treatment in fibromyalgia syndrome: a meta-analysis of randomized controlled clinical trials. Arthritis Rheum 61: 216–224
8. Häuser W, Bernardy K et al. (2009) Treatment of fibromyalgia syndrome with antidepressants: a meta-analysis. JAMA 301: 198–209
9. Julien N, Goffaux P et al. (2005) Widespread pain in fibromyalgia is related to a deficit of endogenous pain inhibition. Pain 114: 295–302
10. Kato K, Sullivan PF et al. (2006) Chronic widespread pain and its comorbidities: a population-based study. Arch Intern Med 166: 1649–1654
11. Smythe H (1989) Fibrositis Syndrome: a historical perspective. J Rheumatol Supp 19: 2–6
12. Sommer C, Häuser W et al. (2008) Ätiopathogenese und Pathophysiologie des FMS und CWP. Schmerz 22: 267–282
13. Staud R, Rodriguez ME (2006) Mechanisms of disease: pain in fibromyalgia syndrome. Nat Clin Pract Rheumatol 2: 90–98
14. Thieme K, Flor H et al. (2006) Psychological pain treatment in fibromyalgia syndrome: efficacy of operant behavioural and cognitive behavioural treatments. Arthritis Res Ther 8: R121
15. Wolfe F, Smythe H et al. (1990) The American College of Rheumatology 1990 Criteria for the Classification of

Kopf- und Gesichtsschmerzen

Petra Paul

M. Thomm (Hrsg.), *Schmerzmanagement in der Pflege*,
DOI 10.1007/978-3-662-45414-5_18, © Springer-Verlag Berlin Heidelberg 2016

Zum Einstieg

Als Kopfschmerz (syn. Zephalgie) werden Schmerzempfindungen im Bereich des Kopfes bezeichnet. Sie beruhen auf der Reizung von schmerzempfindlichen Kopforganen (Schädel, Hirnhäute, Blutgefäße im Gehirn, Hirnnerven, oberste Spinalnerven). Über zweihundert verschiedene Kopf- und Gesichtsschmerzen sind gemäß der internationalen Klassifikation definiert. In Deutschland geben die Deutsche Migräne- und Kopfschmerzgesellschaft (DMKG) sowie die Deutsche Gesellschaft für Neurologie (DGN) Leitlinien zur Diagnostik und Therapie vor [11,12].

- **Epidemiologie**

Kopfschmerzen gehören neben Rückenschmerzen zu den häufigsten gesundheitlichen Beeinträchtigungen.
- Ungefähr 4–5% der deutschen Bevölkerung leidet unter täglichen Kopfschmerzen und
- ca. 70% leiden unter anfallsweisen oder chronischen (immer wiederkehrenden) Kopfschmerzen.

90% aller Kopfschmerzpatienten leiden unter Migräne, Kopfschmerz vom Spannungstyp oder eine Kombination dieser beiden Formen:
- >50% Kopfschmerz vom Spannungstyp,
- >30% Migräne und
- ca.10% andere Kopfschmerzformen.

- **Klassifikation**

Das grundsätzliche Ziel der Internationalen Klassifikation von Kopfschmerzerkrankungen (▶ Übersicht) ist es, diagnostische Bezeichnungen und explizite Kriterien zur Verfügung zu stellen, mit denen international verbindlich eindeutige Diagnosen formuliert werden können und mit denen die Kopfschmerzforschung möglichst einheitliche Untersuchungsgruppen rekrutieren kann.

Internationale Kopfschmerzklassifikation
- Primäre Kopfschmerzerkrankungen, z. B.
  - Migräne
  - Kopfschmerz vom Spannungstyp
  - Clusterkopfschmerz und andere trigeminoautonome Kopfschmerzerkrankungen
- Sekundäre Kopfschmerzerkrankungen, z. B.
  - Kopfschmerz zurückzuführen auf ein Kopf- und/oder HWS-Trauma
  - Kopfschmerz zurückzuführen auf Gefäßstörungen im Bereich des Kopfes oder Halses
  - Kopfschmerz zurückzuführen auf eine Substanzeinnahme oder deren Entzug
- Kraniale Neuralgie, zentraler und primärer Gesichtsschmerz und andere Kopfschmerzen, z. B.
  - Trigeminusneuralgie
  - Anhaltender idiopathischer Gesichtsschmerz

18.1 Migräne

Die Weltgesundheitsorganisation (WHO) führt die Migräne an 19. Stelle unter allen Erkrankungen, die zu Behinderungen im Alltag führen.

- **Epidemiologie**
- Migräne ist eine der häufigsten Kopfschmerzformen, Verteilung
  - ca. 6–8% aller Männer
  - ca. 12–14% aller Frauen
- Vor der Pubertät beträgt die Häufigkeit der Migräne 4–5%. Jungen und Mädchen sind gleich häufig betroffen.

- **Migräneformen**
- Migräne ohne Aura ca. 80%
- Migräne mit Aura ca. 20%
- Aura ohne Kopfschmerz
- Familiär-hemiplegische Migräne
- Chronische Migräne
  Merkmale: Kopfschmerz vom Spannungstyp und/oder Migräne an >15 Tagen/Monat über mindestens 3 Monate, mindestens 5 Kopfschmerzattacken, die die Kriterien einer

Migräne erfüllen, Besserung durch Triptane oder Ergotamine

- **Diagnostik**
- Anamnese, neurologische Untersuchung
- Kopfschmerzkalender (◘ Abb. 18.1)
- Zusatzdiagnostik bei Kopfschmerzen mit ungewöhnlicher Klinik, bei Kopfschmerzen mit persistierenden neurologischen oder psychopathologischen Auffälligkeiten

- **Pflegerische Maßnahmen**
- Schmerzmessung, -dokumentation der Kopfschmerzattacke (Dauer, Intensität, Lokalisation, Begleitsymptome)
- Einschätzung der Maßnahme auf Wirkung und Nebenwirkungen
- Unterstützung und Schulung des Patienten in der Selbstbeobachtung (z. B. Kopfschmerzkalender)
- Schulung und Beratung zur speziellen Erkrankung (Edukation)
- Patienteninformationen z. B. Ernährung und Migräne ([12]; Downloads für Patienten)

18.1.1 Differenzierung

Migräne ohne Aura

- **Vorbotensymptome**

Einige Stunden bis zwei Tage vor einer Migräneattacke können wechselnde Symptome auftreten:
- Müdigkeit,
- Konzentrationsstörungen,
- Nackensteifigkeit,
- Licht- oder Lärmüberempfindlichkeit,
- Übelkeit,
- Verschwommensehen,
- Gähnen,
- Blässe

- **Diagnostische Kriterien**
a. Fünf Attacken, welche die Kriterien b bis d erfüllen
b. Kopfschmerzattacken, die (unbehandelt oder erfolglos behandelt) 4–72 h anhalten

c. Kopfschmerz erfüllt mindestens 2 der folgenden Kriterien:
  - Unilaterale (einseitig) Lokalisation
  - Pulsierender Charakter
  - Mittelschwere bis hohe Schmerzintensität
  - Verstärkung durch körperliche Aktivität z. B. Treppensteigen
d. Während des Kopfschmerzes besteht mindestens 1 Symptom:
  - Übelkeit und/oder Erbrechen
  - Photo- und Phonophobie (Licht- und Geräuschempfindlichkeit)
e. Nicht auf eine andere Erkrankung zurückzuführen [10]

- **Begleitsymptome**
- Appetitlosigkeit (>80%),
- Übelkeit (80%), Erbrechen (40–50%),
- Photophobie (Lichtempfindlichkeit 60%),
- Phonophobie (Geräuschempfindlichkeit 50%),
- Osmophobie (Geruchsempfindlichkeit <10–30%).

In der **Rückbildungsphase** nehmen der Migränekopfschmerz und die Begleitsymptome bis zur vollständigen Erholung langsam ab. Der Patient fühlt sich müde und abgespannt. Diese Phase kann bis zu 24 h dauern.

Migräne mit Aura
- Wiederkehrende Erkrankung mit zusätzlich anfallsweise auftretenden reversiblen fokalen neurologischen Symptomen vor dem Kopfschmerz
- Symptome, die 5–20 min sich entwickeln und weniger als 60 min anhalten
- Charakteristisch ist die Dynamik des Prozesses, z. B. das »Wandern« des Flimmerskotom (blinde Flecken) im Gesichtsfeld oder Wandern des Kribbelgefühls im Arm oder durch die einzelnen Finger
- Verschiebung der Aurasymptome, z. B. von Sehstörungen über Sensibilitätsstörungen bis hin zu Sprachstörungen und Lähmungserscheinungen
- Die Dynamik der Symptome sowie deren langsames Einsetzen und Abklingen sind ein wich-

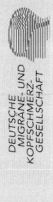

Kopfschmerzkalender

DEUTSCHE MIGRÄNE- UND KOPFSCHMERZ-GESELLSCHAFT

Monat

Bitte vermerken Sie Ihre Medikamente, die Sie bei Kopfschmerzen einnehmen:

A: _____

B: _____

C: _____

Schmerzstärke: 0–10 Punkte
(0= kein Schmerz, 10= stärkster Schmerz)

Vorboten:
F Flimmersehen
G Gefühlsstörung (Kribbeln, Pelzigkeit)
S Sprachstörung
O Anderes Symptom:

✱ noch ein anderes Symptom: _____

Dauer der Schmerzen:
Geben Sie die Dauer in Stunden an

Auslöser für Ihren Schmerz
1 Aufregung /Stress
2 Erholungsphase
3 Änderung im Schlaf-Wach Rhythmus
4 Menstruation
5 Ihr persönlicher Auslöser

6 Ein weiterer persönlicher Auslöser _____

Andere Begleitsymptome:
T Augentränen
R Augenrötung
N Nasenlaufen / -Verstopfung

	Schmerzart und Ort							Begleitsymptome							Medikament	Anzahl der	Hat Ihnen das Mittel geholfen ?			
Tag	Aus-löser	Stärke	Dauer (h)	Pulsierend/ stechend	Dumpf/ drückend	Einseitig	Beidseitig	Vor-boten	Erbrechen	Übelkeit	Lärmschen	Lichtschen	Geruchs-empfindlich	Andere Symptome	Medikament	Tropfen / Tabletten / Zäpfchen	Ja	Nein	Wenig	Tag
1																				1
2																				2
3																				3
4																				4
5																				5
6																				6
7																				7
8																				8
9																				9
10																				10
11																				11
12																				12
13																				13
14																				14
15																				15
16																				16
17																				17
18																				18
19																				19
20																				20
21																				21
22																				22
23																				23
24																				24
25																				25
26																				26
27																				27
28																				28
29																				29
30																				30
31																				31

■ Abb. 18.1 Kopfschmerzkalender der Deutschen Migräne- und Kopfschmerzgesellschaft. (Quelle: ▶ http://dmkg.org, mit freundl. Genehmigung)

Tab. 18.1 Antiemetika in der Migränetherapie			
Substanzen	**Dosis**	**Nebenwirkungen**	**Kontraindikationen**
Metoclopramid (z. B. Paspertin)	10–20 mg p.o. Tbl. 20 mg Supp. 10 mg i.m., i.v., s. c.	Frühdyskinesien (nicht beeinfluss-bare Muskelbewegungen) Unruhezustände	Kinder <14 Jahren, Epilepsie, Schwangerschaft
Domperidon (Motilium)	20–30 mg p.o.	Seltener und geringer ausgeprägt als bei Metoclopramid	Kinder <10 Jahren, sonst siehe Metoclopramid, Epilepsie, Schwangerschaft

tiges Unterscheidungsmerkmal zu anderen neurologischen Erkrankungen.

- **Visuelle Sensationen**
- Doppelbilder
- Skotome – blinde Flecken
- Beeinträchtigung der Sehschärfe
- Fortifikation – Lichterscheinungen, die zick-zackförmig sein können

- **Neurologische Symptome**
- Gefühlsstörungen mit Kribbeln
- Taubheitsgefühl
- Sprachstörungen

In der Regel folgen diesen Aurasymptomen Kopfschmerzen, die die Charakteristika einer Migräne aufweisen. Selten fehlen Kopfschmerzen vollständig.

> Übelkeit und Erbrechen sind vegetative Begleitsymptome und keine Aurasymptome.

- **Triggerfaktoren (Auslöser)**
Triggerfaktoren erhöhen die Wahrscheinlichkeit des Auftretens einer Migräneattacke innerhalb eines kurzen Zeitraumes (üblicherweise <48 h). Obwohl einige Triggerfaktoren in epidemiologischen Erhebungen (Menstruation) oder klinischen Studien (Schokolade, Süßstoff) gut untersucht wurden, ist es häufig schwierig, im individuellen Fall eine kausale Verknüpfung herzustellen.

Chronische Migräne
Primär bestand bei den Patienten eine episodische Migräne, die über die Jahre zunehmend häufiger und/oder die einzelnen Attacken immer länger

wurden. Die Patienten berichten dann über mehr Kopfschmerzen an mehr als 15 Tagen, von denen 8 Tage noch migränetypisch sind oder auf migräne-spezifische Medikation reagieren.

Diagnostik und Therapie ► Abschn. 18.1. Bei chronischer Migräne mit oder ohne Übergebrauch von Schmerz- oder Migränemitteln sind Topiramat und Onabotulinumtoxin A wirksam [10].

18.1.2 Therapiekonzept

- Attackentherapie
- Medikamentöse Prophylaxe
- Nichtmedikamentöse Verfahren zur Prophylaxe

Attackentherapie

- **Antiemetika**
Die meisten Patienten leiden während der Migräneattacke unter Übelkeit und Erbrechen. Die Gabe von Antiemetika wie Metoclopramid oder Domperidon (■ Tab. 18.1) bessert nicht nur die vegetativen Begleitsymptome, sondern regt bei einigen Patienten die Magenperistaltik wieder an, die zu Beginn der Migräneattacke zum Erliegen gekommen ist. Dies führt zu einer besseren Resorption und Wirkung von Analgetika und Triptanen [1].

- **Analgetika**
ASS, Ibuprofen, Diclofenac, Naproxen, Paracetamol und die Kombination von ASS, Paracetamol und Koffein (Thomapyrin) sind Analgetika der ersten Wahl bei leichten und mittelgradigen Migräne-kopfschmerzen (■ Tab. 18.2).

◻ Tab. 18.2   Analgetika, NSAR und COX-2-Inhibitoren mit nachgewiesener Wirksamkeit zur Akutbehandlung von Migräneattacken mit und ohne Aura [1])

Arzneimittel	Dosierung	Wirksamkeitsbeurteilung
Acetylsalicylsäure(Aspirin) ASS-Lysinat (Aspirin IV)	1000 mg p.o. 1000 mg i. v.	Mittel der 1. Wahl
Ibuprofen (Aktren)	200–600 mg p.o.	Mittel der 1. Wahl
Phenazon	1000 mg p.o.	Mittel der 1. Wahl
ASS + Paracetamol + Coffein (Thomapyrin)	250 + 200 +50 mg p.o.	Mittel der 1. Wahl
Naproxen	500 mg	Mittel der 1. Wahl
Diclofenac (Voltaren)	50–100 mg p.o.	Mittel der 2. Wahl
Metamizol (Novalgin)	1000 mg p.o.	Mittel der 2. Wahl
Paracetamol (ben-u-ron)	1000 mg p.o.	Mittel der 2. Wahl
Celexocib	400 mg	Nur in Einzelfällen

Praxistipp

Durch die Einnahme von Domperidon 30 mg p.o. kann in der Vorbotenphase das Auftreten von Migränekopfschmerz deutlich verringert werden [10].

Alle Analgetika können bei zu häufiger regelmäßiger Einnahme zu einem Kopfschmerz durch Medikamentenübergebrauch (► Abschn. 18.4) führen. Die Einnahme ist auf maximal 10 Tage pro Monat zu beschränken.

■ **Mutterkornalkaloide**
– Ergotamintartrat (z. B.Ergo Kranit akut 2 mg p.o).
– Im Vergleich zu Triptanen führen sie doppelt so häufig zum Wiederkehrkopfschmerz [1].

■ **Triptane**
– Triptane wirken besser, je früher sie während einer Migräneattacke eingenommen werden.
– Bei lange dauernden Migräneattacken kann nach Ende der erfolgreichen Wirkung eines Triptans der Migränekopfschmerz wieder auftreten: **Headache recurrens,** die zweite Gabe der Substanz ist frühstens nach 6 h zu empfehlen.

– Ist die erste Gabe eines Triptans unwirksam, ist es sinnlos, in derselben Migräneattacke eine zweite Dosis zu applizieren, es sei denn die erste Dosis wurde erbrochen.
– Die Kombination eines Triptans mit einem lang wirkenden NSAR (Sumatriptan und Naproxen) wirkt besser und kann das Wiederauftreten der Migräneattacke zum Teil verhindern.
– Metoclopramid führt zur Verbesserung der Resorption und Wirkung von Sumatriptan.
– Triptane sollten nicht häufiger als an 10 Tagen im Monat eingesetzt werden und der Patient sollte seinen Kopfschmerz eindeutig als Migräneattacke identifizieren, da ansonsten die Gefahr der Entwicklung eines Kopfschmerzes bei Medikamentenübergebrauch (► Abschn. 18.4) besteht.
– Naratriptan und Almotriptan sind ohne Rezept erhältlich (◻ Tab. 18.3).

■ **Pflegerische Maßnahmen**
– Unterstützung und Anleitung des Patienten bei der Umsetzung physikalischer Maßnahmen z. B. Kälte, Reizminderung
– Verabreichung von Medikamenten nach ärztlicher Anordnung sowie Kontrolle und Erfassen von Wirkung und Nebenwirkungen

Tab. 18.3 Triptane, Reihenfolge nach dem Jahr der Zulassung

Substanzen	Dosis	Nebenwirkungen	Kontraindikationen
Sumatriptan (Imigran)	50–100 mg p.o. 25 mg supp. 10–20 mg nasal 6 mg s.c. (Autoinjektor)	Engegefühl im Bereich der Brust und des Halses, Parästhesien der Extremitäten, Kältegefühl, Lokalreaktion an der Injektionsstelle	z. B. Hypertonie, koronare Herzerkrankung, Angina pectoris, Z. n. Myokardinfarkt, Schwangerschaft, Stillzeit, Kinder <12 Jahre
Zolmitriptan (AscoTop)	2,5–5 mg p.o. Film-oder Schmelztablette 5 mg nasal	▶ Sumatriptan	▶ Sumatriptan
Naratriptan (Naramig)	2,5 mg p.o.	etwas geringer als Sumatriptan	▶ Sumatriptan
Rizatriptan (Maxalt)	10 mg p.o. Film- oder Schmelztablette	▶ Sumatriptan	▶ Sumatriptan
Almotriptan (Almogran)	12,5 mg p.o.	etwas geringer als Sumatriptan	▶ Sumatriptan
Eletriptan (Relpax)	20–40 mg p.o.	▶ Sumatriptan	▶ Sumatriptan
Frovatriptan (Allegro)	2,5 mg p.o.	etwas geringer als Sumatriptan	▶ Sumatriptan

- Patienten auf die Notwendigkeit der ärztlichen Anordnung hinweisen und bei der Umsetzung unterstützen
- Ermutigung des Patienten zur Selbstverantwortung der Einnahmeregelung [8,9]

Migräneattacke als Notfall
Wenn orale Medikation bisher erfolglos ist:
- 1000 mg ASS i.v. mit oder ohne Metoclopramid (10–40 mg) oder
- 6 mg Sumatriptan s.c. [1]

Status migraenosus
Stark beeinträchtigende Migräneattacke, die länger als 72 h andauert
- 50–100 mg Prednisolon i.v. oder
- 10 mg Dexamethason i.v.

- **Pflegerische Maßnahmen**
- Überwachung des Patienten nach invasiven schmerztherapeutischen Maßnahmen z. B. Infusion
- Zielgerechtes Handeln bei Komplikationen und Nebenwirkungen [8,9]

Medikamentöse Migräneprophylaxe

- **Indikation**
- Hoher Leidensdruck
- Starke Einschränkung der Lebensqualität
- >3 Migräneattacken im Monat
- Migräneattacken, die regelmäßig länger als 72 h anhalten
- Attacken, die auf eine Therapie inkl. Triptanen nicht ansprechen
- Patienten, bei denen Kontraindikationen für die Einnahme von Triptanen bestehen
- Wenn Nebenwirkungen der Akuttherapie nicht toleriert werden
- Zunahme der Attackenfrequenz
- Einnahme von Schmerz- oder Migränemitteln an mehr als 10 Tagen im Monat
- Bei komplizierten Migräneattacken, z. B. hemiplegischen und/oder langen Auren [1]

- **Ziel**
- Reduzierung von Häufigkeit, Schwere und Dauer der Migräneattacken
- Prophylaxe bei Übergebrauch von Schmerz- und Migränemitteln [1]

▢ Tab. 18.4   Substanzen zur Migräneprophylaxe mit guter Evidenz

Substanz	Tagesdosis	Häufige Nebenwirkungen	Absolute Kontraindikationen
Metoprolol (z. B. Beloc-Zok)	50–200 mg p.o.	Müdigkeit, arterielle Hypotonie	AV-Block, Bradykardie, Asthma bronchiale, Herzinsuffizienz
Propranolol (z. B. Obsidan)	40–240 mg p.o.		
Bisoprolol (z. B. Concor)	5–10 mg p.o.		
Flunarizin (z. B. Natil)	5–10 mg p.o.	Müdigkeit, Gewichtszunahme	Dystonie, Depression, Schwangerschaft, Stillzeit
Topiramat (Topamax Migräne)	25–100 mg p.o.	Müdigkeit, kognitive Störungen, Gewichtsabnahme	Niereninsuffizienz, Nierensteine, Engwinkelglaukom
Valproinsäure (z. B. Ergenyl chrono)	500–600 mg p.o.	Müdigkeit, Schwindel, Tremor	Leberfunktionsstörungen, Schwangerschaft, Alkoholmissbrauch
Onabotuliniumtoxin A bei chronischer Migräne	155 Einheiten	Muskelschwäche	Myasthenie

- **Verlauf**
- Kopfschmerzkalender führen
- Aufklärung über Indikation der Medikamente
- Medikamente zur Prophylaxe schrittweise aufdosieren
- Wirksamkeit der Medikamente erst nach ca. 6–8 Wochen zu erwarten
- Prophylaxe mindestens 6 Monate durchführen
- Auslassversuch, Überprüfung der Schwere und Häufigkeit der Migräneattacke

> **Praxistipp**
>
> Alle Medikamente zur Prophylaxe, außer Flunarizin, langsam einschleichen. Der Therapieerfolg kann am besten mit einem Kopfschmerztagebuch evaluiert werden. Bei fehlendem Effekt sollte auf eine andere Substanz gewechselt werden [1]. Bei einer Reduktion der Anfallshäufigkeit von 50% spricht man von einer wirksamen Migräneprophylaxe.

- **Substanzen zur Migräneprophylaxe**
- Substanzen zur Migräneprophylaxe mit guter Evidenz: ▢ Tab. 18.4.
- Substanzen zur Migräneprophylaxe mit geringer Evidenz: Amitriptylin 50–150 mg p.o. [1]

> **Praxistipp**
>
> Amitriptylin sollte bevorzugt zur Prophylaxe gegeben werden, wenn eine Kombination mit Spannungskopfschmerz oder chronischem Rückenschmerz vorliegt oder wenn zusätzlich eine Depression besteht [1].

Nichtmedikamentöse Verfahren zur Migräneprophylaxe

Dem heute gültigen multidimensionalen Ätiopathogenesemodell liegt folgende Annahme zugrunde: Es liegt eine genetische, psychozoziale, physiologische und biochemische Prädisposition vor, die in Verbindung mit einer dysfunktionalen, habituellen Stressverarbeitung zur Entwicklung einer Migräne führen kann [1].

- Verhaltenstherapie, z. B. Edukation, Schmerzbewältigung, Stressmanagement
- Entspannungstechniken, z. B. progressive Muskelentspannung nach Jacobson (PMR, ► Kap. 7),

18

- Biofeedback (bewusste Wahrnehmung von Körperfunktionen und deren bewusste Veränderung)
- Regelmäßiger aerober Ausdauersport
- Kombination zwischen medizinischen und verhaltenstherapeutischen Maßnahmen

■ **Pflegerische Maßnahmen**
- Edukation zu Ressourcen, z. B. Ausdauersport, Ablenkung, Schlafhygiene
- Anleitung und Durchführung von Entspannungstechniken, z. B. Phantasiereisen ([12]; Downloads für Patienten)

Therapieplan: Migräne
- ■ Attackenkupierung
  - – Rückzug, Reizabschirmung, lokal Kälte z. B. Stirn
  - – Paspertin 20 mg p.o., nach 20 min 1 g ASS, Wiederholung bis 4-mal tgl. möglich oder
  - – Imigran 50–100 mg p.o. evtl. eine zweite Einnahme bei langen Attacken möglich
- ■ Medikamentöse Prophylaxe
  - – 25 mg p.o. Topamax Migräne langsam steigern, abends für 6–9 Monate
- ■ Nichtmedikamentöse Prophylaxe
  - – Edukation
  - – Kopfschmerzkalender führen
  - – PMR
  - – Ausdauersport
  - – Stressreduktion z. B. Schlafhygiene, ausbalancierter Lebensstil

---

18.2 Kopfschmerz vom Spannungstyp

18.2.1 Differenzierung

Sporadisch auftretender episodischer Kopfschmerz vom Spannungstyp

■ **Diagnostische Kriterien**
a. Wenigstens 10 Episoden, die die Kriterien b bis d erfüllen und durchschnittlich weniger als an einem Tag pro Monat (weniger als 12 Tage pro Jahr) auftreten
b. Die Kopfschmerzdauer liegt zwischen 30 min. und 7 Tagen
c. Der Kopfschmerz weist mindestens 2 der folgenden Charakteristika auf (❏ Abb. 18.2):
  - – Beidseitige Lokalisation
  - – Schmerzqualität drückend oder beengend, nicht pulsierend
  - – Leichte bis mittlere Schmerzintensität
  - – Keine Verstärkung durch körperliche Routineaktivitäten wie Gehen oder Treppensteigen
d. Folgende Punkte sind erfüllt:
  - – Keine Übelkeit oder Erbrechen (Appetitlosigkeit kann auftreten)
  - – Photophobie oder Phonophobie, nicht jedoch beide zusammen sind vorhanden
e. Nicht auf eine andere Erkrankung zurückzuführen [10]

■ **Therapie**
- Acetylsalicylsäure 500–1000 mg p.o.
- Ibuprofen 200–400 mg p.o.
- Metamizol 500–1000 mg p.o.
- Acetylsalicylsäure 250 mg, Paracetamol 250 mg, Koffein 65 mg p.o.
- Naproxen 500–1000 mg p.o.
- Paracetamol 500–1000 mg p.o. [2]

Häufig auftretender episodischer Kopfschmerz vom Spannungstyp
Der häufig auftretende episodische Kopfschmerz vom Spannungstyp wurde in der aktuellen IHS- Klassifikation neu eingeführt und dient zur Abgrenzung von Patienten mit relativ hoher Kopfschmerzfrequenz (ein bis max. 10 Attacken pro Monat), die aber noch nicht den Kriterien eines chronischen Kopfschmerzes vom Spannungstyp entsprechen (mehr als 15 Tage/Monat; [2]).

❯ Patienten mit einem häufig episodischen Kopfschmerz vom Spannungstyp haben ein erhöhtes Risiko zur Chronifizierung. Es besteht die Gefahr der Entwicklung eines Kopfschmerzes bei Medikamentenübergebrauch (▶ Abschn. 18.4).

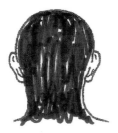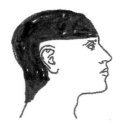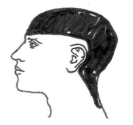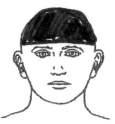

Abb. 18.2 Topogramm: Kopfschmerz vom Spannungstyp. Bearbeiteter Fragebogen für Schmerzpatienten der Deutschen Schmerzgesellschaft. (Mit freundlicher Genehmigung der Deutschen Schmerzgesellschaft)

- **Therapie**

Die Therapie entspricht der des sporadisch auftretenden episodischen Kopfschmerzes vom Spannungstyp [2].

Chronischer Kopfschmerz vom Spannungstyp (CSK)

- **Epidemiologie**
- Ca. 81% der Patienten hatten vorher einen episodischen KS (Entwicklung über durchschnittlich 10 Jahre).
- Bei ca. 64% der Patienten liegt eine psychische Komorbidität (Angststörung, Depression) vor.
- Häufig familiäre Belastung [2].

- **Diagnostische Kriterien (10)**
- f. Ein Kopfschmerz, der die Kriterien b bis d erfüllt, tritt durchschnittlich an 15 Tagen oder mehr pro Monat über mindestens 3 Monate auf
- g. Der Kopfschmerz hält für Stunden an oder ist kontinuierlich vorhanden
- h. Der Kopfschmerz weist mindestens 2 der folgenden Charakteristika auf:
    - Beidseitige Lokalisation
    - Schmerzqualität drückend oder beengend, nicht pulsierend
    - Leichte bis mittlere Schmerzintensität
    - Keine Verstärkung durch körperliche Routineaktivitäten wie Gehen oder Treppensteigen
- i. Folgende Punkte sind erfüllt:
    - Milde Übelkeit oder Photophobie oder Phonophobie (max. 1 Symptom)
    - Weder Erbrechen noch mittlere bis starke Übelkeit sind vorhanden
- j. Nicht auf eine andere Erkrankung zurückzuführen [10]

18.2.2 Therapiekonzept

- Medikamentöse Therapie
- Medikamentöse Prophylaxe
- Nichtmedikamentöse Prophylaxe
- Kombinationstherapie

Medikamentöse Therapie

Die Akuttherapie entspricht dem episodischen Spannungskopfschmerz [2], maximal an 10 Tagen pro Monat. Es besteht die Gefahr der Entwicklung eines Kopfschmerzes bei Medikamentenübergebrauch

Medikamentöse Prophylaxe

Die zur Prophylaxe des chronischen Spannungskopfschmerzes eingesetzten Medikamente und Verfahren sind in ▪ Tab. 18.5 aufgelistet [2].

> **Praxistipp**
>
> Alle Medikamente müssen langsam aufdosiert werden, so dass mit einer Wirkung erst nach ca. 4–8 Wochen zu rechnen ist.

Nichtmedikamentöse Prophylaxe

- Kopfschmerzkalender führen
- Entspannungsübung nach Jacobson, progressive Muskelrelaxation (PMR)

◻ Tab. 18.5 Prophylaxe des chronischen Spannungskopfschmerzes nach Wirksamkeit

Medikament	Dosierung	Besonderheit
Amitriptylin (z. B. Amineurin)	10–150 mg tgl. p.o., vorwiegend zur Nacht	Trizyklisches Antidepressivum, beste Studienlage
Mirtazapin (z. B. Remergil)	15–60 mg p.o. zur Nacht	Gute Verträglichkeit
Venlafaxin (z. B. Trevilor)	150 mg tgl.	Blutdruckanstieg, gastrointestinale Beschwerden
Tizanidin (z. B. Sirdalud)	2–18 mg p.o.	Müdigkeit, Blutdrucksenkung
Clomipramin (z. B. Anafranil)	25–150 mg p.o.	
Doxepin (z. B. Aponal)	10–150 mg p.o. zur Nacht	
Akupunktur	Kein standardisiertes Vorgehen	Hohe Akzeptanz
Biofeedback	Mind. 6–10 Sitzungen	Hoher Aufwand, wenig Therapieangebote
Botuliniumtoxin	Studienlage negativ	Hohe Akzeptanz, kaum Nebenwirkungen
Physiotherapie, Manualtherapie	Studienlage unbefriedigend	Hohe Akzeptanz

- Ausdauertraining z. B. Joggen, Schwimmen, Radfahren
- Stressbewältigungstraining
- Biofeedbacktherapie (bewusste Wahrnehmung von Körperfunktionen und deren bewusste Veränderung)
- Kognitive Verhaltenstherapie
- Akupunktur, TENS (▶ Kap. 3)

- **Pflegerische Maßnahmen**
- Verabreichung von Medikamenten nach ärztlicher Anordnung sowie Kontrolle und Erfassen von Wirkung und Nebenwirkungen
- Patienten auf die Notwendigkeit der ärztlichen Anordnung hinweisen und bei der Umsetzung unterstützen
- Ermutigung des Patienten zur Selbstverantwortung der Einnahmeregelung
- Unterstützung des Patienten bei der Umsetzung physikalischer Maßnahmen, z. B. Wärme, Kälte, TENS, Wickel, Einreibungen
- Vorhandene Ressourcen nutzen und fördern, z. B. Ausdauersport, Ablenkung

- Anleitung und Durchführung von Entspannungstechniken [8, 9]

Kombinationstherapie

Eine Kombinationstherapie (◻ Tab. 18.6) ist anzustreben, da somit bei ca. 65% der Patienten eine 50%ige Reduktion der Schmerzstärke und -dauer erreicht werden kann [2].

18.3 Clusterkopfschmerz (CK)

In der 2004 überarbeiteten Klassifikation der International Headache Society wird in eine neu definierte Gruppe, die sog. trigeminoautonomen Kopfschmerzen (TAK) zusammengefasst. Alle Kopfschmerzsyndrome dieser Gruppe haben 2 Dinge gemeinsam [3]:
- die meist kurz dauernden Schmerzattacken und
- die obligat vorhandenen autonomen Begleitsymptome: z. B. Lakrimation (Augentränen), konjunktivale Injektion (Bindehautrötung),

⬛ **Tab. 18.6** Exemplarischer Therapieplan bei chronischem Spannungskopfschmerz

Medikament	Dosierung	Indikation
Acetylsalicylsäure	500–1000 mg p.o.	Akuttherapie, max. an 10 Tagen pro Monat
Amitriptylin 25 mg ret.	2-mal 1 Tbl. p.o.	Kopfschmerzprophylaxe
Bedarfsmedikation		
Euminz	lokale Anwendung an der Schläfe, Stirn bis 3-mal tgl.	Kopfschmerz
Nichtmedikamentöse Prophylaxe	Stressbewältigungstraining	PMR, Biofeedback, Ausdauertraining

nasale Kongestion und/oder Rhinorrhö (Verstopfung, Nasenlaufen), Schwitzen, Hautrötung und Lidschwellung, einseitig zum Schmerz.

- **Epidemiologie**
- Kopfschmerz beginnt im Mittel mit 28–30 Jahren.
- Jährliche Inzidenz liegt bei ca. 10 pro 100.000 Einwohner.
- Geschlechtsverteilung zwischen Männer zu Frauen ist 3 : 1.
- Familiäre Belastung bei ca. 2–7%.
- Schmerz remittiert (verschwindet) bei einigen Patienten im höheren Alter.
- In ca.12% Übergang vom episodischen in chronischen Clusterkopfschmerz, seltener ist dies umgekehrt [3].

- **Diagnostische Kriterien**
k. Wenigstens 5 Attacken, welche die Kriterien b bis d erfüllen
l. Starke oder sehr starke einseitig orbital, supraorbital und/oder temporal lokalisierte Schmerzattacken, die unbehandelt 15–180 min anhalten
m. Begleitend tritt wenigstens eines der nachfolgend angeführten Charakteristika auf:
    - Ipsilaterale (auf derselben Seite) konjunktivale Injektion und/oder Lakrimation
    - Ipsilaterale Rhinorrhö/Kongestion
    - Ipsilaterales Lidödem
    - Ipsilaterales Schwitzen im Bereich der Stirn oder des Gesichts

- Ipsilaterale Miosis (Engstellung der Pupille und/oder Ptosis (Senkung des Oberlides)
- Körperliche Unruhe oder Agitiertheit
n. Die Attackenfrequenz liegt zwischen 1 Attacke jeden zweiten Tag und 8 Attacken pro Tag
o. Nicht auf eine andere Erkrankung zurückzuführen [10]

> **Der Schmerzcharakter wird als »glühend heißes Messer im Auge« oder »brennender Dorn in der Schläfe« beschrieben.**

18.3.1 Differenzierung

Episodischer Clusterkopfschmerz
Clusterkopfschmerzattacken treten in Perioden mit einer Dauer von 7 Tagen bis 1 Jahr auf, die von schmerzfreien Episoden von einem Monat Dauer oder länger unterbrochen werden.

Chronischer Clusterkopfschmerz (CCK)
Clusterkopfschmerzattacken treten über einen Zeitraum von mehr als einem Jahr ohne Remission bzw. mit Remissionsphasen von weniger als einem Monat Dauer auf.

18.3.2 Therapiekonzept

- Attackenmedikation
- Medikamentöse Prophylaxe
- Operative Verfahren [3]

◘ Tab. 18.7 Akuttherapie nach Wirksamkeit

Name	Wirkung/Bemerkungen	Dosierung
Sauerstoff	Gesichtsmaske	7–15 l/min 100%igen O_2 über 15–20 min
Sumatriptan	Autoinjektor oder nadelfreie Applikation	6 mg s.c.
	Bei langen Attacken	20 mg Nasenspray
Zolmitriptan		5–10 mg Nasenpray
Lidocain	In das Nasenloch der vom Schmerz betroffenen Seite	4%iges Lidocain-Nasenspray

◘ Tab. 18.8 Medikamentöse Prophylaxe

Name	Wirkung	Dosierung
Verapramil	EKG Kontrolle vorher und im Verlauf	3- bis 4-mal 80 mg bis 480 mg/Tag p.o. ggf. steigern
Kortikoide	Überbrückung bis zum Wirkungseintritt von Verapamil	Mind. 1 mg/kg KG für 2–5 Tage p.o. abdosieren
Lithium	Lithiumspiegel 0,6–0,8 mmol/l ist optimal	600–1500 mg p.o.
Topiramat	In Einzelfällen höhere Dosis nötig	100–200 mg/Tag p.o.

Attackenmedikation

Die Akuttherapie des Clusterkopfschmerzes ist in ◘ Tab. 18.7 zusammengefasst [3].

- **Pflegerische Maßnahmen**
- Umgang mit einem O_2-Gerät schulen und zur O_2-Gabe anleiten
- Hygienemaßnahmen beachten und durchführen
- Schulung und Beratung zur nasalen Anwendung von Lidocain ([12]; Downloads für Patienten)

Medikamentöse Prophylaxe

Die medikamentöse Prophylaxe des Clusterkopfschmerzes ist in ◘ Tab. 18.8 zusammengefasst.

Operative Verfahren

Nach Versagen aller medikamentösen Maßnahmen sind in absoluten Ausnahmefällen operative Verfahren zu erwägen. In wenigen Einzelstudien ist ein Effekt beschrieben, z. B. die Applikation von Glycerol an das Ganglion Gasseri, Hochfrequenz- Rhizotomien des Ganglion Gasseri, vaskuläre Dekompressionen, Radiation des N. trigeminus, Blockade des N. occipitalis major [3].

18.4 Kopfschmerz bei Übergebrauch von Schmerz- und Migränemitteln

Entscheidend ist, dass die Einnahme sowohl häufig als auch regelmäßig, d. h. an mehreren Tagen pro Woche erfolgt. Ist das diagnostische Kriterium z. B. ≥10 Tage im Monat, würde dies durchschnittlich 2–3 Einnahmetage in der Woche bedeuten [3].

- **Diagnostische Kriterien**
- p. Kopfschmerz an mehr als 15 Tagen pro Monat
- q. Übergebrauch jeglicher Schmerzmittel seit mehr als 3 Monaten
  - an mehr als 10 Tagen pro Monat für:
    - Ergotamin
    - Triptane
    - Opioide
    - Kombinationsanalgetika

— an mehr als 15 Tagen pro Monat für:
  – einfache Analgetika
r. Entwicklung oder deutliche Zunahme der Kopfschmerzhäufigkeit während des Schmerzmittelübergebrauchs [3]

18.4.1 Therapiekonzept

> Die medikamentöse Prophylaxe mit Topiramat oder Botulinumtoxin kann die Attackenfrequenz so weit reduzieren, dass die Kriterien des Kopfschmerzes bei Übergebrauch von Schmerz- und Migränemitteln nicht mehr erfüllt werden [4].

■ **Strategien zur Behandlung des Kopfschmerzes bei Übergebrauch von Schmerz- und Migränemitteln**

Ambulante Entzugsbehandlung möglich, wenn:
— Keine Einnahme von Opioiden oder Tranquilizern
— Hohe Motivation, erster Entzug
— Mithilfe durch die Familie

Tagesklinische Entzugsbehandlung:
— Komorbidität mit Depression oder Angsterkrankung
— Einnahme von Kombinationspräparaten
— Komorbidität mit anderen chronischen Schmerzerkrankungen

Stationäre Entzugsbehandlung:
— Langjähriger medikamenteninduzierter Dauerkopfschmerz
— Übergebrauch von Opioiden
— Einnahme psychotroper Substanzen (Schlafmittel, Tranquilizer, Anxiolytika)
— Mehrere erfolglose Selbstentzüge
— Angst des Patienten vor dem ambulanten Entzug
— Hoher Leistungsanspruch und Angst auszufallen
— Ungünstige familiäre Begleitumstände
— Ausgeprägte Begleitdepression

■ **Praktisches Vorgehen**

Die Behandlung des Kopfschmerzes bei Medikamentenübergebrauch erfolgt multidisziplinär.
1. Aufklärung des Patienten
2. Abruptes Absetzen aller Schmerzmittel
3. Behandlung der Entzugssymptome
    — Gegen Übelkeit und Erbrechen: Metoclopramid oder Domperidon p.o.
    — Gegen Entzugskopfschmerz: nichtsteroidales Antirheumatikum, z. B. Ibuprofen p.o.
    — Bei stärkeren Kopfschmerzen: Acetylsalicylsäure i.v.
4. Prophylaxe des primären Kopfschmerzes (Migräne, Kopfschmerz vom Spannungstyp)
5. Verhaltenstherapie
6. Nach dem Entzug Kopfschmerztagebuch führen
7. Schmerz- und Migränemittel maximal an 10 Tagen pro Monat einnehmen [4]

18.5 Postpunktioneller Kopfschmerz

■ **Diagnostische Kriterien**
s. Kopfschmerz, der sich innerhalb von weniger als 15 min nach dem Aufsetzen oder Aufstehen verstärkt und sich innerhalb von 15 min nach Hinlegen bessert, von wenigstens einem der folgenden Symptome begleitet wird sowie die Kriterien c und d erfüllt:
    — Nackensteifigkeit
    — Tinnitus
    — Veränderung des Hörens
    — Photophobie
    — Übelkeit
t. Zustand nach Liquorpunktion
u. Der Kopfschmerz entwickelt sich innerhalb von 5 Tagen nach der Liquorpunktion
v. Der Kopfschmerz verschwindet entweder:
    — Spontan 50–80% in den ersten 4–7 Tagen
    — Innerhalb von 48 h nach effektiver Therapie, z. B. durch epiduralen Blutpatch [4]

■ **Medikamentöse Therapie**
— Coffein 3- bis 4-mal 200–300 mg p.o. ggf. i.v.
— Theophyllin 3-mal 280–350 mg p.o. [4]

- **Spezielle Therapieformen**
- Epiduraler Blutpatch: 20–30 ml Eigenblut werden unter sterilen Bedingungen an der ursprünglichen Punktionsstelle injiziert
- Bei Versagen eines epiduralen Blutpatches: CT-gestützte Applikation von Fibrinkleber
- Chirurgischer Verschluss bei Nachweis der Lokalisation einer Fistel [4]

- **Pflegerische Maßnahmen**
- Verabreichung von Medikamenten nach ärztlicher Anordnung sowie Kontrolle und Erfassen von Wirkung und Nebenwirkungen
- Überwachung des Patienten nach invasiven Maßnahmen
- Zielgerechtes Handeln bei Komplikationen und Nebenwirkungen [4]

> **Praxistipp**
>
> Unwirksam sind prophylaktische Bettruhe nach der Punktion in diversen Körperpositionen (Bauchlage, Kopftieflage) und die Gabe von Kortikosteroiden und Infusion von NaCl 0,9% [4].

- **Prophylaxe**
- Verwendung von atraumatischen Nadeln (Pencil-Point-Nadeln oder "Sprotte-Nadel" mit einem geringen Durchmesser (22–24 Gauge)
- Bei Verwendung einer traumatischen Nadel sollte der Schliff der Nadel parallel zu den Durafasern laufen, um diese nicht zu durchtrennen, sondern auseinander drängen [5].

18.6 Trigeminusneuralgie (TN)

TN (Tic douloureux) ist eine Form des Gesichtsschmerzes. Es handelt sich um einen stark schmerzhaften Reiz des 5. Hirnnerven, des N. trigeminus.

- **Klassische (idiopathische)TN**
Bei der klassischen TN liegt häufig ein vaskuläres Kommpressionssyndrom in der hinteren Schädel-

grube vor. Es besteht ein enger Kontakt zwischen einem Gefäßast und einem Ast des N. trigeminus.

- **Symptomatische TN**
Kann z. B. die Folge eines Entzündungsprozesses, z. B. bei der multiplen Sklerose (MS), oder durch Raumforderungen eines pathologischen Gefäß-Nerven-Kontakts, z. B. eines Hirntumors, sein [6].

- **Diagnostische Kriterien**
w. Paroxysmale Schmerzattacken von Bruchteilen einer Sekunde bis zu 2 min Dauer, die einen oder mehrere Äste des N. trigeminus betreffen und die Kriterien b und c erfüllen
x. Der Schmerz weist wenigstens eines der folgenden Charakteristika auf:
  - Starke Intensität, scharf, oberflächlich, stechend
  - Ausgelöst durch:
    - Triggerzone, z. B. Bereiche in der Nasolabialfalte und/oder am Kinn
    - Triggerfaktoren wie triviale Reize, z. B. Berührung, Kauen, Mimik, Sprechen, Luftzug
    - Spontan
    - Somatosensorische Reize außerhalb des Versorgungsbereiches des N. trigeminus z. B. einer Extremität
    - Reize wie helles Licht, laute Geräusche oder einen intensiven Geschmack
  - Einer Schmerzattacke folgt gewöhnlich eine refraktäre Phase, in der keine Schmerzen ausgelöst werden können
  - Bei längeren Krankheitsverläufen kann ein dumpfer Hintergrundschmerz persistieren
y. Die Attacken folgen einem stereotypen Muster
z. Klinisch ist kein neurologisches Defizit nachweisbar
aa. Nicht auf eine andere Erkrankung zurückzuführen

Bei der symptomatischen Trigeminusneuralgie kommt es zwischen den Attacken zu Missempfindungen oder es besteht ein dumpfes Schmerzgefühl. Patienten haben häufig eine Gefühlsstörung im Versorgungsgebiet des betroffenen Trigeminusastes sowie fehlende Schmerzfreiheit zwischen den Attacken [4].

- **Therapie**
- Akuttherapie bei Exazerbation der Attacke
  - Phenytoin 250 mg i.v.
- Konservative Therapie im Sinne einer Prophylaxe aufgrund der kurzen Dauer der Attacken, Antiepileptika:
  - Carbamazepin z. B. Tegretal ret. bis 1200 mg/Tag, 90% der Patienten sprechen initial an, langfristig noch 50%
  - Oxcarbazepin z. B. Trileptal 900–1800 mg/Tag (off label use!)
- Medikamente der zweiten Wahl
  - Phenytoin p.o. bessere Verträglichkeit als Carbamazepin
  - Lamotrigin: Schmerzfreiheit bei 60–80% bei gutem Nebenwirkungsprofil
  - Baclofen: Ansprechrate bei maximal 74%
  - Gabapentin
  - Valproinsäure
  - Topiramat
- Chirurgische Therapie
  - Perkutane Verfahren im oder am Ganglion Gasseri
  - Mikrovaskuläre Dekompression nach Jannetta des N. trigeminus
- Radiochirurgische Behandlung
  - Gamma-Knife oder Linearbeschleuniger bestrahlt den N. trigeminus [6]

❯❯ Carbamazepin ist das Mittel der Wahl zur Behandlung der Trigeminusneuralgie. Nach Versagen von mindestens 3 Behandlungsversuchen und der Kombinationstherapie ist eine operative Therapie indiziert.

Therapieplan: Trigeminusneuralgie
- Schmerzmessung, -dokumentation, z. B. Trigeminus-Neuralgie-Kalender
- Carbamazepin bis 1200 mg/Tag oral langsam aufdosieren (evtl. stationär)
- Zur Akuttherapie von schweren Exazerbationen Phenytoin i.v.
- Bei Pharmakoresistenz: chirurgische Therapie, z. B. perkutane Verfahren

18.7 Anhaltender idiopathischer Gesichtsschmerz

Gesichtsschmerz, der nicht die Charakteristika einer Neuralgie besitzt und nicht durch eine andere Erkrankung bedingt ist. Die Schmerzen können durch eine Operation oder Verletzung des Gesichtes, der Zähne oder des Zahnfleisches ausgelöst werden, persistieren dann jedoch ohne nachweisbare lokale Ursache [4].

- **Diagnostische Kriterien[4]**
- bb. Gesichtsschmerz, der täglich auftritt und in der Regel den ganzen Tag bzw. die meiste Zeit des Tages vorhanden ist und der die Kriterien b und c erfüllt
- cc. Der Schmerz ist anfangs auf ein begrenztes Gebiet einer Gesichtshälfte beschränkt, sitzt tief und ist schwer zu lokalisieren
- dd. Der Schmerz wird nicht begleitet von einem sensiblen Defizit oder anderen körperlichen Befunden
- ee. Untersuchungen einschließlich Röntgendiagnostik des Gesichtes und des Kiefers zeigen keine relevanten pathologischen Befunde [4]

- **Therapie**
Zugrunde liegende Ursache behandeln! Zum Ausschluss von behandelbaren Ursachen für Gesichtsschmerzen ist eine umfangreiche Differenzialdiagnostik nötig.
- Antidepressiva bzw. Verhaltenstherapie allein oder in Kombination:
  - Amitriptylin, Doxepin, Clomipramin, Doxepin
  - Antikonvulsiva, z. B. Carbamazepin, Oxcarbazepin, Gabapentin, Pregabalin, Topiramat
- TENS
- Verhaltenstherapie [4]

❯❯ Häufig liegen zusätzliche Schmerzsymptome vor, z. B. chronischer Rücken- oder Nackenschmerz, Migräne. Psychische Erkrankungen können vorhanden sein, z. B. somatoforme Störungen [4].

- **Pflegerische Maßnahmen**
- Schulung und Beratung zur TENS-Anwendung

Fazit

- Kopfschmerzen zählen zu den häufigsten Schmerzsyndromen.
- Über 200 verschiedene Kopf- und Gesichtsschmerzen sind gemäß der internationalen Klassifikation definiert.
- 90% aller Kopfschmerzpatienten leiden unter Migräne, Kopfschmerz vom Spannungstyp oder einer Kombination dieser beiden Formen.
- Mit dem Schmerztherapeutischen Curriculum für die integrierte Aus-, Weiter- und Fortbildung in der Pflege (2014) und dem Expertenstandard Schmerzmanagement in der Pflege bei chronischen Schmerzen (▶ Anhang) stehen Instrumente und konkrete Maßnahmen für die professionelle Umsetzung der pflegerischen Aufgaben im Schmerzmanagement zur Verfügung.
- Pflegende übernehmen in der Assistenz durch Schulung und Beratung von Patienten und deren Angehörigen über diagnostische, prophylaktische und therapeutische Verfahren einen wichtigen Beitrag in der Kopf- und Gesichtsschmerzbehandlung.
- Durch eine konsequente Anwendung der Diagnosekriterien und die Umsetzung der Therapieempfehlungen können Kopf- und Gesichtsschmerzen erfolgreich behandelt werden.

Literatur

1. AWMF (2012) Leitlinie Therapie für Diagnostik und Therapie in der Neurologie: S1 Leitlinie Therapie der Migräne. ▶ http://www.awmf.org/leitlininien. Zugegriffen: 03.05.2015
2. AWMF (2012) Leitlinien für Diagnostik und Therapie in der Neurologie: S1 Leitlinie Therapie des episodischen und chronischen Kopfschmerz vom Spannungstyp und anderer chronischer täglicher Kopfschmerzen, ▶ http://www.awmf.org/leitlinien. Zugegriffen: 03.05.2015
3. AWMF (2012) Leitlinien für Diagnostik und Therapie in der Neurologie: S1 Leitlinie Clusterkopfschmerz und trigeminoautonome Kopfschmerzen, ▶ http://www.awmf.org/leitlinien. Zugegriffen: 03.05.2015
4. AWMF (2012) Leitlinien für Diagnostik und Therapie in der Neurologie: S1 Leitline Kopfschmerz bei Übergebrauch von Schmerz- und Migränemitteln, ▶ http://www.awmf.org/leitlinien. Zugegriffen: 03.05.2015
5. AWMF (2012) Leitlinien für Diagnostik und Therapie in der Neurologie: S1 Leitlinie Diagnostik und Therapie des postpunktionellen und spontanen Liquorunterdruck- Syndroms, ▶ http://www.awmf.org/leitlinien. Zugegriffen: 13.06.2015
6. AWMF(2012) Leitlinien für Diagnostik und Therapie in der Neurologie: S1 Leitlinie Trigeminusneuralgie, ▶ http://www.awmf.org/leitlinien. Zugegriffen: 03.05.2015
7. AWMF(2012) Leitlinien für Diagnostik und Therapie in der Neurologie: S1 Leitlinie anhaltender idiopatischer Gesichtsschmerz, ▶ http://www.awmf.org/leitlinien. Zugegriffen: 03.05.2015
8. Deutsches Netzwerk für Qualitätsentwicklung in der Pflege (2014) Expertenstandard »Schmerzmanagement in der Pflege bei chronischen Schmerzen«. ▶ http://www.DNQP.de. Zugegriffen: 03.05.2015
9. Deutsche Schmerzgesellschaft (2014) Schmerztherapeutisches Curriculum für die integrierte Aus-, Weiter- und Fortbildung in der Pflege. ▶ http://www.dgss.org. Zugegriffen: 03.05.2015
10. International Headache Society IHS (2004) Internationalen Kopfschmerzklassifikation ICHD-2. ▶ http://www.ihs-classification.org. Zugegriffen: 03.05.2015

Internetlinks

11. Deutsche Gesellschaft für Neurologie (DGN): ▶ http://www.dgn.org
12. Deutsche Migräne- und Kopfschmerzgesellschaft e.V (DMKG): ▶ http://www.dmkg.de

Somatoforme Schmerzerkrankung

Ralf Wetzel

M. Thomm (Hrsg.), *Schmerzmanagement in der Pflege,*
DOI 10.1007/978-3-662-45414-5_19, © Springer-Verlag Berlin Heidelberg 2016

Zum Einstieg

An ihre Grenzen stößt die klassische Schmerz-behandlung immer dann, wenn sich hinter den Schmerzen eines Patienten eine seelische Störung verbirgt. Bei diesen Schmerzpatienten handelt es sich um Patienten mit sog. somatoformer Störung. Diese Patienten erleben einen körperlichen Schmerz und sind fest davon überzeugt, dass es auch nur eine körperliche Ursache für ihren Schmerz geben kann. Entsprechend ihrer Überzeugung, unter einer körperlichen Beeinträchtigung zu leiden, suchen sie medizinisches Fachpersonal auf. Für dieses stellt das Erkennen des wahren Hintergrunds der rein körperlich beklagten Beschwerden eine große Herausforderung dar. Fachübergreifendes Wissen aus dem Feld der psychosomatischen Medizin ist eine Voraussetzung, um Patienten mit somatoformen Störungen zu erkennen und diese einer adäquaten Behandlung zuzuführen. Bei einer solchen steht meist eine stationäre oder ambulante Psychotherapie im Vordergrund; eine medikamentöse Schmerztherapie ist in der Regel nicht indiziert, wenngleich Psychopharmaka helfen können.

Menschen mit somatoformen Störungen erleben teils massive körperliche Beschwerden und gehen dabei von einer rein körperlichen Ursache aus. Seelische Beeinträchtigungen werden nicht wahrgenommen, geleugnet oder nicht mit den körperlichen Symptomen in Verbindung gebracht. So ist es einleuchtend, dass diese Patienten in erster Linie Hilfe in rein somatisch orientierten Einrichtungen suchen. Sie berichten über massive körperliche Symptome und drängen vehement auf medizinische Untersuchungen, selbst dann, wenn bereits zahlreiche negative Befunde vorliegen. Das Beschwerdebild dieser Patienten ist äußerst vielfältig. Es reicht von schweren Schmerzen in verschiedensten Körperregionen über sensorische Störungen wie Brennen und Jucken der Haut, organzentrierte Funktionsstörungen wie Atemnot oder körperbezogenen Ängste wie Herzphobie bis hin zur körperlichen oder mentalen Ermüdbarkeit.

In keinem Fall können die körperlichen Symptome ausreichend durch bekannte somatische Krankheiten oder pathophysiologische Mechanismen erklärt werden. Schätzungsweise 20% der Patientinnen und Patienten, die einen Hausarzt oder eine Hausärztin aufsuchen, leiden an einer somatoformen Störung [9].

Häufig bleiben die richtige Diagnose und eine entsprechende psychotherapeutische Behandlung jedoch aus. Stattdessen wird weiter nach organisch bedingten Störungen gesucht und es werden sogar Behandlungen von (nicht vorhandenen) körperlichen Erkrankungen eingeleitet. Folgen können noch häufigere Arztbesuche und eine Vielzahl nicht indizierter bis hin zu schädlichen (iatrogenen) Therapien sein.

Die Patienten erleben vielfältige Enttäuschungen, fühlen sich im Stich gelassen, sind häufig schwer gekränkt. Die Beziehungen zu Ärzten und Pflegekräften werden schnell konflikthaft. So durchlaufen die Patienten wiederholt einen Kreislauf von neuer Hoffnung in Behandler und Behandlungsmethoden (bis hin zu Idealisierung), nachfolgender Enttäuschung und schließlich einem erneuten Arztwechsel. Die psychosoziale Belastung wächst und die gesundheitsbezogene Lebensqualität nimmt ab.

Es kommt vielfach zu chronischen Verläufen und das Risiko iatrogener Schäden sowie die Entwicklung weiterer psychischer Erkrankungen wie Suchterkrankungen, Depressionen oder Ängsten steigt. Im Rahmen der häufig scheinbar »endlosen« Behandlungskarrieren sind Patienten neben der Frustration durch fehlgeschlagene Interventionen häufig mit dem Vorwurf des Simulantentums konfrontiert. Teils ausgesprochen, teils indirekt geäußert, wird ihr Leiden in Frage gestellt. Patienten mit somatoformen Störungen täuschen jedoch weder sich noch anderen ihr Leid vor, sie leiden tatsächlich. In ihrem Auftreten erscheinen sie uns vielfach »kränker als die Kranken« [31] und sind es in gewisser Weise auch, da ihnen der Weg einer angemessenen Behandlung und der Linderung ihrer Beschwerden auf beinahe tragische Weise verwehrt bleibt. Das Scheitern der Behandlung liegt also darin begründet, dass einerseits die Patienten auf ein rein somatisches Krankheitskonzept festgelegt sind, und dass andererseits die Ärzte in bester Absicht vorwiegend die vermeintlich körperlichen Störungen untersuchen und behandeln.

Eine erfolgreiche Behandlung somatoformer Erkrankungen ist nur unter Einbeziehung psychologischer Interventionen möglich. Obwohl die Er-

19

folge von Psychotherapie gut belegt sind [19, 23], muss die Erfolgserwartung stets an der Schwere der Erkrankung (z. B. am Grad der Chronifizierung, iatrogener Schädigung) relativiert werden. So kann eine völlige Beschwerdefreiheit in vielen Fällen nicht erreicht werden. Als Erfolg kann dann schon ein Beschwerderückgang, ein verringertes ärztliches Inanspruchnahmeverhalten, eine verbesserte gesundheitsbezogene Lebensqualität oder eine verbesserte soziale Einbindung angesehen werden.

Die Hilfe suchenden Patienten und Patientinnen erwarten jedoch häufig die Beseitigung oder zumindest eine weitgehende Linderung ihrer Schmerzen. So decken sich die ihnen von medizinischer oder psychotherapeutischer Seite gemachten Behandlungsangebote nicht mit ihren Erwartungen. Einer der wichtigsten Schritte bei der Einleitung eines angemessenen Behandlungskonzepts liegt damit in der Öffnung der Patienten für psychosomatische Krankheitsmodelle und in ihrer Motivativierung für eine adäquate Behandlung. Dies stellt gerade im Bereich der Pflege eine große Herausforderung dar, weil hier noch vor der »eigentlichen« Behandlung dieser wichtige Schritt mit initiiert und unterstützt werden muss.

> ❯ Je stärker das biopsychosoziale Schmerzmodell von den Helfenden verinnerlicht ist und je sicherer eine hilfreiche Vorstellung mit Psychotherapie verbunden wird, desto glaubhafter kann die Empfehlung einer psychosomatischen Behandlung gegeben und umso leichter vom Patienten angenommen werden.

19.1 Erkennen somatoformer Störungen

Somatoforme Erkrankungen umfassen psychische Störungen, deren zentrales Merkmal wiederholt präsentierte körperliche Symptome sind, die auf eine somatische Erkrankung hinzuweisen scheinen. Hierfür können jedoch keine hinreichend körperlichen Ursachen ausgemacht werden. Auch andere psychische Störungen, die mit somatoformen Symptomen verbunden sein können (z. B. Depressionen, Ängste etc.) erklären das Beschwerdebild

der Patienten nicht ausreichend. Die körperlichen Symptome entziehen sich der willentlichen Kontrolle des Patienten, sind also weder vorgetäuscht noch eingebildet. Charakteristisch für Patienten mit somatoformen Störungen ist darüber hinaus zum einen die »hartnäckige, wiederholte Forderung nach medizinischen Untersuchungen trotz wiederholter negativer Ergebnisse« und zum anderen das »Widersetzen des Patienten, die Möglichkeit psychischer Ursachen in Erwägung zu ziehen und zu diskutieren« [35].

Somatoform Erkrankte stellen eine sehr heterogene Patientengruppe dar. Die Gruppe der somatoformen Störungen wird in der ICD-10 in diverse Unterkategorien aufgegliedert (◩ Tab. 19.1; [35]).

Das Leitsymptom »Schmerz« ist für die Somatisierungsstörung (F45.0) und die anhaltende somatoforme Schmerzstörung (F45.4x) charakteristisch. Letztere stellt die häufigste somatoforme Erkrankung in der Allgemeinbevölkerung dar [11]. Erforderlich für die Diagnose einer anhaltenden somatoformen Schmerzstörung (F45.40) ist eine mindestens 6 Monate anhaltende Schmerzsymptomatik (chronischer Schmerz), welche nicht hinreichend durch körperliche Ursachen erklärt werden kann. In zeitlichem Zusammenhang mit dem Störungsbeginn muss zusätzlich eine psychosoziale Belastungssituation, ein kritisches Lebensereignis (»life event«) oder ein innerer Konflikt vorliegen. In der ICD-10-Version von 2009 wurde die Diagnose der anhaltenden somatoformen Schmerzstörung erweitert. So werden nun mit der Diagnose »Chronische Schmerzstörung mit somatischen und psychischen Faktoren« (F45.41) auch jene Erkrankungen berücksichtigt, an deren Krankheitsgeschehen körperliche Prozesse explizit ursächlich beteiligt sind. Diese neue Diagnosekategorie hat neben einem differenzialdiagnostischen Nutzen auch einen positiven therapeutischen Effekt: Sie ist dem Beschwerdebild der entsprechenden Patienten häufig angemessener und findet bei diesen oft leichter Akzeptanz.

Inwieweit Patienten tatsächlich unter einer somatoformen Schmerzstörung leiden, kann nur im Rahmen einer differenzierten Psychodiagnostik abgeklärt werden. So lassen sich die seelischen Einschlusskriterien einer somatoformen Schmerzstörung erst bei der Erhebung durch Psychiater,

◘ Tab. 19.1   Klassifikation somatoformer Störungen nach ICD-10-GM (Stand 2011)

Somatisierungsstörung (F45.0)	Charakteristisch sind multiple, wiederholt auftretende und häufig wechselnde körperliche Symptome, die wenigstens 2 Jahre bestehen. Die meisten Patienten haben eine lange und komplizierte Patientenkarriere hinter sich, sowohl in der Primärversorgung als auch in spezialisierten medizinischen Einrichtungen, wo viele negative Untersuchungen und ergebnislose explorative Operationen durchgeführt sein können. Die Symptome können sich auf jeden Körperteil oder jedes System des Körpers beziehen. Der Verlauf der Störung ist chronisch und fluktuierend und häufig mit einer langdauernden Störung des sozialen, interpersonalen und familiären Verhaltens verbunden. Eine kurzdauernde (<2 Jahre) und weniger auffallende Symptomatik wird besser unter F45.1 klassifiziert (undifferenzierte Somatisierungsstörung).
Undifferenzierte Somatisierungsstörung (F45.1)	Wenn die körperlichen Beschwerden zahlreich, unterschiedlich und hartnäckig sind, aber das vollständige und typische klinische Bild einer Somatisierungsstörung nicht erfüllt ist, ist die Diagnose undifferenzierte Somatisierungsstörung zu erwägen.
Hypochondrische Störung (F45.2)	Vorherrschendes Kennzeichen ist eine beharrliche Beschäftigung mit der Möglichkeit, an einer oder mehreren schweren und fortschreitenden körperlichen Krankheiten zu leiden. Die Patienten manifestieren anhaltende körperliche Beschwerden oder anhaltende Beschäftigung mit ihren körperlichen Phänomenen. Normale oder allgemeine Körperwahrnehmungen und Symptome werden von dem betreffenden Patienten oft als abnorm und belastend interpretiert und die Aufmerksamkeit meist auf nur ein oder zwei Organe oder Organsysteme des Körpers fokussiert. Depression und Angst finden sich häufig und können dann zusätzliche Diagnosen rechtfertigen.
Somatoforme autonome Funktionsstörung (F45.3x)	Die Symptome werden vom Patienten so geschildert, als beruhten sie auf der körperlichen Krankheit eines Systems oder eines Organs, das weitgehend oder vollständig vegetativ innerviert und kontrolliert wird, so etwa des kardiovaskulären, des gastrointestinalen, des respiratorischen oder des urogenitalen Systems. Es finden sich meist 2 Symptomgruppen, die beide nicht auf eine körperliche Krankheit des betreffenden Organs oder Systems hinweisen. Die erste Gruppe umfasst Beschwerden, die auf objektivierbaren Symptomen der vegetativen Stimulation beruhen wie etwa Herzklopfen, Schwitzen, Erröten, Zittern. Sie sind Ausdruck der Furcht vor und Beeinträchtigung durch eine(r) somatische(n) Störung. Die zweite Gruppe beinhaltet subjektive Beschwerden unspezifischer und wechselnder Natur wie flüchtige Schmerzen, Brennen, Schwere, Enge und Gefühle, aufgebläht oder auseinander gezogen zu werden, die vom Patienten einem spezifischen Organ oder System zugeordnet werden.
Anhaltende somatoforme Schmerzstörung (F45.40)	Die vorherrschende Beschwerde ist ein andauernder, schwerer und quälender Schmerz, der durch einen physiologischen Prozess oder eine körperliche Störung nicht hinreichend erklärt werden kann. Er tritt in Verbindung mit emotionalen Konflikten oder psychosozialen Belastungen auf, denen die Hauptrolle für Beginn, Schweregrad, Exazerbation oder Aufrechterhaltung der Schmerzen zukommt. Die Folge ist meist eine beträchtlich gesteigerte persönliche oder medizinische Hilfe und Unterstützung.
Chronische Schmerzstörung mit somatischen und psychischen Faktoren (F45.41)	Im Vordergrund des klinischen Bilds stehen seit mindestens 6 Monaten bestehende Schmerzen in einer oder mehreren anatomischen Regionen, die ihren Ausgangspunkt in einem physiologischen Prozess oder einer körperlichen Störung haben. Psychischen Faktoren wird eine wichtige Rolle für Schweregrad, Exazerbation oder Aufrechterhaltung der Schmerzen beigemessen, jedoch nicht die ursächliche Rolle für deren Beginn. Der Schmerz verursacht in klinisch bedeutsamer Weise Leiden und Beeinträchtigungen in sozialen, beruflichen oder anderen wichtigen Funktionsbereichen. Der Schmerz wird nicht absichtlich erzeugt oder vorgetäuscht (wie bei der vorgetäuschten Störung oder Simulation). Schmerzstörungen insbesondere im Zusammenhang mit einer affektiven, Angst-, Somatisierungs- oder psychotischen Störung sollen hier nicht berücksichtigt werden.

19

▣ **Tab. 19.1** Fortsetzung

Sonstige somatoforme Störungen (F45.8)	Hier sollten alle anderen Störungen der Wahrnehmung, der Körperfunktion und des Krankheitsverhaltens klassifiziert werden, die nicht durch das vegetative Nervensystem vermittelt werden, die auf spezifische Teile oder Systeme des Körpers begrenzt sind und mit belastenden Ereignissen oder Problemen eng in Verbindung stehen.
Nicht näher bezeichnete somatoforme Störung (F45.9)	Psychosomatische Störung ohne nähere Angaben.

Psychosomatiker oder Psychologen ermitteln oder werden gar erst im Laufe einer Therapie evident. Wichtigstes diagnostisches Instrument stellt die biografische Anamnese dar. Da Patienten mit somatoformen Störungen in der Regel seelische Belastungen leugnen oder bagatellisieren und entsprechend einer psyochodiagnostischen Abklärung ablehnend gegenüber stehen, ist es bereits im Vorfeld wichtig, anhand spezifischer Anzeichen (► Übersicht; [25]) erste Hinweise auf das Vorliegen einer somatoformen Schmerzstörung zu erkennen.

> **Indikatoren für somatoforme Schmerzstörung**
> - Mindestens 6 Monate anhaltende Schmerzsymptomatik ohne hinreichend erklärenden körperlichen Befund
> - Psychosomatische Zusammenhänge werden abgelehnt
> - Schmerzangaben wechseln nach Lokalisation und Modalität
> - Starke Ausweitung der Schmerzen nach lokalem Beginn
> - Schmerzmerkmale werden weniger typisch geschildert als bei bekannter Schmerzursache (oft recht vage)
> - Stark affektierte Schmerzbeschreibungen (scheußlich, grauenhaft, beängstigend…)
> - Angabe einer gleich bleibend hohen Schmerzintensität ohne freie Intervalle
> - Schmerzschilderungen ignorieren sensorisch-anatomische Grenzen (z. B. Gesichtsschmerz: Mittellinie zur Gegenseite oder Unterkiefergrenze zum Hals etc.)

19.1.1 Epidemiologie

Somatoforme Störungen zählen mit einer 1-Jahres-Prävalenz von 11% neben Depressionen und Ängsten zu den häufigsten psychischen Erkrankungen in der deutschen Allgemeinbevölkerung [11]. Man schätzt, dass Menschen, die an einer somatoformen Störung leiden, mindestens 20% aller Patienten in einer durchschnittlichen Allgemeinarztpraxis ausmachen, hinzu kommen weitere Patienten, die direkt bei einem Spezialisten vorstellig werden [6, 15, 22].

> ❯ Nur selten tritt eine reine Somatisierungsstörung auf (1%), am häufigsten verbreitet ist die somatoforme Schmerzstörung mit einer 1-Jahres-Prävalenz von etwa 8% [7, 11]. Im Laufe ihres Lebens erkranken ca. 12–13% der Allgemeinbevölkerung mindestens einmal an einer somatoformen Schmerzstörung [21].

Frauen sind deutlich häufiger von somatoformen Störungen und insbesondere auch etwa doppelt so häufig von der somatoformen Schmerzstörung betroffen als Männer [11, 12]. Darüber hinaus berichten Frauen auch insgesamt mehr körperliche Symptome als Männer [18]. Gründe für diese epidemiologisch geschlechtsdifferentiellen Unterschiede konnten bislang nicht überzeugend aufgezeigt werden. Es ergaben sich jedoch auch keine Hinweise darauf, dass dieser Geschlechtsunterschied lediglich ein insgesamt intensiveres ärztliches Inanspruchnahmeverhalten von Frauen reflektiert bzw. auf vermeintlich intensivere hypochondrische Gesundheitsängste von Frauen zurückzuführen ist [17, 30]. Stattdessen wird ein multiples Zusammenspiel verschiedenster Faktoren wie z. B. Unterschiede in Wahrnehmung, Deutung und Ausdruck von Körpersensationen, unterschiedliche Krankheits- und Gesundheitskonzepte oder der Häufigkeit entwicklungspsychopathologisch bedeutsamer Traumatisierungen diskutiert [12].

Eine Vielzahl somatoformer Patienten weisen darüber hinaus komorbide psychische Erkrankungen auf. Übereinstimmend verweisen verschiedene Studien auf einen Anteil von 60% aller Patienten oder mehr, die die Kriterien weiterer seelischer Erkrankungen erfüllen [21, 28, 33]. Am häufigsten komorbid treten depressive Störungen auf. Außerdem treten bei etwa 15–30% der somatoform Erkrankten Angststörungen in Erscheinung, auch Persönlichkeitsstörungen sind recht häufig [20].

Obwohl somatoforme Störungen weit verbreitet sind, werden sie häufig nicht erkannt. Dies trägt entscheidend zur langen Leidensgeschichte der Patienten bei, leistet der Chronifizierung ihrer Beschwerden Vorschub und führt vielfach zur Entwicklung weiterer komorbider Störungen sowie zu irreversiblen iatrogenen Schäden. In der Regel wird eine psychosomatische Abklärung erst nach einer Behandlungsdauer von mehr als 7 Jahren vorgenommen und erst nachdem die Betroffenen bei einer Vielzahl von Ärzten vorstellig wurden. Die überwiegende Mehrzahl dieser Patienten nimmt Schmerzmittel ein, obwohl diese bei psychisch verursachten körperlichen Beschwerden keinen Nutzen haben [3]. Neben diesen dramatischen Folgen für den Betroffenen ergeben sich enorme volkswirtschaftliche Kosten durch ein stark erhöhtes Inanspruchnahmeverhalten, unnötige diagnostische Maßnahmen und Behandlungen, iatrogene Komplikationen, eine Vielzahl von Arbeitsfehltagen und Frühverrentungen oder in Folge von Behandlungskosten, die für sekundär entwickelte Krankheiten aufgewendet werden müssen [1].

19.1.2 Ätiologie/Pathogenese

Den wichtigsten Beitrag zur pathogenetischen Betrachtung somatoformer Störungen leisten tiefenpsychologische und kognitiv-verhaltenstherapeutische Ansätze [5]. Diese betrachten jeweils unterschiedliche Aspekte in der Genese somatoformer Störungen und ihrer Behandlung.

Tiefenpsychologisch fundierte Konzepte fokussieren entwicklungspsychologische Bedingungen und frühe Schmerzerfahrungen, eine entscheidende Bedeutung kommt dabei der Annahme einer frühen Verknüpfung körperlicher Schmerzen und affektiver Zustände in Kindheit und Jugend zu [27]. Hierbei wird den vielfach zu beobachtenden psychosozialen Vorbelastungen somatoformer Schmerzpatienten aus der teils frühesten Kindheit große Bedeutung beigemessen. Als häufig anzutreffende Belastungs- oder Risikofaktoren in Kindheit und Adoleszenz konnten z. B. eine starke berufliche Absorbiertheit der primären Bezugspersonen, eine Trennung der Eltern, v. a. aber deren emotionale Nichterreichbarkeit sowie ein legalistischer Erziehungsstil ermittelt werden. Auch scheinen eine Suchtproblematik oder chronische Krankheiten und chronische Schmerzen im Elternhaus relevant. Darüber hinaus stellen v. a. körperliche, seelische und sexuelle Gewalt bei einer Vielzahl der Patienten wesentliche Belastungsfaktoren dar [2].

Menschen, die in ihrem späteren Leben eine somatoforme Störung entwickeln, wachsen oft in einem unter Druck stehendem Familiensystem auf. Sie erleben häufig körperliche und seelische Misshandlungen oder sexuellen Missbrauch oder Gewalt zwischen den Eltern und erfahren in vielen Fällen emotionale Vernachlässigung durch die primären Bezugspersonen. Körperliche Schmerzen stellten für diese Kinder häufig sogar die einzige Möglichkeit dar, emotionale Zuwendung und Aufmerksamkeit, im negativen (Misshandlung) wie im postiven Sinne (Trost) zu erlangen. In einem derart durch Entbehrungen geprägten Umfeld erleben Kinder eine für sie dramatische emotionale Zurückweisung, der sie hilflos ausgeliefert sind. Das Kind erlebt Bezugspersonen als wenig verlässlich und kann nur ein unsicheres Bindungsverhalten bei gleichzeitig geringem Selbstwertgefühl entwickeln. Als Versuch, diese Schwierigkeiten zu kompensieren, entwickeln sich leicht eine Überaktivität und hohe Leistungsorientierung mit einem starken Streben nach Anerkennung (»action-proneness«; [10]).

Im Erwachsenenalter stehen den Patienten mit diesen Vorerfahrungen meist nur unreife Konfliktbewältigungsstrategien zur Bewältigung äußerer und innerer Belastungs- und Konfliktsituationen zur Verfügung. Besondere Problemsituationen im späteren Erwachsenenleben (»life events«), wie Wohnortwechsel, Partnerschaftskonflikte, Geburt oder Unfall eines Kindes, Umzug, Bedrohung durch Arbeitslosigkeit etc. können dann zum Auslöser für ein somatoformes Schmerzgeschehen werden.

In welcher Körperregion der Schmerz auftritt, leitet sich meist vom Krankheitsmodell des Patienten ab (z. B. eigene Vorgeschichte, frühere körperliche Verletzungen, Schmerzmodell in der Familie, Schmerzregionen der Eltern etc.). Insbesondere tiefenpsychologische Ansätze sehen die »unbewusste Symptomwahl« auch durch symbolhaften Ausdrucksgehalt determiniert (z. B. auf eigenen Beinen stehen, Rückgrat beweisen, einen Schlag ins Genick).

> In kognitiv-verhaltenstherapeutischen Modellen richtet sich der Fokus v. a. auf das beim Patienten aktuell zu beobachtende Verhalten (auf emotionaler und gedanklicher Ebene), das dann vor dem Hintergrund der individuellen Lerngeschichte betrachtet wird.

Im Zentrum steht damit zunächst die Bezogenheit des Patienten auf den eigenen Körper und die verstärkte Selbstbeobachtung (»high monitorers«) sowie dessen Suche nach Rückversicherung über die Gutartigkeit der Beschwerden. Man geht davon aus, dass pathologisch harmlose körperliche Missempfindungen fehlbewertet werden, z. B. als ernsthafte Krankheitszeichen, als unerträgliche Belastung des körperlichen Wohlbefindens oder als nicht durch eigene Aktivität beeinflussbare Symptome. Als Folge davon kann es zu einer Symptomverstärkung kommen, indem der Betreffende seine Aufmerksamkeit noch stärker auf die jeweiligen Körperfunktionen richtet und das allgemeine physiologische Erregungsniveau aufgrund der fortgesetzten ängstlichen Besorgtheit ansteigt.

Einige Krankheitsverhaltensweisen tragen vermutlich ebenso zu einer längerfristigen Stabilisierung des Störungsbildes bei. Hierzu zählen Selbstüberprüfungen von Körperfunktionen (»checking behaviour«), die inhaltliche Einengung auf die Themen Krankheit und Gesundheit, häufige und vielfach überflüssige Arztkonsultationen, die Einnahme von nichtindizierten Medikamenten sowie zunehmendes körperliches und soziales Schonungsverhalten. Diese Faktoren wiederum haben ungünstige Rückwirkungen auf die körperlichen Symptome und spielen vermutlich beim Chronifizierungsprozess eine wesentliche Rolle [29, 34].

19.2 Umgang mit Patienten, die an einer somatoformen Schmerzstörung leiden

Patienten mit somatoformen Störungen gelten vielfach als schwierige Patientengruppe. Diese Einschätzung bezieht sich v. a. darauf, dass sich der Umgang mit diesen Patienten auf der Beziehungsebene äußerst problematisch gestalten kann. Zum einen bringen die Patienten aufgrund vielfältiger Traumatisierungen eine überaus misstrauische Grundhaltung mit und sind leicht kränkbar. Zum anderen weigern sie sich häufig, eine nichtorganische Ursache ihrer Beschwerden zu akzeptieren und widersetzen sich allen gut gemeinten Versuchen, die Möglichkeit einer psychischen Ursache zu diskutieren. Die Patienten gelten dann gemeinhin als Akteure des »hospital hopping«, »doctor shopping« oder »pain games«, als »Arztnomaden«, »Koryphäen Killer« etc. und erfahren dabei eine für sie massiv kränkende Stigmatisierung.

Die Betroffenen lösen jedoch mit ihrem Verhalten unweigerlich Frustration, Enttäuschung und Verärgerung aus, was den Wunsch, diese Patienten einfach wieder los zu werden, verständlich macht, die Unzufriedenheit jedoch auf beiden Seiten nicht verringert und stattdessen die Chronifizierung der Beschwerden vorantreibt.

Im Folgenden sollen Möglichkeiten aufgezeigt werden, den Umgang mit dieser Patientengruppe für beide Seiten befriedigender zu gestalten und damit die Versorgung der Patienten zu verbessern.

Die wichtigste Voraussetzung für einen angemessenen Umgang ist ein grundlegendes Verständnis der Störung. So ist es wichtig, sich zu vergegenwärtigen, dass die Patienten meist unter einer massiven Selbstwertproblematik leiden und daher permanent auf der Suche nach Anerkennung und überaus leicht kränkbar sind. Die Akzeptanz einer psychischen Verursachung der Schmerzen wird von vielen Patienten als Bedrohung der eigenen Integrität gewertet und aus Furcht vor Stigmatisierung abgelehnt. Außerdem muss berücksichtigt werden, dass durch die Anerkennung psychosomatischer Zusammenhänge auch die Anerkennung der meist traumatisch verarbeiteten seelischen Ursachen drohen würde.

> Vor diesem Hintergrund ist es auch zu erklären, dass Patienten mit somatoformer Störung, nach ihren Erfahrungen in Kindheit und Jugend befragt, hier meist von einer »unproblematischen, normalen oder glücklichen« Kindheit berichten.

Vorerst muss sich also ausschließlich auf das vom Patienten geäußerte Beschwerdebild bezogen werden. Hierbei gilt der generelle Grundsatz im Umgang mit Schmerzpatienten mehr denn je: Es muss verinnerlicht werden, dass der Patient weder sich selbst noch anderen seine Schmerzen vortäuscht. Patienten müssen entsprechend ernst genommen werden. Eine Diskussion darüber, ob Schmerz psychogene oder somatogene Ursachen hat, führt klinisch meist in eine Sackgasse und wird von den Patienten als eine Infragestellung ihres Leidens erlebt und ist mit einer erheblichen Kränkung verbunden. Aufgrund ihrer hohen Sensibilität für Zurückweisung spüren die Patienten sehr schnell, ob ihre Beschwerden ernst genommen werden oder ob bei ihrem Gegenüber Zweifel vorherrschen und ein Verständnis nur behauptet wird. So zu tun, als ob man dem Patienten seine Schmerzen glaube, schadet also der vertrauensvollen Beziehung mindestens ebenso sehr wie Zweifel offen zu äußern.

Ausgangspunkt ist stets, dass es zur Störung des Patienten gehört, sich zunächst nicht dafür offen zu zeigen, psychosoziale oder psychische Belastungen mitzuteilen. Einer Empfehlung zur psychotherapeutischen Behandlung oder nur einer diagnostischen Abklärung wird der Patient vor diesem Hintergrund äußerst skeptisch begegnen. Entsprechend ist hier ein langer Vorlauf nötig, der genutzt werden sollte, um Vertrauen zu schaffen.

Praxistipp

Dem Patienten zuhören, ihn ernst nehmen, auf seine Beschwerden und Wünsche eingehen – soweit es Arbeitsabläufe erlauben, stellen damit zunächst den zentralen Teil des Umgangs mit Patienten dar.

Hilfreich für den weiteren Verlauf ist es, dem Patienten gegenüber von Anbeginn des Kontakts sehr selbstverständlich die Bedeutung psychosomatischer Zusammenhänge, und zwar bei jeder Art chronischer Schmerzzustände, hervorzuheben und die psychodiagnostische Abklärung psychosomatischer Zusammenhänge nicht als Alternative, sondern vielmehr als eine Routinemaßnahme mit dem gleichen Stellenwert wie neurologische oder orthopädische Untersuchungen zu vermitteln. Einer Kränkung des Patienten aufgrund empfohlener psychosomatischer Maßnahmen im weiteren Behandlungsverlauf kann so von vornherein entgegengewirkt werden.

Wenn auch weitgehend den Bedürfnissen des Patienten entsprochen werden sollte, so ist jedoch stets darauf zu achten, der einseitigen Überbewertung körperlicher Aspekte des Patienten nicht generell zu folgen. Körperliche Beschwerden müssen also ernst genommen werden, dürfen aber nicht überbewertet werden.

Wenn es gelungen ist, ein tragfähiges Vertrauensverhältnis zum Patienten aufzubauen, kann dessen Aufmerksamkeit schrittweise auf psychosoziale Belastungen gelenkt werden. Wichtig ist hier, emotionale Belastungen zu erfragen, ohne sie zunächst mit den körperlichen Beschwerden ursächlich in Verbindung zu bringen. So könnte danach gefragt werden, wie belastend der Patient den Schmerz selbst erlebt. Geht der Patient hierauf ein, kann seine Aufmerksamkeit in kleinen Schritten auch auf weitere Belastungsfaktoren gerichtet werden.

> Kann der Patient derartige Faktoren als bedeutsam für seine eigenen Symptome erkennen, so wurde die Grundlage für ein breiteres biopsychosoziales Krankheitsmodell im Selbstverständnis des Patienten angelegt.

Mit diesem Vorlauf kann dann auch die Empfehlung einer psychotherapeutischen Intervention gegeben werden, ohne dass der Patient dies als kränkend erlebt.

Grundsätzlich ist es wichtig, ein vertrauensvolles und koordiniertes multidisziplinäres Umfeld zu schaffen, um eine diagnostische und therapeutische Odyssee zu verhindern. Dabei sollte die Arbeitsweise eines Behandlungsteams transparent gemacht werden und ein für den Patienten einsichtiges Erklärungsmodell seiner Störung entworfen werden.

Insgesamt wird der Patient nur dann zu einer konstruktiven Mitarbeit bereit sein, wenn er das therapeutische Vorgehen als plausibel und hilfreich ansehen kann. Eine besondere Schwierigkeit ergibt sich v. a. daraus, dass Patienten vielfach unrealistische Erwartungen an die Wirksamkeit der angebotenen Behandlungen stellen. Als Hauptziel wird von den meisten Patienten die Beschwerdefreiheit bzw. deutliche Linderung der körperlichen Symptome formuliert. Hier ist es wichtig, den Patienten nicht mit falschen Versprechungen zu locken. Auch Psychotherapie kann nicht immer heilen, v. a. hängt der Therapieerfolg von zahlreichen Faktoren ab. Wesentlich ist neben dem Grad der Chronifizierung insbesondere die Motivation des Patienten. Mit falschen Versprechungen sind erneut Enttäuschungen verknüpft. Entsprechend ist es wichtig, beim Patienten realistische Erwartungen zu schaffen und dabei trotzdem motivierend zu wirken (▶ Übersicht, [9]).

So sollten realistische und aus der Sicht des Patienten attraktive Therapieziele (z. B. Verbesserung der Lebensqualität) formuliert werden. Viele Patienten haben ein hohes Autonomiebedürfnis und wollen psychologische Aspekte ihrer Störung nur dann akzeptieren, wenn diese mit den eigenen Erfahrungen und Beobachtungen kongruent sind. Auf keinen Fall sollten ambivalent eingestellte Patienten zur Psychotherapie überredet oder unter Druck »überzeugt« werden. Stattdessen kann es sinnvoll sein, die Patienten längerfristig anzubinden, mit ihnen in einem guten Kontakt zu bleiben und erst zu einem späteren Zeitpunkt an eine fachlich spezialisierte psychosomatische Einrichtung zu überweisen.

Eine besondere Schwierigkeit im Umgang mit Patienten, die unter einer somatoformen Störung leiden, ist es zu berücksichtigen, dass neben einer somatoformen Schmerzproblematik weitere körperliche Erkrankungen bestehen oder neu auftreten können. So ist es für Patienten mit chronifizierten somatoformen Störungen ebenso wahrscheinlich, eine zusätzliche körperliche Erkrankung zu entwickeln wie für jeden anderen Menschen auch. Schwerwiegende körperliche Erkrankungen, die zeitgleich auftreten, dürfen nicht übersehen werden, nur weil jemand zu Somatisierung neigt.

> **Strategien zur Steigerung der Therapiemotivation**
> - Dem Patienten aufmerksam zuhören, Verständnis zeigen, ihn respektieren
> - Ihn in seinen Symptomen und Beschwerden ernst nehmen; auf keinen Fall signalisieren, dass die körperlichen Symptome »eingebildet« oder »nicht echt« seien
> - Informationen über psychologischen Behandlungsansatz geben
> - Ihm die psychologische Behandlung nicht als Alternative, sondern als Ergänzung zu somatomedizinischen Behandlungen anbieten
> - Nicht zu frühzeitig emotionale Inhalte ansprechen und den Patienten damit überfordern
> - Das therapeutische Vorgehen als Angebot vorstellen und an die Neugierde des Patienten appellieren (neue Erfahrungen machen)
> - Evtl. zunächst die Dauer der Therapie begrenzen (z. B. auf 3 Monate); dann kann der Patient Bilanz ziehen und abbrechen oder weitermachen
> - Therapieziele nicht auf Ursachensuche lenken, sondern auf bessere Bewältigungsmöglichkeiten und mehr Lebensqualität in der Zukunft
> - Begriffe wie »psychogen« u. ä. vermeiden

19.2.1 Psychotherapie

Somatoforme Störungen werden im Rahmen psychotherapeutischer Interventionen behandelt und setzen auf Seiten der Therapeuten eine fundierte psychotherapeutische Ausbildung voraus. Die Behandlung kann im stationären und/oder ambulanten Setting durchgeführt werden. Schnelle Erfolge sind nicht zu erwarten; in den meisten Fällen kann die Therapie einige Jahre dauern. Inwiefern insbesondere zu Beginn der Behandlung eine ambulante oder stationäre Therapie zu bevorzugen ist, richtet sich nach dem Ausmaß der Chronifizierung, dem gleichzeitigen Vorhandensein weiterer seelischer und körperlicher Erkrankungen (Komorbidität) und der Motivation des Patienten für eine Psychotherapie.

■ **Therapiefundament**

Wesentlicher Bestandteil einer erfolgreichen Behandlung ist die Bereitschaft des Patienten zur Mitarbeit. Hier wird bereits im Vorfeld der eigentlichen Behandlung ein wichtiger Beitrag geleistet. Die Art, wie dem Patienten vermittelt wird, dass eine psychotherapeutische Intervention notwendig ist, kann seine Therapiemotivation verstärken, aber auch vermindern. Verbindet man selbst mit der Empfehlung von Psychotherapie keinen hilfreichen Gedanken, wird dies beim Patienten seinen Niederschlag finden und seine ohnehin große Skepsis weiter verstärken. Die oft vehemente Ablehnung psychotherapeutischer Interventionen stellt jedoch eine erhebliche Schwierigkeit bei einer angemessenen Behandlung dar.

Die Vorbehalte der Patienten liegen im Wesentlichen darin begründet, dass eine psychotherapeutische Behandlung mit ihrem Krankheitsmodell nur schwer in Einklang gebracht werden kann. Aus ihrer Sicht kann Psychotherapie zunächst nur die sekundären Belastungen lindern. Für diese machen sie jedoch ausschließlich ihre Schmerzen verantwortlich. Ihrem Verständnis zufolge müsste man ihnen nur die Schmerzen nehmen und sie hätten keinerlei Schwierigkeiten mehr oder könnten diese zumindest leichter bewältigen. Der umgekehrte Schluss, also dass der Schmerz durch seelische Belastungen ursächlich beeinflusst wird, liegt ihnen meist fern. So lassen sie sich unter Umständen auf eine psychotherapeutische Behandlung ein, zweifeln aber zumeist nachhaltig daran, dass auch ihr Schmerzleiden hiermit behandelt werden kann.

> In der Psychotherapie geht es entsprechend in einer verlängerten Anfangsphase darum, eine vertrauensvolle Beziehung aufzubauen.

Die Beschwerden und das individuelle Krankheitsbild des Patienten müssen dabei zunächst angenommen und vom Therapeuten v. a. verstanden werden. Erst wenn der Patient sich angenommen fühlt, wird er bereit sein, seine Erfahrungen und Hypothesen zu hinterfragen und neue Vorstellungen zu entwickeln.

Da die somatoformen Störungen wie kaum ein anderes Störungsbild durch das Ineinandergreifen von psychischen und somatischen Prozessen gekennzeichnet sind, ist eine enge Kooperation von psychologischen und medizinischen Behandlern in der Regel überaus sinnvoll. Hierbei sollte beachtet werden, dass die beteiligten Personen dem Patienten nicht widersprüchliche Erklärungen oder Empfehlungen geben. Daher ist es erforderlich, dass alle mit dem Konzept und dem grundsätzlichen Behandlungsansatz der somatoformen Störungen vertraut sind. Insbesondere sollten keine überflüssigen diagnostischen oder therapeutischen Maßnahmen angeordnet werden. Dies betrifft auch die Verordnung von Medikamenten, welche durch die betroffenen Patienten manchmal im Sinne ihres Krankheitsmodells fehlinterpretiert wird (z. B. »Wenn ich Medikamente verschrieben bekomme, dann muss ich doch wohl auch körperlich krank sein«).

■ **Therapieziele**

Die erfolgreiche Behandlung von somatoformen Störungen setzt voraus, dass sich Behandler und Patient an ähnlichen Therapiezielen orientieren. Der Patient wird nur dann zu einer konstruktiven Mitarbeit bereit sein, wenn er das therapeutische Vorgehen als plausibel und hilfreich im Bezug auf seine Therapieziele ansehen kann. Als Hauptziel wird von den meisten Patienten die Heilung bzw. Besserung der körperlichen Symptome sowie der Wiedergewinn von Lebensqualität formuliert [9]. In vielen Fällen sind die Ziele der Patienten jedoch zu Beginn eher unrealistisch (»das Symptom weghaben wollen«) und müssen mit dem Patienten entsprechend neu erarbeitet und v. a. konkretisiert werden. Bei vielen Patienten sind die Beschwerden derart chronifiziert, dass eine Heilung im eigentlichen Sinne kaum erreichbar scheint. Hier kann es dann nur um ein »den Schmerz verstehen« oder »mit den Symptomen leben lernen« gehen. Allgemein könnten realistische Ziele eine seelische Entlastung, ein Rückgang der Schmerzbelastung, eine Verbesserung der psychosozialen Situation und die Bewahrung vor weiteren Enttäuschungen oder gar iatrogenen Schäden sein.

Ein wesentliches Problem somatoform Erkrankter besteht darin, sich hilflos einem für sie unerklärlichen Beschwerdebild ausgeliefert zu fühlen und eine Hilfe zu erwarten, die ihnen so nicht gegeben werden kann. Eine stabile psychotherapeutische Beziehung kann ermöglichen, dass die Abläufe der äußeren und inneren Welt des Patienten (wieder) verstehbar werden: »was hängt wie zusammen?«.

- **Psychoedukation**

Aufgrund des fehlenden Verständnisses für emotionale, körperliche und soziale Zusammenhänge haben die Patienten keine Möglichkeiten, aktiv in das Geschehen einzugreifen und sehen sich vielmehr in der Opferrolle. Zur Einleitung der Behandlung hat sich deshalb die Vermittlung von störungsspezifischen Informationen als hilfreich erwiesen (Psychoedukation), die bereits im Rahmen der Patientenbetreuung durch Pflegekräfte und Ärzte vorbereitet werden kann und sollte. Bei der Vermittlung dieser Inhalte ist stets das subjektive Krankheitsverständnis des Patienten relevant. Vielen Patienten ist die Ursache ihrer Symptome völlig unverständlich, da ihnen nicht-medizinische Wirkfaktoren unbekannt sind. Hier sollte genügend Raum geschaffen werden, um mögliche psychophysiologische Mechanismen in einer für den Patienten verständlichen Form zu erklären. Anhand kleiner Imaginationsübungen oder Phantasiereisen kann dem Patienten z. B. erlebbar gemacht werden, dass Schmerzen sich durchaus willentlich beeinflussen lassen und durch geeignete, individuell angepasste und in einer Psychotherapie erlernbare Techniken »wie ein Radio lauter und leiser reguliert werden« können. Der Zusammenhang von Emotionen und körperlichen Reaktionen kann anhand alltäglicher Erfahrungen (z. B. Herzklopfen und Schwitzen bei Ärger oder Angst) demonstriert werden.

Als hilfreich hat sich auch der Einsatz von Biofeedback erwiesen, da diese Geräte in eindrucksvoller und objektivierbarer Weise die Auswirkungen von Vorstellungen, Bewertungsprozessen und Emotionen auf physiologische Prozesse visuell oder akustisch nachvollziehbar machen. Der Patient beginnt so, in einer allgemeinen und daher für ihn nicht bedrohlichen Weise, seelische und körperliche Zusammenhänge nachzuvollziehen. So wird er zukünftig nicht mehr kategorisch ausschließen müssen, dass auch unbewusste seelische Prozesse auf den Körper Auswirkungen haben können. Die Bereitschaft sich nun also auch im Kontext seiner Schmerzproblematik mit seelischen Belastungen zu befassen, wächst stetig.

In einem weiteren Schritt der Psychotherapie kann dann daran gearbeitet werden, Emotionen wieder zugänglich und in einem geschützten Rahmen erlebbar zu machen. Der Patient wird v. a. dabei unterstützt, Gefühle wahrnehmen und ausdrücken zu lernen. Insgesamt soll dabei zunehmend zwischen körperlichem und seelischem Schmerz bewusst unterschieden werden können. Biographische Erfahrungen werden gewürdigt und seelische Verletzungen eingebettet in die persönliche »Geschichte des Körpers«. Schließlich sollen die Empfindungen mit dem Schmerzgeschehen in Verbindung gebracht werden, um die Bedeutung des Symptoms zu erfassen und die dahinter liegenden Affekte und Konflikte zu verstehen. Konflikthaft könnte z. B. sein, dass es einen tiefen Wunsch nach Nähe gibt, aber gleichzeitig Ärger ausgedrückt werden soll. Erst durch die Bearbeitung dieser häufig jahrelang nicht wahrgenommenen Konflikte wird eine Bewältigung der psychischen Ursachen der Schmerzen überhaupt möglich. Bisher eher unreife Konfliktbewältigungsstrategien, wie z. B. Verdrängung oder Verleugnung seelischer Verletzungen, sollen durch günstigere, neu aufzubauende ersetzt werden.

Die erlebten seelischen Verletzungen sind teilweise gravierend. Sie reichen von körperlichen Misshandlungen in der frühen Kindheit und Gewalterfahrungen bis hin zu tief verwurzelten Ängsten durch unsichere Bindungserfahrungen (z. B. wenn die Eltern durch eigene Suchterkrankungen nicht in der Lage waren, dem schutzbedürftigen Kind entsprechende Sicherheit zu geben).

Die konkreten Behandlungsziele hängen von der individuellen Problematik ab und sollten mit dem Patienten abgestimmt werden (z. B. sollte gefragt werden, ob er/sie sich mit diesen frühkindlichen Verletzungen auseinandersetzen möchte oder sie lieber »wie in einem Tresor verschließen«

möchte). Hier können Imaginationsübungen und Techniken zur Ressourcenaktivierung zum Einsatz kommen.

> **Praxistipp**
>
> Vertiefende Einblicke in die psychologische Therapie somatoformer Störungen geben verschiedene Lehrbücher zum Thema: [8, 14, 16, 24, 27].

Literatur

1. Deyo, RA (2000) Pain and public policy. N Engl J Med 342: 1211–1213
2. Egle UT (1997) Somatoforme Schmerzstörungen. In: Egle UT, Hoffmann SO, Joraschky P (Hrsg.) Sexueller Missbrauch, Misshandlung, Vernachlässigung. Erkennung und Behandlung psychischer und psychosomatischer Folgen früher Traumatisierungen. Schattauer, Stuttgart
3. Egle UT, Kappis B, Petrak F et al. (2005). Chronifizierung bei somatoformer Schmerzstörung vor Diagnosestellung. Psychother Psychosom Med Psychol 55: 124–129
4. Fahrenberg J (1995) Somatic complaints in the German population. J Psychosom Res 39: 809–817
5. Fauchère PA (2008) Somatoformer Schmerz. Die anhaltende somatoforme Schmerzstörung: Diagnostik, Klinik, Behandlung und Begutachtung. Huber, Bern
6. Fink P, Hansen MS, Oxhoj ML (2004) The prevalence of somatoform disorders among internal medical inpatients. J Psychosom Res 56: 413–418
7. Fröhlich C, Jacobi F, Wittchen HU (2006) DSM-IV Pain Disorder in the General Population. An Exploration of the Structure and Threshold of Medically Unexplained Pain Symptoms. Eur Arch Psychiatry Clin Neurosci 256: 187–196
8. Hiller W, Rief W (2000) Kognitive Verhaltenstherapie bei psychischen Störungen. Beltz Psychologie VerlagsUnion, Weinheim
9. Hiller W, Rief W (2006) Somatoforme Störungen. In: Beiglböck W, Feselmayer S, Honemann E (Hrsg.) Handbuch der klinisch-psychologischen Behandlung. 2. Aufg. Springer, Wien New York
10. Houdendove van B, Stans L, Verstraeten D (1987) Is there a link between »pain-proneness« and »action-proneness«? Pain 29: 113–117
11. Jacobi F, Klose M, Wittchen H-U (2004) Psychische Störungen in der deutschen Allgemeinbevölkerung: Inanspruchnahme von Gesundheitsleistungen und Ausfalltage. Bundesgesundheitsbl - Gesundheitsforsch –Gesundheitsschutz 47: 736–744
12. Kapfhammer H-P (2005) Geschlechtsdifferenzielle Perspektive auf somatoforme Störungen. Psychiatrie & Psychotherapie 1: 63–74
13. Kapfhammer H-P (2007) Somatoforme Störungen. Nervenarzt 79: 99–117
14. Kapfhammer H-P, Gündel H (2001) Psychotherapie der Somatisierungsstörungen. Thieme, Stuttgart
15. Khan AA, Khan A, I larezlak Wanzu T, Kroenke K (2003) Somatic symptoms in primary care: Etiology and outcome. Psychosomatics 44: 471–478
16. Kröner-Herwig B, Frettlöh J, Klinger R, Nilges P (2010) Schmerzpsychotherapie: Grundlagen – Diagnostik – Krankheitsbilder – Behandlung. Springer, Heidelberg Berlin
17. Kroenke K, Price RK (1993) Symptoms in the community: Prevalence, classification, and psychiatric comorbidity. Arch Intern Med 153: 2474–2480
18. Kroenke K, Spitzer RL (1998) Gender differences in the reporting of physical and somatoform symptoms. Psychosom Med 60:150–155
19. Kroenke K, Swindle R (2000) Cognitive-behavioral therapy for somatization and symptom syndromes: a critical review of controlled clinical trials. Psychother Psychosom 69: 205–215
20. Leibbrand R, Hiller W, Fichter MM (1999) Effect of comorbid anxiety, depressive, and personality disorders on treatment outcome of somatoform disorders. Comprehensive Psychiatry 40: 203–209
21. Lieb R, Meinlschmidt G, Araya R. (2007) Epidemiology of the association between somatoform disorders and anxiety and depressive disorders: an update. Psychom Med 69: 860–863
22. Linden M, Maier W, Achberger M et al. (1996) Psychische Erkrankungen und ihre Behandlung in Allgemeinpraxen in Deutschland. Nervenarzt 67: 205–215
23. Looper K, Kirmayer LJ (2002) Behavioral medicine approaches to somatoform disorders. J Consult Clinl Psychol 70: 810–827
24. Margraf J, Neumer S, Rief W (1998) Somatoforme Störungen. Springer, Heidelberg Berlin
25. Merkle W, Egle UT (2001) Die somatoforme Störung. Hessisches Ärzteblatt 10: 498–504
26. Nickel R, Egle UT (1999) Therapie somatoformer Schmerzstörungen. Schattauer, Stuttgart
27. Nickel R, Egle UT (2001) Konfliktbewältigung als pathogenetisches Bindeglied zwischen psychosozialen Belastungen in der Kindheit und psychischen Erkrankungen im Erwachsenenalter. Z Psychosom Med Psychother 47: 332–347
28. Nickel R, Hardt J, Kappis B, Schwab R, Egle UT (2009) Somatoforme Störungen mit Leitsymptom Schmerz. Ergebnisse zur Differenzierung einer häufigen Krankheitsgruppe. Schmerz 4: 392–398
29. Rief W (1995) Multiple somatoforme Symptome und Hypochondrie. Empirische Beiträge zur Diagnostik und Behandlung. Huber, Bern

30. Rief W, Hessel A, Brähler (2001) Somatization symptoms and hypochondriacal features in the general population. Psychosom Med 63: 595–602
31. Smith GR (1991) Somatization disorder in the medical setting. American Psychiatric Press, Washington DC
32. Smith RC, Lein C, Collins C et al. (2003) Treating Patients with Medically Unexplained Symptoms in Primary Care. J Gen Intern Med 18: 478–489
33. Toft T, Fink P, Oernboel E et al. (2005) Mental disorders in primary care: prevalence and co-morbidity among disorders. Results from the Functional Illness in Primary Care (FIP) study. Psychol Med. 35: 1175–1184
34. Vlaeyen JWS, Linton SJ (2000) Fear avoidance and its consequences in chronic musculoskeletal pain: a state of the art. Pain 85: 317–332
35. World Health Organization (2009) ICD-10-GM 2009 International Statistical Classification of Diseases and Related Health Problems, 10th ed. German Modification, Version for 2009. World Health Organization, Genf

Sucht und Abhängigkeit in der Opioidtherapie nichttumorbedingter chronischer Schmerzen

Dorothee Spohn

M. Thomm (Hrsg.), *Schmerzmanagement in der Pflege*,
DOI 10.1007/978-3-662-45414-5_20, © Springer-Verlag Berlin Heidelberg 2016

Zum Einstieg

In der medikamentösen Therapie nichttumorbedingter chronischer Schmerzen werden Behandelnde häufig mit dem Thema »Sucht« konfrontiert. Dies geschieht zum einen durch Fragen und Ängste der Patienten, zum anderen spielen der eigene Standpunkt und die individuelle Vorerfahrung der Behandler eine wichtige Rolle. Opioide werden rasch mit drohender Abhängigkeit assoziiert, was in der Vergangenheit häufig zu restriktiver Verordnung von Opioid-Analgetika bei Schmerzpatienten beitrug. Das WHO-Stufenschema (ursprünglich entwickelt zur Therapie von Tumorschmerzen) stellte einen wichtigen Schritt hin zu einer adäquaten Schmerztherapie dar (▶ Abschn. 3.2.1). Auf der anderen Seite muss gerade bei einer medikamentösen Monotherapie eine Abhängigkeitsentwicklung von Opioid-Analgetika beachtet werden. Daher kann man sich die längerfristige Schmerztherapie mit Opioid-Analgetika als Balance vorstellen, die immer wieder neu austariert werden muss: Vermeiden einer Unterversorgung des Patienten und zugleich Verhindern einer iatrogenen, d. h. durch ärztliche Maßnahmen verursachten, Abhängigkeit von dem Schmerzmedikament.

20.1   Sucht und Abhängigkeit im schmerztherapeutischen Alltag

Beispiel: Ein ganz normaler Tag in einer Schmerzambulanz

Etwa 2 Wochen nach ihrem Termin ruft Frau M., eine Patientin mit chronischen Knieschmerzen, an und berichtet weinend, dass sie versehentlich statt der halben Dosis des verschriebenen Opioids die doppelte Dosis eingenommen habe; die ältere Patientin gibt an, sie sei »etwas durch den Wind gewesen«. Nun habe sie bereits die Dosis reduziert, leide jedoch unter Zittern und Schwitzen. Zudem reiche die Anzahl der verordneten Tabletten nicht bis zum nächsten Termin aus.

Herr S., langjähriger Schmerzpatient mit chronischen lumbalen Rückenschmerzen und Fibromyalgiesyndrom, der unter einer Angststörung leidet, nehme regelmäßig ein Benzodiazepin zur Beruhigung ein. Darauf von seinem Schmerztherapeuten angesprochen, gibt er zunächst eine geringere Dosis an, als er tatsächlich einnimmt und verschweigt, dass er das Benzodiazepin von zwei verschiedenen Ärzten verschrieben bekommt.

Herr M., ein Patient mit unspezifischen chronischen lumbalen Rückenschmerzen, ist nach mehreren erfolglosen Behandlungen auf ein Opioid-Analgetikum eingestellt worden. Dies sei das Einzige, was helfe. Eine Reduktion komme für ihn nicht in Frage, nur mit der aktuellen Dosierung gelinge es ihm einigermaßen, seinen Alltag zu bewältigen. Nichtmedikamentösen Behandlungen steht er skeptisch gegenüber.

Die beschriebenen Fälle illustrieren, wie oft bei der Behandlung chronischer, nichttumorbedingter Schmerzen Hinweise auf eine mögliche »Abhängigkeit« auftreten und Nachfragen erfordern. Hat die ältere Dame tatsächlich auf Grund von Konzentrationsschwierigkeiten die Anordnung des Arztes falsch verstanden? Kann bei dem Patienten mit dem hohen Konsum von Benzodiazepinen ein erhöhtes Risiko für schädlichen Gebrauch bei dem Verschreiben von Opioid-Analgetika vermutet werden? Ist das Festhalten des Patienten mit lumbalen Rückenschmerzen an seiner bisherigen Opioidmedikation ein Zeichen für eine »Sucht«?

> In der schmerztherapeutischen Behandlung können sich Sucht und Abhängigkeit in unterschiedlicher Weise äußern und erfordern die besondere Aufmerksamkeit aller Behandelnden.

20.2   Abhängigkeit in der Schmerztherapie mit Opioid-Analgetika: Versuch einer Definition

Wie bereits die Anführungszeichen um die entsprechenden Begriffe im obigen Abschnitt andeuten, werden die Begriffe Abhängigkeit und Sucht im Zusammenhang mit der Behandlung chronischer Schmerzen teilweise kontrovers diskutiert. Zunächst sollen die Kriterien einer Abhängigkeit von psychotropen Substanzen (das, was man umgangssprachlich »Sucht« nennt) entsprechend der International Classification of Diseases (ICD-10) der Weltgesundheitsorganisation (WHO) genannt werden. Dies dient dazu, die Kritik an der Anwendung solcher Kriterien auf Schmerzpatienten besser verstehen zu können.

Ein »Abhängigkeitssyndrom« von einer Substanz wird im Kapitel F (Psychische und Verhaltensstörungen) des ICD-10 [8] folgendermaßen definiert:

F11.2: Psychische und Verhaltensstörungen durch Opioide: Abhängigkeitssyndrom

Drei oder mehr dieser Kriterien müssen entweder mindestens einen Monat lang gleichzeitig oder innerhalb der vergangenen 12 Monate wiederholt erfüllt gewesen sein:
1. starkes, oft unüberwindbares Verlangen, die Substanz einzunehmen
2. Schwierigkeiten, die Einnahme zu kontrollieren (was den Beginn, die Beendigung und die Menge des Konsums betrifft)
3. körperliche Entzugssymptome
4. Benötigen immer größerer Mengen, damit die gewünschte Wirkung eintritt
5. fortschreitende Vernachlässigung anderer Verpflichtungen, Aktivitäten, Vergnügen oder Interessen (das Verlangen nach der Droge wird zum Lebensmittelpunkt)
6. fortdauernder Gebrauch der Substanz(en) wider besseres Wissen und trotz eintretender schädlicher Folgen.

Wer chronische Schmerzpatienten mit Opioid-Analgetika behandelt, wird bejahen, dass diese manchmal Kriterien der Definition gemäß ICD-10 erfüllen, ohne notwendigerweise eine »Sucht« zu haben [10]. Beispielsweise entwickeln diese Patienten häufig eine »Toleranz«, d. h. die Dosis muss gesteigert werden, um die gleiche Wirkung zu erzielen (siehe Punkt 4 der Definition nach ICD-10). Auch Entzugssymptome (siehe Punkt 3) bei einer Dosisreduktion sind zu erwarten. Wie kann man diese allgemeinen Phänomene in der Behandlung mit opioidhaltigen Schmerzmitteln von einer »Sucht« unterscheiden?

Erschwerend kommt hinzu, dass manche Schmerzpatienten auf eine Dosiserhöhung drängen, Medikamente »horten« oder die vereinbarten zeitlichen Abstände zwischen zwei Einnahmen nicht aushalten (sog. »aberrant drug-related behavior« [17]). Solches Verhalten kann, muss jedoch nicht auf eine psychische Abhängigkeit von dem Medikament hinweisen. Die Verkürzung der Intervalle zwischen zwei Einnahmen kann schlicht zeigen, dass Patienten unterdosiert sind – in diesem Fall spricht man auch von einer »Pseudoabhängigkeit« [7]. »Horten« kann durch Ängste der Patienten entstehen, einmal nicht genug Medikamente da zu haben. Hojsted und Sjogren [10] vergleichen dieses Verhalten mit dem Sicherstellen einer ausreichenden Menge an Insulin bei Diabetikern und weisen darauf hin, in diesem Fall nicht vorschnell von »Abhängigkeit« zu sprechen.

Über die Kriterien einer psychischen Abhängigkeit von Opioid-Analgetika bei chronischen Schmerzpatienten wird aufgrund dieser Besonderheiten in der Literatur diskutiert [5] und es wurde z. B. in den USA von einem gemeinsamen Komitee für Schmerz und Abhängigkeit (»Liasion Committee on Pain and Addiction«, LPCA) eine alternative Definition entwickelt [15]. Da in diesem Kapitel jedoch der **Umgang** mit einer möglichen »Sucht« im Vordergrund steht, wird die Diskussion um eine adäquate Definition hier nur ansatzweise wiedergegeben. Um die psychische Abhängigkeit von opioidhaltigen Analgetika in der Schmerztherapie angesichts dieser Besonderheiten angemessen erfassen zu können, soll zunächst eine allgemeine und kurze Definition gegeben werden:

> ❯ Nach Wachholtz et al. (2012) ist psychische Abhängigkeit von einer Substanz definiert als das Streben nach den psychologischen Effekten der Substanz [20]. Im Kontext der Schmerztherapie bedeutet dies, dass ein Schmerzmedikament nicht primär eingenommen wird, um die Schmerzen zu lindern (»normale« Wirkungserwartung), sondern wegen seiner euphorisierenden, angstlösenden oder anderen psychischen Wirkung.

Von der Abhängigkeit abzugrenzen ist der sog. **schädliche Gebrauch** einer Substanz, oft auch als »Missbrauch« der Substanz bezeichnet. Der Unterschied zur psychischen Abhängigkeit besteht darin, dass bei der Definition des schädlichen Gebrauchs vor allem die **Folgen** eine Rolle spielen. So wird im ICD-10 [8] ein schädlicher Gebrauch diagnostiziert, wenn der Konsum zu Gesundheitsschädigungen (körperlich, z. B. Hepatitis, oder psychisch, z. B. depressive Symptome) führt. Die Kriterien für das Abhängigkeitssyndrom (siehe oben) müssen nicht erfüllt sein.

Für die Schmerztherapie mit Opioiden kann folgende Definition des schädlichen Gebrauchs als nützlich angesehen werden (übersetzt):

» Gebrauch eines Medikaments für nicht-medizinische Zwecke oder für andere Zwecke als die verschriebenen. Missbrauch kann absichtlicher oder unabsichtlicher Gebrauch einer Substanz in einer Weise sein, die nicht konsistent ist mit legalen oder medizinischen Richtlinien (beispielsweise Veränderung der Dosierung oder Teilen der Medikamente mit anderen), und die (potenziell) schädliche Konsequenzen hat. (….) [11].

Schädlicher Gebrauch führt häufig zu illegalen Aktivitäten, z. B. Weiterverkauf der Medikamente oder Besorgen der Opioid-Analgetika auf dem »Schwarzmarkt«.

20.3 Inzidenz und Prävalenz psychischer Abhängigkeit von opioidhaltigen Analgetika

Die Zunahme der Verschreibung opioidhaltiger Schmerzmedikation vor allem in den letzten 10 Jahren [16] ist offenbar mit einer veränderten Wahrnehmung möglicher Risiken einhergegangen. Dies ermöglicht einerseits die konsequentere Anwendung des WHO-Stufenschemas (▶ Abschn. 3.2.1) und somit eine effektivere Schmerztherapie nicht nur für Tumorschmerzpatienten. Andererseits scheint aktuell eher eine **Unter**schätzung der Risiken einer psychischen Abhängigkeit oder eines schädlichen Gebrauchs der Opioid-Analgetika stattzufinden. Wie beispielsweise Sven Siebenand in seinem Artikel »Überschätzter Mythos« formuliert: »Die Prävalenz von Sucht und Abhängigkeit

in einer Opioid-Therapie ist als gering einzuschätzen« [18].

Dagegen berichten mehrere Studien über Prävalenzen zwischen 0% und 50% für **psychische Abhängigkeit** von Opioid-Analgetika bei Patienten mit chronischen, nichttumorbedingten Schmerzen [10, 4]. Allerdings führen unterschiedliche Definitionskriterien (siehe oben) der einzelnen Studien dazu, dass die Interpretation der Ergebnisse erschwert wird [10]. Ein aktueller Überblick, dessen Ziel auch eine erhöhte Genauigkeit der Schätzungen war, berichtet eine Rate von 8–12% für psychische Abhängigkeit [19]. Allgemein gilt jedoch vermutlich noch immer, dass »beträchtliche Ungewissheit über die tatsächlichen Quoten iatrogener Opioidabhängigkeit« herrscht [4]. Die Schätzungen für einen **schädlichen bzw. problematischen Gebrauch** verschriebener Opiate variieren zwischen 20% und 27,6% [4, 19]. Für alle diese Angaben gilt: Die tatsächliche Häufigkeit psychischer Abhängigkeit bei chronischen Schmerzpatienten mit Opioid-Analgetika (hier bezogen auf die USA, wo die zitierten Studien durchgeführt wurden) ist unbekannt und könnte höher sein als vermutet [4, 17].

Zur Einschätzung der Situation in Deutschland kann u. a. der »Leitfaden für die ärztliche Praxis« zum Thema »Medikamente – schädlicher Gebrauch und Abhängigkeit«, herausgegeben von der Bundesärztekammer in Zusammenarbeit mit der Arzneimittelkommission der deutschen Ärzteschaft [6], herangezogen werden. Dort werden folgende Zahlen angegeben:

» Experten gehen davon aus, dass etwa 1.4 bis 1.9 Millionen Menschen in Deutschland von ärztlich verschriebenen Medikamenten abhängig sind. Weitere 1.7 Millionen müssen als mittel- bis hochgradig gefährdet eingestuft werden, eine Medikamentenabhängigkeit zu entwickeln. [6]

Die Autoren schätzen, dass ein Arzt in einer niedergelassenen Praxis **mindestens einmal pro Tag** einem manifest medikamentenabhängigen Patienten begegne. Diese Zahlen beziehen sich allerdings nicht nur auf Opioid-Analgetika, sondern auch auf

Benzodiazepine, Benzodiazepin-Analoga, Clomethiazol, peripher wirksame Analgetika und Mischanalgetika.

Für die Diskussion von Missbrauchs- bzw. Abhängigkeitsraten in Deutschland ist auch die im September 2014 überarbeitete »S3-Leitlinie LONTS zur Langzeitanwendung von Opioiden bei nicht tumorbedingten Schmerzen« von Bedeutung [2]. Dort wird berichtet, dass Daten deutscher Krankenkassen einen Anstieg der Einzel- und Langzeitverordnungen von Opioid-Analgetika bei Patienten mit chronischen nichttumorbedingten Schmerzen in den letzten Jahren (z. B. von 2006 bis 2009) belegen. Zudem zeigen diese Daten, dass Patienten mit Fibromyalgiesyndrom und somatoformen Schmerzstörungen häufig mit Opioid-Analgetika behandelt wurden, obwohl es für diese Patientengruppen keine Empfehlung einer Opioidtherapie gibt [2].

> Zusammenfassend kann festgestellt werden, dass trotz aller Unsicherheit hinsichtlich der Kriterien und trotz des starken Schwankens der Prävalenzen die Gefahr einer iatrogenen Abhängigkeit von Opioid-Analgetika nicht unterschätzt werden sollte. Vor allem beim Einsatz kurzwirksamer Opioide besteht ein erhöhtes Risiko einer Abhängigkeitsentwicklung [16].

20.4 Erkennen psychischer Abhängigkeit von opioidhaltigen Analgetika

Patienten mit einer psychischen Abhängigkeit erleben oft eine Bedrohung für das eigene Selbstbild, weil dies vom Umfeld in vielen Fällen als »persönliches Versagen«, die Kontrolle über den Konsum zu behalten, angesehen wird. Daher können sie versuchen, die Abhängigkeit zu verheimlichen, was eine frühzeitige Entdeckung erschwert.

Behandler stehen vor der schwierigen Aufgabe, einerseits eine psychische Abhängigkeit oder einen schädlichen Gebrauch von Opioid-Analgetika rechtzeitig zu bemerken, um schädliche Konsequenzen der Opioidtherapie zu verhindern; gleich-

zeitig besteht die Gefahr, »zu vorsichtig« zu sein, Patienten unterzudosieren oder eine Opioidtherapie zu vermeiden, obwohl der Patient davon profitieren könnte. Die im Folgenden näher beschriebenen Indikatoren können in solch einer Situation eine Hilfestellung geben.

20.4.1 Risikofaktoren

Übereinstimmend kommen verschiedene Studien zu folgenden Risikofaktoren für einen schädlichen Gebrauch von Opioiden in der Schmerztherapie [17]:

- demografische Faktoren (männliches Geschlecht, jüngeres Alter),
- Faktoren der Schmerzstärke und Beeinträchtigung (subjektive Schmerzstärke, multiple Schmerzbeschwerden, größere Einschränkungen durch die Schmerzen),
- Faktoren der psychischen Komorbidität (Phobien, Angststörungen, Depression) und
- Faktoren der psychischen und Verhaltensstörungen durch psychotrope Substanzen (Suchterkrankungen in der Vorgeschichte des Patienten oder seiner Angehörigen).

Ein Vorliegen von Risikofaktoren aus drei Kategorien, z. B. männliches Geschlecht (demografische Faktoren), multiple Schmerzbeschwerden (Faktoren der Schmerzstärke) und Depression (Faktoren der psychischen Komorbidität), sollte erhöhte Wachsamkeit der Behandelnden bezüglich einer möglichen Abhängigkeitsentwicklung auslösen.

20.4.2 Verhalten von Patienten bzw. Behandlern

Als zusätzliche Unterstützung zur frühzeitigen Identifikation einer möglichen psychischen Abhängigkeit bzw. eines schädlichen Gebrauchs kann die folgende Zusammenstellung von Savage (2002) gesehen werden [14]. Jede einzelne der beschriebenen Verhaltensweisen kann in der Opioidtherapie chronischer, nichttumorbedingter Schmerzen auftreten. Ein Muster aus verschiedenen der genann-

20

ten Verhaltensweisen sollte jedoch eine genauere Beobachtung nach sich ziehen:

- **Negative Konsequenzen aufgrund des Gebrauchs der Substanz** (z. B. Sedierung, Abnehmen der Aktivität, angespannte/labile/ängstliche Stimmung, gesteigerte Schlafschwierigkeiten, gesteigerte Klagen über Schmerzen, Beeinträchtigung sozialer Beziehungen)
- **Kontrollverlust/Drang zur Substanzeinnahme** (z. B. Bericht über »verlorene«, »gestohlene« Medikamente, wiederholt frühzeitiges Nachfragen nach einem neuem Rezept, dringende Anrufe bzw. ungeplantes Erscheinen in der Sprechstunde, Medikamente können auf Aufforderung nicht mitgebracht werden, bemerkbare Entzugserscheinungen bei Kontakt zum Behandler)
- **Beschäftigung mit der Einnahme aufgrund von starkem Verlangen** (»Craving«) (z. B. Weigerung, eine alternative Medikation zu versuchen, Allergien bzw. Unverträglichkeiten gegenüber den meisten anderen Medikamenten, Termine werden oft nicht wahrgenommen, bis die erwartete erneute Verschreibung von Opioiden ansteht)

❯❯ **Vor allem Pflegende können durch ihre Interaktionen mit den Patienten frühzeitig Auffälligkeiten im Verhalten der Patienten erkennen und leisten damit einen wichtigen Beitrag zur Identifikation einer Abhängigkeitsentwicklung. Die beschriebenen Verhaltensweisen fallen meist zunächst den Pflegenden auf und sollten im multiprofessionellen Team frühzeitig angesprochen werden.**

Ergänzend kann es vor allem für Ärzte hilfreich sein, sich regelmäßig mit anderen Behandlern chronischer, nichttumorbedingter Schmerzen zu vergleichen (das sog. »in and out of the box« [13]). Dabei vergleicht man untereinander, wie oft man Opioid-Analgetika bei ähnlichen Patienten verschreibt. So kann frühzeitig ein überdurchschnittlich häufiges Verschreiben von Opioid-Analgetika erkannt und verändert werden.

❯❯ **Zusammenfassend zeigt sich eine Beachtung mehrerer Faktoren zu Behandlungsbeginn als sinnvoll, um eine iatrogene Abhängigkeitsentwicklung frühzeitig zu erkennen. Dazu zählen Risikofaktoren des Patienten, die Beobachtung von Verhaltensweisen des Patienten im Umgang mit den verschriebenen Opiod-Analgetika sowie das Beobachten des eigenen Verhaltens (Vergleich der Opioidverschreibungen) durch die behandelnden Ärzte.**

20.5 Umgang mit psychischer Abhängigkeit oder schädlichem Gebrauch von Opioiden in der Therapie nichttumorbedingter chronischer Schmerzen

Das frühzeitige Erkennen einer möglichen Abhängigkeitsentwicklung oder eines schädlichen Gebrauchs steht nicht für sich alleine, sondern es sollten konkrete Maßnahmen erfolgen, um eine psychische Abhängigkeit von den Opioid-Analgetika zu verhindern. Leider sind, wie bereits erwähnt, manche Behandler ausgesprochen zögerlich, wenn es darum geht, den beschriebenen »Risikopatienten«, vor allem solchen mit einer Suchtgeschichte, Opioid-Analgetika zu verschreiben [17]. Dieses Vorgehen kann jedoch zu einer inadäquaten Schmerztherapie der betroffenen Patienten (auf Grund eines Vorurteils!) führen. Beispielsweise konnte eine qualitative Studie [3] zeigen, dass ein Teil der Patienten mit chronischem, nichttumorbedingtem Schmerz und einer vorherigen Drogenabhängigkeit eine Unterversorgung mit Opioid-Analgetika erfuhr – beeinflusst durch Vorurteile und mangelnde Erfahrung der Behandler.

❯❯ **Mittlerweile wurden einige konstruktive Ansätze zum konkreten Umgang mit der Gefahr einer psychischen Abhängigkeit entwickelt. Allen gemeinsam ist eine regelmäßige und sorgfältige Beobachtung des Therapieverlaufs.**

Hier sollen drei dieser strukturierten Vorgehensweisen beispielhaft näher beschrieben werden (die drei Ansätze stehen jeweils für sich, d. h. sie bauen nicht aufeinander auf).

20.5.1 Allgemeine Vorsichtsmaßnahmen (»Universal Precautions«)

Die Bezeichnung »Universal Precautions« (Allgemeine Vorsichtsmaßnahmen) wurde im Umgang mit ansteckenden Krankheiten entwickelt. Damit ist gemeint, dass es in einer frühen Ansteckungsphase nahezu unmöglich ist, infizierte Patienten sicher von nichtinfizierten zu unterscheiden, so dass alle als »potenziell infiziert« behandelt werden und das angemessene »Minimum« an Vorsichtsmaßnahmen für alle Patienten gilt [17]. Dieser Ansatz kann auf die Therapie chronischer Schmerzen mit Opioid-Analgetika übertragen werden [9]: Hier dienen die allgemeinen Vorsichtsmaßnahmen dazu, einerseits »Risikopatienten« frühzeitig zu entdecken, andererseits eine »Stigmatisierung« der Patienten (z. B. indem Risikopatienten die Behandlung mit Opioid-Analgetika erschwert wird) zu vermeiden. Dies wird realisiert, indem alle Patienten vergleichbar – nach diesem Schema – behandelt werden [9].

Beispielhaft sei hier ein 10-Schritte-Prozess für die Langzeitbehandlung mit Opioiden bei chronischen Schmerzpatienten beschrieben [17]:

- Schritt 1: sorgfältige und gründliche Anfangsuntersuchung
- Schritt 2: Sichern der Diagnose mit apparativen Untersuchungen, psychologischer Einschätzung und Interventionen zur Präzisierung der Diagnose
- Schritt 3: Einschätzen der Notwendigkeit der medizinischen, physiotherapeutischen und psychologischen Behandlungen
- Schritt 4: Kosten-Nutzen-Analyse der Behandlung → wenn positiv, dann:
- Schritt 5: gemeinsames Festlegen der Therapieziele
- Schritt 6: Einwilligung nach erfolgter Aufklärung (»Informed Consent«) und Zustimmung zur Behandlung (»Agreement«)

- Schritt 7: individuelle Dosisfindung mit einer Dauer von 8–12 Wochen: Beginn mit geringer Dosis, Einsatz von Opioid-Analgetika, NSAR und Adjuvanzien; Veränderung der Medikation bei fehlender Schmerzlinderung, Nebenwirkungen oder fehlender Verbesserung des Funktionsniveaus
- Schritt 8: stabile Phase mit monatlicher Erneuerung des Rezepts, Reduktion von Nebenwirkungen und regelmäßiger Erfassung von Schmerzlinderung, Aktivität, Auffälligkeiten im Umgang mit den Opioid-Analgetika (»aberrant drug-related behavior«) und ungünstigen Nebenwirkungen
- Schritt 9: regelmäßiges Erfassen der Adhärenz (Bedeutung: Einhalten der gemeinsam von Patient und Behandler gesetzten Therapieziele, Anm. der Autorin) über unangekündigte Screenings (Urintests), Erfassung der Verschreibungshäufigkeit (wie oft fragt der Patient nach neuen Rezepten?) und Erfassen der vom Patienten mitgebrachten übrigen Medikamente zu einem zufällig ausgewählten Zeitpunkt
- Schritt 10: Erfassen der Ergebnisse der bisherigen Behandlung und ggf. Beendigung bzw. Veränderung der Behandlung

20.5.2 Empfehlungen aus der S3-Leitlinie LONTS

Als weiteres Beispiel soll wiederum die S3-Leitlinie LONTS [2] genannt werden. Dort wird vor der Langzeitanwendung opioidhaltiger Analgetika eine **sorgfältige Anamnese** verschiedener Bereiche empfohlen:

a. allgemeine Anamnese (u. a. der bisherigen Krankengeschichte und Operationen, der Medikamente, Überprüfung des aktuellen Funktionsniveaus)
b. Schmerzanamnese (u. a. der Schmerzintensität, -art, -lokalisation, schmerzbezogener Funktionseinschränkungen, Erwartungen an die weitere Schmerztherapie)
c. psychosoziale und Suchtanamnese (u. a. aktuelle psychosoziale Belastungen, Screening auf psychische Störungen, Substanzmissbrauch)

20

d. Beurteilung des Funktionsniveaus (u. a. kognitive Funktionsfähigkeit, Lebensfreude, Schlaf, sexuelle Funktionsfähigkeit)

Ergänzt wird diese durch eine dokumentierte mündliche und/oder schriftliche, umfassende **Aufklärung** z. B. über Behandlungsalternativen und ergänzende Maßnahmen, Verantwortlichkeiten des Patienten, genaue Instruktion bezüglich der Medikamente (Interaktionen, Einnahme), Notwendigkeit der Verordnung opioidhaltiger Medikamente durch **einen** Arzt sowie sichere Aufbewahrung/Entsorgung der Medikamente entsprechend der einschlägigen betäubungsmittelrechtlichen Vorschriften und Risiken/Nebenwirkungen.

> **Praxistipp**
>
> Diese Aufklärung kann dazu beitragen, das Risiko eines auffälligen Patientenverhaltens im Umgang mit den Opioid-Analgetika, z. B. »Horten« von Medikamenten oder »doctor-shopping«) bereits zu Beginn der Behandlung zu reduzieren. Pflegende können durch gezieltes Nachfragen, ob die Informationen von Patienten verstanden wurden, die Wirkung der Aufklärung erhöhen und dadurch helfen, negative Entwicklungen in der Behandlung mit Opioid-Analgetika zu vermeiden.

Bei der **Langzeittherapie** mit Opioid-Analgetika soll regelmäßig überprüft werden, ob die Therapieziele weiterhin erreicht werden und ob es Hinweise auf Nebenwirkungen oder für einen Fehlgebrauch gibt (mindestens einmal im Quartal).

Wenn ein **Fehlgebrauch oder Missbrauch** von Opioid-Analgetika festgestellt wurde, werden in der S3-Leitlinie LONTS folgende offene Empfehlungen ausgesprochen:

- »Urin- oder, falls indiziert, Haartests als Bedingung für weitere Verschreibungen etablieren.
- Erörterung von die Adhärenz beeinträchtigenden Verhaltensweisen und daraus folgenden Anpassungen des Behandlungsvertrages mit dem Patienten und Personen seines Umfelds.

- Einnahme oder Applikation der Medikation unter Aufsicht einer Vertrauensperson.
- Zur Gewährleistung der Adhärenz weitere Unterstützung aus dem Umfeld des Patienten suchen.
- Überweisung des Patienten an einen Suchtspezialisten.
- Beendigung der Langzeitanwendung durch qualifizierten Entzug.«

20.5.3 Fokussieren des »Funktionsniveaus«

Ein weiterer Ansatz [20] geht über das Erkennen und frühzeitige Intervenieren hinaus. Im Vordergrund steht die Vermeidung einer iatrogenen Abhängigkeit von Opioid-Analgetika durch ein von Beginn an verändertes therapeutisches Vorgehen. Dabei bezieht sich die Erfassung der Schmerzen explizit auch auf die Einschränkungen im »Funktionsniveau« der Patienten. Bereits bei dem ersten Termin identifizieren Patient und Behandler die Bereiche im Leben des Patienten, die negativ durch den Schmerz bzw. den Umgang damit beeinflusst werden. Gemeinsam einigen sich Patient und Behandler auf drei Ziele, die der Patient erreichen möchte, wenn er weniger Schmerzen verspürt. Dadurch beginnt die Verhaltensaktivierung bereits beim ersten Termin der Schmerzbehandlung. Die Fähigkeit des Patienten, diese Ziele zu erreichen, zeigt an, ob das verschriebene Analgetikum hilfreich ist oder nicht (beispielsweise, wenn das Funktionsniveau durch Nebenwirkungen beeinträchtigt ist). Zu jedem Termin werden (Teil-) Ziele festgelegt, die der Patient bis zum nächsten Termin erreichen will. Macht der Patient keine Fortschritte mit Bezug auf diese Ziele, wird die Dosis nicht erhöht. Die Erhöhung der Dosis dient dabei dem Erreichen weiterer Ziele. Die Behandlung fokussiert also klar darauf, Patienten zu unterstützen, ihre täglichen Aktivitäten und Aufgaben wieder ausführen zu können. Durch diesen Schwerpunkt und durch den Verzicht auf eine Dosiserhöhung bei ausbleibender Zielerreichung wird das Risiko einer iatrogenen Abhängigkeit von Opioid-Analgetika reduziert.

❯ Als Gemeinsamkeit der genannten Ansätze lässt sich herausstreichen, dass die regelmäßige Überprüfung der Behandlung das wichtigste Element ist, um die Gefahr einer iatrogenen Abhängigkeitsentwicklung reduzieren zu können. Sei es der regelmäßige Austausch zwischen Behandler und Patient über das Erreichen der Therapieziele oder die standardisierte Überprüfung der Medikamentenwirkung bzw. des Patientenverhaltens im Umgang mit den Opioid-Analgetika: Durch die sorgfältige Beobachtung der Behandlung können frühzeitig Fehlentwicklungen gestoppt werden.

Pflegende können dies realisieren, indem sie zu Behandlungsbeginn das Verständnis der umfassenden Aufklärung durch den Patienten sichern.

> **Praxistipp**
>
> Des Weiteren ist es eine wichtige Aufgabe des Pflegepersonals, im Kontakt mit den Patienten auf Veränderungen im Lauf der Behandlung zu achten wie bereits in ▶ Abschn. 20.4.2 angesprochen: Wirkt ein Patient angespannter oder nervöser, seit die Behandlung mit Opioid-Analgetika begonnen hat? Wird der Ton fordernder oder frustrierter? Wird versucht, zusätzliche Opioid-Analgetika zu erhalten? Werden nichtmedikamentöse Maßnahmen rigoros abgelehnt? Jede Veränderung, die in der Interaktion mit Patienten auffällt, sollte im Team angesprochen werden.

Zudem sollte vor allem in Ansätzen, die auf die Fokussierung des Funktionsniveaus abzielen, das **gesamte Team** eingebunden sein und den Patienten **gemeinsam** die Erreichung der gesetzten Zeile als Priorität vermitteln. Dies bedeutet, dass alle Teammitglieder über die aktuellen Behandlungsteilziele für den jeweiligen Patienten informiert sind. So können z. B. die Pflegenden mit einem Patienten über mögliche Schwierigkeiten bei dem Erreichen der Teilziele sprechen und ihre Unterstützung anbieten. Dabei sollte immer deutlich gemacht werden: nur, wenn die Teilziele erreicht wurden, kann eine Erhöhung der Dosis vorgenommen werden – im anderen Fall müssen alternative Behandlungsmöglichkeiten besprochen werden.

20.6 Bedeutung psychologischer Schmerztherapie im Umgang mit psychischer Abhängigkeit von Opioid-Analgetika

In der Therapie chronischer Schmerzen und iatrogener Opioidabhängigkeit ist die Berücksichtigung sog. **dysfunktionaler Überzeugungen und Bewältigungsstrategien** (z. B. »Durchhalteüberzeugungen«, fehlendes Gespür für eigene Belastungsgrenzen) von großer Bedeutung [16]). Eine **multiprofessionelle** Behandlung chronischer, nichttumorbedingter Schmerzen beinhaltet auch die psychologische Schmerztherapie. Dort werden die möglichen dysfunktionalen Überzeugungen und Bewältigungsstrategien herausgearbeitet und alternative Umgangsweisen mit dem Schmerz erprobt. Um eine iatrogene Abhängigkeit von Opioid-Analgetika zu vermeiden, ist es oft notwendig, einen selbstfürsorglichen Umgang mit den eigenen Grenzen zu erlernen, Schonverhalten abzubauen und/oder die Wahrnehmung für eigene Bedürfnisse und Körpersignale zu verbessern. Die von den Opioid-Analgetika erwünschten Effekte (z. B. Beruhigung, Stimmungsaufhellung) müssen explizit angesprochen und Möglichkeiten erarbeitet werden, diese Effekte auf anderen Wegen zu erreichen (z. B. Erlernen von Entspannungsmethoden, Steigerung von als angenehm erlebten Aktivitäten).

Im Umgang mit einer **bestehenden** Abhängigkeit von Opioid-Analgetika besteht eine weitere wichtige Aufgabe der psychologischen Therapie darin, die Einsicht der Patienten in die Abhängigkeit zu fördern und sie zu einer Veränderung (ggf. Entzugsbehandlung) zu motivieren. Dazu ist es notwendig, Schuld- und Schamgefühle zu berücksichtigen und die Patienten nicht zu »bedrängen« bzw. ihnen nicht das Gefühl zu geben, dass sie »mit dem Rücken zur Wand stehen«. Hierbei können die Erfahrungen mit dem sog. »Motivational Interviewing« [12] aus der Motivationsbehandlung bei Suchterkrankungen genutzt werden. Motivational Interviewing oder **Motivierende Gesprächsführung** soll in Patienten eine Veränderungsbereitschaft wecken. Dies geschieht durch mehrere Bausteine:

- Empathie
- Akzeptanz
- Aufzeigen von Ambivalenzen (z. B. der schädliche Gebrauch führt zu einer Linderung der Beschwerden, andererseits werden immer höhere Dosen des Opioid-Analgetikums benötigt und die Alltagsfunktionen werden eingeschränkt)
- »Change Talk«, d. h. die Nachteile des jetzigen Verhaltens und die Vorteile einer Verhaltensänderung durch offene Fragen herausarbeiten (z. B. welche Vorteile hätte es, die Einnahme von Opioid-Analgetika zu beenden?)

Dabei ist es jedoch von hoher Bedeutung, nicht konfrontativ zu arbeiten, nicht »gegen« den Patienten zu argumentieren (z. B. »Sie müssen doch sehen, dass die hohe Opioiddosis schädlich ist!«), sondern Ambivalenz und Widerstand als Bestandteile des Prozesses hin zu einer Veränderung anzusehen. Ein weiterer zentraler Bestandteil der Motivierenden Gesprächsführung ist die Steigerung von Selbstwirksamkeit: Patienten sollen sich in der Lage fühlen, eine Handlung (z. B. eben die Veränderung eines problematischen Verhaltens) durchführen zu können.

Die Haltung des Motivational Interviewing ist besonders wichtig, da Patienten oft vor der eigenen Auseinandersetzung mit einer Abhängigkeit aus ihrem Umfeld oder von Behandlern bereits Kritik oder Druck in Richtung einer »Abstinenz« wahrgenommen haben. Je mehr Behandelnde sich auf Ambivalenz und Widerstand mit einer akzeptierenden Haltung einlassen können, umso eher wird ein Patient bereit sein, über eine Veränderung seines Umgangs mit Opioid-Analgetika nachzudenken. Ein kurzes Beispiel soll Elemente der Motivierenden Gesprächsführung mit einem Patienten bei dem Verdacht auf eine Abhängigkeit von Opioid-Analgetika illustrieren (für eine ausführliche Darstellung der Prinzipien und des Vorgehens der Motivierenden Gesprächsführung sei z. B. auf [1] verwiesen):

Beispiel

Anwendung von Techniken der Motivierenden Gesprächsführung bei einem Patienten mit Verdacht auf Fehlgebrauch der Opioid-Analgetika:

Behandler: »Ich habe bemerkt, dass Sie immer höhere Dosierungen des Opioid-Analgetikums benötigen, ohne dass sich ein entsprechender Effekt auf ihre Schmerzen zeigt. Gleichzeitig scheinen Sie alternative Behandlungsmöglichkeiten kritisch zu sehen und sich sehr auf das Medikament angewiesen zu fühlen.«

Patient: »Ja, ohne das Medikament überstehe ich den Tag nicht, und alles andere bringt doch nichts.«

Behandler (Verständnis zeigen, das Gehörte aufnehmen): »Sie haben Befürchtungen, die Schmerzen ohne das Opioid nicht aushalten zu können und sind resigniert, was andere Methoden angeht.«

Patient: »Ja, genau – und nun wollen Sie mir mein Medikament wegnehmen! Kann schon sein, dass das nicht mehr so wirkt wie am Anfang, aber wenn ich das nicht mehr habe, halte ich das Ganze einfach nicht aus!«

Behandler (fördert Ambivalenz, d. h. zeigt Verständnis für die positiven Erwartungen an des Medikament, macht aber auf die negativen Auswirkungen aufmerksam): »Sie fühlen sich da von mir vermutlich nicht verstanden, dass ich Ihnen das Einzige wegnehmen möchte, das Ihnen zu helfen scheint. Andererseits scheinen Sie selbst zu bemerken, dass das Medikament nicht mehr die gewünschte Wirkung hat und Sie immer »mehr desselben« brauchen.«

Patient: »Es gibt einfach keine gute Alternative und ich brauche das Medikament wirklich, auch wenn mir das schon Sorge macht, dass ich so lange schon so ein starkes Medikament nehmen muss.«

(…Gespräch geht weiter, bis die Ambivalenz klar herausgearbeitet ist: Der Patient sieht auch die Nachteile des Opioid-Analgetikums, hat aber große Angst bei dem Gedanken, darauf zu verzichten…)

Behandler (leitet Change Talk ein): »Wenn Sie auf einer Skala von 0 bis 10 angeben könnten, wie zuversichtlich Sie sich fühlen, das Opioid-Analgetikum zu reduzieren, was würden Sie angeben?«

Patient: »3.«

Behandler (Change Talk): »Was wäre nötig, um, sagen wir mal, von der 3 auf eine 4 zu kommen?«

(Nächster Schritt: »Was müsste passieren, um auf

eine 2 herunterzufallen?« → je nach Situation sollte zunächst der Aufstieg oder der Abstieg auf der Skala durchgespielt werden).

Die Besprechung der Zuversicht wird meist ergänzt durch eine Frage nach den persönlichen Werten des Patienten: Was ist der Person wichtig im Leben? Dies dient dazu, Diskrepanzen zwischen den Werten und dem aktuellen Verhalten für den Patienten erkennbar zu machen – dabei ist es besonders wichtig, dass sich der Behandler mit Beurteilungen zurückhält. Meist reicht der Vergleich zwischen den Werten und dem Ist-Zustand (welche Werte werden aktuell im Leben des Patienten realisiert?), um den Prozess des Nachdenkens weiter anzuregen.

> ❯ Es kann nicht oft genug betont werden, dass es die Grundhaltung der Motivierenden Gesprächsführung ist, die diese Gesprächsführung so überzeugend macht: der Behandler überlässt dem Patienten die Entscheidung, akzeptiert dessen Ambivalenz und hat keine Ziele für den Patienten. Auch Äußerungen von Widerstand werden – ohne Argumentieren »dagegen« – offen und empathisch aufgenommen [1].

Nur dann kann die neugierig-offene Haltung realisiert werden, die den Patienten nicht drängt und dadurch eine Erhöhung der Veränderungsbereitschaft bewirken kann. Das bedeutet auch, dass ein Patient das Recht hat, sein bisheriges Verhalten weiterzuführen. Falls er sich dafür entscheidet, muss von den Behandelnden geplant werden, wie sie damit umgehen (vermutlich wird die Behandlung unter solchen Voraussetzungen nicht fortgeführt). Auch hinsichtlich dieses Vorgehens lohnt es sich, ein strukturiertes Ablaufschema zu entwickeln.

Fazit

- Schädlicher Gebrauch und psychische Abhängigkeit sind in der Langzeitbehandlung chronischer, nichttumorbedingter Schmerzen ein wichtiges, oft unterschätztes Problem. Im vorliegenden Artikel wurden Möglichkeiten aufgezeigt, Hinweise auf diese Störungen frühzeitig zu erkennen, einer Entwicklung von schädlichem Gebrauch oder Abhängigkeit vorzubeugen und in der Behandlung chronischer, nichttumorbedingter Schmerzen adäquat darauf zu reagieren.

- Pflegende haben durch den meist intensiveren Kontakt mit den Patienten Möglichkeiten, Auffälligkeiten im Patientenverhalten, welche auf solche Entwicklungen hindeuten, zu identifizieren. Die genannten Beispiele, wie gehäuftes frühzeitiges Nachfragen der Patienten nach neuen Rezepten oder eine zunehmend angespannte Stimmung, werden in vielen Fällen zunächst von Pflegenden bemerkt.

- Durch die Beschreibung möglicher Schemata und Kommunikationsstrategien im Umgang mit der Entwicklung von schädlichem Gebrauch oder Abhängigkeit werden in diesem Artikel Hilfestellungen gegeben, um negative Behandlungsverläufe zu vermeiden. Dabei können fachkompetente Pflegende mit schmerztherapeutischer Expertise, z. B. algesiologischer Fachassistenz, auch Elemente der Motivierenden Gesprächsführung nutzen, um mit Patienten auf konstruktiver Basis über einen möglicherweise problematischen Gebrauch der Opioid-Analgetika zu sprechen, ohne dass diese sich »in die Enge getrieben« fühlen.

- Je mehr Behandelnde eine regelmäßige Überprüfung der Behandlung, idealerweise gemeinsam mit den Patienten vornehmen, umso schneller können Abhängigkeitsentwicklungen erkannt und verhindert werden.

Literatur

1. Arkowitz H, Westra HA, Miller WR., Rollnick, S (2010) Motivierende Gesprächsführung bei der Behandlung psychischer Störungen. Beltz, Weinheim
2. AWMF online (2014). Langzeitanwendung von Opioiden bei nicht tumorbedingten Schmerzen (LONTS). ► http://www.awmf.org/uploads/tx_szleitlinien/145-003l_S3_LONTS_2015-01.pdf. Letzter Zugriff: 25.03.2015
3. Baldacchino A, Gilchrist G, Fleming R, Bannister J (2010) Guilty until proven innocent: A qualitative study of the management of chronic non-cancer pain among patients with a history of substance abuse. Addict Behav 35: 270–272
4. Ballantyne JC, LaForge KS (2007) Opioid dependence and addiction during opioid treatment of chronic pain. Pain 129: 235–255

20

5.   Ballantyne JC (2015) Assessing the prevalence of opioid misuse, abuse and addiction in chronic pain. Pain 156: 567–568.

6.   Bundesärztekammer in Zusammenarbeit mit der Arzneimittelkommission der deutschen Ärzteschaft (Hrsg.) (2007) Medikamente – schädlicher Gebrauch und Abhängigkeit: Leitfaden für die ärztliche Praxis. Deutscher Ärzte-Verlag, Köln

7.   Compton P, Darakjian J, Miotto K (1998) Screening for addiction in patients with chronic pain and »problematic« substance use: evaluation of a pilot assessment tool. J Pain Symptom Manage 16: 355–363

8.   Dilling H, Mombour W, Schmidt MH (2013) Internationale Klassifikation psychischer Störungen: ICD-10 Kapitel V (F) Klinisch-diagnostische Leitlinien. 9., überarb. Aufl. Huber, Bern

9.   Gourlay DL, Heit HA, Almahrezi A (2005) Universal Precautions in pain medicine: a rational approach to the treatment of chronic pain. Pain Med 6: 107–112

10. Hojsted J, Sjogren P (2007) Addiction to opioids in chronic pain patients: A literature review. Eur J Pain 11: 490–518

11. Katz NP, Adams EH, Chilcoat H et al. (2007) Challenges in the development of prescription opioid abuse-deterrent formulations. Clin J Pain 23: 648–660

12. Miller WR, Rollnick S (1991) Motivational interviewing: Preparing people to change addictive behavior. Guilford Press, New York

13. Passik SD, Kirsh KL (2008) The interface between pain and drug abuse and the evolution of strategies to optimize pain management while minimizing drug abuse. Exp Clin Psychopharmacol 16: 400–404

14. Savage SR (2002) Assessment for addiction in pain-treatment settings. Clin J Pain 18: S28–38

15. Savage SR, Joranson DE, Covington EC et al. (2003) Definitions related to the medical use of opioids: evolution towards universal agreement. J Pain Symptom Manage 26: 655–667

16. Scharnagel R, Kaiser U, Schütze A et al. (2013) Chronische nichttumorbedingte Schmerzen. Langzeitbehandlung mit schnell freisetzenden und kurz wirksamen Opioiden im Kontext von Missbrauch und Abhängigkeit. Schmerz 27: 7–19

17. Sehgal N, Manchikanti L, Smith HS (2012) Prescription opioid abuse in chronic pain: A review of opioid abuse predictors and strategies to curb opioid abuse. Pain Physician 15: ES67–ES92

18. Siebenand S (2009) »Überschätzter Mythos«. Pharmazeut Z online 17. ► http://www.pharmazeutische-zeitung.de/index.php?id=29652. Letzter Zugriff: 25.03.2015

19. Vowles KE, McEntee ML, Jules PS et al. (2015) Rates of opioid misuse, abuse and addiction in chronic pain: a systematic review and data synthesis. Pain 156: 596–576

20. Wachholtz A, Gonzalez G, Boyer E et al. (2011) Intersection of chronic pain treatment and opioid analgesic misuse: causes, treatments, and policy strategies. Subst Abuse Rehabil 2: 145–162

Komplexes regionales Schmerzsyndrom – CRPS

Petra Paul

M. Thomm (Hrsg.), *Schmerzmanagement in der Pflege,*
DOI 10.1007/978-3-662-45414-5_21, © Springer-Verlag Berlin Heidelberg 2016

Zum Einstieg

Eine erste klinische Beschreibung des komplexen regionalen Schmerzsyndroms erfolgte im 16. Jahrhundert durch den französischen Wundarzt Ambroise Paré. 1864 beobachtete Weir Mitchell bei Soldaten nach Schussverletzungen an Extremitäten eine Konstellation von brennenden Dauerschmerzen und trophischen Veränderungen – Kausalgie. Paul Sudeck beschäftigte sich 1900 im Röntgenbefund mit den typischen Symptomen: fleckenförmige Entkalkungen. 1946 führte Chris Evans den Begriff »sympathische Reflexdysthrophie« ein. In den 1950er Jahren entwickelte Joseph Bonica die Blockade des sympathischen Nervensystems. 1993 erfolgte die internationale Einführung des Namens »komplexes regionales Schmerzsyndrom« [1].

- **Definition**

Ein CRPS ist ein posttraumatisches Schmerzsyndrom an einer Extremität, bei dem die Schmerzen im Vergleich zum erwarteten Heilungsverlauf unangemessen stark sind. Die Symptome müssen außerhalb (in der Regel distal) der Traumastelle auftreten und dürfen sich nicht auf das Innervationsgebiet peripherer Nerven oder Nervenwurzeln beschränken [2]].

- **Epidemiologie**
  - Inzidenz: 5–26 pro 100.000 Einwohner pro Jahr
  - Altersverteilung: Maximum zwischen dem 40. und 70. Lebensjahr

- **Ursache**
  - Ca. 40% nach Fraktur und/oder OP
  - Ca. 30% nach operativer Dekompression des N. medianus
  - Ca. 10% Bagatelltrauma
  - 5–10 % spontan

Ein CRPS entwickelt sich unabhängig von Schwere und Art der Verletzung.

Praxistipp

Bei später Diagnosestellung, später oder falscher Therapiewahl und fehlender Berücksichtigung komplizierender Faktoren kann ein CRPS chronisch werden und eine schwere funktionelle Behinderung nach sich ziehen [1].

21.1   Symptome

- **Budapester Kriterien**

Anhaltender Schmerz, der unverhältnismäßig zum initial schädigenden Ereignis ist [2].

- **Sensorische Symptome**
  - Hyperalgesie (Schmerzreize werden verstärkt empfunden)
  - Allodynie (Berührung ist schmerzhaft)
  - Ruheschmerz: brennend, ziehend, stechend
  - Bewegungsschmerz
  - Druckschmerz
  - Gestörte Körperwahrnehmung (Neglect-like-Syndrom) der betroffenen Extremität: Patienten empfinden, dass der Fuß oder die Hand nicht mehr zu ihnen gehört, sei nicht mehr »spür- und ansteuerbar« – wie ein »Fremdkörper, den sie am liebsten los würden«.

- **Vasomotorische Symptome**
  - Bei ca. 80% der Betroffenen Asymmetrien der Hautfarbe (rötlich, weißlich-blass, bläulich- livide) und der Temperatur (>1°C) im Vergleich zur gesunden Seite

- **Sudomotorische Symptome**
  - Ca. 55% Schwitzneigung (Hyperhydrosis)
  - Ca. 80% Ödembildung

- **Motorische/trophische Symptome**
  - Einschränkung der aktiven und passiven Beweglichkeit
  - Schmerzbedingte Kraftminderung
  - Initiationsschwierigkeiten (Start einer Bewegung mit zeitlicher Latenz)

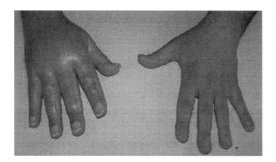

◘ **Abb. 21.1** CRPS der rechten Hand

- Störung der Feinmotorik
- Paresen (im Sinne von Schwäche)
- Zittern
- Ca. 35% trophische Veränderungen mit vermehrtem Haar- und Nagelwachstum
- In späten Stadien Atrophien von Haut und Muskulatur – Kontrakturen (◘ Abb. 21.1)

■ **Risikofaktoren**
- Kritische Lebensereignisse
- Typische Verhaltensweisen:
  - dependente (abhängige, unterordnende) Verhaltensweisen
  - erhöhte Ängstlichkeit, Affektlabilität
  - Selbstwert- und Selbstbildprobleme

Die psychischen Veränderungen sind nicht als kausal anzusehen, können aber den Verlauf und die Therapie beeinflussen.

21.2 Diagnostik

Die Diagnose CRPS ist eine klinische Diagnose. Anamnese, klinisch-orthopädische und neurologische Untersuchung sind die entscheidenden Diagnoseschritte [2].

> **Praxistipp**
>
> Wichtig ist die Abgrenzung von Traumafolgen, die nicht durch ein CRPS bedingt sind (Arthrosen, myofasziale Beschwerden und Veränderungen proximaler Gelenke aufgrund von Fehlbelastung).

■ **Assessment zur Schmerzerfassung**
- Deutscher Schmerzfragebogen (DSF) [4]
- Screeningbogen zur Erkennung neuropathischer Schmerzen-painDETECT [5]

21.2.1 Diagnose-Algorithmus

■ **Verdacht auf CRPS**
Der Verdacht auf CRPS besteht aufgrund folgender Kriterien
1. Symptomatik (Schmerz und sichtbare Klinik) in zeitlichem Zusammenhang mit Extremitätentrauma.
2. Die Symptome sind durch das Trauma selbst nicht mehr erklärbar.
3. Die Symptome betreffen die distalen Extremitätenabschnitte und gehen über die Traumastelle bzw. das Innovationsterritorium hinaus.
4. Differenzialdiagnostisch in Frage kommende Erkrankungen sind mit adäquaten Methoden ausgeschlossen.

■ **Klinische Diagnosestellung**
Die klinische Diagnose wird durch folgende Kriterien gestellt:
1. Anhaltender Schmerz
2. Anamnese: ≥1 Symptom aus 3 der 4 Symptomkategorien
3. Untersuchung: ≥1 Symptom aus 2 Symptomkategorien
4. Ausschluss von Differenzialdiagnosen

Symptomkategorien:
5. Hyperalgesie, Hyperästhesie, Allodynie
6. Asymmetrie der Hauttemperatur, Veränderung der Hautfarbe
7. Asymmetrie im Schwitzen, Ödem
8. Reduzierte Beweglichkeit, Dystonie, Tremor, Schwäche, Veränderung von Haar-/Nagelwachstum

21.2.2 Apparative Diagnostik

> **Praxistipp**
>
> Die apparative Diagnostik kann nur zur Bestätigung der klinischen Diagnose CRPS verwendet werden.

9. 3-Phasen-Skelettszintigramm: bandförmige, gelenknahe Anreicherung
10. Wiederholte oder Langzeitmessung der Hauttemperatur im Seitenvergleich (>1–2°C Differenz)
11. Konventionelle Röntgenaufnahme nach 4–8 Wochen (Seitenvergleich): kleinfleckige osteoporotische gelenknahe Veränderungen
12. Kernspintomographie ist nur aus differenzialdiagnostischen Gründen indiziert und nicht für die Diagnosestellung geeignet [2]

21.3 Klassifikation

- CRPS Typ I: Trauma ohne Nachweis einer Nervenverletzung
- CRPS Typ II (Kausalgie): Trauma mit Nachweis einer Nervenverletzung

- **Unterscheidung**
- Warmes CRPS, ca. 70%: primär warme, entzündliche Haut
- Kaltes CRPS, ca. 30%: primär kalte livide Haut, motorische Störung – schlechtere Prognose [2]

21.4 Therapie

- **Therapieziele**
- Verhinderung einer Chronifizierung
- Schmerzreduktion
- Wiederherstellung der Extremitätenfunktion
- Selbstpflegemanagement erhöhen

> **Praxistipp**
>
> Die ambulante Therapie eines CRPS ist eine komplexe Behandlung mit medikamentösen, physio- und ergotherapeutischen sowie rehabilitativen Verfahren. Bei Stagnation oder Akzentuierung der Symptome ist eine schnellstmögliche stationäre multimodale Schmerztherapie indiziert. Die aktive Mitarbeit der Patienten ist unerlässlich [2].

- **Therapie-Algorithmus**
13. Erklärung der Erkrankung
14. Physio-/Ergotherapie inklusive Spiegeltherapie, Bewegungslernen (Motor Learning), orale Pharmakotherapie neuropathischer Schmerzen als Basismaßnahme [2]
15. Bei sichtbaren entzündlichen Symptomen (Rötung, Ödem): Bisphosphonate (z. B. Alendronat 40 mg oder Steroide (z. B. Prednisolon 100 mg/Tag, langsam ausschleichen)
16. Evaluierung psychischer Komorbiditäten und deren Therapie
17. Mechanismenbasierte, medikamentöse Therapie: NSAR (z. B. Ibuprofen 3-mal 600 mg), Opioide (z. B. Tapentadol bis 2-mal 250 mg), Antikonvulsiva (z.B. Pregabalin bis 2-mal 300 mg oder Gabapentin bis 3-mal 1200 mg), Antidepressiva (z. B. Amitriptylin abends 25 mg) [3]
18. Topische Therapie
    a. Demethylsulfoxid (DMSO) Creme, 50%, 5-mal/Tag (entzündungshemmend, abschwellend, gefäßerweiternd)
    b. Qutenza-Wirkfolie 8%, 179 mg Capsaicin, Zulassung für periphere neuropathische Schmerzen (▶ Abschn. 3.2.4)
19. Bei Versagen: einmalige (stationäre) Dauerinfusionsgabe von Ketamin 22 mg/h für 4 Tage (Schmerzreduktion, kein Einfluss auf die Funktion) oder/und Serie (ca. 10) von Sympathikusblockaden
20. In begründeten Einzelfällen invasive Therapie, z. B. Spinal Cord Stimulation (SCS) [6] (bis zu 5 Jahren in der Wirksamkeit nachgewiesen), intrathekale Gabe von Baclofen bei Dystonien [7].

Praxistipp

Schmerzhafte Therapieverfahren, ungerecht-
fertigte invasive Maßnahmen und psychische
Komorbiditäten sind fördernde Faktoren für
eine Chronifizierung [2].

- **Pflegerische Maßnahmen**
- Schmerzmessung- und dokumentation
- Evaluation im Rahmen des Schmerzmanage-
  ments
- Schulung und Beratung zur speziellen Erkran-
  kung (Edukation)
- Planung und Koordination im Rahmen der
  multimodalen Therapie
- Physikalische Maßnahmen anleiten und un-
  terstützen, z. B. Kälteanwendung, Lagerungs-
  schiene
- Anleitung zur Anwendung von Demethyl-
  sulfoxid (DMSO) Creme
- Durchführung der Qutenza-Anwendung
- Überwachung des Patienten nach invasiven
  schmerztherapeutischen Maßnahmen
- Zielgerechtes Handeln bei Komplikationen
  und Nebenwirkungen
- Anleitung und Durchführung von Entspannungstechniken, z. B. Phantasiereisen [4]

Fazit
- Ein CRPS kann sich als Komplikation nach Frakturen und Verletzungen der Extremitäten, aber
  auch nach Läsionen im peripheren und zentralen Nervensystem entwickeln.
- Die Diagnose wird anhand klinischer Merkmale
  gestellt (Budapester Kriterien) und umfasst
  autonome, sensorische und motorische Störungen.
- Die Therapie erfolgt multimodal und symptom-
  orientiert.
- Die medikamentöse Therapie umfasst Glukokortikoide, Radikalfänger, Pharmakotherapie
  der nozizeptiven und neuropathischen Schmerzen und Substanzen, die in den Knochenstoff-
  wechsel eingreifen.
- Zu den nichtmedikamentösen Therapiekonzep-
  ten zählen die Physio- und Ergotherapie, phy-

sikalische Maßnahmen und ggf. eine Schmerzpsychotherapie.
- Interventionelle Therapiemöglichkeiten sind
  Grenzstrangblockaden, Spinal Cord Stimulation
  oder die intrathekale Baclofentherapie [2].

Literatur

1. Argarwal-Kozlowski K, Schumacher T, Goerig M, Beck H
   (2011) Vom Morbus Sudeck zum komplexes regionalen
   Schmerzsyndrom. Schmerz 25: 140–147
2. Deutsche Gesellschaft für Neurologie (2012a) S1 Leitlinie Diagnostik und Therapie komplexer regionaler
   Schmerzsyndrome (CRPS). ▶ http://www.awmf.org.
   Letzter Zugriff: 11.6.2015
3. Deutsche Gesellschaft für Neurologie (2012b) S1 Leitlinie
   Pharmakologisch nicht interventionelle Therapie chronisch neuropathischer Schmerzen. ▶ http://www.awmf.
   org. Letzter Zugriff: 11.6.2015
4. Deutsches Netzwerk für Qualitätsentwicklung in der
   Pflege (2014) Expertenstandard »Schmerzmanagement in der Pflege bei chronischen Schmerzen«.
   ▶ http://www.DNQP.de. Letzter Zugriff: 11.6.2015
5. Freynhagen R, Baron R, Gockel U, Tölle TR (2006)
   painDETECT: a new screening questionaire to identify
   neuropathic components in patients with back pain.
   Curr Med Res opin 22(10): 1911–1920
6. Kemler MA et al. (2008) Effect of spinal cord stimulation
   for chronic complex regional pain syndrome. J Neuro-
   surg 108: 292–298
7. van Rijn MA et al. (2009) Intrathecal baclofen for dysto-
   nia of complex regional pain syndrome. Pain 143: 41–47

Ausblick: Systemische patientengesteuerte postoperative Schmerztherapie mit Opioiden – neue Wege

Thomas Meuser, Monika Thomm

M. Thomm (Hrsg.), *Schmerzmanagement in der Pflege*,
DOI 10.1007/978-3-662-45414-5_22, © Springer-Verlag Berlin Heidelberg 2016

22

Zum Einstieg

Für eine patientengesteuerte, damit individuelle, an den Schmerzverlauf angepasste systemische postoperative Analgesie sind zur Zeit einige neue Systeme in der Entwicklung, die Opioide einsetzen. Hierbei werden verschiedene, nichtinvasive Darreichungswege genutzt, wie beispielsweise die sublinguale, transdermale, inhalative, intranasale oder orale Applikation des Wirkstoffes. Bei manchen der Entwicklungsprojekte werden bewährte Wirkstoffe mit der modernen Technik eines Medizinproduktes kombiniert. Einige dieser Systeme sind vorprogrammiert, so dass eine Fehlerquelle durch Programmier- und Medikationsirrtümer ausgeschlossen ist und die Vorbereitungszeit bis zur Einsatzfähigkeit minimiert wird. Alle diese künftigen Optionen reduzieren im Vergleich zu einer intravenösen PCA das Risiko von Komplikationen durch eine intravenöse Versorgung und erleichtern eine ausreichende Mobilität der Patienten [2].

Eines der beschriebenen vielversprechenden Projekte nutzt die sublinguale Gabe und damit die schnelle Resorption über die Mundschleimhaut unter Umgehung des Magen-Darm-Traktes. Das bewährte und hochwirksame Opioid Sufentanil wird hierbei als kleine (Ø ca. 3 mm), sublinguale Nanotab mit einer Beladung von 15 µg Sufentanil mithilfe eines modernen und einfach zu handhabenden, handlichen Applikators vom Patienten unter die Zunge platziert. Somit können – bei ähnlich einfacher Anwendung wie bei oraler Tablettengabe – alle Vorteile einer patientengesteuerten und damit individuellen Titration genutzt werden unter Umgehung der vorhandenen Schwierigkeiten von invasiven Systemen.

Integrierte, präprogrammierte Sicherheitsparameter, wie einer der Pharmakokinetik von sublingualem Sufentanil angepassten Lock-out-Zeit von 20 Minuten und einer automatischen Patientenidentifikation, ergänzen den Applikator zu einem für Pflegekräfte und Patienten einfach zu bedienenden, zuverlässigen und effektiven System für die Behandlung opioidpflichtiger postoperativer Schmerzen. Da sowohl Ergebnisse aus pharmakokinetischen als auch aus klinischen Phase-II- und -III-Studien, z. T. Zulassungsstudien,

vorliegen und publiziert sind, ist der praktische Nutzen bereits gezeigt worden.

Ebenso wird in naher Zukunft ein nichtinvasives System zur patientengesteuerten Analgesie mit dem Opioid Fentanyl 40 µg durch Iontophorese zur Verfügung stehen. Dieses System – in der Größe einer Streichholzschachtel – wird auf die Haut geklebt und der Wirkstoff Fentanyl wird nach Patientenknopfdruck (on demand) durch die Haut in den Blutkreislauf transportiert [1, 3].

Literatur

1. Grond S, Hall J, Spacek A, Hoppenbrouwers M, Richarz U, Bonnet F (2007) Iontophoretic transdermal system using fentanyl compared with patient-controlled intravenous analgesia using morphine for postoperative pain management. Br J Anaesth 98: 806–15
2. Palmer PP, Miller RD (2010) Current and developing methods of patient-controlled analgesia. Anesthesiology Clin 28: 587–599
3. Viscusi ER, Reynolds L, Chung F, Atkinson LE, Khanna S (2004) Patient-controlled transdermal fentanyl hydrochloride vs intravenous morphine pump for postoperative pain. A randomized controlled trial. JAMA 291: 1333–1341

Serviceteil

M. Thomm (Hrsg.), *Schmerzmanagement in der Pflege,*
DOI 10.1007/978-3-662-45414-5, © Springer-Verlag Berlin Heidelberg 2016

Anhang

A Begriffsdefinitionen

Allodynie – Schmerzauslösung durch einen Reiz, der normalerweise keinen Schmerz verursacht, z. B. leichte Berührung

Analgesie – Fehlende Schmerzempfindung bei normalerweise schmerzhaften Reizen

Dysästhesie – Unangenehme Missempfindung

Einschießende Schmerzattacke – Elektrisierende Schocks von Sekundendauer

Hitzeallodynie (Hyperalgesie) – Normalerweise nichtschmerzhafter (leicht schmerzhafter) Warmreiz auf der Haut löst einen (stärkeren) Schmerz aus

Hypästhesie – Reduzierte Empfindung nichtschmerzhafter Reize (Taubheit)

Hypalgesie – Reduzierte Empfindung schmerzhafter Reize (Taubheit)

Kälteallodynie (Hyperalgesie) – Normalerweise nichtschmerzhafter (leicht schmerzhafter) Kaltreiz auf der Haut löst einen (stärkeren) Schmerz aus

Kausalgie – Bezeichnung eines komplexen Syndroms, das durch einen brennenden Schmerz, Allodynie und Hyperpathie nach einer Nervenläsion gekennzeichnet ist und oft mit vasomotorischer und sudomotorischer Dysfunktion einhergeht

Mechanisch dynamische Allodynie – Normalerweise nichtschmerzhafter leichter Reiz auf der Haut löst Schmerz aus

Mechanische Pinprick-Allodynie (Hyperalgesie) – Normalerweise leicht stechender, nichtschmerzhafter (leicht schmerzhafter) Reiz auf der Haut löst einen (stärkeren) Schmerz aus

Mechanisch statische Allodynie – Normalerweise nichtschmerzhafter leichter statischer Druck auf der Haut löst Schmerz aus

Neuralgie – Schmerzen im Ausbreitungsgebiet eines Nervs

Neuritis – Entzündung eines Nervs

Neuropathie – Funktionsstörung oder pathologische Veränderung im Nervensystem. Wenn nur ein Nerv betroffen ist, bezeichnet man sie als Mononeuropathie, bei mehreren einzelnen definierten Nerven als Mononeuropathia multiplex, bei diffuser und bilateraler Lokalisation als Polyneuropathie

Oberflächlicher Schmerz – Schmerzhafte anhaltende Empfindung, oft brennend

Pallhypästhesie – Reduzierte Empfindung eines Vibrationsreizes

Parästhesie – Nichtschmerzhafte anhaltende kribbelnde Empfindung (Ameisenhaufen)

Schmerzschwelle – Bezeichnung für die Schwelle, bei deren Überschreiten Schmerz wahrgenommen wird

Schmerztoleranz – Bezeichnung für die stärksten Schmerzen, die eine Person ertragen kann

Thermhypästhesie – Reduzierte Empfindung eines Warmoder Kaltreizes

B Weiterbildung zur »Algesiologischen Fachassistenz« der Deutschen Schmerzgesellschaft e.V.

■ **Grund- und Aufbaukurs**

Der Arbeitskreis Krankenpflege und medizinische Assistenzberufe in der Schmerztherapie der Deutschen Schmerzgesellschaft unter der Leitung von Frau Monika Thomm (zertifizierte »Algesiologische Fachassistenz« der Deutschen Schmerzgesellschaft) bietet in Zusammenarbeit mit dieser Fachgesellschaft ein Weiterbildungskonzept zur »Algesiologischen Fachassistenz« an. Die Deutsche Schmerzgesellschaft – eine Sektion der IASP – ist die größte wissenschaftliche Schmerzgesellschaft in Deutschland.

Dieser Weiterbildungskurs wird seit 2001 erfolgreich durchgeführt und zertifiziert. Als Grundlage dient das vom Arbeitskreis entwickelte schmerztherapeutische Curriculum (5. Auflage, Juni 2014) für die integrierte Aus-, Weiter- und Fortbildung in der Pflege. Das Weiterbildungskonzept ist praxisorientiert aufgebaut und beruht auf den aktuellen wissenschaftlichen Erkenntnissen in der Schmerztherapie. Die nationalen Expertenstandards »Schmerzmanagement in der Pflege bei akuten Schmerzen«, »Schmerzmanagement in der Pflege bei chronischen Schmerzen« und die aktuellen Leitlinien finden hier auch Berücksichtigung.

■■ **Lerninhalte Grundkurs**
▬ Grundlagen Anatomie, Physiologie und Pathophysiologie des Schmerzes

- Schmerzarten
- Multimodales Therapiekonzept, Pflegende als Kotherapeuten
- Schmerzeinschätzung und -dokumentation, Planungs- und Koordinationskompetenzen bei chronischen Schmerzpatienten, Schulung und Beratung von Patienten und Angehörigen
- Nichtmedikamentöse Therapieverfahren: TENS – transkutane elektrische Nervenstimulation (Theorie und Praxis)
- Nichtmedikamentöse Therapieverfahren: Naturheilverfahren (Theorie und Praxis)
- Psychologische Aspekte des Schmerzes, somatoforme Schmerzstörung, Somatisierungsstörung
- Medikamentöse Schmerztherapie: Nichtopioide, Opioide, Adjuvanzien (Koanalgetika, Begleitmedikamente) bei tumor- und nichttumorbedingten Schmerzen, therapeutische Grundprinzipien und Schmerzarten, Nebenwirkungsmanagement
- Invasive Schmerztherapie: Blockadetechniken, Neurostimulationsverfahren, implantierbare Medikamentenpumpen, Ports, Notfallbehandlung von Zwischenfällen bei schmerztherapeutischen Interventionen
- Akutschmerztherapie: Schmerzeinschätzung und -dokumentation bei akuten Schmerzen, Organisation eines Akutschmerzdienstes, Überwachung, Regionalanästhesieverfahren, externe Medikamentenpumpen, PCA (patientengesteuerte Analgesie)
- Workshop: Pumpendemonstration
- Schmerztherapie bei Kindern und Jugendlichen

■ ■ **Lerninhalte Aufbaukurs**
- Tumorschmerz: Spezifische Besonderheiten der medikamentösen Therapie, Symptomkontrolle, Palliativmedizin
- Rückenschmerzen
- Neuropathische Schmerzen: Zosterneuralgie
- Neuropathische Schmerzen: Stumpf- und Phantomschmerzen
- Schmerzmanagement beim alten und demenziell erkrankten Menschen
- Kopf- und Gesichtsschmerzen, Migräne
- Nichtmedikamentöse Therapieverfahren: Physikalische Medizin und Rehabilitation

- Fibromyalgiesyndrom
- Neuropathische Schmerzen: CRPS (komplexes regionales Schmerzsyndrom, Syn. Morbus Sudeck)

Nach Teilnahme des Grundkurses erhalten Sie eine Teilnahmebescheinigung.

Bei Absolvierung des Grund- und Aufbaukurses mit abschließender Lernerfolgskontrolle erhalten Sie das Zertifikat »Algesiologische Fachassistenz« der Deutschen Schmerzgesellschaft.

Der Weiterbildungskurs wird an 5 Präsenztagen mit insgesamt 41,5 Unterrichtseinheiten durchgeführt.

■ **Kursleitung**
- Monika Thomm, Köln
- Sprecherin des Arbeitskreises Krankenpflege und medizinische Assistenzberufe der Deutschen Schmerzgesellschaft
- Mitglied der Aus-, Weiter- und Fortbildungskommission der Deutschen Schmerzgesellschaft
- Mitglied der Deutschen Schmerzstiftung

■ **Teilnahmevoraussetzung**
Abgeschlossene Berufsausbildung in einem medizinischen Assistenzberuf, Krankenpflege, Altenpflege, Medizinische Fachangestellte (MFA), Anästhesietechnische Assistenten (ATA).

■ **Organisation und Anmeldung**
- Monika Thomm, Nathalie Schlegel
- Uniklinik Köln, Klinik für Anästhesiologie und Operative Intensivmedizin, Schmerzzentrum
- 50924 Köln, Telefon: 0221-478-84800; Telefax: 0221-478-84812
- E-Mail: monika.thomm@uk-koeln.de oder nathalie.schlegel@uk-koeln.de

C Expertenstandard Schmerzmanagement in der Pflege bei akuten Schmerzen

1. Aktualisierung 2011

Herausgeber: Deutsches Netzwerk für Qualitätsentwicklung in der Pflege

Autoren: Expertenarbeitsgruppe »Schmerzmanagement bei akuten Schmerzen«: Prof. Dr. Dr. Jürgen Osterbrink (Wiss. Leitung), Andrea Besendorfer, MScN, Lars Bohlmann, Gisela Flake (Patientenvertreterin), Annett Franke, Katja Himpler, Bettina Hübner-Möhler, MScN, Dr. Kirsten Kopke, Elisabeth Leuker, Dr. Gabriele Müller-Mundt, Dipl.-Pflegewissenschaftlerin Nadja Nestler, Dr. Nada Ralic, Monika Thomm

■ **Präambel zum Expertenstandard**

Das Erleben von akuten Schmerzen hat Auswirkungen auf das physische, psychische und auch das soziale Befinden von Patienten/Bewohnern[1]. Die negativen Auswirkungen von nicht oder nicht ausreichend gelinderten Schmerzen reichen von einer momentanen Belastung und Beeinträchtigung der Lebensqualität bis zu lang andauernden Einschränkungen der Qualität der gesamten Lebenssituation. Das Ausmaß des Leids, das beim Einzelnen durch Schmerzen entsteht, wird häufig durch die Risiken der Chronifizierung und deren volkswirtschaftliche und gesundheitsökonomische Folgen in Zahlen gefasst. Doch für das individuelle Leiden unter akutem Schmerz bspw. in einer Notfallsituation gibt es bisher kein praktikables Maß, weder ökonomisch noch neuro-biologisch.

Zudem haben Schmerzereignisse erheblichen Einfluss auf Heilungs- oder Genesungsprozesse. Schmerzbedingte Komplikationen können eine Leiderfahrung verlängern und bei einer damit einhergehenden Verweildauerverlängerung im Krankenhaus Kosten für das Gesundheitswesen verursachen. Vor allem jedoch formt jede Schmerzerfahrung eines Menschen seine nächste.

Die Schmerzgeschichte und insbesondere die psycho-sozialen Elemente sind daher Faktoren, die zunehmend in das Interesse der Forschung rücken. Für den pflegerischen Auftrag des Schmerzmanagements besteht in diesen Dimensionen des Schmerzerlebens eine besondere Herausforderung, die sich auf die Wahrnehmung relevanter Einflussfaktoren, aber auch auf den Umgang mit Schmerzsituationen in verschiedenen Versorgungsbereichen bezieht.

Übergreifende Zielsetzung des Expertenstandards ist, Patienten/Bewohnern mit akuten oder zu erwartenden Schmerzen durch ein angemessenes Schmerzmanagement unnötiges Leid zu ersparen sowie einer Chronifizierung von Schmerzen vorzubeugen. Der Expertenstandard richtet sich an Pflegefachkräfte[2] in der ambulanten Pflege, der stationären Altenhilfe und in Krankenhäusern, die durch ihr Handeln und ihre Interaktion mit dem an Schmerzen Leidenden Einfluss auf sein Schmerzerleben nehmen und es aktiv und positiv im Sinne des Patienten/Bewohners mitgestalten. Dabei setzt das pflegerische Schmerzmanagement unmittelbar zu Beginn des pflegerischen Auftrags ein. Im Zentrum steht die Wahrnehmung von Anzeichen und typischen Risikofaktoren für Schmerz. Dabei kann nicht davon ausgegangen werden, dass alle an Schmerz leidenden Patienten/Bewohner diese Empfindung unmittelbar zu äußern in der Lage sind.

Um allen Personengruppen mit Bedarf für ein pflegerisches Schmerzmanagement sowohl alters- als auch bedürfnisbezogen gerecht werden zu können, sind die Empfehlungen der Expertenarbeitsgruppe dort zielgruppenspezifisch formuliert, wo neben allgemein empfohlenen Vorgehensweisen besondere Aspekte des Schmerzmanagements zu berücksichtigen sind. Dies geschieht vor dem Hintergrund, dass Patienten/Bewohner jeder Altersgruppe, die unter akuten Schmerzen leiden oder durch geplante potentiell schmerzhafte diagnostische oder therapeutische Maßnahmen der Gefahr akuten Schmerzerlebens ausgesetzt sind, Zielgruppe dieses Expertenstandards sind.

Menschen, die an chronischen Schmerzzuständen leiden, zählen nicht zur Zielgruppe des aktualisierten Expertenstandards. Die Chronifizierung von Schmerzen wird aktuell nicht mehr nur als ein zu einem exakten Zeitpunkt eintretender Zustand diskutiert, sondern der Übergang wird mehr und mehr als fließend und am individuellen Schmerz-

---

[1]   Zur sprachlichen Vereinfachung und damit zur Verbesserung der Lesbarkeit, wird im Text lediglich eine Geschlechtsform verwendet. Das jeweils andere Geschlecht ist ausdrücklich mit gemeint.

[2]   In dieser Veröffentlichung werden unter dem Begriff »Pflegefachkraft« die Mitglieder der verschiedenen Pflegeberufe (Altenpflegerinnen, Gesundheits- und Krankenpflegerinnen, Gesundheits- und Kinderkrankenpflegerinnen) angesprochen. Darüber hinaus werden auch diejenigen Fachkräfte im Pflegedienst angesprochen, die über eine Hochschulqualifikation in einem pflegebezogenen Studiengang verfügen.

und Krankheitserleben ausgerichtet erkannt. Ist die Schmerzchronifizierung einmal eingetreten, unterscheidet sich das pflegerische Schmerzmanagement erheblich. Daher sind für das pflegerische Schmerzmanagement bei Menschen mit chronischem Schmerzerleben andere Herangehensweisen notwendig als beim Akutschmerz. Diesen unterschiedlichen Herausforderungen trägt die Aktualisierung dieses Expertenstandards Rechnung, indem sie das Schmerzmanagement bei akutem Schmerz in den Mittelpunkt stellt und den chronischen Schmerz ausklammert.

Zur Identifikation der Zielgruppe des aktualisierten Expertenstandards ist es daher notwendig, Patienten/Bewohner, die unter akuten Schmerzen leiden, von solchen mit chronischen Schmerzen unterscheiden zu können. Akuter Schmerz ist ein plötzlich auftretender und einen begrenzten Zeitraum andauernder Schmerz, der in einem offensichtlichen und direkten Zusammenhang mit einer Gewebe- oder Organschädigung steht. Er nimmt eine lebenserhaltende Alarm- und Schutzfunktion ein, die sich auch durch physiologische Begleiterscheinungen zeigt. Dazu gehören u. a. der Anstieg des Blutdrucks, des Pulses und der Atemfrequenz. Chronischer Schmerz hingegen wird als ein Schmerz beschrieben, der länger als drei oder sechs Monate anhält. Weitere Prädiktoren sind physische und psychische Komorbiditäten und Angststörungen. Zudem ist der Chronifizierungsprozess durch Multidimensionalität und die Bedeutung des sozialen Umfeldes charakterisiert. Im Verlauf der Chronifizierung können Betroffene immer schwerer einen verstehbaren Zusammenhang zwischen einem Auslöser von Schmerz und dem Auftreten von Schmerz herstellen.

Der Aktualisierung dieses Expertenstandards zum Akutschmerz liegt eine Analyse aller relevanten internationalen Guidelines und nationalen Leitlinien und Standards zugrunde, die seit dem Abschluss der Recherche zur Vorgängerversion 2005 veröffentlicht wurden. Die einbezogenen Leitlinien stellen ihrerseits eine Zusammenstellung von Evidenz dar. Bei der Bewertung einer Leitlinie wurde diese als umso hochwertiger eingestuft, je transparenter erkennbar wird, wie hochwertig die Literatur ist, die zum Aussprechen von Empfehlungen herangezogen wurde. Nur zu ausgewählten

Themen wurde in der Folge eine vertiefte Analyse von Primärstudien an die Leitlinienanalyse angeschlossen. In die Einschätzung und Bewertung der Praxisrelevanz und Anwendbarkeit sind die klinischen Erfahrungen der Mitglieder der Expertenarbeitsgruppe eingeflossen.

Grundvoraussetzung für ein gelingendes pflegerisches Schmerzmanagement ist die enge Zusammenarbeit mit behandelnden Ärzten und anderen patientennah tätigen Berufsgruppen. Dies bezieht sich nicht nur auf die Gestaltung der Therapie, Schulung und Anleitung, sondern auch auf das Erfassen von Schmerzen. Dabei hat sich die berufsgruppenspezifisch pflegerische Aufgabe seit der Einführung des Expertenstandards 2005 verändert. Pflege-fachkräften wird z. B. im Rahmen von Akutschmerzdiensten mehr Verantwortung zugesprochen. Auch dieser Tendenz wird die Aktualisierung insofern gerecht, als dass eine konkrete Aufgabenbeschreibung für pflegerische Schmerzexperten aus der Praxisperspektive heraus formuliert wurde.

Für die Weiterentwicklung des pflegerischen Schmerzmanagements in der Praxis steht neben der üblichen einrichtungsspezifischen Konkretisierung der Standardaussagen die Entwicklung pflegerischer Expertise zum Thema im Vordergrund. Hier zeigt sich bereits eine vielfältige mit Zertifizierungen arbeitende Weiterbildungslandschaft, vor allem für den klinischen Bereich. Ambulantes pflegerisches Schmerzmanagement hat dabei bisher noch einen geringen Anteil, obwohl sich zeigt, dass Spezialisierung in diesem Versorgungsbereich zur Verbesserung der Versorgungsqualität beitragen kann.

Die Einführung und Umsetzung des aktualisierten Expertenstandards Schmerzmanagement bei akuten Schmerzen muss als gemeinsame Aufgabe der Betriebsleitung, des Pflegemanagements und der beteiligten Pflegefachkräfte sowie weiterer beteiligter Berufsgruppen in den verschiedenen Versorgungszusammenhängen erkannt werden. Hier gilt es besonders der konsequenten sektorenübergreifenden Umsetzung weitere Aufmerksamkeit zu widmen. Das Ergebnis eines auf dem Stand der Pflegewissenschaft wie auch ihrer Bezugswissenschaften basierenden Akutschmerzmanagements sollte eine kontinuierliche Schmerzfreiheit oder -linderung sein, die dem Patienten/Bewohner zugleich ein höchstmögliches Maß an Autonomie und Lebensqualität ermöglicht.

- **Expertenstandard Schmerzmanagement in der Pflege bei akuten Schmerzen**
1. Aktualisierung 2011; Stand: Dezember 2011; ◨ Tab. 0.1

- **Zielsetzung**
Jeder Patient/Bewohner mit akuten oder zu erwartenden Schmerzen erhält ein angemessenes Schmerzmanagement, das dem Entstehen von Schmerzen vorbeugt, sie auf ein erträgliches Maß reduziert oder beseitigt.

- **Begründung**
Eine unzureichende Schmerzbehandlung kann für Patienten/Bewohner gravierende Folgen haben, z. B. physische und psychische Beeinträchtigungen, Verzögerungen des Genesungsverlaufs oder Chronifizierung der Schmerzen. Durch eine rechtzeitig eingeleitete, systematische Schmerzeinschätzung, Schmerzbehandlung sowie Information, Anleitung und Schulung von Patienten/Bewohnern und ihren Angehörigen tragen Pflegefachkräfte maßgeblich dazu bei, Schmerzen und deren Auswirkungen zu kontrollieren bzw. zu verhindern.

Die vollständige Veröffentlichung zum Expertenstandard Schmerzmanagement in der Pflege bei akuten Schmerzen, 1. Aktualisierung enthält darüber hinaus eine ausführliche Kommentierung der Standardkriterien, eine umfassende Literaturstudie zum Thema sowie ein angepasstes Audit-Instrument zur Messung des Zielerreichungsgrades bei der Anwendung des Expertenstandards.

Die abschließende Veröffentlichung kann zu einem Preis von 18€ (incl. MwSt., versandkostenfrei) schriftlich beim DNQP bestellt werden.

- - **Deutsches Netzwerk für Qualitätsentwicklung in der Pflege (DNQP)**
Wissenschaftliche Leitung: Prof. Dr. Andreas Büscher

Geschäftsführung: Heiko Stehling, MScN

Wissenschaftliches Team: Dipl.-Pflegewirtin Petra Blumenberg; Prof. Dr. Andreas Büscher; Dipl.-Pflegewirt Moritz Krebs; Prof. Dr. Martin Moers; Anna Möller, M.A.; Prof. Dr. Doris Schiemann; Heiko Stehling, MScN

DNQP-Geschäftsstelle: Elke Rausing, Bianca Grams

Hochschule Osnabrück, Fakultät für Wirtschafts- und Sozialwissenschaften, Postfach 1940, 49009 Osnabrück, Tel.: (0541) 969-2004, Fax: (0541) 969-2971

E-Mail: dnqp@hs-osnabrueck.de, Internet: ► http://www.dnqp.de

(Mit freundl. Genehmigung der FH Osnabrück)

D Expertenstandard Schmerzmanagement in der Pflege bei chronischen Schmerzen

Herausgeber: Deutsches Netzwerk für Qualitätsentwicklung in der Pflege (2015)

Autoren: Expertenarbeitsgruppe »Schmerzmanagement bei chronischen Schmerzen«: Prof. Dr. Dr. Jürgen Osterbrink (Wiss. Leitung); Andrea Besendorfer, MScN; Dipl.-Pflegepäd. Axel Doll; Prof. Dr. Thomas Fischer; Irmela Gnass, MScN; Markus Heisel, Bettina Hübner-Möhler, MScN; Dr. Gabriele Müller-Mundt; Nadja Nestler, MScN; Dr. Nada Ralic, Dr. Erika Sirsch; Monika Thomm; Susanne Wüste

- **Präambel zum Expertenstandard**
Chronische Schmerzen können für Betroffene tiefgreifende und umfassende Auswirkungen haben, die den Schmerz dauerhaft zum Lebensmittelpunkt werden lassen. Für ca. 12 Millionen Patienten/Bewohner[3] in Deutschland geht chronischer Schmerz einher mit Angst, Bedrohung, Stress und dem Kampf zur Erhaltung eines Mindestmaßes an

---

3   Da die Begrifflichkeit für die verschiedenen Pflegebedürftigen variabel ist, wird im Weiteren von Patienten/ Bewohnern gesprochen. Damit sind gleichermaßen Klienten, Kunden oder Gäste gemeint, wann immer sie professionell-pflegerisch versorgt werden. Zur sprachlichen Vereinfachung und damit zur Verbesserung der Lesbarkeit, wird im Text lediglich eine Geschlechtsform verwendet. Das jeweils andere Geschlecht ist ausdrücklich mit gemeint.

□ Tab. 0.1 Expertenstandard Schmerzmanagement in der Pflege bei akuten Schmerzen. Deutsches Netzwerk für Qualitätsentwicklung in der Pflege (DNQP) 2011

Struktur	Prozess	Ergebnis
Die Pflegefachkraft **S1a** – verfügt über aktuelles Wissen zur systematischen Schmerzeinschätzung. **Die Einrichtung** **S1b** – stellt aktuelle zielgruppenspezifische Einschätzungsinstrumente und Dokumentationsmaterialien zur Verfügung.	**Die Pflegefachkraft** **P1** – erhebt zu Beginn des pflegerischen Auftrags mittels eines initialen Assessments, ob der Patient/Bewohner zu erwartende Schmerzen, Schmerzen oder schmerzbedingte Probleme hat. Ist dies nicht der Fall, wird die Einschätzung in individuell festzulegenden Zeitabständen wiederholt. – führt bei festgestellten Schmerzen, zu erwartenden Schmerzen oder schmerzbedingten Problemen ein differenziertes Schmerzassessment mittels geeigneter Instrumente durch. – wiederholt die Einschätzung der Schmerzen sowie der schmerzbedingten Probleme in Ruhe und bei Belastung oder Bewegung in individuell festzulegenden Zeitabständen.	**E1** Eine aktuelle, systematische und zielgruppenspezifische Schmerzeinschätzung und Verlaufskontrolle liegen vor.
Die Pflegefachkraft **S2a** – verfügt über aktuelles Wissen zur medikamentösen Schmerzbehandlung. **Die Einrichtung** **S2b** – verfügt über eine interprofessionell geltende Verfahrensregelung zur medikamentösen Schmerzbehandlung.	**Die Pflegefachkraft** **P2** – setzt spätestens bei einer Ruheschmerzintensität von mehr als 3/10 oder einer Belastungs-/Bewegungsschmerzintensität von mehr als 5/10 analog der Numerischen Rangskala (NRS) die ärztliche Anordnung zur Einleitung oder Anpassung der Schmerzbehandlung nach dem patienten-/bewohnerbezogenen interprofessionellen Behandlungsplan um. – überprüft den Behandlungserfolg in den Zeitabständen, die dem eingesetzten Analgesieverfahren entsprechen. – sorgt dafür, dass bei zu erwartenden Schmerzen präventiv ein adäquates Analgesieverfahren erfolgt.	**E2** Der Patient/Bewohner ist schmerzfrei bzw. hat Schmerzen von nicht mehr als 3/10 in Ruhe bzw. 5/10 unter Belastung oder Bewegung analog der Numerischen Rangskala (NRS).
Die Pflegefachkraft **S3** – verfügt über aktuelles Wissen zu schmerzmittelbedingten Nebenwirkungen, deren Prophylaxe und Behandlungsmöglichkeiten.	**Die Pflegefachkraft** **P3** – erfasst und dokumentiert schmerzmittelbedingte Nebenwirkungen und führt in Absprache mit dem zuständigen Arzt Maßnahmen zu ihrer Prophylaxe und Behandlung durch.	**E3** Eine aktuelle Dokumentation schmerzmittelbedingter Nebenwirkungen liegt vor. Schmerzmittelbedingte Nebenwirkungen wurden verhindert bzw. erfolgreich behandelt.

□ Tab. 0.1 Fortsetzung

Struktur	Prozess	Ergebnis
Die Pflegefachkraft **S4a** – verfügt über zielgruppenspezifisches, aktuelles Wissen zu nicht-medikamentösen Maßnahmen der Schmerzlinderung sowie deren möglichen Kontraindikationen. **Die Einrichtung** **S4b** – stellt sicher, dass nicht-medikamentöse Maßnahmen umgesetzt werden können.	**P4** – bietet in Absprache mit den beteiligten Berufsgruppen dem Patienten/Bewohner und seinen Angehörigen als Ergänzung zur medikamentösen Schmerztherapie nicht-medikamentöse Maßnahmen an und überprüft ihre Wirkung.	**E4** Die angewandten Maßnahmen haben sich positiv auf die Schmerzsituation oder die Eigenaktivität des Patienten/Bewohners ausgewirkt.
Die Pflegefachkraft **S5a** – verfügt über die notwendigen Schulungskompetenzen in Bezug auf Schmerz und schmerzbedingte Probleme für Patienten/Bewohner und Angehörige. **Die Einrichtung** **S5b** – stellt die erforderlichen Informations-, Anleitungs- und Schulungsunterlagen zur Verfügung.	**P5** – gewährleistet eine zielgruppenspezifische Information, Anleitung und Schulung für den Patienten/Bewohner und seine Angehörigen.	**E5** Der Patient/Bewohner und ggf. seine Angehörigen sind über die Bedeutung systematischer Schmerzeinschätzung informiert, können Schmerzen mitteilen und sind befähigt, situationsgerechte Maßnahmen zu ihrer Beeinflussung anzuwenden.

Lebensfreude und -qualität[4]. Erfahrungen von Unter- und Fehlversorgung gehören zu langfristigen Leidensgeschichten mit hohen wenn gleich schwer zu bestimmenden volkswirtschaftlichen Kosten. Pflege im multiprofessionellen Kontext spielt eine zentrale Rolle im erfolgreichen Management chronischer Schmerzen. Dieser Expertenstandard gilt für die professionelle Pflege von Menschen mit chronischen Schmerzen und Tumorschmerzen in allen vorstellbaren pflegerischen Versorgungszusammenhängen.

■ ■ Definition

Als Orientierung jeder Definition von chronischen Schmerzen gilt die Schmerzdefinition der International Association for the Study of Pain (IASP). Die Chronifizierung von Schmerzen wird nicht mehr nur als ein zu einem exakten Zeitpunkt eintretender Zustand diskutiert, sondern der Übergang wird mehr und mehr als fließend und am individuellen Schmerz- und Krankheitserleben ausgerichtet erkannt. Eine kontinuierliche Betrachtung der Kriterien Intensität der Pathologie und Dauer sowie das wechselseitige und dynamische Zusammenspiel physiologischer und psychologischer Faktoren werden als wichtige Besonderheit der Chronifizierung identifiziert. Die Expertenarbeitsgruppe legt Wert darauf, dass pflegerisches Schmerzmanagement stets unter Berücksichtigung des bio-psycho-sozialen Modells erfolgen muss. Damit ist gemeint, dass die Vermittlung, Förderung und Einnahme einer bio-psycho-sozialen Sichtweise bzw. eines Krankheitsverständnisses sowohl für den Patienten/Bewohner als auch für die an der Behandlung beteiligten Berufsgruppen notwendig ist. Damit rückt die Autonomie des Patienten/Bewohners und deren Förderung in den Mittelpunkt pflegerischen Schmerzmanagements und die multifaktorielle Betrachtungsweise des Phänomens Schmerz stellt die Grundlage für die pflegerische Planung und Handlung dar. Eine Anpassung des pflegerischen Handelns an die Zielgruppe wird beispielsweise bei Menschen mit höherem Lebensalter, mit

kognitiven Einschränkungen oder bei Kindern und Früh- und Neugeborenen nötig. Die Abgrenzung von chronisch-tumorbedingten zu nicht-tumorbedingten Schmerzen wird in der Literatur kontrovers diskutiert. Zwar zeigen sich in der Versorgung Unterschiede von Menschen mit Tumorschmerzen und chronisch nicht-tumorbedingten Schmerzen, dennoch werden in diesem Standard die Phänomene gleichzeitig angesprochen. Wenn also im Expertenstandard von chronischen Schmerzen die Rede ist, wird darunter der andauernde oder intermittierende Schmerz jedweder Genese verstanden. Unterschiede in der Versorgung werden in der Literaturanalyse und den Kommentierungen der Standardkriterien explizit ausgewiesen.

■ ■ Zielsetzung

Dieser Expertenstandard fordert von Pflegefachkräften[5], bei Vorliegen chronischen Schmerzes, eine Unterscheidung zwischen stabiler und instabiler Schmerzsituation vorzunehmen. Herstellung und der Erhalt einer stabilen Schmerzsituation wird sogar als Ziel pflegerischen Schmerzmanagements formuliert. Diese Begrifflichkeit ist an Theorien zu Verlaufskurven-Modellen chronischer Erkrankung und Stress-Bewältigungsmodellen angelehnt. Es gibt zurzeit kein Assessmentinstrument, das dabei unterstützen könnte, die Stabilität einer Schmerzsituation objektiviert einzuschätzen. Es sollten jedoch stets die Elemente Schmerzerleben, Funktionsfähigkeit, Lebensqualität und soziale Teilhabe Berücksichtigung finden. Die folgenden definitorischen Aspekte entstammen einer Sammlung der Experten und dienen in erster Linie dazu, pflegerisches Handeln an individuellen Bedürfnissen und Möglichkeiten des Patienten/Bewohners auszurichten und falsche Hoffnungen zu vermeiden. Die Einschätzung der Stabilität einer Schmerzsituation richtet sich maßgeblich an den Selbstmanagementkompetenzen eines Betroffenen

---

4   Deutsche Schmerzliga e.V. (2013). Schwarzbuch Schmerz - Über die Versorgungsrealität von Schmerzpatienten in Deutschland - Fakten und Erlebnisse. Oberursel., S. 1.

5   In dieser Veröffentlichung werden unter dem Begriff »Pflegefachkraft« die Mitglieder der verschiedenen Pflegeberufe (Altenpfleger/innen, Gesundheits- und Krankenpfleger/innen, Gesundheits- und Kinderkrankenpfleger/innen) angesprochen. Darüber hinaus werden auch diejenigen Fachkräfte im Pflegedienst angesprochen, die über eine Hochschulqualifikation in einem pflegebezogenen Studiengang verfügen.

aus. Handelt es sich um einen Patienten/Bewohner mit stark eingeschränkten Selbstmanagementkompetenzen, muss die Schmerzsituationsbeurteilung anhand von Verhaltensweisen und in enger Abstimmung mit pflegenden Angehörigen und dem multiprofessionellen Team erfolgen.

Eine stabile Schmerzsituation herrscht demnach, wenn

- der Patient/Bewohner mit chronischem Schmerz seine Schmerzsituation subjektiv als akzeptabel und nicht veränderungsbedürftig erlebt.
- Zielkriterien für Stabilität sich konkret an der Lebenswelt des Patienten/Bewohners orientieren und mit dem Patienten/Bewohner ausgehandelt wurden.
- die Kriterien der Stabilität mit dem Patienten/Bewohner unter fachlicher Beratung der Bezugspflegefachkraft ermittelt wurden. Dadurch werden potentielle Bedrohungen der subjektiv stabilen Situation besprochen und antizipiert. Für mögliche Krisen und Komplikationen liegen gemeinsam entwickelte Strategien zur Prävention vor. Angehörige sind in diesen Prozess ebenfalls mit einzubeziehen.

Eine instabile Schmerzsituation herrscht, wenn

- die Schmerzsituation und -linderung dauerhaft nicht einer akzeptablen Situation entspricht.
- gesundheitsbezogene oder alltagsbezogene Krisen auftreten oder noch nicht wieder durch eine akzeptable Situation abgelöst wurden.
- Versorgungsbrüche entstehen, die nicht mit Hilfe von Selbstmanagementkompetenz, familiärer oder professioneller Unterstützung überbrückt werden können.
- Komplikationen mit der oder durch die Therapie oder deren Nebenwirkungen auftreten.
- durch die Schmerzsituation eine Einbuße an Lebensqualität, Funktionalität oder sozialer Teilhabe entstanden ist, die nicht mehr dem direkt geäußerten oder mutmaßlichen Willen des Patienten/Bewohners entspricht. Besonders der Prozess der langsamen Verschlechterung des Gesundheitszustandes fordert von Pflegefachkräften, eine regelmäßige kritische Reflexion der Schmerzsituation vorzunehmen.

▪▪ Anwender des Expertenstandards

Anwender dieses Expertenstandards sind Pflegefachkräfte ohne spezielle Weiterbildung im Schmerzmanagement. Sind für die Durchführung spezielle Kompetenzen im Schmerzmanagement nötig, wird dies ausgewiesen. Eine spezielle pflegefachliche Expertise zum Schmerzmanagement bei chronischen Schmerzen erlangen beispielsweise Pflegefachkräfte, die eine Weiterbildung zur Pain Nurse oder zur algesiologischen Fachassistenz absolviert haben. Im Expertenstandard wird deutlich, dass es einige Bereiche des pflegerischen Schmerzmanagements bei chronischen Schmerzen gibt, die ohne eine besondere Expertise zum Thema nicht bewältigt werden können. Die Expertenarbeitsgruppe hat sich dezidiert für diese Vorgehensweise entschieden, weil insbesondere in vorangeschrittenen Stadien chronischer Schmerzkrankheit die Anforderungen an das Assessment sowie die Steuerung und Durchführung der Therapie die Möglichkeiten der regulären Pflegefachkraft überschreiten können. Bestehende Weiterbildungsmöglichkeiten bedürfen hier jedoch einer weiteren Differenzierung für die Anforderungen des Schmerzmanagements bei chronischen Schmerzen im ambulanten Versorgungsbereich, der Abstimmungsprozesse mit niedergelassenen Ärzten sowie für Menschen am Lebensende und Menschen mit psychischen Erkrankungen. Pflegefachkräfte, die in spezialisierten Versorgungseinheiten, wie Schmerzambulanzen oder -kliniken tätig sind, eignen sich im Rahmen von Einarbeitung und Berufserfahrung besonderes Wissen und Kompetenzen an, die ebenfalls bei einer Pflegefachkraft ohne diesen besonderen Erfahrungshintergrund nicht vorausgesetzt werden können.

▪▪ Voraussetzungen für die Anwendung des Expertenstandards

Grundvoraussetzung für ein erfolgreiches pflegerisches Schmerzmanagement ist die enge Zusammenarbeit mit anderen patientennah tätigen Berufsgruppen. Der Pflegefachkraft kommt in diesem Zusammenhang eine wichtige integrative und koordinierende Aufgabe zu, und zugleich stellen nicht zuletzt die vielen psycho-sozialen Herausforderungen im Umgang mit chronischem Schmerz die Pflegefachkräfte in eine kontinuierliche therapeutische Beziehung zum Patienten/Bewohner.

Neben der Pflegefachkraft, die im Schmerzmanagement bei chronischen Schmerzen diesen Expertenstandard anwendet, bestehen außerdem Anforderungen an Mitarbeiterinnen und Mitarbeiter des (Qualitäts-)Managements von Leistungserbringern aller Bereiche, die für ein erfolgreiches Schmerzmanagement unerlässlich sind. Hierzu zählt die Bereithaltung von besonderer pflegerischer Expertise zum Schmerzmanagement als Rücksprachemöglichkeit für die Pflegefachkräfte, jedoch auch die Einführung oder Anpassung von Verfahrensregelungen für die Zusammenarbeit mit anderen Berufsgruppen. Pflegefachkräfte stehen ohne die Kooperationsbereitschaft durch Allgemeinmediziner und ggfs. Fachärzte oft vor Hindernissen, nicht nur im medikamentösen Schmerzmanagement. Hier sind Einrichtungen, Träger und politisch Verantwortliche gefordert, die Zusammenarbeit unter den Berufsgruppen zu optimieren und an die Forderungen dieses Expertenstandards anzupassen.

■■ **Literaturgrundlage und Stand der Forschung**

Die Empfehlungen dieses Expertenstandards traf die Expertenarbeitsgruppe unter Einbezug einer Analyse relevanter internationaler und nationaler Leitlinien und Guidelines sowie in Einzelfällen auf Basis von Primärliteratur. Viele Empfehlungen mussten jedoch wegen eines Mangels an literaturbasierter Evidenz, die auf die deutsche Versorgungssituation anwendbar wäre, überwiegend auf Basis einer professionellen Expertise getroffen werden. Es ergeht daher die wichtige Aufforderung an die Berufsgruppe der Pflegenden, sich kritisch und systematisch mit dem eigenen Handeln am Menschen mit chronischen Schmerzen auseinanderzusetzen und Forschungsvorhaben sowohl zur Wirkung von Interventionen, als auch auf der Versorgungssystemebene anzustreben und zu unterstützen.

■ **Expertenstandard Schmerzmanagement in der Pflege bei chronischen Schmerzen**

Stand: März 2015, ◘ Tab. 0.1

■■ **Standardaussage**

Jeder Patient/Bewohner mit chronischen Schmerzen erhält ein individuell angepasstes Schmerzmanagement, das zur Schmerzlinderung, zu Erhalt oder Erreichung einer bestmöglichen Lebensqualität und Funktionsfähigkeit sowie zu einer stabilen und akzeptablen Schmerzsituation beiträgt und schmerzbedingten Krisen vorbeugt.

■■ **Begründung**

Chronischer Schmerz wirkt beeinträchtigend auf die Lebenssituation der Betroffen und ihrer Angehörigen ein. Durch das Schmerzerleben sinkt die Lebensqualität, wird die Funktionsfähigkeit und die soziale Teilhabe erheblich eingeschränkt und es kann zu gesundheitlichen Krisen aufgrund von Destabilisierungen der Schmerzsituation kommen. Ein individuell angepasstes pflegerisches Schmerzmanagement leistet einen wichtigen Beitrag in der interprofessionell abgestimmten Schmerzbehandlung.

Die vollständige Veröffentlichung zum Expertenstandard Schmerzmanagement in der Pflege bei chronischen Schmerzen enthält darüber hinaus eine ausführliche Kommentierung der Standardkriterien, eine umfassende Literaturstudie zum Thema, ein im Modellprojekt zur Implementierung des Expertenstandards entwickeltes Audit-Instrument zur Messung des Zielerreichungsgrades bei der Anwendung des Expertenstandards sowie detaillierte Empfehlungen für eine erfolgreiche Implementierung.

Die abschließende Veröffentlichung kann zu einem Preis von 25 € (incl. MwSt., versandkostenfrei) schriftlich beim DNQP bestellt werden.

■■ **Deutsches Netzwerk für Qualitätsentwicklung in der Pflege (DNQP)**

Wissenschaftliche Leitung: Prof. Dr. Andreas Büscher

Geschäftsführung: Heiko Stehling, MScN

Wissenschaftliches Team: Dipl.-Pflegewirtin Petra Blumenberg; Prof. Dr. Andreas Büscher; Dipl.-Pflegewirt Moritz Krebs; Prof. Dr. Martin Moers; Anna Möller, M.A.; Prof. Dr. Doris Schiemann; Heiko Stehling, MScN

DNQP-Geschäftsstelle: Elke Rausing, Bianca Grams

Hochschule Osnabrück, Fakultät für Wirtschafts- und Sozialwissenschaften, Postfach 1940, 49009 Osnabrück, Tel.: (0541) 969-2004, Fax: (0541) 969-2971

E-Mail: dnqp@hs-osnabrueck.de, Internet: ► http://www.dnqp.de

(Mit freundl. Genehmigung der FH Osnabrück)

■ Tab. O.1 Expertenstandard Schmerzmanagement in der Pflege bei chronischen Schmerzen. Deutsches Netzwerk für Qualitätsentwicklung in der Pflege (DNQP)

Strukturkriterien		Prozesskriterien		Ergebniskriterien	
S1a	Die **Pflegefachkraft** verfügt über aktuelles Wissen und die Kompetenz zur Differenzierung zwischen akutem und chronischem Schmerz und zur systematischen Schmerzeinschätzung.	P1a	Die **Pflegefachkraft** erhebt zu Beginn des pflegerischen Auftrags mittels eines initialen Assessments, ob der Patient/Bewohner Schmerzen, zu erwartende Schmerzen oder schmerzbedingte Einschränkungen hat und ob vorliegende Schmerzen akut oder chronisch sind. Ist dies nicht der Fall, wird die Einschätzung in versorgungsspezifisch individuell festzulegenden Zeitabständen wiederholt.	E1	Für alle Patienten/Bewohner mit chronischen Schmerzen liegt eine aktuelle, systematische und zielgruppenspezifische Einschätzung der Schmerzsituation vor. Diese stellt handlungsleitende Informationen zur Weiterführung, Ergänzung oder Entwicklung eines individuellen Behandlungsplans zur Verfügung.
S1b	Die **Einrichtung** verfügt über aktuelle, zielgruppenspezifische Assessment- und Dokumentationsmaterialien und sorgt für die Verfügbarkeit von pflegerischen Schmerzexperten.	P1b	Die **Pflegefachkraft** führt bei allen Patienten/Bewohnern mit stabiler Schmerzsituation ein differenziertes Assessment durch und erfasst individuelle Faktoren, die die Schmerzsituation stabilisieren oder destabilisieren können.		
		P1c	Die **Pflegefachkraft** informiert bei instabiler Schmerzsituation den behandelnden Arzt und zieht einen pflegerischen Schmerzexperten zum differenzierten Assessment hinzu.		
S2a	Die **Pflegefachkraft** verfügt über Planungs- und Koordinationskompetenzen bezogen auf das pflegerische Schmerzmanagement bei chronischen Schmerzen.	P2	Die **Pflegefachkraft** beteiligt sich aktiv und gemeinsam mit den an der Versorgung beteiligten Berufsgruppen und dem Patienten/Bewohner unter Berücksichtigung seiner Selbstmanagementkompetenzen an der Entwicklung oder Überprüfung individueller Therapieziele, eines individuellen medikamentösen Behandlungsplans und der Planung nicht-medikamentöser Maßnahmen nach dem individuellen Bedarf des Patienten/Bewohners.	E2	Ein individueller Behandlungsplan, der die Schmerzsituation, die individuellen Therapieziele und die Selbstmanagementkompetenzen des Patienten/Bewohners berücksichtigt, liegt vor.
S2b	Die **Einrichtung** verfügt über eine interprofessionell gültige Verfahrensregelung zum Schmerzmanagement für Patienten/Bewohner mit chronischem Schmerz.				

◘ Tab. 0.1 Fortsetzung

Strukturkriterien		Prozesskriterien		Ergebniskriterien	
S3a	Die Pflegefachkraft verfügt über notwendige Informations-, Schulungs- und Beratungskompetenzen.	P3a	Die Pflegefachkraft informiert, schult und berät den Patienten/Bewohner und ggf. seine Angehörigen in enger Abstimmung mit den an der Versorgung beteiligten Berufsgruppen versorgungsbereichsspezifisch und auf Basis individuell ausgehandelter Ziele zu seiner Schmerzsituation und trägt zur Stärkung seiner Selbstmanagementkompetenzen bei.	E3	Der Patient/Bewohner und ggf. seine Angehörigen sind individuell über seine Schmerzsituation informiert, geschult und beraten. Sein schmerzbezogenes Selbstmanagement ist unterstützt und gefördert.
S3b	Die Einrichtung stellt sicher, dass Information, Schulung und Beratung unter Wahrung personeller Kontinuität umgesetzt werden können und stellt die notwendigen Materialien zur Verfügung.	P3b	Die Pflegefachkraft zieht bei speziellem Beratungsbedarf einen pflegerischen Schmerzexperten hinzu.		-
S4a	Die Pflegefachkraft verfügt über aktuelles Wissen zu – medikamentöser und nicht-medikamentöser Schmerzbehandlung, – schmerzmittelbedingten Nebenwirkungen, deren Behandlungsmöglichkeiten und Prophylaxen, – Kontraindikationen, – schmerzauslösenden Faktoren und schmerzvermeidenden Verhaltensweisen.	P4	Die Pflegefachkraft – koordiniert die Maßnahmen des multiprofessionellen Teams, – stellt die Durchführung der medikamentöser Maßnahmen sicher, – setzt die pflegerischen nicht-medikamentösen Maßnahmen des Behandlungsplans um, – vermeidet schmerzauslösendes Vorgehen bei pflegerischen Interventionen.	E4	Die pflegerischen Maßnahmen des individuellen Behandlungsplans sind durchgeführt und dokumentiert. Die Maßnahmen des multiprofessionellen Teams sind koordiniert.
S4b	Die Einrichtung stellt sicher, dass medikamentöse und nicht-medikamentöse Maßnahmen umgesetzt werden können.				
S5	Die Pflegefachkraft verfügt über die Kompetenz, den Verlauf der Schmerzsituation, das Erreichen individueller Therapieziele und die Wirksamkeit der pflegerischen Maßnahmen zu beurteilen.	P5a	Die Pflegefachkraft beurteilt anlassbezogen und regelmäßig die Wirksamkeit der pflegerischen Maßnahmen und das Erreichen der individuellen Therapieziele	E5	Eine Verlaufskontrolle und Wirkungsüberprüfung aller pflegerischen Maßnahmen liegt vor. Die pflegerischen Maßnahmen haben zur Stabilisierung der Schmerzsituation und dem Erreichen der individuellen Therapieziele des Patienten/Bewohners beigetragen. Im Falle einer Destabilisierung ist eine Anpassung des Behandlungsplans eingeleitet.
		P5b	Die Pflegefachkraft informiert bei instabiler Schmerzsituation den behandelnden Arzt und zieht einen pflegerischen Schmerzexperten hinzu.		

Stichwortverzeichnis

- Vomex 60
- Weizenkleie 61
- Xylocain 81, 87
- Xylonest 82, 87
- Ziconotid 35, 254
- Zofran 60
- Zoledronsäure 56
- Zolmitriptan 277, 283
- Zovirax 259
Medikamentenabhängigkeit 117, 141
Medikamenteneinnahmeverhalten 133
Medikamentenmissbrauch 141
medizinische Trainingstherapie 74
mehrdimensionale Diagnostik 21
mehrdimensionale Methoden 13, 15
mehrdimensionale Schmerzskala 207
mehrdimensionales Phänomen 12
Membranstabilisierung 55
Meningeosis carcinomatosa 250
Menstruationskrampf 78
Merkmalskomplex 194
Metallimplantate 72
MIDOS 17
Migräne 160, 272
- mit Aura 272, 273
- ohne Aura 272, 273
- Prophylaxe 277
- Status migraenosus 277
Migräneattacke, Notfall 277
Migräneprophylaxe 54
Mikrozirkulation 75
Miktionsstörung 250
Mimik 12, 15, 159, 177, 187
minimale Dokumentationssystem 17
Mini-Mental State Examination 197
Miosis 88
Missbrauch 202, 294
Misshandlung 294
Mobilitätsverlust 158
monodisziplinäre Schmerztherapie 25
Moor 78
MOR-Agonismus 44
Morbus Addison 55
Morbus Bechterew 31, 76
Morbus Sudeck 75
Morgensteifigkeit bei Fibromyalgie 264
Motivational Interviewing 312
motivierende Gesprächsführung 312
motorische Ausfälle 250
motorische Symptome 316
motorische Unruhe 207
MPSS 133, 242
Müdigkeit 201
Müdigkeitssyndrom 266
Mukositis 160, 188
multidimensionale Instrumente 221
multidimensionale Testverfahren 221

Multidimensionalität 158, 174
multifaktorielles Geschehen 158, 244
multimodale Analgesie 116
multimodale Programme 25
multimodale Schmerztherapie 19, 25
- Frühgeborene 217
multimodale Therapie 133
- Fibromyalgie 267
- Geriatrie 202
multimodales Therapiekonzept 79
multimorbider Demenzpatient 208
multiple Sklerose 63, 64
multiprofessionelles Palliativteam 189
multiprofessionelles Team 172
Mundbefeuchtung 189
Mundtrockenheit 34, 54, 188
Musculi trapezii 142
Musiktherapie 167
Muskelfaserriss 76
Muskelhartspann 244
Muskelinsuffizienz 74
Muskelrelaxanzien
- Rückenschmerz 249
Muskelrelaxation nach Jacobson 102
Muskelschmerz
- Fibromyalgie 264
Muskelverhärtung 75
Muskelverspannung 75, 160, 243, 248
Muskelzerrung 76
Myasthenia gravis 34
Myelinscheide 4
Myelitis 259
Myoarthropathie 266
myoelektrische Prothese 238
myofaszialer Schmerz 202
Myogelose 244
Myokardinfarkt 32
Myopathie 55
my-Rezeptor 119
my-Rezeptoragonist 37–39, 44
my-Rezeptorantagonist 60
Mythos Morphin 166

N

N. facialis 258
N. recurrens 88
N. trigeminus 258
Nackenschmerz 75
Nanotab 322
Narbenschmerz 71
Nasenspray 163
Natriumkanal 4, 81
Naturheilkunde 154
Nebenwirkung 153, 166
negative Lautäußerung 207
negative Verstärkung 143

Neglect-like-Syndrom 316
Neiguan-Punkt 60
Neonatal Infant Pain Scale 218
Nervenblockade 80, 129, 163, 202
Nervenfaser 81, 87
Nervenimpuls 80
Nervenläsion 160
Nervenstimulator 70
Nervenwurzel 259
Nervenzellmembran 81
Neuralgie 69
Neuraltherapie 102
Neurochirurgie 254
neurodermale Erkrankung 258
neurodestruktives Verfahren 80
Neuroleptika 60
neurologische Ausfälle 246
neurologischer Status 235
Neurom 234
Neuropathie 54, 70, 160, 250
neuropathischer Schmerz 19, 56, 63, 152, 161, 234, 251, 252, 261
- Kinder 226
Neurophysiologie 251
Neurostimulation 254
Neurostimulator 91
Neurotransmitter 2, 5–9, 35
nichtinvasive Darreichungswege 322
nichtinvasives System 322
nichtmedikamentöse Schmerzbehandlung 154
nichtnutrives Saugen 217
Nicht-Opioid-Analgetika 29, 153, 162, 167, 249
- Alter 200
- Kinder 224
- Phantomschmerz 237
- Rückenschmerz 252
Nicht-Opioid-Analgetika \b 30, 117
nichtretardierte Opioide 49
nichtselektive NSAR 118
nichtsteroidale Analgetika 199
nichtsteroidale Antirheumatika 29
nichttumorbedingter Schmerz 36
nichtverbales Ausdrucksverhalten 141
niederpotente Opioide 37, 201
Nierenfunktion 199, 200
Nierenschädigung und NSAR 118
Nierenversagen 60
NIPS 218
Nitril-Handschuhe 59
NMDA-Rezeptor 34, 122
NMDA-Rezeptorantagonisten 236, 237
Nn.-occipitales-Blockade 86
Nonresponder 36, 251
nonverbale Schmerzäußerung 15
nonverbale Verhaltensweise 203

Printed in the United States
By Bookmasters